全科医学
临床思维和沟通技巧

主　编　王　静
副主编　蔡飞跃　王荣英　顾申红

· 倾听 ·

· 同理心 ·

· 人文关怀 ·

· 安全诊断策略 ·

· 整体性诊疗思维 ·

人民卫生出版社
·北　京·

图书在版编目（CIP）数据

全科医学临床思维和沟通技巧/王静主编. —北京：
人民卫生出版社，2020.11（2022.8重印）
ISBN 978-7-117-30783-3

Ⅰ. ①全… Ⅱ. ①王… Ⅲ. ①家庭医学 Ⅳ.
①R499

中国版本图书馆CIP数据核字（2020）第205535号

人卫智网	www.ipmph.com	医学教育、学术、考试、健康， 购书智慧智能综合服务平台
人卫官网	www.pmph.com	人卫官方资讯发布平台

全科医学临床思维和沟通技巧

Quankeyixue Linchuang Siwei he Goutong Jiqiao

主　　编：王　静
出版发行：人民卫生出版社（中继线 010-59780011）
地　　址：北京市朝阳区潘家园南里 19 号
邮　　编：100021
E - mail：pmph @ pmph.com
购书热线：010-59787592　010-59787584　010-65264830
印　　刷：三河市尚艺印装有限公司
经　　销：新华书店
开　　本：787×1092　1/16　　印张：28.5　　插页：4
字　　数：640 千字
版　　次：2020 年 11 月第 1 版
印　　次：2022 年 8 月第 6 次印刷
标准书号：ISBN 978-7-117-30783-3
定　　价：79.00 元

打击盗版举报电话：010-59787491　E-mail：WQ @ pmph.com
质量问题联系电话：010-59787234　E-mail：zhiliang @ pmph.com

纸书内容编委（按姓氏笔画排序）

王　静　杭州医学院

王华力　香港港岛西联网家庭医学及基层医疗部

王荣英　河北医科大学第二医院

卢美萍　浙江大学医学院附属儿童医院

刘浩濂　香港家庭医学学院

阮恒超　浙江大学医学院附属妇产科医院

吴　疆　香港大学深圳医院

张　敏　河北医科大学第二医院

顾申红　海南医学院第一附属医院

柴栖晨　浙江大学医学院附属浙江医院

蔡飞跃　深圳大学总医院

潘红英　杭州医学院附属人民医院

秘　书　潘天园　浙江大学医学院附属第一医院

何月妃　深圳大学总医院

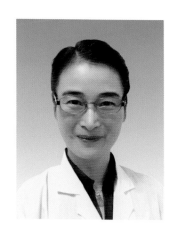

王 静

教授，全科医生，杭州医学院临床医学院。海峡两岸医药卫生交流协会全科医学专业委员会常务委员，中国非公立医疗机构协会全科医疗分会第一届委员会专家，《中国全科医学》杂志审稿专家。长期从事全科医学教学与临床工作，致力于临床诊疗思维与沟通技巧的研究；主持全科医学科研项目 6 项，其中 2 项荣获浙江省医药卫生科技创新奖三等奖，1 项获得国家版权局计算机软件著作权登记证书；指导学生荣获浙江省第十五届"挑战杯"大学生课外学术科技作品竞赛二等奖和第三届"互联网 +"大学生创新创业大赛铜奖；第一作者和通讯作者发表核心期刊论文 25 篇，主编书籍 3 部。曾赴香港家庭医学学院和澳大利亚 Monash 大学医学、护理和卫生科学部 – 初级保健和协疗服务学院 – 全科医学系学习。

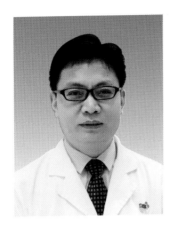

蔡飞跃

深圳大学总医院全科医学科主任医师，新乡医学院三全学院特聘教授，2019年被广东省家庭医生协会评为"岭南名医"。《中国全科医学》杂志编委，海峡两岸医药卫生交流协会全科医学专业委员会常务委员，中国非公立医疗机构协会全科医疗分会常务委员，中国医师协会健康传播工作委员会委员，广东省医学教育协会全科医学与基层卫生专业委员会委员，医学健康科普专家，广东省家庭医生团队培训师资。长期从事全科医学临床与教学工作，致力于临床诊疗思维与沟通技巧的研究。曾在香港大学深圳医院任职全科医学科副顾问医生，接受香港大学系统的家庭医学培训，树立了牢固的全科理念。能够处理复杂的疑难病例，擅长心理治疗和健康管理。2016年开通"全科医生蔡飞跃"公众号，以案例形式分享科普知识。2017年荣获中国医疗自媒体联盟"十佳原创文章"奖，2018年荣获"健康中国新媒体影响力十佳个人奖"和"广东省第四届卫生计生好新闻优秀奖"，2019年获得"第十三届广东省科普作品创作大赛三等奖"。

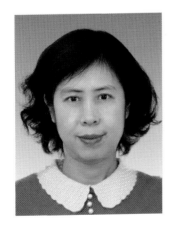

王荣英

主任医师，教授，博士，硕士生导师，河北医科大学第二医院全科医疗科主任。中国医疗保健国际交流促进会全科医学分会副主任委员，中国医师协会全科医师分会常务委员，海峡两岸医药卫生交流协会全科医学专业委员会常务委员，中华全科医学继续教育学院常务委员，中华医学会全科医学分会委员（兼秘书），中国健康教育协会传播分会委员，中国卒中学会全科医学与基层医疗分会委员，河北省医学会全科医学分会主任委员，河北省医师协会全科医师分会候任主任委员，河北省卒中学会理事、全科医学分会主任委员。《中国全科医学》杂志编委，《中国毕业后医学教育》杂志审稿专家，中华医学会杂志社《中国临床案例成果数据库》审稿专家。

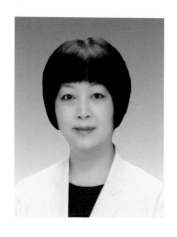

顾申红

主任医师，教授，医学硕士，硕士生导师，海南医学院第一附属医院全科医学科主任。七届海南省政协委员，中华医学会全科医学分会委员，中国医师协会全科医师分会常务委员、老年医学科医师分会委员，海南省医学会全科医学专业委员会主任委员、老年医学专业委员会副主任委员，海南省医师协会全科医师分会副会长、心血管分会常务委员，海南省康复医学会心血管病康复专业委员会副主任委员。先后主持国家自然科学基金资助项目1项、海南省自然科学基金资助项目2项、海南省教育厅教改项目1项，以及多项厅级科研课题。发表SCI及各级学术杂志论文30余篇。获荣2019年中华医学会全科医学分会"优秀全科医生奖"、2017年中国医师协会"优秀住培专业基地主任""白求恩式的好医生"提名奖、国家卫生健康委员会"全国百家健康守门人"称号、2019年海南省"十佳好医护"称号、海南医学院"金粉笔"教学奖。

序

　　"健康中国建设"赋予了全科医生重要的使命，加强全科医生队伍建设是医疗改革的重要内容之一。从某种意义上讲，我国全科医学发展状况标志着我国医学服务的普及情况，并是我国医疗保障是否落实的"试金石"。大力发展全科医学，加快全科医生培养，是当前我国医药卫生事业一项紧迫的重要任务。

　　由于全科医学的学科建设在我国起步较晚，目前我国全科医生数量不足、质量不佳，全科医疗诊疗水平参差不齐，故提高全科医生的业务能力迫在眉睫。在国家有关制度健全之时，不仅要让更多有志之士加入全科队伍中，而且全科诊疗中的核心人物——全科医生，其全科素养也亟待提高，以胜任"健康守门人"的重任。主编王静教授在全科医学人才培养方面不断探索创新，本书以问题为切入点，结合临床思维导图和RICE问诊，阐述常见健康问题的全科诊疗思维和问诊技巧，以培养全科医生的基本素养，提高处理常见健康问题的能力。

　　本书不忘医学教育人才培养的初心，与时俱进、力求创新，以"互联网+"为创新点，在传统纸质书的基础上融合数字内容，推动传统课堂教学迈向数字教学与移动学习的新时代。各位编者结合自己的临床实践，贡献各自的临床诊疗思维和经验，必将为我国全科医学的发展助一臂之力。我很高兴此书能够出版发行，为全科医生和医学生提供一本有价值、有特色的参考书。

巴德年

2020年6月30日

前言

2017年12月22日，全国人大常委会第三十一次会议审议的《中华人民共和国基本医疗卫生与健康促进法（草案）》提出：国家重视全科医生的培养和使用。全科医生作为基层的主要诊疗力量，其整体性诊疗思维和问诊能力作为基本技能，应该重点培训。本书深度契合全科临床实践，以问题为导向，采用约翰·莫塔（John Murtagh）的临床安全诊疗策略，结合思维导图和RICE问诊，对案例进行层层解析，引导读者拓宽思路，减少漏诊、误诊的发生。

本书融入沟通技巧、医学人文等职业素养，在传授仁术的同时传递仁心。告诉读者：医生应为"人"服务，而不是只针对有病的"器官"或"系统"。医生除了处方之外，需要多一些人文关怀，安慰患者，帮助患者。本书以"互联网+"为创新点，在纸质书里嵌有二维码，二维码提供案例PPT、问诊视频和选择题等，通俗易懂，图文并茂，线上线下融合。

在全科医生培养和全科医疗实践中，我们强烈意识到理论需要结合临床实践，目前迫切需要深度结合全科临床的书籍指导。基于此，我国内地全科医生与香港特别行政区的家庭医生精诚合作，编写了充分体现全科医学学科特色的临床案例。编写过程中，得到了浙江省卫生健康委员会、杭州医学院、深圳大学总医院、河北医科大学第二医院、海南医学院第一附属医院及《中国全科医学》杂志社领导的大力支持，得到了各位编委的鼎力相助，在此一并表示感谢。

在编著过程中，我们参阅了国内外大量文献，引用了其中的一些观点和内容，在此深表谢意。

由于编写时间仓促，水平有限，书中难免存在不足和疏漏，我们期盼广大读者不吝指正，愿与大家共同为新一代全科医生的培养工作奉献绵薄之力！在全科的路上，携手同行！

王静

2020年6月30日

目录

第一章

总论

① 掌握以人为本的问诊模式、RICE问诊和莫塔安全诊断策略在全科医疗中的应用。
② 熟悉全科医疗管理模式和全科医生基本素养。

| 第一节 |

RICE——以人为本的全科问诊模式

在医院里，同事之间讨论病例时，经常会这样开头"我今天收了一个冠心病、两个胃出血、三个脑中风"。而在全科医生讨论病例时，可能会这样开始"今天我看了一位78岁的婆婆，她有高血压、心脏病多年，今天自己能来复诊拿药（平时都是老伴儿陪着一起来），说心口不舒服，想做心脏检查。"

采集病史、物理检查、做出诊断、治疗疾病——这是传统的"器质性"诊疗模式。近年来，以人为中心的诊疗模式越来越被更多医务人员接受。其实，远在古希腊时代，在希波克拉底的诞生地——科斯（COS）的医学院，已经提出这个理念：注重每一位患者的需要。近代，也有不少基于以患者为中心的诊疗模式被提出，如Carl Rogers的"以当事人为中心的治疗"（client-centered therapy）、George L. Engel的"社会-心理-生理"模式（biopsychosocial model）、McWhinney的"疾病-患病"模式（disease-illness model）。以患者为中心，注重患者在患病中的经历、体验、感受，关注疾病对患者造成的影响，越来越受到重视，就如Sir William Osler提出的：重要的是了解这个人，而不是关心他身上的病。

疾病，从生物学角度，可以有症状、体征、临床检验异常、潜在病理原因、诊断和鉴别诊断。作为医生，从进入医学院的第一天，就开始系统的学习，接受系列知识的培训。成为医生后，惯性思维也令我们更加注重生物学角度的病因、病理、诊断和治疗，这也是作为一名医生的基本功和专业性。而从患者角度，患病是一种不舒服的感受，患者会有自己的想法、关注点、担心和期望，患病会对患者的生活造成一定影响，这种经历，是每位患者独有的、真实存在且不可忽略的。以患者为中心,并不等于患者主导一切,什么都听患者的。在诊疗过程中,充分融合医生(专业)和患者(感受)的关注点,令大家取得共识,才可以互相配合,更好地处理患者的问题。

国外的一些研究表明,以患者为中心的诊疗模式,并不会延长患者的就诊时间,但有助于提高患者满意度,有助于提高医生满意度,可减少医疗失误,还可以促进患者康复,提高医疗系统的效率,如减少不必要的检查和治疗。在全科诊疗实践中,以患者为中心的诊疗过程可以体现在以下几个方面(图1-1-1):

1. 医生通过病史采集,询问患者的主诉、病症,并进一步了解患者的感受、想法、担心和期望。

2. 关注患者全人健康,而不是只注重疾病。

3. 医生与患者达成共识。

4. 健康促进,医生提出和患者本次就诊无关的、但可以促进患者健康的预防性建议。

5. 建立和谐的医患关系。

6. 患者参与诊疗计划。

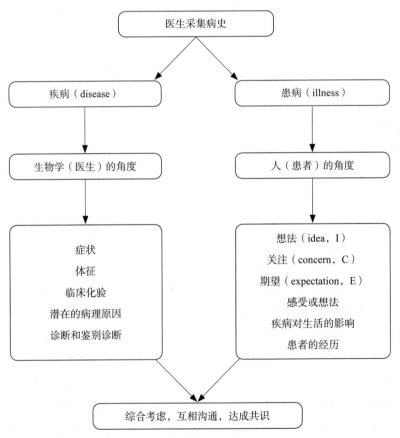

图1-1-1 以患者为中心的诊疗模式

如何去了解患者的RICE呢？如何做到医生和患者之间达成共识呢？医生和患者如何一起建立诊疗计划呢？临床工作中，我们很可能会遇到这种情形：当你和一位"网球肘"患者讲了一系列药物与非药物治疗、运动注意事项后，患者说"医生，这些我都知道，我也有药，今天来是要开一张病假条"。有时，我们用尽九牛二虎之力对一位非典型性心绞痛患者解释，所有检查都做了，结果她的胸痛不是因为心脏病导致的，患者最后告诉你，她的哥哥最近因为食管癌去世了，她很悲痛。假如我们尽早知道患者的RICE，是否可以更好、更有效地处理以上情况呢？下面我们借助真实病案来介绍RICE问诊法。

案例　　张女士，81岁，高血压患者，每3个月定时复诊，血压控制稳定。半年前的检查报告如下：空腹血糖、糖化血红蛋白、肾功能、肝功能、血脂全部控制良好。一年前心脏彩超、24小时动态心电图、CT动脉造影检查全部正常。

张女士的老伴10年前因脑出血去世，她有一个女儿，单身，她与女儿一起住。

张女士无烟酒等不良嗜好。

就诊时：BP 134/76mmHg，P 76次/min，体重指数（BMI）23.5kg/m²。

主诉：定时复诊取药，不过觉得最近有些上不来气，想看看有什么问题。

需要思考的问题：

1. 如何用归纳演绎法采集病史？
2. 如何建立诊断和鉴别诊断？
3. 如何清楚了解患者的RICE？
4. 如何同患者达成共识，共同制订诊疗方案？

病史采集：

全科医生：张奶奶您好，请坐。今天回来复诊啊？（就诊原因R）

0101 以人为本的全科问诊模式（视频）

患者：对啊，来拿药。

全科医生：您最近怎么样啊？（开放性问题）

患者：都挺好，血压不错，都正常，药也吃得好。就是最近总觉得有些上不来气。

全科医生：您能再详细讲一下上不来气是怎么回事吗？（让患者进一步阐述，澄清主诉）

患者：就是我一走路，就觉得气不够，然后都不太敢出去了。（患者的感受）

思考以下问题：患者的主诉是什么？有什么可能的诊断？为什么？分析现有的资料：长者、既往高血压史、气促、无吸烟史。常见的气促/呼吸困难原因：肺源性、心源性、缺乏运动、过度通气等。分析已有数据，以上可能性都存在。进一步问诊如下：

全科医生：这样的情形有多久？

患者：大概两三个月了。

全科医生：大概什么时候会发生？

患者：就是一走路就这样，尤其是出门。在家还好，坐下来休息也没事。

全科医生：大概走多远会这样？

患者：一出门一走就这样，上不来气，家里就没事。

全科医生：家里做家务、劳累的时候，有没有上不来气？

患者：家里没事。

全科医生：家里走路也没事？

患者：对。

思考以下问题：患者的主诉是什么？她的可能的诊断/问题清单是什么？为什么？进一步收集的资料：非典型的劳累性呼吸困难，慢性起病，促发因素为出门走路。可能的原因：肺源性、心源性呼吸困难机会减低；缺乏运动、过度通气，或其他少见原因机会增加。

全科医生：您还有其他不舒服吗？（开放性问题）

患者：没有。

全科医生：上不来气的时候，有没有其他不舒服？例如头晕等。（评估严重程度）

患者：没有。

全科医生：有没有咳嗽呢？（进一步缩窄问题清单）

患者：没有。

全科医生：有没有胸痛呢？晚上睡觉，有没有上不来气呢？

患者：没有。

全科医生：有没有脚肿呢？体重有没有改变？

患者：没有。

全科医生：平时做运动，有没有气促呢？

患者：我平时一直都有做运动，都没什么。最近因为担心上不来气，都少去了。（疾病对患者的影响）

思考以下问题：现在的问题清单是什么？可能的诊断是什么？分析：基本可以排除肺源性或心源性引起的气促，也不支持缺乏运动、肥胖等原因。

全科医生：那您觉得自己可能是什么事？（患者自己的想法 I）

患者：我也不清楚，不过应该不是心脏的事，我去年刚做过检查，都好好的。

全科医生：那您有什么特别担心的？（患者的担忧 C）

患者：我能有什么担心呢？虽然老伴走了，女儿对我很好。家里也没什么操心的，吃得好睡得好。

全科医生：嗯，那很好。不过您因为上不来气都少出门了，我还是有些担心。（排除情绪有关的可能性，表现同理心）

患者：那倒也是。我就怕走不了路了，怕摔倒。

全科医生：为什么呢？（气促和怕摔倒之间缺乏直接联系，需要进一步询问）

患者：最近我的两个朋友都摔了，骨折，一个做手术了，还能走几步，另一个根本下不来床了。我就怕自己也摔倒。

全科医生：那您最近摔倒过吗？（评估跌倒的风险）

患者：没有。

全科医生：您平时走路有没有不稳的情况？

患者：还可以，没有跌跌撞撞的。

全科医生：那为什么会上不来气呢？

患者：我怕自己也摔，一出门就走路非常小心。越小心越不会走路了。然后就觉得一走路就上不来气。

全科医生：如果有您女儿一起陪着出门，会不会好一些？

患者：那是，和她一起出门，我就哪里都敢去，也不怕了。不过，她要上班，也不能天天陪我。

思考以下问题：现在患者的问题清单是什么？有什么体格检查需要做？分析患者的健康问题清单：高血压控制稳定；担心跌倒导致活动功能受限；心肺疾病基本可以排除。体格检查：目的是确定或排除诊断。可选择以下体检项目：心肺听诊，可排除心肺功能问题；长者跌倒风险的筛查。体格检查发现：心肺听诊清，无杂音。

跌倒风险筛查：起身行走测试（timed up and go test）16s，步态尚可。起身行走测试方法：请受检者坐在直背的椅子上，然后请患者站起，依照平常习惯速度往前走3m，转身回到椅子上再坐下。如果步态不稳，或所用时间超过14s，显示跌倒的风险高（图1-1-2）。

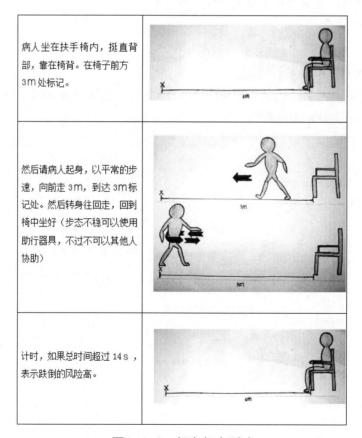

图1-1-2　起身行走测试

起身行走测试的cut-off值（患者所需要的时间）在不同的实验参考值略有不同。这里采用14s，适用人群为既往健康的长者人群。

　　更新患者的问题清单：高血压控制稳定；跌倒风险高。思考的问题：如何与患者达成共识，共同制订管理计划——RAPRIOP。

　　全科医生：张奶奶，刚才详细了解了您的情况，做了体格检查后，我觉得您的担心还是有道理的，您跌倒的风险比较高。不过，如果您因为担心跌倒，而不敢出门的话，并不是一个好方法。其实通过进一步的评估和训练，可以降低您跌倒的风险。

　　患者：对啊，我就是担心，大概有些过头了。（通过解释，解除担忧，达成共识）

　　全科医生：我可以把您转诊到康复科，做一个全面的跌倒风险评估，然后，可以做一段时间的物理治疗，比如行走训练。这样您的步态可以更平稳，减少跌倒的危险。（提出建议）

　　患者：好啊，其实我也在想是不是应该用拐棍，但又怕难看。（患者的参与）

　　全科医生：对，选择一根适当的拐杖，的确可以让您走得更安全一些。现在拐杖设计得很好，又轻又结实，老年人拿着，还挺有气派呢。

　　患者：听你这样说，我这就去选一个。

　　全科医生：好的，我这就安排您去康复科，学习一下如何挑选合适的拐杖，参加预防跌倒风险评估计划，希望可以尽量减少跌到的风险。（转诊）

　　患者：好的。

　　全科医生：我安排您3个月以后再回来复诊，看看进展如何。（观察随访）

　　患者：谢谢你！

　　通过这个病例，可以了解到，如何通过RICE问诊，了解患者的感受。并进行RAPRIOP和患者达成共识，共同治理疾病[1]。

（王华力）

| 第二节 |

RICE问诊在医患沟通中的应用

　　良好的医患沟通是建立和谐医患关系的前提，它能提高患者的满意度、遵医性和医疗效果。在出现医疗纠纷的原因中，常常是患者对医生的医疗行为感到不满意，觉得医生没有很好地和他们沟通，感觉被草率对待且没得到任何解释，感到被忽视。所以，医务工作者的许多行为，包括礼貌、关注度、倾听、人文关怀和同情心等，都与患者的满意度有关。若想建立良好的医患关系，全科医生需要掌握医患沟通技巧。

　　对于专科医生来说，病是相对固定的，而患者却是流动的，最好的策略就是用高级的仪器设备去研究疾病，虽然这种临床思维方式在疾病的诊疗方面取得一些成功，但在整体的服务上存在很多缺陷。如消化科医生每天接诊的病例多数是消化道方面的问题，而患消化系统疾病的患者形形色色，患者看完病就走了，与医生没有固定的关系，医患之间没有机会深入沟通和了解。因此，消化科医生可能知道患者得的是哪种消化道疾病，却不一定清楚患者是什么样的人，患者的个性因素与消化道疾病的联系是怎样的？对于全科医生来说，接触到的疾病和健康问题是多种多样的，而患者却是相对固定的，最好的策略就是去研究患者。研究患者的方法中，RICE问诊是常采用的方法。下面介绍医患沟通的基本策略和RICE问诊在医患沟通中的应用。

一、医患沟通的基本策略

（一）培养友善沟通的技能

　　掌握和运用友善的沟通技术是构建医生与患者和谐关系的基石。友善沟通有两个策略：第一是学会聆听，医生应该仔细聆听患者在说什么，临床上有一句古老的格言"听患者说，他会告诉你诊断"；第二是用患者喜欢的方式称呼患者并与其交流。医生应该培养自己的沟通技术，如学会打招呼、尊重和礼貌、恰当的介绍、点头鼓励。在医患沟通中，保持适当的目光交流、给人安心的肢体语言、恰当赋予同情的接触（从肩部到手背）等，医生多数会得到正面评价。有些情况下，因繁重的工作，我们陷于疲劳和压力之中，当我们的工作面临很大压力时，常常会忽略患者，而患者和社会又对我们有过高的期望。作为这个崇高而伟大的职业群体的一员，我们应该努力成为一流的专业人员。乔治·格瑞辛格（音乐家，《海顿传记》的作者）说过：医生应该脾气好、极富耐心、沉着冷静、不存偏见、善解人意。

（二）善于观察，看人说话

1. 善于观察 全科医生要对每个患者进行详细观察，从躯体（器官、组织）、心理和社会方面来机敏地"审视"患者。电视连续剧《实习医生格蕾》中的医生Addison主张使用相面技术，通过患者的面部特征和身体表现方式来判断患者的特点。相面艺术实际上是一种缜密的观察，通过对患者的着装、举止和互动来全面地研究患者。患者在言谈中提供的语言信息非常有限，常常有掩饰、隐瞒或假装的成分，许多潜在的、隐秘的信息很可能从非言语表现中流露出来，有时候非言语信息会更真实深刻。因此，全科医生在倾听患者诉说的同时，还应注意观察患者的表情、眼神、语调、语气及无意识的动作；注意患者的年龄、性别与职业，注意患者的衣着打扮和气质；注意是谁陪患者来看病的；注意患者叙述的内容与表情是否一致。

2. 看人说话 要看看眼前的这个患者是一个什么样的人，如年龄、穿着、说话风格、受文化教育程度等，根据表述问题的方式可以预测问题性质；根据年龄、家庭生活周期可以预测个人问题；要对一些有明显特征的人保持敏感，这样就可以说出患者比较喜欢的话。

（三）接诊的技巧

全科医生最应具备的4大品质是：热情、负责、忠诚、开放自己。开放自己是让别人接近的基础，更是建立信任关系的基础。患者找医生看病总是有点紧张，应该让患者尽快放松下来。不要一开始就看病，可以先简单地闲聊几句，如问问从哪里来的、是怎么来的、从事什么工作等，就像聊家常一样。患者往往有害羞、怀疑、忌讳、胆怯、畏惧、迟疑等心理，全科医生需要清楚患者一般会产生什么样的心理状态，在及时了解患者的心理状态后，要巧妙地消除患者的心理负担。从心理和感情层面上与患者沟通，这样才能比较容易与患者建立密切的关系。

下面介绍一些全科医生在接待患者的过程中应该掌握的基本技巧。

1. 打招呼、请患者坐下 打招呼是基本的接待礼仪。当患者进入全科诊室，简单地招呼一声"您好！请坐"，会让患者感觉被关注、被尊重、受重视，容易拉近双方的关系。让患者坐在医生的右侧，坐的距离控制在0.5～0.8m，有利于交流和检查。如果有必要，可以适当地移动一下凳子，方便患者与自己保持适当的距离。

2. 先关心患者 先关心人，是一种理念上的要求，提醒全科医生，看病先要看人。以疾病为中心模式指导下的医生过分关注疾病，很少关心患者，医生不愿意多说话，也不愿意听患者说太多"没用的话"。以患者为中心模式指导下的全科医生应该先看一看眼前的这位患者，如果是一位熟悉的患者，可以问问患者近期的生活和工作情况；如果是一位首诊患者，可以问一问患者家住哪里、做什么工作等。关心一下"人"，可以营造一种亲切感，减少患者的紧张情绪，有助于接下去进一步了解"病"，了解"人"和了解"病"同等重要。要问清疾病与患者生活背景之间的关系。

3．关注接诊细节　关注细节，最容易打动患者。接诊细节包括四个方面：患者、医生、服务环节和告别环节。

（1）患者：关注患者身上的非语言线索，如患者的表情、语气、无意识的动作、穿着打扮等。如果患者说话支支吾吾、情绪焦虑不安，可能表明患者有难言之隐，这时，全科医生应该有意识地关上门，保证尊重患者隐私，为患者保密。

（2）医生：要重视全科医生身上的细节，如衣着整洁、表情亲切、语气温和、给患者检查前洗手或温手等，倾听时身体稍往前倾等。

（3）服务环节：全科医生对每一个服务环节进行管理，包括配合患者、详细解释病情、耐心说服教育、反复强调重要的事项等。例如：面对一个性格直爽、反应很快、语速较快的患者，全科医生需要调整自己的语速，采用和患者一样的频率与患者沟通，缩短心理上的距离，让患者感觉两个人配合得非常默契；面对一个性格内向的患者时，应该有耐心，让患者感觉到来自医生的情感上的支持，愿意与他建立朋友式的关系。

（4）告别环节：给人留下深刻的印象往往是告别的那一刻，全科医生要重视这一点。患者告别之前，全科医生应该对患者做一次简单的总结：您的问题是这样的……；您回去需要注意……；如果您服药后仍然没有好转，及时来找我……；您走好，祝您早日康复！在患者离开之前，要确认一下：记下患者的家庭住址、联系电话或电子信箱了吗？给患者联系卡了吗？患者是否忘记拿自己的物品？

4．用热情带动患者　医生的情绪很容易感染患者，一位对患者充满热情、对工作充满激情、对帮助患者战胜病魔充满自信的医生，常常会使患者感动，无形之中会带动患者，患者会不知不觉地跟随医生的思维思考问题，两者之间容易形成一种相互信任的关系。如果医生缺乏热情，患者的情绪就会变得低落。对工作缺乏激情的医生很难迅速与患者建立一种良好的关系。

（四）问诊的技巧

面对不同的患者和需要，要采用不同的问诊方式。问诊有封闭式问诊和开放式问诊两种方式。

1．封闭式问诊　临床思维方式的典型流程是采用以疾病为中心的问诊方式，希望在最短的时间内抓住关键线索，然后以此为中心建立诊断假设，如"您哪里痛？"再通过体检、实验室检查、特殊检查、试验性治疗等去寻找各种证据，排除或证实诊断假设；一旦原来的诊断假设被推翻，就再建立一个新的诊断假设，直到患者的疾病被确诊，然后制订相应的治疗方案，治愈疾病或控制症状。封闭式问诊有明确的对象，有指定的答案，患者只能在有限的答案中进行选择，如问："睡眠好不好？""头痛不痛？""咳嗽有痰吗？"患者的回答只能是"好或不好""痛或不痛""有或没有"。

2．开放式问诊　开放式问诊有两种方法：BATHE问诊和RICE问诊。

（1）BATHE问诊：B（background）——背景，了解患者可能的心理或社会因素；

A（affect）——情感，了解患者的情绪表达；T（trouble）——烦恼，了解问题对患者的影响程度；H（handling）——处理，了解患者的自我管理能力；E（empathy）——同情，对患者的不幸表示理解和体恤，从而使他感受到全科医生对他的支持。

（2）RICE问诊：R（reason）——患者就诊的原因；I（idea）——患者对自己健康问题的看法；C（concern）——患者的担心；E（expectation）——患者的期望。

紧急情况下，全科医生先采用封闭式问诊，了解疾病或问题的性质、类型和特征确认并处理现患的问题。等待病情稳定后，再采用开放式问诊，了解患者的主观体验、问题背景和来龙去脉。临床上常常交替采用以上两种问诊方法，可以更完整、准确、深刻地理解患者及其问题。如果患者对开放性提问的回答离题太远，可以用封闭式问诊把话题引导到正题上。

1）了解患者就诊的原因（reason）：患者就诊的原因包括以下几个方面。①躯体方面的疼痛或不适难以忍受；②严重的焦虑；③出于管理方面的目的（就业体检、开病假条、开医疗证明等）；④一般体检或咨询；⑤躯体化问题。医生可以这样问：最近有什么与之前不一样吗？您最担心什么事？您希望我怎样帮您？您觉得自己过得怎么样？一直困扰您的是什么事情？生病对您的生活有哪些影响？

2）了解患者的想法或担忧（idea or concern）：比如您认为自己是什么问题？您认为一直影响您健康的因素有哪些？哪些因素能改善您的健康？问题多严重时会认为自己病了？什么情况会去求医？您感觉自己的问题严重吗？您有什么担忧吗？您觉得有必要改变自己吗？

3）了解疾患对患者的意义：疾患对患者的意义包括积极的意义、消极的意义和特殊的意义。疾患的积极意义：患者正好有借口不参加某次活动，或者正好借机休息一下；疾患的消极意义：加重了家里的经济负担，或骨折后运动生涯结束了，不能实现冠军梦了；疾患的特殊意义：我（儿童）生病了爸爸妈妈就不离婚或不吵架了，或我病了家人才会关心我。医生可以这样问：您生病了会怎么样呢？患病后，您的生活上会有改变吗？您希望自己尽快好起来吗？

4）了解疾病或疾患和家庭之间的相互影响：比如能谈谈您的家庭吗？您得病后会对家庭造成哪些影响？家人对您是什么样的反应？家里有影响您的健康因素吗？

5）了解患者的需要和期望：患者对医疗服务的满意度很大程度上取决于医生满足患者需要和期望的程度。医生要了解患者的需要和期望，可以问：您希望医生怎样帮助您？还有其他问题需要讨论吗？

6）了解患者在生活或工作的社区中是否存在不良因素：如您从事什么工作？感觉怎么样？在您家附近有没有可能影响您生活和健康的因素？

7）了解患者的社会关系和支持网络：如您是本地人吗？您有哪些亲戚和朋友？当身体不适的时候，您是怎样处理的？您的生活中谁最重要？当您有困难时，谁会帮助您？会给您哪些帮助？您参加社会团体活动吗？

3. RICE问诊的技巧 全科医生应该掌握问诊的核心技能，包括巧妙地问、耐心地听、细心地观察、适当地反馈。下面介绍问诊中需要掌握的技巧：

（1）创造良好的问诊环境：安静、整洁、舒适和明亮的问诊环境有利于患者反映其全面、深层次的问题。如果在人多嘈杂的环境中问诊，问诊中患者的说话常常被打断，会影响患者情绪和对问题的回忆。问诊时最好只有医生和患者，没有其他人干扰，但必要时可以让"第三者"介入。

（2）关注问诊的情景：全科医生问诊时，诊桌上放一盒纸巾和相关健康教育的小单张。让患者坐在医生的右边，医生的身体稍稍侧向右边并稍前倾，有利于进行面对面交流，医生用右手去检查患者比较方便，询问和记录时感觉比较自然，目光接触比较直接。医生的眼睛要传送重视、鼓励、同情、共鸣和关心信息。医生与患者保持一段让双方都感到舒适的距离，合适的距离为0.5～0.8m。不做无关的事，如接电话、回复微信等，最好没有人打扰。

（3）合理安排问诊程序：不同的患者可以采用不同的问诊程序，一般有以下3种情况：

1）第一次接触的慢性病患者：采用开放式问诊，问诊程序应该是问本次就诊的主要问题，包括主诉、现病史、简单的既往健康史等；问患者及其就医背景等。

2）急症患者：如果是急症，必须先解除病痛和生命危险，然后再深入了解患者及其健康问题。先采用封闭式问诊，快速问诊健康问题，无法处理的问题及时转诊。等病情稳定后再问患者的就医背景。

3）已经建立健康档案的患者：先花几分钟时间查看患者的健康档案，了解患者的背景及既往健康状况；然后问本次就诊的问题、目的、就医背景、问题与患者生活背景的联系等。

（4）做耐心的倾听者：倾听是全科医生需要掌握的基本沟通技巧，有助于建立良好的医患关系。有时，患者并不需要一张处方，倾诉是他们就诊的唯一目的。这时候，全科医生只需要耐心倾听，表示理解患者的感受、同情患者、支持患者。诉说是一种最好的发泄方式，本身就具有治疗作用，是治疗中的重要部分。善于倾听的全科医生容易受到老百姓的欢迎。下面介绍几种倾听的技巧：

1）用心聆听，适当反馈：倾听时，我们一般会相互观察，70%利用视觉，20%利用听觉，5%利用触觉，5%利用嗅觉。视线的接触是最重要的非语言信息沟通。听患者说的时候，注意自己的眼神、表情和行为，要与对方有眼神的交流，时不时对视一下，再把目光集中到对方的脸部，传递一种友好、关心、同情和共鸣的信息。在记录病历的时候，应及时调整身体姿势，不时点头，表示理解、同意和赞许。给予患者适当的反馈，如"哦""真的""嗯""后来呢？""不要急，慢慢说""这事很重要，说详细点""别担心""我会替您保密的""希望我怎么帮助您？"等。

2）适时打断和引导：患者倾诉时，尽量不要打断对方。因为打断对方的思路，会让患者造成思维上的混乱，更会让其感到紧张和不安。如果患者的谈话内容不合适或者偏离主题，不要急着否定、更正甚至反驳，而是采用封闭式提问，对患者讲述的内容做简短小结，帮助对方梳理思路，可以说："对不起，我能打断一下吗？我非常理解您的心情，也明白您的意思"等。引导患者诉说重点信息，从各个方面去思考问题。

（5）及时表扬与鼓励，情绪上与患者共鸣：在医患沟通中，来自医生的赞誉是对患者极大的鼓励，患者取得的一点点进步，全科医生都要及时表扬，以增加患者的信心和勇气。另外，全科医生不要一味地盲目微笑，注意在情绪或感情上与患者共鸣。患者没有明显的不适和痛苦时，全科医生的微笑会让患者感到温暖和亲切；但当患者感觉很痛苦时，微笑会让患者感觉很不舒服，患者会感觉医生没有同情心。因此，患者高兴，医生微笑；患者悲伤时，医生要表现出严肃和同情。

二、RICE问诊在医患沟通中的应用

下面设置4个医患沟通的情景，详细介绍RICE问诊法在医患沟通中的应用。

案例❶
失眠患者

杨某，女，28岁，银行职员，失眠3个多月。本次就诊，要求医生开2盒安眠药。

1．医患沟通不良的情景再现

0102 失眠患者沟通
不良（视频）

全科医生：你哪里不舒服？

患者：我想开2盒安眠药。

全科医生：安眠药对身体不好的，长期服用会依赖的，你别吃那么多。

患者：我知道，但心烦睡不着，我就得吃点安眠药。

全科医生：多吃安眠药对身体不好的，今天我先开7天给你，可以服一周了。

患者：7天？

全科医生：嗯。

患者：2盒行吗？

全科医生：我都是为了你好，你能理解吗？

患者：我不会多吃的，上次张医生也开了2盒给我的。

全科医生：张医生是张医生，我不知道他为什么开那么多安眠药给你？但我肯定不会开给你，因为我都是为了你好。

患者：医生，我真的很忙，没有时间总是来开药的。

全科医生：你失眠有多长时间了？

患者：好久了。

全科医生：好久是多久？是一年、还是两年？

患者：那倒没有那么夸张，3个月多了。

全科医生：你总是失眠，是入睡难还是早醒的？

患者：我每天躺在床上两三个小时才能入睡的。

全科医生：是吗？那身体上有什么不舒服的地方吗？比如有没有身体疼痛呀？晚上要夜尿之类的？

患者：没有。

全科医生：睡觉的环境好吗？比如灯光亮吗？有人吵醒你吗？

患者：我一个人睡，没有人吵我。

全科医生：你的睡眠应该是心理因素，你有压力吗？平常有喝咖啡和茶的习惯吗？

患者：有吧……

全科医生：咖啡和茶会影响睡眠的，你最好别喝，尤其是晚上6点以后。

患者：不喝的话，工作没有精神的。

全科医生：今天我先开7天给你，你别常吃，因为药物有副作用的，长期服用会依赖的。另外，你睡觉的时候别想那么多，就不会失眠啦。要是不行，我把你转诊到精神卫生科去看看。

患者：唉……

2. 医患沟通良好的情景模拟

（1）R（reason）——患者就诊的原因

全科医生：您好！我是王医生，有什么可以帮您吗？（开放式提问）

患者：没有什么特别的，我想开2盒安眠药（患者提交之前开的艾司唑仑片药盒，规格1mg×10片/板×2板）。

全科医生：听起来您睡不好？（医生没有强调安眠药一般开1周的规定，而是采用开放式的提问，把话题打开）

患者：是呀，我近段时间睡眠特别差。医生给我多开点安眠药吧，我工作很忙，没有时间总是来开药，上次张医生也是开1盒给我的。

全科医生：喔，怪不得您的眼圈有点发黑，看上去比较疲倦。（没有去评论同事开1盒安眠药给患者的问题，而是认同患者的症状）

患者：是呀，第二天上班都没有精神，只好喝点咖啡或者浓茶之类的提神。

全科医生：失眠有多长时间了？是入睡困难还是醒得早？

患者：有3个多月了，躺着床上翻来覆去的，两三个小时才能睡着。

全科医生：安眠药长期服用会产生依赖的。

患者：我心烦睡不着，就要吃点安眠药。

全科医生：每天都睡不好吗？

患者：那倒没有那么夸张，隔三岔五的。

全科医生：身体上有什么不舒服的地方吗？比如有没有身体疼痛或晚上有夜尿之类的？

患者：没有。

全科医生：睡觉的环境好吗？有没有人吵醒您？

患者：我一个人睡，没有人吵我。

全科医生：档案显示，您结婚了，有孩子吗？

患者：和丈夫分居两地，没有考虑生孩子。

（2）I（idea）——**患者对自己健康问题的看法**

全科医生：这3个多月来，您的生活与之前有什么不一样吗？（开放式提问，了解患者的生活背景）

患者：（叹气）我老公去外地工作了。

全科医生：喔，你老公去外地工作了？

患者：嗯。我老公的老板说他表现特别好，升职调他去广州的总公司上班啦。

全科医生：他升职了，是好事，但您看上去并不开心啊？

（医生根据患者的非语言看出患者的心理变化，老公升职妻子应该高兴，但患者并不开心）

患者：他在广州有宿舍，很少回来的。

全科医生：您和老公团聚时，睡眠好吗？

患者：老公回来，我就睡得很好。

（3）C（concern）——**患者的担心**

全科医生：您有点担忧？

患者：怎么说呢？我担心他在外面有"小三"。医生，他这个人很老实的，我担心他上当受骗。

全科医生：原来您有这样的担心，怪不得您睡不好呀。那您的先生知道您在为他担忧吗？

患者：我不敢跟他说（患者带着哭腔），万一他真的外面有人，我一说开，那不是……医生，您知道吗？我20岁就跟他在一起了，如果他外面真的有人了，我不知道该怎么办了？（患者开始哭泣）

全科医生：您别哭，问题总是可以找到办法解决的。（全科医生递上纸巾，拍拍她的肩膀。等到患者快要哭出来时，递上纸巾比较合适。如果有时间，就让她哭到停顿后的两三秒，医生再说话，效果会好一些。医生把话说得满满的，效果不一定好）

患者：我一想起这些，特别害怕，就睡不着了。

全科医生：您的担心除了影响您睡眠之外，也会影响您白天的工作吗？

患者：白天还好，有时候工作忙起来就忘了，想不起这些事来。但一到晚上，我就会胡思乱想的。

全科医生：乱想？您觉得是乱想吗？

患者：可能是吧。我妈妈也说我总是往坏处想。

全科医生：您有没有想过，您老公较少回家除了可能有"小三儿"之外，还有没有其他的可能性？（亲人朋友的安慰常常是劝患者别往坏处想，不要想那么多，不想多就会睡好……患者怀疑3个多月了，不可能因为医生的"不用担心"等几句话，她就真的不担心了。所以医生最好引导患者开阔思路，多方面思考问题）

患者：他每次回来路费很贵，他也想存点钱，否则也不会去广州工作，所以减少了回来的次数。

全科医生：原来是这样，那赚多了钱会怎么样呢？（引导患者开阔思路，多方面思考问题）

患者：如果赚多了钱，我们可以自己买房子，有自己的小天地。

全科医生：是这样啊。听您说起来，先生很少回家，除了可能有"小三"之外，也有其他的可能性，对吗？（多个可能性不是医生说出来的，是患者自己说出来的，这个分量比医生说强得多）

患者：那倒也是。

（4）E（expectation）——患者的期望

全科医生：您担心丈夫的问题，经受失眠的困扰确实是很辛苦的。您刚才提到想开点安眠药，安眠药确实可以帮助您早点入眠，但从长远来说，安眠药还是解决不了您内心的困扰，对吗？

患者：那我该怎么办呀？

全科医生：今天我可以开少量的安眠药给您，您有需要的时候吃。吃多了，产生药物依赖就不好了。长远来说，解决内心的担忧才能帮助您睡得好。

患者：医生，我该如何做呢？

全科医生：您能否找个机会和老公谈谈，让他了解您的担忧？让老公知道，您非常非常想念他、牵挂他，期盼能早点结束两地分居的生活，并考虑生一个孩子。

患者：嗯。

全科医生：今天我先开7粒安眠药给您，您回去看看这个改善睡眠的小单张，会对您有所帮助。以后有什么问题，您再来好吗？

患者：好，谢谢医生！

注：（1）医生诊桌上放一些健康教育的印刷品，接诊结束时亲手把小单张发给患者，跟他自己在医院大堂里取，有意义上的不同。患者会觉得，这是医生选择后给我的，她会仔细阅读。

（2）这个案例有心理辅导的元素在里面，好多全科医生感觉自己没有接受过专业的心理治疗训练，就认为不能帮助失眠患者。事实上，睡眠改善方法有很多种，能改善患者睡眠的方法中，30%与医生的共情有关系，15%与医生的职业有关，患者感觉医生穿着白大褂代表着权威，15%还与医生和患者的沟通有关。

案例❷
焦虑患者

施某，男，26岁，在校研究生，因"胃痛半年"就诊。已经在上级医院做过腹部B超、胃镜、纤维结肠镜和血液肿瘤系列，胃镜报告显示有"浅表性胃炎"，其余正常。

1. 医患沟通不良的情景再现

0103 焦虑患者沟通不良（视频）

患者：医生，我的报告怎么样啊？（患者递上之前做的一叠检查单子）

全科医生：没有问题的。

患者：不对呀，我的肚子经常痛，是不是还有什么其他的东西没有查出来呢？要不做个B超吧？

全科医生：B超？根据医疗记录，你3个月前做过腹部B超，报告很正常。

患者：真的什么都能照到吗？

全科医生：B超是我们专科医生做的，一般不会错的。（医生露出无奈、不屑的表情）

患者：我不是这个意思，我的意思是说，我拍B超是3个月前，现在已经过去3个月了，那报告……

全科医生：检查报告在半年内还是可以的，你不用照了。

患者：要不照个CT吧？

全科医生：CT是一个高辐射量的检查，你不需要照了，不用浪费钱了。

患者：医生，我有钱的。

全科医生：我知道你不是为了钱，我完全是为了你好，你能理解吗？（医生露出严肃的表情）

患者：医生，那再验一次血吧？我听说有些癌症指数，通过验血就可以查到的。

全科医生：癌症指数？你是说哪些癌症指数呢？

患者：医生，我不知道才问你呀？我听说有一个叫甲胎蛋白？

全科医生：你的甲胎蛋白数值在正常值范围内呀！

患者：甲胎蛋白数值正常就能排除肝癌吗？

全科医生：你听说过灵敏度和特异度吗？

患者：……（患者呆呆看着医生，不知道该如何说）

全科医生：不好意思，这些你是很难明白的，说了你也不会知道的。总之，你听我说，你暂时不要再做化验了，你的胃痛跟你过分焦虑有关系。没有多大问题。记住，每天按时饮食，少喝咖啡和浓茶，吃得清淡一点。再见。

患者：唉……（患者失望地离开）

2. 医患沟通良好的情景模拟

（1）R（reason）——患者就诊的原因

全科医生：您好！我是王医生，请坐！（亲切地打招呼）

患者：医生，我的报告怎么样？（患者递上之前做的一叠检查单子）

全科医生：您带来的这些检查报告，仅仅胃镜提示"浅表性胃炎"，幽门螺杆菌培养也是阴性，所以目前来看没什么大问题。

患者：不对呀，我的胃经常痛呀，是不是还有什么其他问题没有查出来呢？要不再做个B超吧？

全科医生：根据医疗记录，您3个月前做过腹部B超，报告没发现异常。

患者：B超真的什么都能看到吗？

全科医生：喔，我看得出，您好像有点担心？（开放式反问，了解患者就诊目的）

患者：对呀，我想再查一下，有没有其他问题没有查出来。

全科医生：您说得对，胃痛确实可以有很多不同的因素。不如这样吧，您告诉我多一点关于胃痛的情况，我们一起来查一查原因。比如说，最初的时候，您的胃痛是从什么时候开始的呢？（先肯定患者的想法，让患者感觉医生很理解她）

患者：我的胃痛有半年左右了。医生，给我做个CT吧？

全科医生：做CT是比较容易的。但是，首先要了解一下您身体疼痛的情况，才可以选择适合您的检查，对吗？刚才您说胃痛有半年了，是怎样的痛呢，是每天都痛，还是要很多天才痛呢？（了解胃痛的特点）

患者：是那种抽搐的痛，好像有很多胃气，很难受。不是每天，只在我要考试、准备论文的时候，会痛得特别厉害。

全科医生：您赶论文的时候，生活上，比如饮食和平时不一样吗？（了解患者的饮食习惯）

患者：我会很忙，有的时候白天赶、夜里也赶，所以吃饭就不太正常。

（2）I（idea）——患者对自己健康问题的看法

全科医生：良好的饮食习惯与肠胃健康有很大关系，您知道怎么样的饮食才能够把您的胃保持得最好吗？（了解患者对饮食问题的认识）

患者：我知道，我妈妈常常告诉我，要按时吃饭呀，但我还是会忘了吃饭。

全科医生：其实您妈妈说得很对，按时饮食是非常重要的，尤其是吃完饭之后，至少2小时内不要躺下，因为食物还在胃部消化，容易导致胃酸反流。（顺着患者的话，让患者认识到他存在饮食不规律的问题）

患者：怪不得，我常常半夜胃痛、反酸……

（3）C（concern）——患者的担心

全科医生：您希望我怎样帮您？

患者：医生，有时候我的胃特别痛，我担心自己的肝出现了问题，所以，我去做了B超，但是说没有什么问题。

全科医生：您怎么会担心肝有问题呢？（开放式提问，引出患者担心的原因）

患者：因为我爸爸是肝癌去世的，所以我很小的时候，就去接种了乙肝疫苗，我是比较小心的。

全科医生：原来您爸爸有这样的病史，怪不得您会特别关注。

患者：是呀，记得我爸爸去世的时候，全身发黄，瘦得非常厉害，通过检查和验血，很多指标都很高，所以……医生，那B超真的能照清楚肝脏的问题吗？

全科医生：您之前的2次B超报告都是正常的，肿瘤系列也是正常的，基本上可以排除肝脏的问题，请放心。

（4）E（expectation）——**患者的期望**

患者：那我到底得了什么病啊？

全科医生：您为了赶论文，有时候连饭都忘记吃了，看得出您对学业非常重视呀！（同理性。当医生了解患者因为忙而不按时饮食的不良习惯时，医生先别否定，而是先认同，让患者觉得医生非常理解她）

患者：是的，因为我很想读博士，我们家从来没有出过一位博士。

全科医生：那现在我们一块儿想想，在接下来的一年，怎样能够把您的身体保持在最佳状态，这样我们就可以写好论文啦。（当不良的生活方式对健康产生影响时，是健康教育的最佳时机，患者往往会愿意改变）

患者：医生，那我应该怎么做才能把身体弄好呢？

全科医生：您说呢？（开放式反问，了解患者对问题的认识，即RICE中的"I"）

患者：要按时吃饭。

全科医生：您说得对，按时吃饭很重要。

患者：那我有什么需要戒口的吗？

全科医生：您吃哪些食物时会感觉胃不舒服？（了解患者的饮食喜好）

患者：我吃火锅的时候胃会很难受，有时候喝多了咖啡也会感觉非常不舒服。

全科医生：您说得对，吃火锅容易吃得过饱，也比较油腻，除了火锅、浓茶、咖啡等也是比较伤胃的。如果可以，尽量少喝。除了饮食之外，按时运动也是对身体有帮助的，您平常有运动吗？（开放式提问，了解患者的运动习惯）

患者：有的。以前和同学去打过乒乓球，但是现在大家都在赶论文，所以很久没有运动了（露出不好意思的笑容）。其实，我还是应该运动一下的。

全科医生：我相信，如果您能够改善饮食习惯，按时吃饭，再加上按时运动，就可以舒缓您学业上的压力。今天，我先给您开点胃药，您的肠胃应该可以改善的。当然，我们需要继续复诊观察，如果服药后仍然没有改善，我们再做一些检查，好吗？

患者：好的，医生，今天听您这样讲，我就放心了。以前的医生只知道开胃药给我吃。真的谢谢您！

全科医生：不客气，再见！

注：全科医生可以把医学仪器的检查报告作为诊断和制订治疗方案的依据，但不能对患者的身心问题视而不见。在医患沟通过程中，医生不能治愈所有的疾病，但能做到的就是帮助和安慰患者，帮助患者树立战胜疾病的信心，帮助患者正确认识自己的疾病。

案例❸
愤怒患者

刘某，男，38岁，软件工程师。来开降糖药，因等待时间太长，非常愤怒。

1．医患沟通不良的情境再现

0104 愤怒患者沟通不良（视频）

（患者怒气冲冲地走进诊室，把病历"啪"地扔在诊桌上，眼睛瞪着接诊医生）

全科医生：你是刘海青吗？（表情严肃）

患者：让我等了那么久？你知道大堂里有多少人吗？看得那么慢。（患者大声叫喊）

全科医生：人多都要等的啊，我已经看得很快了，从早上看到现在都没有休息过，你想怎么样呀？

患者：怎么样？你说我想怎么样？要不是你看病那么慢，我就不会等如此长时间，是不是？（患者几乎是大喊大叫）

全科医生：（露出无奈的苦笑）所有患者都是要等的，又不是只有你一个？

患者：哼，要不是你看病那么慢，我不至于等那么长时间。（患者几乎愤怒到极点）

全科医生：现在你已经进来了，是看还是不看呢？

患者：我要开药，开3个月的药。

全科医生：你是说开糖尿病药？

患者：你不看病历呀？（患者仍然在愤怒）

全科医生：我不可能开3个月的糖尿病药给你，医保有规定，最多只能开1个月。

患者：规定？你现在跟我讲规定？你还好意思跟我讲规定？

全科医生：这规定又不是我定的？开不开由你？

患者：哼，我告诉你，反正我特别忙，我不可能每周到你这里来的。

全科医生：刘海青，我也告诉你，你今天是过来看医生的，是要我开药给你的，不是你去药店买药，不是想要多少就多少的？

患者：算了，反正就算我求你也没什么用，我自己去药店买了。

患者一拍桌子，愤怒离开诊室……医生生气地把笔甩在诊桌上……

2．医患沟通良好的情景模拟

（患者怒气冲冲地走进诊室，把病历"啪"地扔在诊桌上，眼睛瞪着接诊医生）

（1）R（reason）——**患者就诊的原因**

全科医生：刘先生，是不是发生了什么事情？我可以帮助您吗？（医生立刻站起来，首先让患者感觉和医生是平等的；其次，出于安全考虑，医生站起来是保证自己处于安全位置，为了有危险时及时躲避。）

患者：让我等了那么久？你知道大堂里有多少人吗？看得那么慢。（患者大声叫喊，愤怒地瞪着医生）

全科医生：喔，是这样，您在外面等了比较长的时间，怪不得您看上去比较难受？不如这样吧，您先坐下来，我们看看如何帮助您。（医生先肯定了患者的感受，但没有说患者是正确的，更没有说"看病都是要等的，我也没有办法"之类会引起患者更不舒服的话。

医生只是说："喔，原来您在外面等了比较长的时间，怪不得您看上去那么生气"，让患者感觉医生很理解他）

患者：药吃完了，给我开3个月药，时间越长越好。

全科医生：您是说，要开糖尿病药，对吗？

患者：你不看病历呀？（患者仍在愤怒）

全科医生：刘先生，根据病历，以前您都是开1个月的降糖药的，这次您想多开一点，能告诉我原因吗？（如果医生说医保有规定，只能开1个月的降糖药，会让患者感到难受，可能会让医患继续处于对抗中。医生采用开放式的提问，引出患者希望多开药的原因，会让患者更容易接受）

患者：唉，我在IT创业公司上班，天天加班。本来8岁的女儿是我爸妈帮忙照顾的，前几天我爸中风了，我妈只好照顾我爸。我和老婆又要上班又要接送孩子，真的是没有时间老来开药的。

全科医生：您爸爸中风了，那他老人家现在还好吗？

患者：在医院里躺着，生活不能自理，由我妈看着。叫我妈请护工，她说不放心，非得自己陪护。

全科医生：我看得出，您是非常关心您的父母，常常惦记着他们，您也要自己照顾好自己的身体呀！

患者：谢谢您，医生。（医生不仅关心患者，也去关心他的父亲。全科医生对患者表示理解和同情，使患者感受到医生对他的支持，患者会很感动）

全科医生：您爸爸以前有没有什么疾病呢？

患者：唉，我也不太清楚。听我妈说，好像有高血压、糖尿病之类的。

全科医生：那您爸控制得怎么样呢？他按时看医生、按时服药吗？

患者：我太忙了，真的不知道他控制得怎么样。

（2）I（idea）——**患者对自己健康问题的看法**

全科医生：糖尿病、高血压等慢性病，如果没有控制好，就容易发生一些并发症，如冠心病、中风等。刘先生，您在家里很重要，父母和女儿都需要您照顾，您的身体一定要保重啊！（医生的开放式引导，让患者认识到自己在家庭中的重要性，也让患者意识到糖尿病不重视监测会引起严重的后果。）

患者：是的。谢谢您，医生！

（3）C（concern）——**患者的担心**

全科医生：刘先生，您上次的身体检查已经超过1年，而且您的糖化血红蛋白为8%，低于7%为正常；低密度脂蛋白胆固醇为4.3mmol/L，低于3.0mmol/L为正常。您下肢有没有麻木或感觉异常？（糖尿病患者可并发神经病变，病变早期会出现下肢麻木或感觉异常）

患者：没有。医生，我会不会和我爸一样中风？

全科医生：为了控制好您的糖尿病，降低将来中风、心脏病等并发症的风险，我安排您做糖尿病周年检查，包括验血、小便，还有脚部的皮肤和眼睛检查等，您看可以吗？

患者：好。（此时，医患之间已经没有对抗，从对抗关系转变成为同一战壕里的战友。此时，医患之间达成了共识——把糖尿病控制好）

（4）E（expectation）——**患者的期望**

医生：糖尿病除了吃药之外，生活上的注意也是很重要的，您知道什么是要注意吗？（这是RICE中的"I"，了解患者对糖尿病的认识程度）

患者：就是不要吃甜的。

全科医生：您说得对。饮食上确实有许多注意的地方，但运动也很重要呀。刘先生，您平时有运动吗？（在医患沟通中，来自医生的赞誉是对患者极大的鼓励，患者取得的一点点进步，全科医生都要及时表扬，可以增加患者的信心和勇气）

患者：唉，天天加班，就算不加班，也是忙于接送孩子，辅导她功课，哪有时间运动呀。

全科医生：刘先生，糖尿病除了服降糖药物控制，生活方式的改变是很重要的，包括饮食、运动和体重控制等。您能不能抽一个空的时间，让我好好地给您解释一下？

患者：好。医生，我现在马上要去处理工作上的事，能不能下次？

全科医生：好。今天我先给您加一种降血脂的药，这样您的糖尿病会控制好一点。您回家后先看看这份关于糖尿病饮食和运动的宣传册，有什么不明白的地方，1个月后来复诊的时候再说，好吗？

患者：好，好，谢谢您呀！医生。

全科医生：不客气，再见！

注：医患本是一对亲密伙伴，共同的目标就是对抗疾病。医生对于愤怒的自然反应就是处于戒备状态，而不是去感同身受。出现医疗纠纷的原因中，常是患者对医生的医疗行为感到不满意，而不是医疗质量问题。患者感觉被草率对待且没得到过任何解释，感到被忽视，感到医生没有很好地与自己沟通。

案例❹
预后不良的患者　　张小英，女，38岁，银行职员。来咨询糖尿病检查报告，B超显示肝癌。当得知患了"绝症"，一下子无法接受。

1．医患沟通不良的情景再现

患者：医生，我的报告出来了吗？

医生：张小英，你来了，请坐。

0105 预后不良患者
沟通不良（视频）

患者：我这个报告……（此时，进来一个医生的同事：哎，今天阮医生约了一起吃饭，知道吗？5点半。医生：知道的。同事：那你等一下要准时下班噢。医生：好的。同事：那等一下见。医生：等会儿见。）同事关上门走后，患者接着说。

患者：医生，我没事吧？

医生：上次你做了一次糖尿病的相关检查，发现你的肝功能几个指数高了，所以，我就安排你做了一个腹部的B超检查，发现你肝脏有不少的肿块。

患者：肿块？是什么意思呢？

医生：你要有心理准备，报告上说明是癌症已经转移到肝脏了，我会立即帮你转诊，去看肿瘤科医生。

患者：怎么会呢？我身上一点不舒服的感觉都没有呀？医生，你肯定是拿错报告了吧？

医生：怎么会呢？这么大的事情，我是不会弄错的，要不，你自己看B超报告吧（医生把电脑屏幕转向患者）。你看，张小英，肝脏肿块。这报告是由我们经验丰富的B超医生照的，不会错的，你还是抓紧时间，快点去看肿瘤科医生吧。

患者：我得了肝癌是吗？我怎么会得肝癌呢？

医生：其实原发的地方还没有找到呢，也就是说，不知道哪来的癌细胞已经转移到肝脏了，所以肯定不是早期了，你还是快点去看肿瘤科医生吧。

患者：我每一次身体检查和验血，你都说身体好好的，现在问题出在哪里都不知道？

医生：身体有那么多的器官，有肺呀、肾呀等，你又没有拍CT，我怎么能知道呢？

患者：你有给我验血呀？

医生：验血？验血只是查糖尿病，是两回事，讲了你也不懂。

患者：我不懂？你才不懂吧？我看和你说什么话都是浪费我的时间，你什么都不知道，但我告诉你，我的身体要是出现什么问题，我肯定会告你的（患者拿起物品，气愤地离开）。

医生：……（表情很委屈）

2. 医患沟通良好的情景模拟

在接诊患者前，全科医生先打电话给前台：我是王医生，我下面有一位患者张小英，可能会花多一点的时间，下面预约的患者需要稍等一下……请张小英进来吧，谢谢！

注：平常谈话，每位患者5分钟，而接待这样的患者会花比较多的时间。所以医生需要计划好，否则会影响医生和特殊患者的沟通，并且谈话的技巧也会影响整个谈话的效果。

（1）R（reason）——患者就诊的原因

患者：王医生，我的检查结果怎么样呀？（患者走进门就迫不及待地问）

全科医生：小英，您来了！快请坐。

全科医生：小英，今天我们是来看检查报告的，您还记得上次做了什么检查吗？

患者：记得，是B超，是那次糖尿病专门体检时，您说，好像哪个指数高了点？

全科医生：对，是肝功能的指数高了点，所以我们安排了一个腹部的B超检查。小英，我们今天来是看检查报告的。

（2）I（idea）——**患者对自己健康问题的看法**

患者：喔，应该没有什么问题吧？听人说，脂肪肝是很普遍的。

全科医生：小英，检查报告不是脂肪肝，我恐怕会有一些坏消息告诉您。

患者：不是脂肪肝？

全科医生：不是脂肪肝。

患者：医生，快告诉我，是什么？

全科医生：小英，别着急……腹部B超看见了您的肝脏有不少的肿块。

患者：是什么意思呢？

（患者停顿一会儿）

患者：怎么会这样呢？不可能啊？我身体一点不舒服的感觉都没有，医生，您肯定拿错报告了吧？

全科医生：小英，其实在您进来之前，我已经翻查过报告。（医生停顿一下）小英，看了这个报告，我也很难受……虽然肿块已经出现，但只要我们尽快处理，是可以控制好的。（医生的同理心会让患者感到安慰）

（患者停顿了一会儿）

（3）C（concern）——**患者的担心**

患者：我的情况已经很严重了，是吗？（当患者暗伤、不出声时，医生如何接下去呢？）

全科医生：小英，您现在有什么想法吗？

患者：医生，我女儿才11岁，不会照顾自己，连洗衣服都不会。我老公这个人，连袜子放哪儿都不知道，我要是不在了，怎么办呢？我真不知道该怎么办了？

患者停顿了，叹着气，露出伤心的表情……这时候，医生该如何接下去呢？

全科医生：我知道，您现在生病了，第一时间想的不是自己的身体，而是想到了您的丈夫和女儿，看得出，您非常爱他们……（表达同理心。患者出事时，第一时间想的不是她自己的身体，而是她丈夫和女儿今后的生活状况。医生敏感到：她很爱她的老公和女儿。）

患者开始哭泣……医生递上纸巾……

全科医生：小英，为了您最爱的丈夫和女儿，那我们一块儿努力，尽快处理好您的身体，好吗？（这是从同情的角度，把患者引导到要谈话的方向……）

（4）E（expectation）——**患者的期望**

患者：医生，那您快告诉我，我现在应该怎么办啊？（患者带着哭腔说）

全科医生：我会尽快把您转诊去看肿瘤科医生，他会安排您做一些检查，包括验血、内窥镜或者是扫描等，确定一下肿瘤的原位在哪里？再决定化疗方案。

患者：化疗？

全科医生：嗯，是化疗，您有担忧？（又用了RICE的"C"，有时候，医生对患者的话语、语调都要保持敏感。患者突然说"化疗？"，医生留意这个反应，患者肯定是有一些担忧，是担忧化疗的副作用呢？还是担忧化疗的钱呢？）

患者：听说化疗很毒的，又吐又掉头发？

全科医生：嗯，治疗期间肯定是会有一点副作用的，但是现在的化疗药与上一代已经不一样了，可能会好一点的。

患者：嗯（哭着点下头）。

全科医生：（停顿一下，按按患者的肩）与您家人的约谈也很重要呀，小英，您有什么想法吗？（关于家属的约谈，先听听患者的想法，是RICE的"I"。）

患者：女儿要考试，先不要跟她讲。

全科医生：嗯，您的丈夫呢？

患者：我都不知道该怎么和他讲，等女儿睡了，晚上再跟他讲吧。（患者哭着说）

全科医生：嗯，小英，如果先生有什么问题的话，您可以带他过来，我跟他解释一下的。

患者：谢谢您，医生！

全科医生：如果您以后有什么其他的问题，比如饮食、起居或者是工作上要请假等，在您复诊的时候，我们可以再讨论一下的。您现在立刻要做的，就是尽快去看肿瘤科医生跟进，做一些检查，好吗？

患者：好，谢谢医生！

与预后不良的患者沟通时，要让患者知道这个坏消息和讨论医疗目标。沟通中应充分表达同情心及正向态度，尽可能减轻患者身体的痛苦以及给予心理上的支持。要充分认识到大多数不久于人世者都要经历从"不接受-与疾病抗争-沮丧-接受死亡"等痛苦的阶段，全科医生要持同情、热忱、支持和尊敬的态度对待患者经历的每一个阶段，并提供连续与综合性服务。

当前，医患关系紧张，暴力伤医事件频频上演，已成为严重的社会问题，那么，医患矛盾的症结在哪里？如何化解日益紧张的医患关系呢？焦虑和悲伤是比较难以应付的，但医生们发现使用共情或是同情的方法往往能使事情简单一些。共情是影响医患关系、治疗进程和效果的最关键因素，如果沟通不畅，就不能建立彼此信任，医患矛盾就由此而产生。而医者态度是建立医患关系的先决条件，包括尊重、真诚、热情、积极关注和共情。尊重应以真诚为基础，无条件地接纳患者，无论身份、地位、贫富，均应一视同仁，让患者获得自我价值感，感到被接纳、被爱护。共情要设身处地、通情达理地站到患者角度考虑问题，只有这样，才能引起患者的强烈共鸣。

常有学生问"如何成为优秀的全科医生？""如何成为好医生？"其实，当一位优秀全科医生的关键，在于同情心和责任感。医生的相关行为，如礼貌、关注度、倾听和共情等也与患者满意度相关。那些被老百姓誉为最好的医生，多数是因为他们具备以上这些经典的品质。美国医生特鲁多说过"有时去治愈，常常去帮助，总是去安慰"，在医患沟通过程中，医生不能治愈所有的疾病，能做的就是帮助和安慰患者，帮助患者树立战胜疾病的信心，帮助患者正确地认识自己的疾病。医生的品德源于丰富的知识、谈话的机敏，以及对职业的热爱。一位个人品质能得到较高评价的医生，在与患者会谈交流时，往往会站在患者的角度，与患者共情，能够理解他的痛苦，以及患者得病后的体验，从患者那里获取精确的信息，以减少误判误诊[1-3]。

（王　静）

| 第三节 |

莫塔安全诊断策略在全科医疗中的应用

在所有学科的医学领域中，全科医学也许是最困难、最复杂和最具有挑战性的学科。全科医生是社区居民的首诊医生，是健康守门人，需要解决居民80%～90%的健康问题，全程、全生命周期地照顾居民。全科医生在每天的基层医疗中面对着千变万化的临床问题，需要处理更多的不典型、非特异的症状或体征。在有限的医疗资源下，担负着对许多非常严重，甚至危及生命的疾病早期诊断责任。全科医生要达到如此高标准的专业要求，成为居民信任的健康守护者，不仅需要丰富的医学知识、扎实的基本技能和正确的临床思维方法，还需要安全的诊断策略。

澳大利亚著名全科专家约翰·莫塔（John Murtagh）教授结合大量临床经验和理论研究结果，提出了临床安全诊断策略，建议全科医生在接诊患者时问自己5个问题。莫塔安全诊断策略被广泛用于指导全科医生诊断和治疗，这种简单可靠的方法已经在澳大利亚、英国等发达国家普遍应用，我国也有推荐。该策略多用于初步诊断常见病，尽快识别急性、危重、危及生命的疾病，分析并判断是否可能有导致某种症状、体征而容易被忽略的疾病，也可以了解患者内心深处的担忧和期待。莫塔安全诊断策略值得国内全科医生学习和借鉴，其基本的诊断思维包括以下5个自问自答的问题：

1．导致这种症状或体征的常见病有哪些？

这个问题体现"首先考虑常见病"的临床思维原则。常见病的诊断依赖于医生对疾病的认识和经验，全科医生长期在社区工作，熟悉社区流行病学情况和社区患者的病史，比综合医院的专科医生更了解导致这种症状或体征的常见疾病。

2．有什么重要的不能被忽略的疾病吗？

这个问题体现"严重疾病优先"的临床思维原则。全科医生在诊疗中的第一要务是识别急危重症患者，寻找"红旗症状"。无论接诊什么样的患者，全科医生都必须牢记，要首先排查严重疾病，尤其是那些容易被忽略的严重疾病。

3．有什么容易被遗漏的疾病吗？

这个问题是指全科医疗中容易被漏诊或者误诊的疾病，这些健康问题、不适症状和疾病同样困扰患者，不能被忽视。

4．患者存在多个症状是否有不容易被识别的疾病？

有的患者主诉多个症状，阳性体征少，在临床上不容易识别和诊断，可能存在漏诊和误诊。莫塔教授介绍了常引起多种症状、而在全科诊疗中不容易被识别的7种疾病：抑郁症、糖尿病、药物滥用、贫血、甲状腺疾病、脊柱疾病、泌尿道感染，但是，全科医生不能只局限于此7种疾病，而是要根据全科临床思维、结合病情，通过分析病案资料，寻找不容易被识别的疾病。

5．患者是不是还有什么话没有说？

全科医生还要考虑到患者是否有某种想法。患者在讲述病史时，常常有意或者无意地隐藏某些信息，没有表达出来，尤其是一些诊断不明确的未分化阶段的疾病，或者与精神心理、性、药物滥用、毒品、家庭、朋友、工作背景等相关的问题。患者可能由于紧张、焦虑，或者医生给予的诊疗时间太短，来不及将患病经过全部说完，我们必须很敏锐地感觉到患者的需求和感受，做一位善于倾听、富有同情心的全科医生，并让患者自由地表述和交流。

例如：咳嗽患者过度担心恶性肿瘤，要求做全身检查。有的中年男性常以腰痛为主诉就诊，掩饰性功能障碍。如果全科医生只关注到患者的腰痛，没有发现患者就诊的主要目的是性功能障碍，会导致患者不满意。

当全科医生问自己以上5个问题时，不能随意回答，一定要结合患者资料、检查检验结果得出答案。再追问自己"为什么"，"为什么"是批判性思维的应用，包含诊断的依据、排除理由等。

为了帮助全科医生更好地理解莫塔安全诊断策略，以临床常见的胸痛患者为例，探讨其在全科诊疗中的应用。

> **案例** 男性，38岁，主诉胸痛2年。

接诊胸痛患者时，为了较好地回答莫塔安全诊断策略的5个问题，建议全科医生从胸痛的定义以及胸痛的发病机制出发，将所有可能导致胸痛的疾病进行归纳汇总。

一、胸痛的定义和发病机制

胸痛是指位于胸前区的疼痛和不适感。其发病机制是各种刺激因子如缺氧、炎症、肌张力改变、肿瘤浸润、组织坏死以及化学、物理因素等刺激肋间神经感受纤维，刺激支配心脏及主动脉的交感神经纤维，刺激支配气管、支气管及食管的迷走神经纤维或膈神经的感觉纤维等，产生痛觉冲动，并上传至大脑皮质的痛觉中枢引起胸痛。

二、胸痛的定位诊断和定性诊断

全科医生从患者主诉症状或体征进行疾病诊断时，首先要进行相应的定位诊断和定性诊断。对于胸痛患者，我们可以列出每个解剖层次中可能引起胸痛的疾病，以从外到内的解剖结构进行思考，总结如下：

1．胸壁疾病

（1）皮肤病变：带状疱疹、急性皮炎、皮下蜂窝组织炎、系统性硬化病等。

（2）神经病变：肋间神经炎、神经根痛、胸段脊髓压迫症等。

（3）肌肉病变：肌肉韧带劳损、筋膜炎、外伤、肌炎、皮肌炎等。

（4）骨骼及关节病变：肋软骨炎、颈椎疾病、骨肿瘤、急性白血病等。

（5）背部、肩部及周围组织疾病：筋膜炎、胸椎小关节错位、强直性脊柱炎等。

2．胸腔疾病

（1）心血管系统：心绞痛、急性冠脉综合征、心肌炎、急性心包炎、主动脉夹层动脉瘤、心脏瓣膜病等。

（2）呼吸系统：胸膜炎、气胸、支气管炎、肺栓塞、肺炎、肺结核、肺癌等。

（3）消化系统：胃食管反流、食管-贲门黏膜撕裂综合征、食管癌、食管烫伤或化学性损伤、急性胰腺炎、胆囊炎、消化性溃疡和穿孔等。

（4）纵隔疾病：纵隔炎、纵隔肿瘤等。

（5）心理疾病：抑郁障碍、焦虑障碍、其他精神心理疾病等。

（6）其他：过度通气综合征、胸廓出口综合征等。

三、胸痛的病因

胸痛的病因很多，下面将其按照莫塔安全诊断策略进行分析：

1．导致胸痛的常见病有哪些？

导致胸痛的常见疾病各个专科有不同的研究结果，心内科、急诊科以心源性胸痛为主。基层医疗中胸痛的病因构成与急诊科有明显不同。英国研究文献提示，年龄<35岁的胸痛患者中仅有7%被诊断为冠心病，胸痛的主要病因是肌肉骨骼疾病。另一项针对全科门诊中年龄>50岁的胸痛患者的研究显示，所有诊断为胸痛的患者中，肌肉骨骼疾病引起的胸痛占36%、心脏疾病占16%。

因此，全科与急诊科对于胸痛的诊断思维有不同之处。在全科视角下，常见的导致胸痛的疾病有：胸壁肌肉韧带劳损、筋膜炎、肋软骨炎、外伤、心绞痛、心肌炎、急性心包炎、心脏瓣膜病、肺炎、气胸、胸膜炎、反流性食管炎、食管烫伤等。

2. 有什么重要的不能被忽略的疾病吗？

胸痛患者可能是轻微疾病，也可能是严重疾病。全科医生在接诊胸痛患者时，应该首先识别严重疾病，尤其是致命性胸痛，确保患者生命安全。导致胸痛危急严重、不能忽略的疾病有：急性冠脉综合征、主动脉夹层、心脏挤压伤、急性肺栓塞、张力性气胸、肺动脉高压、肺炎、肺癌、纵隔肿瘤、食管癌、骨肿瘤、白血病等。全科医生一定要熟悉致命性胸痛的临床特点及抢救措施，及时转诊，避免意外发生。

3. 有什么容易被遗漏的疾病吗？

对于胸痛患者，常被医生遗漏的疾病有带状疱疹，背部、肩部及周围组织疾病，皮下蜂窝织炎，心脏瓣膜病，心包炎等。仔细地查体可以减少漏诊或者误诊的发生。

4. 是否患有不容易被识别的疾病？

胸痛患者中，潜在的、常被掩盖的疾病有：胆囊炎、消化性溃疡、胰腺炎、过度通气综合征、颈椎疾病、神经根痛等。全科医生要熟悉非心源性胸痛的特点。

5. 是不是还有什么话没有说？

大部分胸痛患者不是有意隐瞒，而是患者本人也没有意识到其他因素对胸痛的影响，全科医生要学会与患者深度交谈，了解胸痛患者内心的担忧、顾虑和精神心理状态，熟悉常见心理精神疾病的躯体症状，如广泛性焦虑、惊恐发作、抑郁等。

掌握胸痛的全科临床思维后，将莫塔安全诊断策略5个问题做成思维导图，在全科诊疗中思路清晰、目标明确，在诊断时避免走错方向和少走弯路（图1-3-1）。

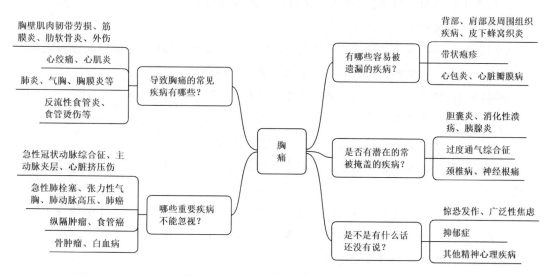

图1-3-1 胸痛的安全诊断策略

四、以患者为中心的问诊

采集病史、辅助检查、做出诊断、治疗疾病是传统"以疾病为中心"的诊疗模式。希波克拉底曾经说过：了解患者是怎样的一个人比了解患者得了什么病更重要。应聆听胸痛患者的患病过程，采取RICE问诊，结合全科临床思维，寻找胸痛的病因。

全科医生：您好！我是蔡医生，有什么可以帮您吗？（开放式提问）

患者：我2年前开始胸痛，2年来到当地三甲医院、省城医院心内科和胸外科看了10多次医生，做了心电图、心脏彩超、胸部CT、心肌酶、血常规、肝肾功能等许多检查都没有异常，一直找不到病根。

全科医生：您能将胸痛的感受详细地告诉我吗？（疼痛性质）

患者：疼痛不是很剧烈，隐隐疼痛，偶尔针扎样刺痛。

全科医生：您能告诉我胸部哪个部位痛吗？

患者：左右两边胸前都会痛，交替性反复疼痛，疼痛位置好像都是同一个部位。（患者用手掌按压了右胸前）这个位置经常痛。

全科医生：疼痛程度如何？有没有痛得快死的感觉（濒死感）？

患者：不是很痛，可以忍受。没有濒死感。

全科医生：胸痛一般在什么时候发作？胸痛发作时您怎么应对？（胸痛的诱发、缓解因素）

患者：胸痛发作没有规律，坐在电脑前会感觉隐痛，转转身体有时会刺痛几下。刚开始胸痛时我没怎么在意，1年后我开始害怕，胸痛发作时我吃了"救心丸"，也吃了"硝酸甘油"，吃药后胸痛也不会缓解。

全科医生：胸痛一般会持续多长时间？

患者：有时刺痛几下，持续几分钟，有时疼痛持续几天。

全科医生：活动时胸痛会加重吗？（排除心源性胸痛）

患者：活动时胸痛不会加重。

全科医生：如果胸痛发作时，您休息10分钟以上胸痛会缓解吗？（胸痛的缓解因素）

患者：不会。胸痛时我站起来活动活动筋骨，疼痛会好一些。

全科医生：您会有咳嗽、气喘吗？您吸烟吗？（鉴别呼吸系统疾病）

患者：不会。我从不吸烟。

全科医生：您平素有反酸、嗳气吗？（鉴别消化系统疾病）

患者：没有。我做了胃镜检查，是有浅表性胃炎，也做了肝胆脾胰彩超检查，都是正常的。

全科医生：您以前有其他疾病吗？例如心脏病吗、糖尿病、肺病？（了解既往史）

患者：我身体很健康，感冒都很少，没有心脏病、糖尿病等。

全科医生：您以前胸部有外伤吗？

患者：没有。我小时候得了小儿麻痹症，留下后遗症，走路有点瘸，一拐一拐的。

（患者在诊室走了几步）

全科医生：问了您伤心的过去，感到很抱歉！请问您做什么工作？（了解患者的背景）

患者：我也是医生，我在当地一家比较小的中医院做放射科技师。

全科医生：您刚才将病史和患病过程说得很清楚，我记住了。我给您检查身体，好吗？

患者：好的，谢谢您！

体格检查：患者体形消瘦，脊柱侧弯。两侧胸大肌有明显的固定压痛点。双肺、心脏听诊未见异常。腹部平坦，无触痛及按压痛，肠鸣音正常。

查看患者带来的病例资料，检查检验很详细，有当地医院和各大三甲医院的检查报告和门诊病历，患者24小时动态心电图、运动平板试验、心脏彩超、全腹彩超、胸部CT等检查都未见异常，血常规、肝肾功能、甲状腺功能、血糖、心肌酶、肌钙蛋白等实验室检验都无异常。脊椎正侧位X线检查提示脊柱侧弯。余未见异常。

我们将患者资料进行分析，总结出该病例特点：

男性，38岁，病史2年。

胸痛性质：两侧胸前处隐痛、刺痛，疼痛位置基本固定，活动后胸痛无加重，休息及口服硝酸甘油后疼痛无缓解。无胸闷、咳嗽、气喘、反酸等症状。

既往史：无高血压、心脏病、糖尿病病史。

体格检查：两侧胸大肌有固定压痛点。心肺听诊未见异常，腹部无压痛等。

辅助检查：脊椎X线检查提示脊柱侧弯。

胸部CT、心脏彩超、心电图、心肌酶、肝肾功能、腹部彩超等检查未见异常。

针对该患者，将导致胸痛的疾病列出清单，结合该患者的病史、查体及辅助检查，我们可以得出初步诊断：

1. 可以排除急危重疾病。

2. 该患者胸痛的最可能的疾病是：胸部肌肉筋膜炎。

3. 依据：青年男性，胸痛性质隐痛，无濒死感，无呼吸困难；胸廓触诊有位置固定的压痛点；脊柱侧弯，胸部CT、心肌酶、肝肾功能及其他辅助检查检验未发异常；既往无高血压、冠心病、糖尿病及肺部疾病。

依据胸痛的全科诊疗思维，我们已经排除了急危重症，找到了器质性病因，做出了初步诊断，已经回答了莫塔安全诊断策略的前面3个问题。但是，后面2个问题的答案还没有找到，是否有潜在被掩盖的疾病？是不是还有什么话没有说？

该患者是一名放射科技师，他的胸痛程度不剧烈，反复多次找专家看诊，检查检验结果没有严重异常。2年来他为什么多次多处就医呢？为了找到答案，我们继续与患者进行深入交流，倾听他"没有说的话"。

全科医生：根据您的病史、体征和检查，胸痛的病因是胸廓肌肉筋膜炎，不是心脏、肺部等脏器导致的。但是您因为胸痛反复去看医生，我想问您：您自己认为是什么原因导致胸痛？（了解患者的想法）

患者：我一直以为是心脏病，看了几个大医院心脏专家、教授后，都说不是心脏病。

但反复胸痛，我又担心肺部有问题，担心有早期肺癌。

全科医生：您是放射科医生，如果有肺癌，那么胸部CT一般是可以发现的。您不吸烟，为什么担心肺癌呢？（了解患者的担忧）

患者：3年前我姐夫得肺癌去世了，姐姐带着2个孩子生活很艰难。我儿子才5岁，老婆没有工作，如果我也得了肺癌，谁陪伴孩子成长？我父母怎么办，谁赡养他们？（患者很伤心，两眼落泪）

全科医生：如果那样真是一件很不幸的事情。（运用同理心）

全科医生递给他两张面巾纸，等患者情绪稳定后，继续深入交流。

全科医生：现在基本排除癌症和危急严重疾病了，请放心！您睡眠怎么样？（从睡眠入手开始探寻患者的心理）

患者：自从姐夫肺癌去世后，我开始失眠，入睡困难。

全科医生：情绪怎么样？（建立信任的医患关系后直接问心理状态）

患者：烦躁、莫名的焦虑，经常无缘无故对老婆和孩子发火、大喊大叫。

全科医生：您认为焦虑的原因是什么？（了解患者的看法）

患者：压力大，家庭、工作都需要我，我一个人养全家。我又是一个残疾人，万一我倒下了，全家就倒下了。（患者伤心大哭，积攒很久的情绪压力喷涌而出）

全科医生：全家重任都落在您的肩上，确实很辛苦，压力很大，我感同身受。（运用同理心）

过了几分钟后，患者歉意地笑了一下。

患者：我没有控制好情绪，不好意思。

全科医生：没关系的。心理压力释放了，内心冲突解决了，心情会好一些。心情好，情绪好，身体也好了。建议您回家后与太太聊聊，将自己的担忧告诉她，让她分担你的压力，我想您太太会理解您的。

患者：好的！很感谢您倾听我的患病经历，帮我找到病因，还理解我内心的感受，给予心理疏导，现在我心情舒畅了很多，真的谢谢您！（患者情真意切地说）

全科医生：这是我们全科医生应该做的，感谢您对我的信任。建议您回家后做肌肉拉伸锻炼，如果疼痛难以承受，可以吃消炎镇痛药。（运用医患共同决策，征求患者的意愿）

患者：我先锻炼身体，暂时不需要吃药。没什么大病，我就放心了，与您交流后我也有信心了。

莫塔安全诊断策略中第4、5个问题答案浮出水面，患者没有掩藏，也没有意识到焦虑对自己健康的影响，在全科医生的引导下，患者倾诉了"还没有说的话"。

莫塔安全诊断策略不仅是全科医疗中的安全策略，也蕴藏全科临床思维，还体现以患者为中心的全科理念。我们不但要关注患者的躯体疾病，还要关注患者的心理、社会因素。从看躯体疾病，寻找疾病的根源转化为对患者的照顾和安抚；从看"病"到看"人"，全科医生要在临床实践中运用"全人照顾"的全科核心理念。

（蔡飞跃）

｜第四节｜

全科医疗管理模式

全科医疗管理最基本、最重要的概念是：来看全科医生的是人，不是病。在讨论全科医疗管理模式之前，我们首先要明白什么是理想的全科医疗管理。在以人为本的前提下，全科医生与患者相互了解是一切的关键。现今，在全科医疗管理计划这一课题上，主流的概念是医生与患者共同决策（shared decision making）（图1-4-1）。要达到医患共识，沟通技巧是必须具备的核心能力。

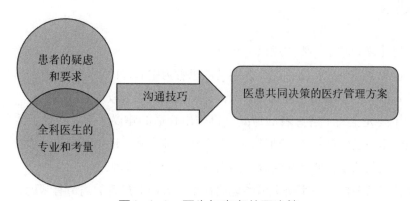

图1-4-1　医生与患者共同决策

全科医生在为患者设计一个管理方案的时候，可以参考Brian McAvoy在*clinical methods*（2000年）一书中的RAPRIOP英文助记符。

一、消除担忧和解释（reassurance and explanation，R）

解释的重要性在于，能否消除患者的担忧。医生的解释是否让患者产生共同理解（shared understanding），因为医生和患者对同一个健康问题的理解可能是南辕北辙的，所以，医生不能单以自己对问题的认知和看法作为标准，而认为患者也必然产生相同的看法。医生要用基于患者教育程度能够理解的用词（不能只用自己理解的医学专业词汇），患者才会容易明白。要注意的是，患者是否能真正理解医生所解释和建议的内容，对病情的整体管理有着举足轻重的影响。

医生可以在解释之后再询问患者："您明白我所说的吗？"或"对于我所说的，您还有什么不清楚或是不明白的地方，需要我再解释一下吗？"没有建立共同理解的解释，"消除担忧"这一个措施便不存在。例如：患者患上早期癌症，但他误以为病情十分轻微而不及早医治，这种对"消除担忧"的误解，也许会引起严重后果，如医生能好好了解患者的ICE（想法、关注和期望），便已经掌握了建立共同理解的关键点。

在患有严重疾病的情况下，患者自然会产生担忧，这是人之常情。医生要做到的，并非是让患者盲目宽心，而是要让患者明白，往后可能会在很漫长的治疗过程中，在医患共同决策的医疗管理计划里，医生会一直给予患者坚定不懈的支持，这才是医生希望患者可以放心的地方。正如Balint所说，对于患者而言，医生本身就是一种药物，有着治疗作用，所以，不要轻视医生对患者的每一句解释。一个基于共同理解的病情解释，对患者的帮助是非常正面的。

二、建议（advice，A）

给患者提建议的时候，要注意以下几点：

（1）要让患者感受和明白：这个方案是以患者为中心，而不是让人觉得医生高高在上或者以家长式的训示方法去"告诫"患者，这样做患者才会较乐意接受。

（2）医生要先全面了解患者的情况，再作出合适的建议。例如：在生活方式的建议上，如果患者本身已经是一位运动员，那么再建议他多做运动就不切实际。

（3）所提出的建议，要在病情容许的情况下配合患者的职业。

（4）要让患者明白，医生所提出的建议在哪一方面对患者的病情有帮助，并且符合患者期许。

三、药物处方（prescription，P）

药物处方在疾病管理上不是必然程序，因为不是每一位患者都需要或希望得到药物处方，在这方面，共同决策便可起到重要作用。全科医生要清楚地了解患者是否喜欢药物治疗，因为，就算在询问病史时的ICE中，患者表示期望医生能治好他的病，但治好不一定等同于用药物治疗，治疗可以包括很多非药物方法。

在共同决策需要药物处方之后，全科医生在开处方时，要注意以下几点：

（1）避免过度开处方药物：即避免处方非必要的药物，尤其是对老年人和儿童。在这方面，循证医学（EBM）的指引十分重要。

（2）患者是否有药物过敏。

（3）医生在处方上要清楚地列明该药物的名称、剂量、服用频率和方法。

（4）该药物需要服用多久。

（5）该药物会给患者带来什么好处。

（6）该药物会给患者带来什么坏处，如副作用。

（7）该药物和患者服用的其他药物是否有相互作用或影响。

（8）患者对药物形态的喜好，如不习惯吞服胶囊药物。

四、转诊（referral，R）

全科医生的一种核心能力是提供协调性服务。现今，治疗方案日益复杂化，很多时候会令患者感到无所适从。全科医生有责任为患者协调各种医疗照顾服务，从而使患者得到最适合的治疗。

全科医生要理解转诊是以患者为中心的治疗模式的其中一环。转诊的原因可以分为以下两点：

（1）患者所需要的治疗资源（如特别的药物或医疗器材），全科医生无法提供。

（2）患者所需要的基本管理方法超出全科医生的能力（如外科手术）。

转诊不代表全科医生对这个患者的照顾已经完结。全科医生与患者之间连续性医患关系的特点在这里便突显出来。

五、检验（investigation，I）

全科医生在决定为患者安排检验之前，要注意以下几点：

（1）这项检验是否需要？

1）这项检验可以解答诊断或治疗中的什么问题？

2）如结果是阴性或正常，对诊断或管理有什么影响？

3）如结果是阳性，对诊断或管理有什么影响？

（2）这项检验本身对患者的影响

1）这项检验是否具有侵入性？

2）患者是否明白该检验对他的健康所产生的影响，或可能产生的副作用？

3）患者是否明白该检验在他健康管理中的角色？

4）患者在等待检验结果时所承受的心理负担。

5）该检验对患者可能构成的经济负担。

（3）对检验报告的处理

1）留意检验报告发出的时间，不要遗漏。

2）要把检验报告结果在病历中适当记录。

3）要向患者充分解释检验报告，让患者明白检验结果的含义。

六、观察（observation，O）

观察在患者管理上的重要性充分体现了全科医学中连续性治疗的特征：

（1）未分化的健康问题：全科医生经常要处理的健康问题都处于疾病的早期未分化阶段。观察病情的演进及变化，可以把握到"病向浅中医"的优势。很多无法解释的躯体症状（medically unexplained physical symptoms，MUPS）也可以在中长期的观察中得到适合的诊断。

对于一些没有急性或危害生命的病症，在全科医学中，"静观其变"（wait and see）很多时候也是一种有效的管理方法。

（2）已有诊断的疾病：对已诊断的疾病，需观察病情的变化及是否有并发症出现。患者对治疗的理解和配合（依从性）、药物的效果或不良反应等信息，都可以在随访过程中获得，体现了随访在观察病情变化中的重要性。随访可分为两类：预约复诊和随时就诊，向患者指明在何种病征或情况出现时及时求诊。

七、预防（prevention，P）

预防医学是全科医生临床实践的重要组成部分。预防医学所带来的好处是长远的，而非眼前，如排除可预见的疾病或并发症。传统上，预防可分三级，但近年来有第四级预防概念的出现。

第一级预防：在个人或群体的健康问题未产生前，避免或消除健康问题的根源所采取的措施，包括健康促进或特定的保护方法，如免疫接种。

第二级预防：对处于早期阶段的个人或群体健康问题所采取的检测或监测手段、方法，从而促进疾病痊愈，减少或防止其进展和长期影响，如通过筛检对疾病进行早期发现和早期诊断。

第三级预防：尽量减少急性或慢性健康问题带来的躯体功能障碍（如糖尿病并发症），以减少个人或群体受到健康问题影响所采取的行动措施，包括康复治疗。

第四级预防：确定患者是否受到过度医疗化的影响所采取的行动，从而保护其免受新的医疗入侵，并给予一些在医学伦理上可接受的医疗干预建议。

第四级预防体现家庭医学的一个原则，即预防性健康护理，及其"不伤害"的基本前提。

另外，全科医生要留意RAPRIOP管理模式上的限制性：

（1）RAPRIOP模式基本是以医生为出发点的医疗管理模式，所以，如要达到全科医生以患者为中心的整体服务理念，必须贯彻医患共同决策的方针。

（2）其他治疗模式，如外科手术、干预治疗、物理治疗等，没有明确列入RAPRIOP之中。

（3）全科医生也必须要注意和照顾患者的家庭。

（4）患者赋权（patient empowerment）也没有在RAPRIOP之中列明。全科医生应主动促进患者的自我健康管理，从而提高患者参与医疗管理方案的兴趣和责任感[1]。

（刘浩濂）

| 第五节 |

全科医生基本素养

"素养"一词，《辞海》的解释为"经常修习涵养""亦指平日的修养"。"涵养"在《辞海》中则指的是"身心方面的修养"。至于"修养"，儒家的解释是，通过内心反省，培养完善的人格。朱熹《近思录》卷二中"修养之所以引年……皆工夫到这里，则有此应。"后亦指"逐渐养成的在待人处事方面的正确态度"或"在政治、思想、道德品质和知识技能等方面经过锻炼和培养而达到的一定水平。"由此看来，"素养""涵养"和"修养"的意思十分接近，甚至是互通的。

一、全科医生的思想道德素质

医生的专业有其独特之处。从患者的角度看，一位好医生不但要掌握精良的专业知识和技能，而且要具有高尚的思想道德素质、健全的体魄和积极正向的心理。全科医生具备了以上的素养，才能取得患者信任、受到患者尊敬，从而达到医患共融的理想境界。

二、理论与实践

《孟子·告子下》有云"有诸内必形诸外"，可引申解释为"人的内在思想和素质，必然会在言行中体现出来"。套用到全科医生身上，就是具备了怎样的素养，便会在他的工作表现和态度中体现出来，这也是患者可以观察到的。理论上具备的优良素养，也要在行为上实践出来。例如：全科医生虽然具备了积极主动去解除患者病痛的心，但也要学习良好的医患沟通技能，才能达到在行为上得到患者的理解。

三、全科医生的核心能力

不同的全科/家庭医学教学组织在制订教学大纲时，都认为全科医生应具备若干核心能力。现今，英国及澳大利亚的全科医学学院都参考了2002年欧洲地区世界家庭医生组织（WONCA Europe）制订的家庭医学定义，此定义包括了家庭/全科医生的核心能力及特征，并且把该定义以图像化的形式绘成了一颗"WONCA树"。他们认为家庭/全科医生是基层医疗的核心，其特征可为基层医疗系统注入生命，就像大树长出绿叶，并结出累累果实一样。

"WONCA树"的树干是家庭/全科医生应具备的六种核心能力：

1. 基层医疗服务的管理（primary care management）
2. 以人为本的服务（person-centred care）
3. 解决具体临床问题的技能（specific problem solving skills）
4. 综合性服务（comprehensive approach）
5. 以社区为导向的服务（community orientation）
6. 全人服务模式（holistic modelling）

"WONCA树"的根由三个基本因素组成：

1. 背景　代表着全科医生所处的社区状况、文化背景、经济、医疗系统及规管条例。

2. 科学　代表以严谨和探究的精神来行医，并不断进修和改善专业素质。

3. 态度　代表全科医生的素养。

由此可见，全科医生的素养是其核心能力的根。有坚实的根，才能支撑起一颗茂盛的WONCA大树。

四、医学人文

根据被誉为"西医之父"的古希腊医师希波克拉底的说法，医学有三个组成部分：疾病、患者和医生，其本质和相互作用就是医学人文需要探讨的领域。医学人文是一个丰富多彩的学术领域，借鉴了人文学科、艺术学科和社会科学。该学科除了对人类最基本和最普遍关注的问题提供有洞察力的见解外，还为医学的科学和实践提供有用信息。尽管我们对疾病的了解和治疗已经有了长足进步，但是对于何人或何时需要治疗，甚至如何预防疾病的问题，都不能仅仅单靠科学知识来决定。很多时候，还需要依靠医学伦理的考虑、反映经济现实的判断、文化规范和在社会条件限制下对疾病风险的看法等。医学人文让全科医生从多方位、多角度去理解疾病、痛苦、残障、人性、灵魂、生命与死亡的意义。

作为一个涵盖学习和实践的独特学科，医学人文有两个重要目标。首先，作为一个学术研究科目，医学人文支持对医学人性进行深入探索，从最深邃的哲学品质，到对文化和历史微妙而又复杂的影响都涉猎到；其次，作为关注人类互动和提供创造力的学科，我们希望医学人文能培养出更多有同理心和良好沟通能力的医生，从而为患者带来更好的治疗效果和更健康的生活，这亦是全科医生需要学习和掌握医学人文的原因。

五、医学专业精神/医师职业精神

2002年，由美国内科学委员会基金会、美国内科医师学院和欧洲内科医学联盟共同制定并发表的《新世纪医师职业精神——医师宣言》中，明确提出了三个基本原则：①将患者利益放在首位；②患者自主；③社会公义。

《医师宣言》也列出了十种具体的专业承诺：①提高专业胜任；②对患者诚实；③保密患者的隐私；④和患者保持适当的关系；⑤提高医疗素质；⑥改善获得医疗服务的机会；⑦公平分配有限资源；⑧坚守科学知识；⑨通过解决利益冲突维护信任；⑩维持服务水平的专业责任。这个宣言已经得到了国际医学界的普遍共识，到目前为止，已有包括美国、英国、德国、法国、中国等国家，共计超过300个国际医学组织的认可，并签署了该宣言。

2005年，中国医师协会正式签署该宣言。2011年6月26日，《中国医师宣言》在首届中国医师协会举办的"医师节"上正式发布，重申医师应遵循患者利益至上的基本原则，弘扬人道主义的职业精神，恪守预防为主和救死扶伤的社会责任，并提出了六条承诺：①平等仁爱；②患者至上；③真诚守信；④精进审慎；⑤廉洁公正；⑥终生学习。

2015年，国家卫生和计划生育委员会和国家中医药管理局联合颁布了《进一步改善医疗服务行动计划》。该计划向全国医务工作者们发出下列倡议：

1. 以维护人民群众健康为己任，坚持以患者为中心的服务理念，尊重患者、理解患者、关爱患者，把医学人文关怀融入医疗服务之中，营造良好的就医环境，构建和谐的医患关系。

2. 以刻苦钻研、精益求精、严谨求实的敬业态度，一丝不苟，精进审慎，敢于创新，不断提高诊疗质量和技术水准，以精湛的医术服务广大患者。

3. 以廉洁行医、平等仁爱、真诚重义的高尚医德，严于律己，恪守职业道德，乐于奉献，敢于担当，救死扶伤，践行革命人道主义精神，捍卫医学的圣洁和尊严，维护职业的高尚与荣誉。

六、良好医疗行为守则

欧美各国的义务委员会或医疗专业组织都制订了《良好医疗行为守则》(*Code of good medical practice*)，内容基本大同小异。以英国为例，英国医疗委员会在2013年重新修订了该守则，指明医生要在以下4个领域达到患者期望的标准：

（一）知识、技能和表现

1. 发展和维持你的专业表现。
2. 应用知识和经验去行医。

3. 清晰及准确记录你的工作。

（二）安全和素质

1. 开发及遵守保护患者的系统。
2. 应对影响安全的风险。
3. 保护患者和同事免受因你的健康状况带来的风险。

（三）沟通、合作伙伴关系和团队精神

1. 有效的沟通。
2. 与同事协同工作，去维护或改善对患者的照顾。
3. 教学、培训、支援和评估。
4. 连续性和协调性的照顾。
5. 建立并维持和患者的合作伙伴关系。

（四）保持诚信

1. 显示对患者的尊重。
2. 公平地对待患者和同事，不存歧视。
3. 诚实及正直地处事。

这守则包括了一本详细的指南，内有80个段落，明确指出医生"必须"或"应该"遵守的原则和履行的责任，是一份很好的参考材料[1]。

（刘浩濂）

思考题

1. 简述以患者为中心的医疗模式。
2. 良好医患沟通的策略有哪些？
3. 莫塔安全诊断策略中的5个问题是什么？
4. 全科医疗中首要任务是什么？
5. 简述RAPRIOP模式。
6. 简述全科医生应具备的6种核心能力。

01章 自测题

第二章

常见心理问题的诊疗思维与沟通技巧

❶ 掌握在全科医疗中从躯体症状识别心理障碍的方法，培养科学的全科诊疗思维。掌握常见心理健康问题的患者照顾和患者管理。

❷ 熟悉全科常见心理健康问题如抑郁、焦虑、失眠、躯体障碍、产后抑郁、哀伤障碍、神经性呕吐、精神分裂症、男性阴茎勃起功能障碍等疾病的临床表现、转诊标准和治疗方案等。熟悉医学心理咨询和心理干预的作用、方法及应用。

❸ 了解常用的心理治疗方法：认知行为治疗、动机式访谈、叙事疗法、精神分析等。

案例 ❶

反复呕吐3年

患儿，女，11岁，在母亲陪同下前来就诊。

患儿母亲代述：3年来反复不明原因呕吐，频繁去社区卫生服务中心和综合医院儿科就诊，但效果不明显。曾在当地儿童医院（三甲）住院3次，所有的检查、检验都未发现异常，住院期间请精神科医生会诊，排除抑郁症、焦虑症。因患儿反复呕吐，家属为此感到很苦闷，在朋友的推荐下到某综合医院全科就诊。

全科医生需要考虑的问题：

1. 如何构建全科医学整体性临床思维？

2. 是不是急危重症疾病？依据是什么？

3. 最可能的诊断是什么？依据是什么？

4. 治疗方案和患者管理。

5. 案例总结。

6. 知识拓展。

1. 如何构建全科医学整体性临床思维?

（1）诊断思路：呕吐是人体的一种本能，可将食入胃内的有害物质吐出，从而起到有利的机体保护作用。然而，频繁、剧烈的呕吐，会妨碍饮食，导致失水、电解质紊乱（低钠、低钾血症等）、酸碱失平衡、营养障碍等并发症，对机体引起更多的危害后果。恶心往往是呕吐的先兆，此时患者有欲吐的感觉，伴咽部或胸前特殊的不适感，并常有头晕、流口水、心率减慢、血压降低等迷走神经兴奋症状。

呕吐中枢位于延髓，延髓有两个不同作用机制的呕吐机构：神经反射中枢-呕吐中枢和化学感受器触发区（接受引起呕吐的各种化学性刺激）。呕吐中枢负责呕吐的实际动作，接受来自消化道和其他躯体部分、大脑皮质、前庭器官以及化学感受器触发区的传入冲动。引起呕吐的大部分传入冲动，不用经过化学感受器触发区，而是直接经内脏传入神经传导至呕吐中枢。在传入通路中，迷走神经纤维较交感神经纤维所起的作用更大，如腹部的膨胀性冲动便可以引起呕吐。主要传出通路为迷走神经（支配咽肌）、膈神经（支配膈肌）、脊神经（支配肋间肌、腹肌）以及迷走神经与交感神经的内脏传出神经（支配胃与食管），通过一系列复杂而协调的神经肌肉活动引起呕吐。

化学感受器触发区本身不能直接引起呕吐动作，受到如吗啡、洋地黄、雌激素等药物刺激时引起兴奋，发出对延髓呕吐中枢的传入冲动，出现呕吐动作。多巴胺是影响化学感受器触发区，导致呕吐的主要神经递质。而氯丙嗪、甲氧氯普胺、多潘立酮为多巴胺受体阻断剂，因而具有镇吐作用。

熟悉呕吐的发生机制后，全科医生接诊呕吐患者时可以做到胸有成竹，打开思维空间，避免思维局限性。结合患者的具体情况多维度思考，寻找呕吐原因，做出准确诊断和科学治疗。现从全科医学视角出发，采用约翰·莫塔（John Murtagh）的临床安全策略——临床5问对该患者进行分析（图2-1-1）。

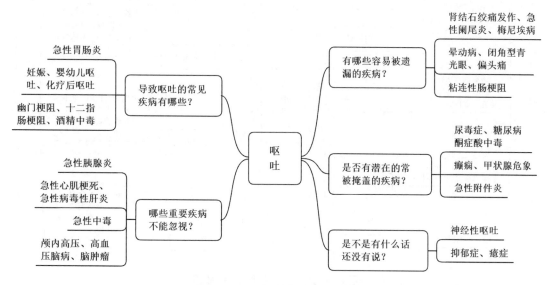

图2-1-1　呕吐临床5问导图

（2）鉴别思维：呕吐是所有年龄组的一种常见症状，呕吐的原因很多，多个系统疾病都可以引起呕吐，一般原因有以下4种：反射性呕吐——消化系统疾病、急性中毒、呼吸、泌尿、循环、生殖系统疾病、青光眼等；中枢性呕吐——中枢神经疾病、药物毒性作用、代谢障碍、内分泌等疾病（尿毒症、酮症酸中毒、甲状腺危象、妊娠呕吐等）；前庭障碍性呕吐——迷路炎、梅尼埃病、晕动病；神经性呕吐——胃神经症、癔症等。

全科医生接诊呕吐患者时，问诊一定要详细，病史是寻找病因的最好线索。了解呕吐和食物、药物、体位、精神因素等关系，是否伴有恶心，呕吐时间与进食时间的关系，呕吐物的性质和数量，呕吐的伴随症状。需要询问腹部疾病、颅脑疾病或外伤史，以及高血压、心脏病、肾脏病、糖尿病与内分泌疾病等病史。育龄期女性不能忘记月经史。体格检查务必仔细，着重腹部检查外，还要注意神经系统、前庭神经功能等检查。结合工作实际条件，必要时做血常规、血糖、尿常规等检验、B超检查等。

虽然呕吐往往表现为轻微的自限性疾病，但也可能是危及生命的严重疾病先兆或临床表现。全科医生在基层医疗机构工作，是呕吐患者的第一接诊医生，首要任务是识别急危重症疾病，发现有红旗症状或潜在高风险的呕吐患者，应转专科就诊。排除急危重症、在安全的前提下，全科医生要积极主动地帮助患者寻找病因，找到导致呕吐最可能的疾病。全科医生接诊患者，要持续性地照顾患者，安排复诊。复诊可以更全面地了解病情发展、转归等，可以让全科医生动态地了解患者、管理患者，成为真正的健康守门人。为便于记忆，依据呕吐的严重程度、患病率等，可将呕吐原因简单分为常见疾病和不可忽略的疾病（图2-1-2）。

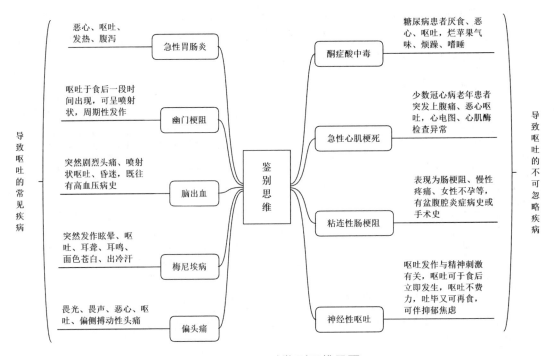

图2-1-2 呕吐鉴别思维导图

2．是不是急危重症疾病？依据是什么？

第1次就诊：

（1）病史：患儿，女，11岁，小学5年级，反复呕吐3年。母亲详细讲述了患儿呕吐的发病过程和治疗经过。因为时间太久，记不清3年前具体的发病日期。患儿呕吐无明显诱因，往往突然发作，偶尔呕吐呈喷射状，呕吐物为胃内容物；吐后漱口休息片刻又可以进食。呕吐没有规律，有时饭后呕吐、有时空腹也恶心呕吐；发作频率也不固定，有时一天呕吐1~3次，有时整日无呕吐，甚至一周或者一个月都不呕吐，但某段时期几乎每天都呕吐。无腹痛、腹泻。患儿注意个人卫生，进食前都洗手。家长频繁带患儿去当地社区卫生服务中心和大医院儿科看病。3年来在当地儿童医院（三甲）消化内科住院3次，血、尿、粪常规、电解质、肝肾功能、甲状腺功能等检验未见异常，腹部超声检查和胃镜检查都没有异常。住院期间，请心理专科医生会诊，排除焦虑、抑郁症。

2016年3月在朋友的推荐下，家长携患儿和大量病例资料到我院全科门诊就诊。

（2）查体：患儿发育正常，与医生交流沟通顺畅。心肺听诊未见异常，腹部平坦，全腹触软，未触及肿块，无压痛及反跳痛，肠鸣音正常存在。体格检查未发现异常体征。

（3）初步可以排除急危重症疾病。

依据：11岁女孩，生长发育在正常参考范围内；体格检查未发现异常体征；3年来的检查检验未见严重异常报告。其中3次住院全面检查也没有发现器质性疾病。

3．最可能的诊断是什么？依据是什么？

常规问病史和体格检查没有发现异常，结合患儿既往检查检验等病例资料，可以明确排除严重疾病的可能。那么，呕吐的原因是什么呢？什么疾病导致患儿3年承受呕吐的痛苦？患儿生病的经历是不是还隐藏着什么？专科医生已经付出很多时间和精力，为什么仍然呕吐？

全科医学的核心理念是全人照顾，不能局限于疾病，还要关注患者，了解患者背后的故事。为了找到答案，应以患者为中心，站在患者的背后了解呕吐的发生、发展，全方位探究患儿的生病经历，尤其了解她自己内心的看法、顾虑和期望。

为了减轻患儿的心理压力，达到双方心理上的平等，轻松、愉悦地交流，接诊全科医生将自己的座椅降低，双眼与患儿双眼在同一水平线，两人保持1m左右的最佳沟通距离，开始采用RICE问诊，与患儿进行深入访谈（不是与患儿母亲交谈）。

R（reason）——**患者就诊的原因**

全科医生：小朋友，我们两个可以交谈吗？（征求患儿的意见）

患者：可以。

全科医生：我们两个单独聊天，需要妈妈出去吗？

患者：妈妈在这里没关系，不用出去。（患儿看了妈妈一眼后说）

全科医生：你能将生病过程详细地告诉我吗？（让患儿自己讲述患病经历）

患者：3年前开始呕吐，每个月都去看医生，看过社区卫生服务中心的医生，也到几家大医院看病，到儿童医院住院3次，吃了不少药，还是呕吐。（患儿表现得比同龄孩子成熟）

全科医生：今天为什么来看全科医生？（了解就医的原因）

患者：妈妈说全科医生很厉害，会看很多病。

全科医生：妈妈带你来看病，你自己愿意来吗？（了解患儿自己的内心）

患者：我愿意，妈妈带我去看病，我从不反对的。

全科医生：你很乖，给你一个赞。你已经看了很多医生，感觉叔叔怎么样？（了解医患信任程度）

患者：叔叔看起来很亲切，与他们不一样。

全科医生：你的病我已经了解得差不多了，我们可以聊些别的吗？（开始了解患儿的家庭、社会等）

患者：没问题。

全科医生：你家里几个人？（了解患儿的家庭背景）

患者：4个人，爸爸妈妈和弟弟，加上爷爷奶奶6个人。

全科医生：他们对你很凶吗？

患者：没有，他们对我很好的。（患儿脱口而出，毫不犹豫地回答）

全科医生：你在学校读书，成绩好不好？

患者：成绩不错的，班上第5名。（很自豪地回答）

全科医生：与同学相处好吗？

患者：很好哦，同学们都很喜欢我。（患儿骄傲地说）

全科医生：老师对你好吗？

患者：老师对我很好。（患儿不假思考地回答）

I（idea）——患者对自己健康问题的看法

全科医生：医生说你没有病，你自己认为是什么原因导致你呕吐的？（了解患者对自身问题的看法）

患者：我不知道。（患儿很干脆地回答）

患者：妈妈说是我吃不干净的食物造成的，但是，我没有吃不干净的东西，现在家里都不让我吃生东西，水果都不让我吃。吃饭前我都会洗手的。（患儿生气地补充道）

全科医生：还可能有其他原因吗？

患者：有的医生说我的心理有问题，儿童医院的心理医生要我填写了几张问卷，最后说没有抑郁症、焦虑症，不是心理问题。（因反复就医，患儿对医生的言行相当熟悉。比同龄人成熟。）

全科医生：还有什么要告诉我的吗？

患者：没有了。（建立了良好的医患关系后，患儿开始放松对医生的戒备，坦诚地回答医生的问题）

C（concern）——患者的担心

全科医生：呕吐的感觉十分难受。（开始进入同理心）

患者：是的，我呕吐的时候好难受，她们还说我装。（看了妈妈一眼）

全科医生：装不出来的。（继续认同患儿的感受）

患者：还是医生理解我。叔叔，你怎么知道呕吐很难受？

全科医生：因为我也呕吐过。

患者：你是医生也会呕吐？（患儿很好奇地问，双眼盯着医生的面部）

全科医生：我小时候也经常呕吐。（感同身受）

患者：医生也会呕吐？

全科医生：是的。我是农村人，小时候家里很穷，吃不饱。种田需要肥料，家里没有钱去买肥料，爸爸就带着我去捡狗屎，捡来的狗屎倒在田里变成肥料。狗屎很臭很臭……

患者：好恶心！

全科医生：我看见狗屎就会呕吐。你看见大便会呕吐吗？（话锋突然回转）

患者：我看见大便不会呕吐。我看到爸爸妈妈抱弟弟时才会呕吐……（患儿脱口而出，伤心地大哭）

全科医生：为什么呢？（语气柔和地问）

患者：他们只爱弟弟，不爱我了……（患儿哭着大声说）（这就是患儿内心深处的担心）

全科医生：你感到很伤心、很难过……（认同）

患者：嗯、嗯。

全科医生：你为什么认为爸爸妈妈不爱你了？

患者：3年前有弟弟后，他们重男轻女，不要我了……（伤心地哭着说出患儿自己担忧的依据）

E（expectation）——患者的期望

全科医生：爸爸妈妈不会不要你的。我可以帮你什么？

患者：他们不能不爱我。（患儿的期望）

全科医生：你是爸爸妈妈的心头肉，他们依旧会爱你的。

患者母亲在旁边伤心极了，眼泪顺着面庞往下流，痛彻心扉，"你是妈妈的宝宝，爸爸妈妈一直都很爱你。"

患者：爸爸回家后只抱弟弟，不抱我；奶奶给弟弟好吃的，不给我吃；妈妈对弟弟特别好，对我很凶很凶；我在学校受欺侮后，妈妈不帮我，只会骂我……（患儿将3年的憋屈一股脑吐出来了）

全科医生：是的，不能忽视姐姐的。（认同、与患儿站在同一方向）

患儿情绪很激动，伤心地哭诉着。在医生和妈妈的安抚下，10分钟后情绪才慢慢地平静下来。

全科医生：心情好点了吗？我知道你呕吐的原因了！

患者：什么原因？

全科医生：因为你担心爸爸妈妈不要你了。（医生幽默地告诉患儿）

通过RICE问诊，答案浮出水面。

（1）最可能的诊断：神经性呕吐（neurological vomiting）。

（2）诊断依据：3年来反复呕吐，在爸爸妈妈抱弟弟时呕吐，发作与生理心理反应有关。吐后可以再食，身体发育未受到影响。检查检验未见异常，多次就诊，尤其是3次住院全面检查，排除了器质性疾病导致的呕吐。住院期间心理专科医生会诊，排除抑郁症、焦虑症、癔症等疾病。符合神经性呕吐的特征。

4．治疗方案和患者管理

（1）向家长和患儿解释呕吐的原因，解除顾虑。

（2）心理治疗：给予心理疏导，认知行为治疗，家庭治疗。

（3）暂时不给予药物治疗。

（4）安排随访。嘱咐周六全家来全科复诊。

（5）如果治疗效果达不到预期，转儿童心理治疗。患儿与家长拒绝转诊，母亲强烈要求全科医生继续治疗。全科医生与患者建立了良好的医患关系，互相信任，有利于疾病康复。

第2次就诊：

周六，患儿、弟弟、爸爸、妈妈4个人参与家庭治疗。

互相熟悉后，全科医生告诉家庭成员，患儿的呕吐与家庭有关，希望爸爸妈妈平等对待姐姐和弟弟，并要求承诺。在良好的氛围中达成家庭协议，制定3条家规：

（1）爸爸回家后要拥抱两个小孩，周一、三、五先抱姐姐，周二、四、六先抱弟弟。

（2）爸爸妈妈买任何礼物，都要买两份，姐姐弟弟各一份。

（3）爸爸妈妈要关注孩子的心灵，不要随意训斥孩子。

继续随访3个月、6个月，患儿呕吐再也没有发生。

5．案例总结

呕吐是一种常见症状，呕吐的病因很多，涉及多系统，如消化、呼吸、泌尿、循环、生殖、五官、内分泌等系统疾病，寻找呕吐的原因对全科医生来说是一种挑战，也是检验全科临床思维的一种考验。全科医生接诊呕吐患者时，从常见病、多发病出发，合理运用时间工具，排除急危重症疾病，努力寻找最可能的疾病。切记：只有在排除器质性疾病的基础上才能考虑心理性疾病。本病例是呕吐3年的11岁儿童，多次就诊，已经排除器质性疾病。详细追问病史发现其呕吐是一种心理生理反应，是境遇性呕吐，符合神经性呕吐的特征。

神经性呕吐又称心因性呕吐，以反复出现呕吐为特征，进食后随即吐出所进食物，常与心情不愉快、精神紧张、内心冲突有关。无器质性病变作为基础，不影响其后的进食食欲。神经性呕吐患者常常否认自己怕胖或有控制体重的动机，其体重多无明显减轻。这类呕吐与神经性厌食、神经性贪食患者的呕吐不同，后者常在进食后自行引吐，久而久之不引吐，也可以顺利吐出。

全科医学具有明显的多面性，既是生物科学，又是心理科学，也是社会科学。全科医学推崇生物–心理–社会医学模式，强调心理和社会因素是疾病发生、发展以及防治的重要因素，主张心理治疗和社会干预防治疾病。生物–心理–社会医学模式从生物和社会结合上理解人的生命，理解人的健康和疾病，寻找疾病现象的机理和诊断治疗方法。该模式对全科医生提出了更高的人文要求，医生不仅要关心患者的躯体，而且要关心患者的心理；不仅要关心患者个体，而且要关心患者的家属、社区。中国台湾地区提出的全人、全家、全社区的共同照顾模式（community comprehensive care model），简称"三全照顾模式"（3 "C" model）。本案例从生物因素出发，关注到患儿的心理因素，结合整个家庭因素，终于找到呕吐的病因（神经性呕吐）。当然，过程是曲折的，需要全科医生真正地以患者为中心，熟练运用"三全照顾模式"认真思考，才能找到疾病真相。该案例堪称经典，是全科理念在临床实践中的最佳临床案例，值得全科医生学习。

6. 知识拓展

神经性呕吐的治疗要点在于：深入了解导致患者发病的心理因素，并积极进行处理；避免过多关注其呕吐症状；合理安排患者的饮食，宜少吃多餐；呕吐严重、有营养不良或水、电解质紊乱者，应适时补充营养，保持水和电解质平衡。在药物方面，小剂量的氯丙嗪静脉滴注可达镇静、止吐作用。

在《中国精神障碍分类及诊断标准（第三版）》中（CCMD-3），神经性呕吐与神经性厌食、神经性贪食都属于进食障碍，是一种心理因素相关生理障碍伴有生理紊乱和躯体因素的行为综合征。神经性呕吐的诊断标准：

（1）自发的或故意诱发呕吐为特征的精神障碍，呕吐物为刚吃进的食物。

（2）体征减轻不显著（体重保持在正常平均体重值的80%以上）。

（3）可有害怕发胖或减轻体重的想法。

（4）这种呕吐几乎每天发生，并至少已持续1个月。

（5）排除器质性疾病导致的呕吐以及癔症或神经症。

（吴 疆 蔡飞跃）

思考题

1. 在呕吐的病因中，常见的急危重症有哪些疾病？

2. 神经性呕吐的特点是什么？

案例 ❷

....

反复胸痛3年

患者，女，40岁，在丈夫陪同下前来就诊。

患者口述：最近3年反复突发胸痛，伴有濒死感、心悸、胸闷等，呈间歇性发作，含服硝酸甘油胸痛不能缓解。多次到不同三甲医院心内科门诊就诊，半年来住院2次。出院后仍胸痛，患者为此感到很苦恼，朋友推荐看全科医生。

患者递上之前就医的病历，相关检查显示：心电图、心肌酶、甲状腺功能、心脏彩超、心脏CTA、胸部CT等多项检查均未见异常。

全科医生需要考虑的问题：

1. 如何构建全科医学整体性临床思维？
2. 是不是致命性疾病？依据是什么？
3. 最可能的诊断是什么？依据是什么？
4. 治疗方案和患者管理。
5. 案例总结。
6. 知识拓展。

1．如何构建全科医学整体性临床思维？

（1）诊断思路：胸痛是指位于胸前区的疼痛和不适感，是一种常见症状，患者常常主诉胸前闷痛、压榨感或针刺样痛。胸痛产生的机制是各种化学、物理因素及刺激因子，刺激胸部的感觉神经纤维产生冲动，上传至大脑皮质的痛觉中枢引起胸痛。胸痛病因复杂，涉及多个器官和系统，而且胸痛的病变部位与疼痛部位、严重程度与疼痛程度并非一致。胸痛的这些特征增加了医生的诊断难度。现从全科医学视角出发，采用约翰·莫塔的临床安全策略——临床5问对该患者进行分析（图2-2-1）。

（2）鉴别思维：胸痛的原因颇多，可由胸廓疾病引起，也可来源于胸腔内脏器病变。除此之外，胸廓外的组织器官的病变如腹部病变，甚至精神心理性疾病如焦虑症等也可引起胸痛。外伤、炎症、肿瘤及某些理化因素可导致组织损伤，从而刺激肋间神经、膈神经、脊神经后根和分布在食管、肺脏、胸膜、心脏的迷走神经末梢，均可引起胸痛。英国的一项研究结果显示，年龄＜35岁的胸痛患者中仅有7%被诊断为冠心病，43%患者胸痛的病因为肌肉骨骼疾病。针对全科门诊中年龄＞50岁胸痛患者的研究发现，所有诊断为胸

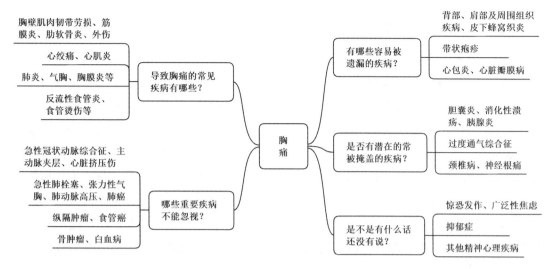

图2-2-1　胸痛临床5问导图

痛的患者中，肌肉骨骼疾病引起的胸痛占36%、消化道疾病占19%、心脏疾病占16%、心理疾病占8%，肺部疾病占5%、不明原因胸痛占16%。

全科医生接诊胸痛患者时，首要任务是识别致命性胸痛，发现潜在急危重症胸痛患者，立即转专科就诊。排除致命性胸痛病因后，全面分析病史、仔细查体，进行适当的辅助检查，从胸痛的发生机制等多系统多器官寻找导致胸痛的病因，不能仅局限于心血管疾病，还要考虑呼吸系统、消化系统等疾病，尤其不能忘记胸部肌肉骨骼疾病导致的胸痛。依据胸痛的严重程度、紧急处理和临床实用角度，可将胸痛分为致命性胸痛和非致命性胸痛两大类（图2-2-2）。

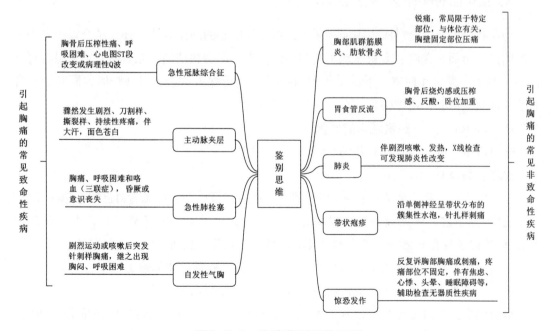

图2-2-2　胸痛鉴别思维导图

2. 是不是致命性疾病？依据是什么？

第1次就诊：

（1）病史：患者详细描述了胸痛的发病过程和治疗经过。3年前，无明显诱因出现胸痛，伴有濒死感。疼痛发作时经常含服"救心丹""硝酸甘油"，但是效果不明显，胸痛不能缓解。胸痛往往突然发作，每次胸痛持续10~20分钟后消失，疼痛部位不固定，发作无明显规律，有时1周发生2次，有时3个月发作一次。3年来，到当地三甲医院心内科多次就诊，还有2次被救护车送到急诊科，在医院急诊心电图和24小时心电图检查未见异常，心肌酶、肌钙蛋白、肝肾功能、甲状腺功能、D-二聚体等检测都无异常。最近半年，在不同三甲医院心内科住院2次，检查检验都无异常。患者半个月前从某三甲医院出院，在朋友的推荐下，携带既往病历资料，来全科就诊。患者既往无高血压、糖尿病、高血脂等慢性病。

（2）查体：患者胸廓对称，脊柱无侧弯，前胸后背皮肤未见皮疹。胸廓按压无固定疼痛点，心肺听诊未见异常。腹部平坦，全腹触软，未触及肿块，全腹无压痛及反跳痛，肠鸣音正常存在。体格检查未发现异常体征。

（3）初步排除致命性胸痛疾病。

依据：40岁女性，无高血压、糖尿病、高脂血症等慢性疾病；体格检查心肺未异常体征；3年来反复检查，甚至住院全面检查都未发现器质性疾病。24小时心电图、心脏CTA、心脏彩超、聚二体、甲状腺功能、胸部CT、肺功能、肌钙蛋白、心肌酶、肝肾功能等检查均未见异常。

3. 最可能的诊断是什么？依据是什么？

为了找到答案，全科医生不能局限于以医生为中心的问诊方式，还要结合以患者为中心的问诊，全面、深度、多角度地了解疾病的发生、发展和结局，尤其需要了解患者自己内心的看法、顾虑和期望。下面采用RICE问诊，进行深入访谈，寻找病因，同时让患者有愉悦地就医体验，增进医患关系，达到诊断目的。

R（reason）——**患者就诊的原因**

全科医生：有什么可以帮你吗？（开放式提问）

患者：胸痛3年了。

全科医生：你能将生病过程详细地告诉我吗？（打开话题，让患者自己回忆患病经过）

患者：3年前无缘无故地开始胸痛，到几家大医院看病，看了好多次，半年前住院2次，做了好多检查和化验，医生都说没有问题，一直没有找到病因，我好害怕。

全科医生：可以告诉我胸痛的感受吗？（了解患者的感觉和体验）

患者：我说不清楚，感觉胸前闷痛，很难受，好像快死了感觉。

全科医生：胸痛发生时，你怎么办？怎么消除疼痛？（了解患者自己处理问题的方法）

患者：我身上带有"救心丹"和"硝酸甘油片"，胸痛发作时，我先舌下含"救心丹"，过几分钟没有缓解，我再舌下含"硝酸甘油片"，但是，都没有作用，仍然胸痛。

全科医生：胸痛持续多长时间会缓解？

患者：10～20分钟，吃药与不吃药都需要这么长时间才能缓解。有2次胸痛发作，我感觉自己快死了，叫救护车送到医院急诊科，心电图、心肌酶、肌钙蛋白等检查都没有问题。

全科医生：除胸痛之外，你还有其他不舒服吗？（了解伴随的症状）

患者：发作时心悸、气促、呼吸困难。（多次就医的经历，患者能使用医学术语表达感受）

全科医生：还有吗？例如咳嗽、发热、反酸、嗳气等。（排除呼吸、消化系统疾病）

患者：这些症状都没有。

全科医生：你最近在吃什么药吗？（了解患者的服药史）

患者：半个月前在心内科住院，全面检查都没有发现问题，医生说我没有病，不给我吃药。

I（idea）——患者对自己健康问题的看法

全科医生：医生说你没病，你认为是什么原因导致胸痛呢？（了解患者对自身问题的看法）

患者：我认为是心脏病，我心脏肯定有问题了。

全科医生：你认为自己心脏有问题的依据是什么呢？（看着患者双眼亲切地问）

患者：如果心脏没有问题，怎么会胸痛？

全科医生：胸痛的原因有很多，除了心脏疾病，还有肺脏、食管炎、胸部肌肉等疾病都会引起胸痛。你从哪里了解到心脏病会导致胸痛的？（患者看法的依据）

患者：我母亲有冠心病，经常心绞痛。3年前母亲心肌梗死，没有抢救过来，去世了。（很伤心）

C（concern）——患者的担心

全科医生：很抱歉，令你伤心。你担心什么？

患者：医生，每次发作时，我感觉自己快死了。我担心自己有心脏病，只是设备没有检查出来。

全科医生：你睡眠好吗？（从睡觉入手，为了解患者的心理做铺垫）

患者：我睡眠很不好。躺着床上翻来覆去睡不着，有时整夜失眠。

全科医生：睡眠不好很令人烦躁的。你会烦躁吗？

患者：会。我很焦虑、紧张和害怕，总是担心自己得了心肌梗死。（患者自动地说出了自己的心理状态）

全科医生：你们夫妻关系如何？（了解家庭背景，家庭与健康关系密切）

患者：夫妻感情不好，经常吵架，他不关心我，孩子也不理睬我，他们都说我是神经病。医生，我是神经病吗？

E（expectation）——患者的期望

全科医生：你不是神经病，可能是心理疾病——惊恐发作。（明确告诉患者最可能的诊断）

患者：惊恐发作是什么病？

全科医生：惊恐发作属于焦虑症的一种，惊恐发作，不同患者有不同的表现，有的表现为胸痛、有的头晕、有的心悸。这种胸痛起病急骤，终止迅速，但是不久可复发，发作时患者意识清晰，检查没有器质性疾病，患者往往伴有濒死感、焦虑、紧张、害怕等。（向患者解释惊恐发作的临床表现）

患者：我就是这样的：胸痛、焦虑、害怕。

全科医生：3年中做了这么多检查，都证明你的心脏没有问题，不是心脏病。（用肯定的语气排除心脏疾病）

患者：医生，我很痛苦，你要帮我，治好我的病。（患者的期望）

全科医生：我会努力的，但是需要你的配合。（医患共同努力，战胜疾病）

患者：好。我一定配合。

（1）最可能的诊断：惊恐障碍（panic disorder，PD）？

（2）诊断依据：通过RICE问诊，我们了解到患者的心理、家庭关系、睡眠等，结合患者的病史、体格检查和携带的辅助检查资料、病例等，患者最可能的诊断是惊恐障碍。

4. 治疗方案和患者管理

（1）向患者解释胸痛的原因，解除她对疾病的顾虑。

（2）给予心理疏导，必要时服用抗焦虑药物治疗。

（3）观察患者对心理治疗的反应情况和情绪变化；惊恐发作的频率是否较前减少、症状是否改善。

（4）告知患者治疗需持续6~12个月，给予患者信心完成治疗。

（5）患者教育：针对患者失眠，对患者进行睡眠卫生教育——养成固定睡眠习惯、夜间不喝茶、电子产品不放在卧室，不过度担忧睡眠不够。

（6）对症治疗：征得患者同意后给予安定片，睡前30分钟服。

（7）嘱咐患者1周后复诊。

第2次就诊：

第8天患者复诊。服药后能入睡，睡眠改善后，烦躁、焦虑明显缓解，情绪稳定。1周内无胸痛发作，但患者仍拒绝抗焦虑药物，继续给予心理疏导，化解患者的担忧与顾虑。

建议患者看心理医生，患者开始抗拒看心理医生，再次解释后，患者答应到心理门诊看心理医生，全科医生给患者开转诊单。

第3次就诊：

患者已经去看了1次心理医生，诊断惊恐发作，给予抗焦虑药物治疗。3周后，胸痛无发作，患者情绪明显好转，睡眠改善。继续与患者深入交流，进行心理疏导。交代患者丈夫多关心照顾、多沟通。

5．案例总结

全科医生是居民健康的"守门人"，常常是胸痛患者的第一接诊人，应该熟悉并掌握胸痛的诊断思路。胸痛的病因很多，全科医生在接诊胸痛患者时，要从胸痛的机制入手，思维广阔地寻找胸痛原因，务必排除致命性胸痛。全科医学的核心是"全人照顾""以人为中心"遵循生理-心理-社会医学模式。在诊疗中，不但要关注胸痛，也要关注发生胸痛的"人"。积极了解患者的想法、顾虑、担忧及期望，帮助患者正确认识疾病，给患者心理疏导，尽量消除恐慌和焦虑，树立战胜疾病的信心和信念。本病例中，患者自认为是危及生命的心脏病，过度忧心、惊慌、烦躁不安等，综合病史，排除器质性疾病后，找出该患者胸痛是一种惊恐发作，胸痛只是焦虑的躯体化表现。

惊恐发作一定要注意鉴别诊断，对于胸闷、胸痛、呼吸不畅、恐惧的患者，需要进行心电图和心肌酶检查，以排除心血管疾病。甲状腺功能亢进、癫痫、短暂性脑缺血发作、嗜铬细胞瘤、低血糖、狂犬病等躯体疾病均可出现惊恐发作，应详细询问病史，并及时进行相应实验室和功能检查进行排除。还需要留意某些药物，如哌甲酯、甲状腺素、类固醇、茶碱等药物，以及精神活性物质，如酒、苯丙胺、可卡因等滥用导致的惊恐发作。全科医生发现疑似惊恐障碍患者时，首先要详细询问病史和完善相关检查，排除躯体性疾病。将患者转诊到精神心理科前要向患者做好解释，写好转介信，并随访患者，进行患者管理。

6．知识拓展

惊恐障碍（panic disorder），又称急性焦虑障碍，其特点是突然发作的、不可预测的、反复出现的强烈惊恐体验。一般历时5~20分钟，伴濒死感或失控感，患者常体验到濒临灾难性结局的害怕和恐惧，常伴有自主神经功能失调症状。惊恐障碍是一种慢性复发性疾病，伴随显著的社会功能损害。终身患病率为1%~4%，女性是男性的2~3倍。其病因和发病机制与遗传、神经生物学、心理社会相关因素等有关。临床表现主要有：惊恐发作（panic attack）、预期焦虑，部分患者有回避行为。

（1）惊恐发作：患者在无特殊恐惧性处境时，突然感到一种突如其来的紧张、害怕、恐惧感，此时患者伴有濒死感、失控感、大难临头感，出现肌肉紧张、坐立不安，全身发抖或全身无力。常常有严重的自主神经功能紊乱症状，如出汗、胸痛、胸闷、呼吸困难或过度换气、心动过速、心律不齐、头痛、头晕、四肢麻木和感觉异常。

（2）预期焦虑：患者发作后的间歇期仍心有余悸，担心再发生和/或担心发作的后果，不过此时焦虑的体验不再突出，而代之以虚弱无力，需数小时到数天才能恢复。

（3）回避行为：60%的患者对再次发作有持续性的焦虑和关注，害怕发作产生不良后果，出现与发作相关的行为改变，如回避工作或学习场所等。部分患者置身某些场所或处境时，可能会诱发惊恐发作。

《精神障碍诊断与统计手册（第五版）》（DSM-V）中对于惊恐障碍的诊断标准如下：

（1）反复出现不可预期的惊恐发作：一次惊恐发作是突然发生的强烈害怕或强烈不适感，并在几分钟内达到高峰，发作期间出现下列13种全身症状中的4项及以上症状（这种突然发生的惊恐可以出现在平静状态或焦虑状态）：

- 心悸、心慌或心率加速；
- 出汗；
- 震颤或发抖；
- 气短或窒息感；
- 哽噎感；
- 胸痛或胸部不适；
- 恶心或腹部不适；
- 感到头昏、脚步不稳、头重脚轻或昏厥；
- 发冷或发热感；
- 感觉异常（麻木或针刺感）；
- 现实解体（感觉不真实）或人格解体（感觉脱离了自己）；
- 害怕失去控制或"发疯"；
- 濒死感。

（2）至少在1次发作之后，出现下列症状中的1~2种，且持续1个月（或更长）时间：

- 持续的担忧或担心再次惊恐发作或其结果（如失去控制、心肌梗死、"发疯"）。
- 在与惊恐发作相关的行为方面出现显著的不良变化，试图减少或回避惊恐发作及其结果（如回避锻炼或回避广场恐怖症类型的场合情况：离开家、使用公共交通工具或购物）。

（3）这种障碍不能归因于某种物质（如滥用毒品、药物）的生理效应，或其他躯体疾病（如甲状腺功能亢进、心肺疾病）。

（4）这种障碍不能用其他精神障碍来更好解释。

（吴　疆　蔡飞跃）

思考题

1. 常见致命性胸痛有哪些疾病？
2. 惊恐障碍的特点是什么？

案例 ❸

反复腰背痛4年

患者，女，26岁，在丈夫陪同下前来就诊。

患者口述：4年来腰背部反复疼痛，多家医院频繁专科就诊，治疗后疼痛无明显缓解。患者长期被疼痛折磨，精神憔悴、失眠、烦躁、情绪低落，抱着试一试的心态于2013年3月到某综合医院全科就诊。

患者从第1次看全科医生，到腰背痛痊愈，历时5年，这是一个历经曲折、迷茫，最终战胜疼痛的案例，也是一个温暖的全科故事，值得阅读。

全科医生需要考虑的问题：

1. 如何构建全科医学整体性临床思维？
2. 是不是急危重症疾病？依据是什么？
3. 最可能的诊断是什么？依据是什么？
4. 治疗方案和患者管理。
5. 案例总结。
6. 知识拓展。

1. 如何构建全科医学整体性临床思维？

（1）诊断思路：腰背痛，一般是指定位于肋缘至臀部皱褶下缘区域的疼痛、肌肉紧张或僵硬，伴或不伴有腿部疼痛（坐骨神经痛）。腰背部的解剖学结构包括皮肤、皮下组织、筋膜、肌肉、韧带、椎骨、椎间盘、硬膜、脊髓和神经、大血管（主动脉和下腔静脉）、腹膜后组织或器官（肾脏、肾上腺、胰腺和淋巴结）以及腹腔或盆腔内脏。这些组织和器官的病变均可引起腰背痛，因而腰背痛的病因可能非常复杂，有时不容易鉴别诊断。

为了更好地进行定位诊断，可以将腰背痛按照解剖部位分类：脊椎疾病、脊椎旁软组织疾病、脊神经根以及皮神经病损所致的腰背痛和内脏疾病所致的腰背痛。此外，也可以按照腰背痛发生的病因分类：机械性腰背痛（机械性因素导致的腰背痛）、特异性腰背痛（由特定病因所导致的腰背痛）、内脏疾病牵涉的腰背痛和其他腰背痛（未知病因的腰背痛）。其中，以机械性腰背痛最常见，占所有腰背痛病例的90%以上，病因分类更有助于指导治疗。也可以根据腰背痛症状持续的时间，将腰背痛分为急性腰背痛（<6周）、亚急性腰背痛（6~12周）和慢性腰背痛（>12周）。从病史上，一般地，急性腰背痛多与机械性因素有关，或者与破坏性病变导致的机械性因素有关（如肿瘤侵蚀导致的骨折或压迫）；而慢性腰背痛既与机械性因素有关，也可能与炎症性腰背痛或特异性腰背痛有关。

熟悉腰背痛的发生机制后，全科医生接诊时视野更广阔、思维更灵活，更容易做出准确诊断和科学治疗。现从全科医学视角出发，采用约翰·莫塔的临床安全策略——临床5问对该患者进行分析（图2-3-1）。

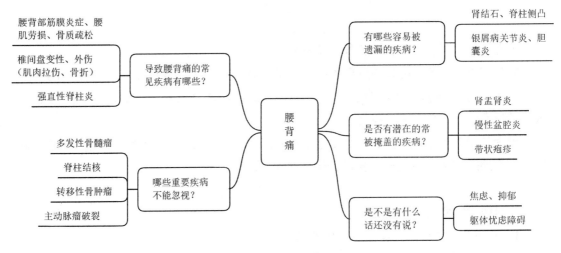

图2-3-1　腰背痛临床5问导图

（2）鉴别思维：腰背痛是临床上最常见的症状之一。研究显示，约80%的人一生中至少出现一次腰背痛。大部分患者的腰背痛是由机械性因素所致，最常见的病因是，随着年龄增长，出现退行性变（椎间盘、椎骨）或反复的轻微损伤（包括肌肉、筋膜、韧带和神经）。90%的腰背痛是一过性的，无须治疗，在短期内可以缓解，具有自限性；或通过一般的物理治疗，在6周内缓解。部分腰背痛呈慢性反复发作过程，甚至可以影响患者生活和工作。临床上，多数腰背痛呈良性过程，但少数可以是躯体严重疾病的表现之一，包括感染、恶性肿瘤和其他系统性疾病。一般而言，严重破坏性病变引起的腰背痛并不常见。恶性肿瘤、感染、强直性脊柱炎和硬膜外脓肿引起的腰背痛，占基层医疗机构就诊的全部腰背痛病例比例不到1%，然而，这些病因所致的腰背痛如果延误诊治，就会出现严重后果。因此，在腰背痛的鉴别诊断过程中，要特别注意排查这些疾病。

全科医生接诊以腰背痛为主诉的患者时，病史问诊一定要详细，尤其要仔细询问疼痛的特征、有无严重疾病的危险因素、有无伴发神经受累的症状；全面而有针对性地进行体格检查，以便对腰背痛进行定位和病因分析；根据医疗机构设备开展必要的辅助检查，如X线、CT等检查。如果病情严重或诊断困难时，及时转诊到专科就诊。常见病腰背痛的病因鉴别诊断思维见下图。（图2-3-2）

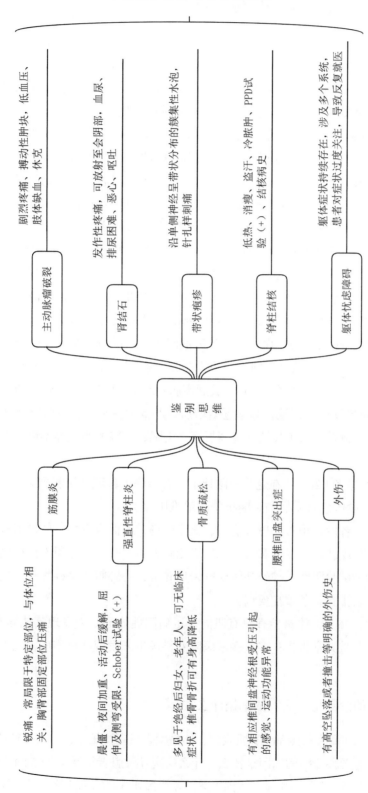

图2-3-2　腰背痛鉴别思维导图

2. 是不是急危重症疾病？依据是什么？

第1次就诊：

（1）病史：患者，女性，26岁，初中文化，反复腰背痛5年。患者大约从2009年（22岁）春季起背部、腰部出现隐痛，疼痛呈酸胀痛，部位不固定，休息后疼痛缓解。初期，疼痛程度不是很难受，患者不以为然，疼痛发作时自己热敷、外擦"活络油"（一种外用舒筋止痛药），或者到药店购买止痛药。半年后，疼痛发作频率越来越高，疼痛程度越来越重，患者逐渐去当地基层医疗机构和综合医院骨科看诊，脊柱X线片未见异常改变，骨科医生诊断"肌肉劳损"，给予布洛芬口服，交代患者要多运动，避免背部受凉。患者遵医嘱，按时服药，坚持运动，但停药后疼痛又发作，逐渐持续性加重。患者当时在某商场做售货员，以为是商场中央空调太冷导致腰背痛，遂辞职休养，坚持锻炼身体。

然而，腰背痛并没有缓解，仍间断性发作，发作频率不固定，有时1个月1~2次，有时几个月都不发作。但是发作时疼痛逐渐加重，疼痛范围越来越宽，扩展到上下肢疼痛。患者逐渐出现烦躁、焦虑、失眠、胸闷、出汗等症状。为此，患者长期轮流在当地大医院骨科、疼痛科、风湿科求治，脊柱X线、（磁共振MRI）等影像学检查未见异常，血红细胞沉降率、C反应蛋白、HLA-B27、血常规、类风湿因子、风湿免疫全套、肝肾功能等实验室检验都正常，医生诊断"筋膜炎""肌肉劳损""肌肉疼痛"等，曾到康复科做针灸、推拿、热敷等治疗，治疗时疼痛有所缓解，1~2天后疼痛又发作，服用止痛药，效果仍不佳。

4年来，疼痛持续加重，发作频率逐渐增加，严重到在床上躺下时腰背部疼痛难忍，只能侧睡或者趴着睡觉。由于长期被疼痛折磨、失眠，年轻的她憔悴不堪，青春的靓丽黯然消失。

2013年3月，患者（26岁）在老公的陪伴下，背着一大包看病资料到全科门诊就诊（开启了一段历时5年的医患携手、与疼痛抗争的艰难历程）。

（2）查体：患者发育正常、思维清晰、交流顺畅，但面容憔悴、体型消瘦。脊柱无侧弯，颈后、腰背部皮肤未见皮疹和出血点。双侧斜方肌、脊柱两旁肌肉按压痛，压痛点超过16处。直腿抬高试验阴性，神经功能检查未见异常，心肺腹体格检查未发现异常体征。

（3）初步可以排除急危重症疾病。

依据：女性，26岁，体格检查只有肌肉按压痛阳性体征，未发现其他异常体征；4年的检查检验未见严重异常报告；多次多家医院专科医生未发现严重疾病，也无急危重症危险因素。

3. 最可能的诊断是什么？依据是什么？

影像学检查和实验室检测都无异常发现，体格检查只有按压痛，可以明确排除严重疾病的可能，但是，患者腰背痛的病因是什么？什么疾病导致患者承受了4年的痛苦？为什么止痛药止不住她的疼痛？专科医生没有找到答案，寻找揭开谜底的重任落在了全科医生肩上。

全科医学的核心理念是"全人照顾"，全科医生的目光不能局限于疾病，更要关注患者，了解患者背后的故事。应以患者为中心，详细了解患者的生病经历，倾听她内心的声音，知道她的看法、顾虑和期望。

全科医生关上诊室门，听不到外面的嘈杂干扰，诊室安静又温暖。夫妻俩坐下后，全科医生开始采用RICE问诊，进行深入访谈。

R（reason）——患者就诊的原因

全科医生：你好！有什么可以帮你吗？（开放式提问）

患者：我腰背痛了4年了。

全科医生：能说得更具体一些吗？

患者：4年前开始是背痛，逐渐扩展到腰部疼痛。疼痛逐渐加重，看了好多医生，都没有找到病因。

全科医生：你能将疼痛的感受详细地告诉我吗？（了解患者的患病体验）

患者：刚开始是酸胀感，隐痛，疼痛越来越加重，有时出现刺痛、剧痛，现在痛得我不能睡觉。（患者双眼流泪）

全科医生：疼痛很难受？（递给患者两张纸巾）

患者：很难受，说不清楚的难受。

全科医生：能告诉我具体的疼痛部位吗？

患者：整个腰背部都痛，具体部位说不清楚。

全科医生：将你的看病过程再说说，可以吗？

患者：4年前我开始看医生，每年至少看30多次医生，三甲医院都看了，做了很多检查检验，医生都说没有问题，吃了医生开的药也没有用。我还看了中医，吃了中药，也没效。去康复科做了无数次的理疗、拔火罐、针灸、按摩，做完理疗当时确实有效，过1~2天后疼痛又发作。总是断不了根。

全科医生：你看了哪些专科？

患者：骨科、疼痛科、风湿科、中医科、康复理疗科，好多的科室。

全科医生：专科医生说是什么病？

患者：诊断筋膜炎、肌肉劳损，中医说"湿气太重""身体有寒气"。

全科医生：哦。

患者：医生说我检查没有问题，不用看医生了。我认为那些医生没有认真给我看病，我经常与他们争吵。

I（idea）——患者对自己健康问题的看法

全科医生：医生说你没有问题，你自己认为疼痛的原因是什么呢？（了解患者对自身问题的看法）

患者：第1年发病的时候，我在商场卖衣服，以为是商场空调太冷，寒气太重导致疼痛。后来辞职了，不敢吹空调，还是疼痛。

全科医生：还可能有其他原因吗？

患者：有的医生说是运动太少，我天天坚持运动，运动过程中不痛，休息1~3小时后又开始疼痛。

C（concern）——患者的担心

全科医生：疼痛4年了，确实很难受的。你担心什么吗？（开始进入同理心）

患者：会不会是癌症？

全科医生：做了这么多检查，没有发现癌症的迹象，你这个年龄得癌症的可能性不大。

患者：那是什么原因？

全科医生：还有其他不舒服吗？

患者：还有头晕、胸闷、心悸、腹胀、尿频，全身都是病，这种难受感说不清楚。

全科医生：我可以问你几个比较隐私的问题吗？

患者：可以。

全科医生：你睡眠如何？

患者：没有生病以前睡眠特别好，现在睡眠很差很差，腰背痛得我不能睡觉，只有侧着睡觉或者趴着睡觉才能入睡，还早醒，睡眠质量好差。

全科医生：你老公对你好吗？

患者：不好，我们经常吵架，还打架。

全科医生：爸爸妈妈呢？

患者：我爸妈重男轻女，我家4个姐妹，我是老大，小时候爸妈总骂我，我与他们不说话，像陌生人。

全科医生：你与老公的爸妈相处和谐吗？

患者：与他们关系也不好。他们埋怨我不上班，不赚钱还喜好打扮，我们经常吵。

全科医生：你自己的情绪如何？

患者：我急躁、焦虑、过度担心自己的身体有问题……

全科医生：你曾经有过自杀的想法吗？（评估自杀风险）

患者：没有。

E（expectation）——患者的期望

全科医生：聊了这么久，我对你的病情基本了解了，你今天来看全科对我有什么期望吗？（与患者建立良好医患关系后，可以直接问患者的期望）

患者：当然希望你能帮我找到病因。

全科医生：你很像一种病……

患者：什么病？（患者迫不及待地说）

全科医生：躯体化障碍……（目前告诉患者）

患者：这是种什么病？从来没有听说过。

全科医生：躯体化障碍属于心理疾病。通俗地说，就是心理疾病在躯体上的表现，身体有很多不舒服，如肌肉疼痛、腰背痛、心悸、胸闷、呼吸困难、腹痛、失眠等，而且检查检验都找不到器质性疾病的依据……

患者：心理病？我不相信。（患者态度很坚决）

全科医生：这确实是一个不好理解的病。

通过RICE问诊，答案离我们越来越近。

（1）最可能的诊断：躯体忧虑障碍（bodily distress disorder，BDD）。

（2）诊断依据：患者以腰背痛为主，伴随心悸、胸闷、胸痛、腹胀、失眠等多种症状，反复检查，没有找到明确的器质性疾病依据，症状持续4年、疗效不佳，反复就诊等特点，符合躯体忧虑障碍的诊断标准。基本可以排除抑郁症、焦虑症、疑病障碍等疾病。

4．治疗方案和患者管理

（1）向患者解释躯体忧虑障碍的基本知识，让患者了解该疾病的基本知识。

（2）给予心理疏导，鼓励患者。

（3）交代患者继续多运动，心情要愉悦；给予消炎止痛药塞来昔布，嘱咐晚饭时服用。

（4）安排随访，嘱咐1周后来全科复诊。

第2次就诊：

2周后患者在老公的陪同下复诊。

患者腰背疼痛程度有所缓解，不愿意接受躯体忧虑障碍的诊断。但是，患者认为全科医生很靠谱、很理解她，"是看了几十个医生中最负责任的医生"。因为信任，尽管有顾虑仍然来复诊。虽然患者不愿意接纳心理疾病的诊断，全科医生没有放弃，告诉患者随时可以来复诊。反复提醒患者，注意情绪和心理健康，自信、愉快的心情可以缓解躯体疼痛。

第3次就诊：

又过了2周，患者复诊。疼痛无明显缓解，要求看专科医生。征求全科医生建议，看哪个专科比较合适，希望推荐专家。全科医生建议患者看风湿免疫科，并帮她联系了一位风湿科专家，全科医生在患者面前直接打电话给专家，简单介绍了患者的病情，专家同意接受转诊。患者看到全科医生主动帮忙联系专家，很感激。

患者到风湿免疫专科就诊，专家诊断"纤维肌痛综合征"，给予"阿米替林"口服。患者在风湿专科看诊期间，仍来全科复诊，将病情变化和专科治疗情况告知全科医生，全科医生也经常与该专家交流该患者病情。1年半后，患者疼痛明显减少，因要求生育小孩，遂逐渐减量停药。

停药半年后，患者病情复发，腰背痛频率更加频繁、疼痛程度加重，更加烦躁、焦虑、抑郁、失眠，又来全科复诊。全科医生建议患者看心理科医生，患者仍犹豫，全科医生不放弃，依然反复解释，并愿意帮她联系一位优秀的心理医生。在老公的劝说下，患者勉强答应转心理科就诊。全科医生写好转介信，并打电话给心理医生，简单介绍了患者的病情以及治疗经过。

患者遵守承诺到心理科就诊，心理专科医生诊断"躯体忧虑障碍"，给予心理治疗和药物治疗，口服艾司西酞普兰。患者定期心理科复诊，不定期全科复诊，全科医生与心理科医生联合治疗患者。2年后，患者疼痛消失，情绪好转。停药6个月后，患者妊娠，全科医生联系本院产科进行产检，10个月后，患者在该院生一位男孩，全家喜气洋洋。小孩满月之日，患者父母抱着小孩到医院感谢全科医生，并合影留念，赠送两面锦旗，一面给全科医生，另一面送给心理科医生。

经过5年努力，患者终于告别腰背痛。但是，考虑到该患者的心理特质，为避免产后抑郁，全科医生提醒患者如果出现抑郁，要及时去心理科就诊，有其他疾病请回全科复诊。在整个治疗过程中，全科医生发挥家庭医生作用，长期对患者进行跟踪管理。

5. 案例总结

腰背痛是一种常见症状，病因除腰背部肌肉、筋膜、韧带骨骼的疾病外，还涉及内脏疾病（如肾结石、急性胆囊炎等主动脉瘤破裂等）、皮肤疾病（带状疱疹）以及肿瘤。尽管恶性肿瘤、感染、强直性脊柱炎等疾病占比不到腰背痛病例总数的1%，但是，全科医生首先要排除这些急危重症疾病，确保全科诊疗的安全。

几乎每个全科医生都接诊过腰背痛的患者，虽然90%的腰背痛是轻微的，甚至不需要治疗，但是，极个别患者却被腰背痛所困扰，正如本病例中的年轻女性。全科诊疗安全策略要求首先排除急危重症，再进一步寻找最可能的疾病，要做到这点，全科医生务必努力学习医学知识，积累临床经验，在实践中不断总结，不断提高。当详细地了解该患者病史，查阅既往检查资料，进行体格检查后，全科医生会考虑到功能性疾病或心理疾病，进一步梳理，发现该病例符合躯体忧虑障碍的诊断特征，排除器质性疾病、抑郁症、焦虑症后，初步考虑躯体忧虑障碍是符合诊断逻辑的。

然而，4年来，患者反复就医，看了不少专家，逐渐对医生失去信心，甚至对医生产生埋怨等不良情绪。在没有信任的医患关系前提下，患者第1次就诊时对心理疾病的诊断产生怀疑，拒绝接受该诊断，也是情理之中。全科医生不能放弃，一定要发挥全科医学优势，将全科理论在临床中实践，持续地关心照顾患者，获得患者的认可和信任，在此基础上，管理患者、共同战胜疾病。

全科医生不仅是临床医生，还是医疗资源的协调者。本病例中，全科医生全面了解病情后，根据病情需要，及时转诊给专科医生。转诊前主动联系专科医生，介绍病情，写转介信，让患者更加信任全科医生，而且可以节省专科医生的诊疗时间等。尤其在转诊心理科前，全科与心理科医生电话沟通，明确告诉心理医生该病例已经排除器质性疾病，有利于心理医生专注于心理治疗。全科医生与心理医生共同管理该患者长达2年时间，心理医生负责心理治疗和药物治疗，全科医生整体管理该患者，全科与专科联手，终于帮助患者战胜疼痛。疼痛消失后半年后，患者妊娠、生育小孩，全科医生依然管理该患者，还提供照顾其婴儿和整个家庭的医疗服务，承担家庭医生的职责。从患者第1次看全科医生到疼痛痊愈、再到生小孩，历时5年，整个过程曲折、也有烦恼，但是充满温暖，全科医生的价值得到最好体现！

6. 知识拓展

躯体形式障碍在《国际疾病分类第十一次修订本（ICD-11）中文版》中归类到躯体

忧虑障碍，是一种持续存在躯体症状为特征的精神障碍。这些躯体症状给患者造成了痛苦，使患者过度关注，产生反复就医行为，并引起个人、家庭、社交、教育、职业及其他重要领域的功能损害。经多方检查，不能肯定这些主诉的器质性基础，或者对疾病的关注程度明显超过躯体疾病本身及其进展。患者的过度关注不能被适宜的医学检查，以及来自医学方面的解释所缓解。通常躯体忧虑障碍涉及多种躯体症状，且可能随时间的推移而发生变化。在个别情况下，患者可能存在单个症状，通常是疼痛或者疲劳。

躯体忧虑障碍是ICD-11提出的新疾病名称，不仅包括ICD-10的躯体形式障碍，还包括肌纤维痛、慢性疲劳综合征、过度换气综合征、肠易激惹综合征、非心脏性胸痛、疼痛综合征等。这些疾病常被称为功能性躯体综合征，医学无法解释的躯体症状。

躯体忧虑障碍患者的共同临床特点：所诉症状复杂、多样，但未能找到明确的器质性依据；反复检查和治疗、疗效不好；获得的诊断名称含糊、多样，强化患者疾病感；患者病前常有应激相关问题，病后的应激又加重了疾病感。

躯体忧虑障碍的诊断要点：

（1）主诉痛苦的躯体症状，且躯体症状涉及较多系统，且随时间变化而不断变化，偶尔有单个症状，如疼痛或疲劳。

（2）对症状的过分关注或者不成比例的过分关注。患者坚信症状会带来健康影响，或将带来严重后果，到处反复就医。

（3）恰当的医学检查及医生的保证均不能缓解患者对躯体症状的过分关注。

（4）躯体症状持续存在，即症状（不一定是相同症状）在一段时间（如至少3个月）的大部分时间均存在。

（5）症状导致个人、家庭、社会、教育、职业或其他重要功能方面的损害。

躯体忧虑障碍的治疗比较困难，通常采用心理治疗、药物治疗及物理治疗等综合性治疗方法。心理治疗的目的在于让患者逐渐了解疾病性质，改变其错误观念，解除或减轻精神因素的影响，使患者对自己的身体状况与健康状态有一个相对正确的评估，逐渐建立起对躯体不适的合理性解释。目前，常用的心理治疗方法有认知疗法、认知行为疗法、精神分析、支持性心理治疗等。药物治疗主要是针对患者的抑郁、焦虑等情绪症状，选择抗抑郁或抗焦虑治疗。频谱治疗、按摩治疗、中医中药也有一定的疗效。

（吴　疆　蔡飞跃）

思考题

1. 在腰背痛的病因中，常见的急危重症有哪些疾病？
2. 躯体忧虑障碍的特点是什么？

案例 ❹

阳痿2年

患者，男，37岁，独自一人来就诊。

患者口述：患者2年前无明显诱因出现腰部酸胀、阴茎不能勃起，反复多次到三甲医院骨科、泌尿外科就诊，检查检验未见异常，长期服中药调理，效果不佳，2019年8月到某综合医院全科就诊。

全科医生需要考虑的问题：

1. 如何构建全科医学整体性临床思维？
2. 是不是急危重症疾病？依据是什么？
3. 最可能的诊断是什么？依据是什么？
4. 治疗方案和患者管理。
5. 案例总结。
6. 知识拓展。

1．如何构建全科医学整体性临床思维？

（1）诊断思路：阴茎勃起功能障碍（erectile dysfunction，ED）是指阴茎持续不能达到或维持足够的勃起以完成满意的性生活，病程在3个月以上。ED在祖国传统医学中即为"阳痿"。

阴茎正常勃起是一个涉及神经、内分泌系统、心理、生殖系统及血管系统等相互协调，进而发生效果的完整过程。正常性刺激神经信号从下丘脑勃起中枢下传至海绵体神经，并通过非肾上腺非胆碱能神经传导至阴茎组织，促使神经末梢和内皮细胞释放生物活性因子，诱发海绵体平滑肌松弛，阴茎海绵体充血膨胀。同时，增大的阴茎压迫白膜下静脉，阻止海绵体血液的回流，最终，使阴茎达到并维持足够的硬度、坚硬，产生勃起。而神经、血管、内分泌、药物、解剖和心理等多种因素所导致以上任何一个环节的异常，都可能诱发ED。

熟悉ED的发病机制后，全科医生接诊时应该从ED的病理生理学出发，科学地寻找ED的病因，避免凌乱无序的诊疗过程。现从全科医学视角出发，采用约翰·莫塔的临床安全策略——临床5问对该患者进行分析（图2-4-1）。

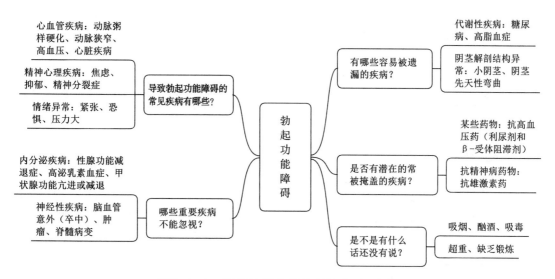

图2-4-1 阴茎勃起功能障碍临床5问导图

（2）鉴别思维：ED的病因错综复杂，通常是多因素所导致的结果。导致ED的病因有以下8种：

1）血管性病变：是ED的主要原因，占ED患者的近50%，并随着男性年龄的增加，发病率有明显上升趋势，如高血压、动脉粥样硬化、心脏疾病等；动脉性ED是40岁以上男性发生ED常见的原因之一。

2）精神心理因素：精神心理障碍可导致ED。心理压力与ED密切相关，如日常夫妻关系不协调、性知识缺乏、不良性经历、工作或经济压力、对媒体宣传的不正确理解、对疾病和处方药副作用的恐惧所致的焦虑和抑郁性心理障碍和环境因素等。同样，勃起功能障碍作为心理因素，也可引起抑郁、焦虑和躯体症状。

3）内分泌疾病：如性腺功能减退症、甲状腺功能亢进或者减退等。

4）代谢性疾病：如糖尿病、高脂血症。

5）神经性病变：大脑、脊髓、海绵体神经、阴部神经以及神经末梢、小动脉及海绵体上的感受器病变可引起ED，由于损伤部位不同，其病理生理学机制也不同。

6）中枢神经系统疾病：大脑疾病，如脑血管意外、帕金森病、肿瘤、癫痫、早老性痴呆等；周围神经损伤或病变，如骨盆骨折，结直肠、膀胱、前列腺等器官的手术可能损伤海绵体神经或阴部神经，破坏神经通路，而导致勃起障碍；脊髓损伤等。

7）阴茎解剖或结构异常：如小阴茎、阴茎弯曲等可能导致ED。

8）药物性：抗高血压药（如利尿剂和β-受体阻滞剂）、抗抑郁药、抗精神病药、抗雄激素药、抗组织胺药、毒品（海洛因、可卡因及美沙酮等）。

ED是成年男人的一种常见病，也是一种羞于开口的疾病，全科医生接诊时一定要关注患者的自尊和隐私，结合病史、查体及必要的辅助检查，仔细认真地帮助患者寻找病因。建议全科医生养成自己画思维导图的习惯，将复杂疾病进行梳理，便于记忆和提高个人诊疗能力。结合ED的发病概率、严重程度等，画出鉴别思维导图。（图2-4-2）

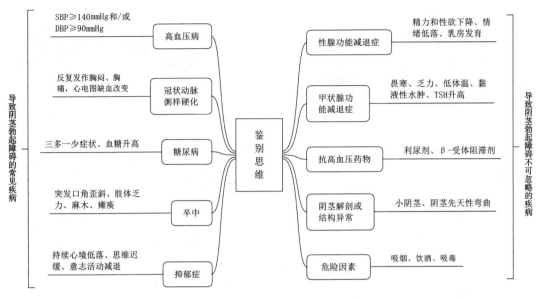

图2-4-2　阴茎勃起功能障碍鉴别思维导图

2. 是不是急危重症疾病？依据是什么？

第1次就诊：

（1）病史：患者男，37岁，已婚，主诉腰酸胀2年。患者30岁结婚，32岁生育1女，34岁生二胎（女儿）。2年前，无明显诱因出现腰部酸胀、阴茎勃起障碍，给个人生活和家庭，尤其是夫妻感情带来巨大痛苦。曾反复到骨科、泌尿外科就诊，腰背MRI检查、肾输尿管膀胱和睾丸附睾彩超检查未见异常，血常规、尿常规、肝肾功能、甲状腺功能、血糖、血脂、黄体生成素（LH）、催乳素（PRL）、睾酮（T）及雌二醇（E2）等检验结果都在正常参考范围内。骨科诊断为腰肌劳损，建议物理治疗和镇痛药物治疗。泌尿外科医生诊断阴茎勃起功能障碍，建议服用西地那非，患者认为西药副作用大，拒绝西药治疗。患者反复于中医科和康复理疗科就诊，间断服用中药，曾持续服用3个月中药，但效果不佳。患者经常在社区健康服务中心做红外线、针灸、按摩等物理治疗，治疗后腰部酸痛缓解，但反复间歇性发作。

（2）查体：患者表达清晰，沟通顺畅，心肺腹部体格检查未见异常。背部、腰部皮肤未见疱疹，腰部肌肉无压痛，双肾区无叩击痛。阴茎未见畸形，发育正常，睾丸、附睾无触痛，发育正常，会阴部神经感觉、提睾反射未见异常。

（3）初步可以排除急危重症疾病。

依据：37岁，男性，心肺腹部及生殖器体格检查未发现异常体征；2年来，骨科、泌尿专科检查、检验均未见严重异常报告。

3. 最可能的诊断是什么？依据是什么？

患者腰痛、阴茎勃起功能障碍，但是体格检查无异常发现，既往检查检验等病例资料可以明确排除严重疾病的可能,那么,ED最可能的病因是什么? ED的病因复杂,有血管、内分泌、代谢、药物、外伤、神经以及精神心理因素,如何从庞杂的病因中找到该患者最可能的病因呢?

全科医学以人为中心的整体服务模式决定了全科诊疗思维的基本出发点,全科医生要将全人照顾的核心理念贯彻于疾病诊疗和健康服务整个过程。全科医生不能局限于器质性疾病的诊断和治疗,更要密切关心患者的情感、社会和心理方面的需求,了解患者对疾病的看法、担忧、顾虑和期望,尤其是接诊性功能障碍的患者,更应该顾及患者的隐私和自尊心。以患者为中心的问诊(RICE)方法体现全科诊疗思维,可以达到全科诊疗的目的,解决患者的健康问题。

关上门后,在温馨又私密的诊室,全科医生开始采用RICE问诊,与患者进行深入访谈。

R(reason)——患者就诊的原因

全科医生:你好!我是蔡医生,有什么可以帮你吗?(开放式提问)

患者:我腰部酸胀2年了,看了不少医生,都没有效果。(患者以腰痛为"敲门砖")

全科医生:能说得具体一些吗?

患者:2年前莫名其妙地开始腰痛,去做了好多次针灸、按摩等理疗,效果不好。后来又看了几次骨科医生,做了腰部MRI检查和抽血化验,都没有问题,医生说是腰肌劳损,腰椎没问题,不用总是看医生。

全科医生:骨科专家已经说了不用看医生,你为什么来看全科?(了解就诊的原因)

患者:医生说腰椎没问题,但是反复腰痛,我担心有其他问题。我朋友说全科医生很厉害,会看很多病,我就来看全科了。

全科医生:哦。那你还有什么不舒服?(仍开放式提问)

患者:还有……(患者吞吞吐吐)

全科医生:门已经关上了,这里只有我们两个人,两个男人,有什么问题尽管说出来。(解除患者顾虑)

患者:我……我性生活不行。(患者犹豫地说)

全科医生:性生活哪里不行,可以说具体一些吗?(医生用柔和的语气问)

患者:阳痿。

全科医生:阴茎勃起功能障碍?

患者:是的。(患者真正的就诊原因是ED)

全科医生:你能说得更详细些吗?(鼓励患者)

患者:2年前无缘无故地出现夫妻房事不行,硬不起来。刚开始我以为是太疲劳,休息一段时间会好起来的,过了半年后仍不能硬起来。

全科医生:继续往下说,我是医生,不要顾忌。(继续鼓励患者)

患者:下面硬不起来,我不好意思去医院。后来实在不行了,老婆要求我看医生,我去泌尿外科看了几次,做了好多检查,检查都没有问题。(患者将既往检查报告和门诊病

历递给了医生）

全科医生：你在我院泌尿科的检查很全面，血常规、尿常规、肝肾功能、甲状腺功能、血糖、血脂和性激素等血液检测都没有问题，生殖器彩超和肾输尿管膀胱彩超检查也没有问题。（复述患者的就诊结果，给患者留有思考的空间）

患者：后来我去看了中医，中医说我肾亏，给我开了很多中药。我曾经连续吃了3个月的中药，也没有好转。（患者露出失望的表情）

全科医生：为了了解你的阴茎勃起功能，需要填写一份问卷，你愿意做这份问卷吗？（请患者填写国际勃起功能问卷，详见附表）

患者：可以，我愿意填写。

患者填完问卷后，全科医生开始给患者做体格检查。腰背部皮肤未见皮疹，腰部无压痛，双肾区无叩击痛，阴茎、睾丸、附睾发育正常，无畸形，无触痛。

I（idea）——患者对自己健康问题的看法

全科医生：抽血检验没有问题，刚才给你身体检查也没有发现异常。检查只是排除了导致ED常见疾病，但是ED病因的很多，你自己认为是什么原因呢？（了解患者对自身问题的看法）

患者：我不知道，我身体很好，没发现哪里有问题。

全科医生：我能问你一些问题吗？

患者：好的。

全科医生：你以前有糖尿病、高血压、甲状腺疾病、高脂血症吗？（了解慢性病史）

患者：都没有。

全科医生：你以前生殖器有外伤吗？（了解外伤史）

患者：没有。

全科医生：你目前有吃什么药吗？（了解服药情况）

患者：没有。

全科医生：你吸烟、酗酒吗？（了解个人嗜好）

患者：没有。

C（concern）——患者的担心

全科医生：这些都没有问题。你介意我继续问一些个人隐秘的问题吗？

患者：可以。

全科医生：你睡眠如何？

患者：2年前开始睡眠不好，早醒，早上5点左右醒，醒来后再也睡不着。

全科医生：你做什么工作？

患者：IT工程师。

全科医生：工作压力大吗？

患者：IT压力很大，经常加班、熬夜、一日三餐不规律……

全科医生：嗯。你情绪如何？

患者：我以前脾气很温和，情绪也没有波动。最近2年感觉开心不起来，情绪低落，是不是抑郁症？

全科医生：你担心抑郁症吗？

患者：是的，我听说抑郁症是不能治愈的。（患者内心的担心）

全科医生：只要规范治疗，抑郁症是可以治愈的。（语气坚决地回答）

E（expectation）——患者的期望

全科医生：你今日来看全科，希望我可以帮你什么？

患者：帮我找到病因，治愈ED。（患者有点害羞地说）

全科医生：好的，我会尽力帮你。我可以再问几个更隐私性的问题吗？（给患者自信，继续深入沟通）

患者：好的。（患者开始放松。）

全科医生：你夫妻感情好吗？

患者：不好，我们是别人介绍结婚的，婚前相处的还好，生第一个女儿后夫妻关系开始紧张，2年后生了二胎关系更加紧张，经常在家里为了孩子喂养、生活开支等琐事争吵不休。

全科医生：夫妻性生活呢？

患者：生二胎后，夫妻性生活次数很少、也不和谐，2年前我硬不起来后，夫妻生活基本没有。（患者惭愧地说）

全科医生：你夜间或者早晨阴茎有勃起吗？

患者：有。

全科医生：你认为夫妻生活不和谐是什么原因导致的？

患者：原因好多，家里住房小，一厅两室的房子，父母住一间，两个孩子与我们住一间，夫妻生活不方便。而且，老婆脾气急躁、经常骂孩子，对我不理不睬的，我们之间缺乏交流。

全科医生：我们已经聊了30分钟，我对你的情况基本了解了。你刚才填写的是"国际勃起功能问卷"，你的得分是10分，提示中度ED。ED的原因很多，简单地分成两类：器质性疾病导致的ED，还有一种非器质性也就是心理性的ED。结合你的具体情况分析，你ED的病因是精神心理性的。

患者：我ED是心理因素导致的？（患者半信半疑）

全科医生：是的。你做了很多检查没有异常，排除了器质性疾病。心理性ED与患者的情绪、压力、家庭因素等有关。

患者：可以治好吗？

全科医生：大部分患者是可以治好的！

患者：怎么治疗？

全科医生：ED的治疗有药物治疗和心理治疗，像你这种心理性ED最主要的是心理治疗，当然也可以药物治疗。同房前吃1片西地那非，俗称"伟哥"，药物治疗速度快，但有的人会出现一些副作用。心理治疗没有药物副作用，效果好，但治疗时间较长，也可以两种治疗方法相结合。你思考一下，愿意选择哪种治疗方法？

患者：我在网络上看到药物治疗有不少副作用的。我选择心理治疗。需要看心理医生吗？

全科医生：我是全科医生，会看心理疾病，也会做心理咨询，如果你相信我，可以先找我做心理咨询。

患者：你是我看过的医生中最有亲和力的医生，在你这里看病感觉很放松，我相信你，愿意找你做心理治疗。

全科医生：我先给你做6次心理咨询，如果效果不好再转心理治疗师，好吗？

患者：好的，我尽量配合。

全科医生：性心理知识提示每个成年男人的坚硬勃起需要足够的自信，而工作压力、抑郁、失眠、糟糕的夫妻关系都是打击男人自信的无形武器，伤害我们的性健康，无形中影响阴茎的勃起功能。为了治愈ED，首先应该将这些负性情绪从我们心里清除。为了达到治疗目标，从今天开始、从现在开始你需要做一些改变，例如锻炼身体，运动不但增强我们躯体功能，还促进心理健康。请你回家后，根据自己情况做一个健康计划，主要内容包括如何减轻工作压力、改善夫妻关系、运动和饮食等。

患者：我以前忽略了心理，回家后我会按照医生的要求做计划、开始行动。

全科医生：好，有计划、有行动，一定会有效果，相信我！（让患者树立自信，首先医生要自信）

患者：好的。

全科医生：ED治疗需要太太的配合，你可以将今日的诊疗情况告诉你太太。如果她不反对的话，建议下次复诊时带上太太一起来。

患者：好的，我会与太太商量。

通过RICE问诊，问题的真相逐渐露出来了。

（1）最可能的诊断：心因性阴茎勃起功能障碍（psychogenic erectile dysfunction）。

（2）诊断依据：

1）病史：阴茎勃起功能障碍2年。夜间、晨起有阴茎勃起。患者存在影响勃起功能的心理因素：压力、紧张的夫妻关系、抑郁情绪、家庭环境、缺乏锻炼等。

2）体格检查：生殖器未见畸形。

3）辅助检查：血常规、尿常规、肝肾功能、甲状腺功能、血糖、血脂和性激素等血液检验都未见异常，生殖器彩超和肾输尿管膀胱彩超检查也无异常。

综合以上资料，该患者符合心因性阴茎勃起功能障碍的诊断标准。

4. 治疗方案和患者管理

（1）向患者解释ED的病因、临床表现和治疗方法，让患者科学地了解ED，有助于患者治愈ED。

（2）心理咨询：给予心理疏导，缓解患者的抑郁、焦虑，释放压力等。

（3）与患者沟通后，共同制订治疗策略，但患者拒绝药物治疗。

（4）安排复诊：与患者协商好，下周六患者携太太来全科复诊。

第2次就诊：

周六中午下班前，患者与太太来到全科诊室。

全科医生先单独与患者访谈。患者告诉全科医生，回家后将病情与看病经历毫无保留地告诉了太太，自己制订了健康计划，内容包括缓解压力、运动、家庭生活等，做了这些后，整个人感觉轻松了不少，有自信治愈ED，这几天没有房事。

与患者交谈后，全科医生单独与患者太太沟通。患者太太表示对丈夫的疾病有所了解，愿意配合治疗，让丈夫恢复健康。医生将治疗方案告诉患者太太，首先一对一单独给患者心理治疗，根据治疗效果和进展，估计3～4次后，两人同时进行心理咨询（夫妻同治）。同时，提醒太太与患者多沟通，改善夫妻关系，恢复和谐的家庭氛围。

5. 案例总结

患者以"腰痛"为主诉来看全科，如果全科医生仅局限于诊治"腰痛"，不深入了解患者真正的就诊原因，可能会被表象蒙蔽。ED是一种性功能疾病，患者往往不会直接主诉"自己ED"。在与患者沟通时，应该照顾到患者的自尊心，尽量建立互相信任和良好的关系，使患者能够坦诚地陈述病情。同时，要善于发现患者的情绪症状，对存在明显情绪异常，怀疑有严重精神疾患时，应该安抚患者，并建议患者到精神科就诊。

在本病例中，全科医生详细倾听患者的看病"故事"，仔细查体，结合既往检查资料，排除了器质性ED，分析患者ED的病因来自心理因素，找到病因，并且制订了治疗方案，开展医学心理咨询，完全达到全科诊疗的目的。

医学心理咨询是指运用心理知识，处理医学领域的心理问题，帮助患者恢复身心健康。它与整个医学的目标一致，是贯彻生物-心理-社会医学模式的临床实践。只要具备相当的心理学知识和技能的临床医生，都可以开展心理咨询服务。全科医生是居民的健康守门人，在开展心理咨询，尤其是开展性健康咨询方面具有得天独厚的优势。在性健康咨询中，全科医生必备的咨询技巧：消除患者顾虑、保持良好沟通、许可患者开放性地谈论性问题、消除性的神秘感等，应该让ED患者理解性生活是生活质量的重要组成部分，并且应该和其伴侣共同面对这一问题。适当调动患者及其伴侣对性生活的兴趣，并鼓励他们在心理治疗或药物等治疗下适当增加性生活频率。逐步学习性生活技巧，如增加前戏等步骤。

在临床实践中，有的全科医生在心理咨询方面缺乏自信。全科医学遵循于生物-心理-社会医学模式，全科医生服务的对象是整个人，以人为中心的"全人照顾"，不仅治疗器质性疾病，还要关心患者的心理，一个合格的全科医生应该具备开展心理咨询的能力。世界上最好的药物是医生，医生适当的言语是一种安慰，可以消除患者的焦虑，对患者都有正向治疗作用。心理疾病患者忌惮看心理科医生，躯体疾病患者往往伴有各种心理反应，随着医疗改革的不断发展，知识宽广的全科医生必将成为居民的首诊医生，获得居民的尊重和认可。因此，全科医生一定要有自信！

6. 知识拓展

ED是成年男性的常见病。美国马萨诸塞州男性老龄化研究（Massachusetts male aging study，MMAS）中1 290名40～70岁男性的ED患病率为52%。随着社会人口老龄化趋势及人们对生活质量要求的不断提高，最新的流行病学数据显示，我国的ED患病率较高。2000年，在上海市1 582名中老年男性（年龄62.1±9.21岁）中，ED患病率为73.1%。同年，北京市社区调查1 247名已婚男性，其中，40岁以上男性中，ED患病率为54.5%。以上ED的流行病学报告结果波动较大，主要与研究设计和方法，以及被调查者的年龄分布和社会经济地位有关。综合国内现有报道资料，ED的患病率随年龄增加而升高。

ED的诊断主要依据患者的主诉，因此，获得客观而准确的病史是该病诊断的关键。全科医生接诊时，应设法消除患者的羞涩、尴尬和难以启齿的心理状态，还应鼓励患者的配偶参与。问诊时需要重点注意以下几点：

（1）发病与病程：发病是突然，还是缓慢；程度是否逐渐加重；是否与性生活情境相关；有无夜间勃起及晨勃。

（2）婚姻及性生活状况：是否已婚，有无固定性伴侣，性欲如何；性刺激下，阴茎能否勃起，硬度是否足以插入；阴茎勃起能否维持到性交完成；有无早泄等射精功能障碍；有无性高潮异常等。偶尔出现性交失败，不能轻易诊断为勃起功能障碍。

（3）精神、心理、社会及家庭等因素：发育过程中有无消极影响与精神创伤；成年后有无婚姻矛盾、性伴侣不和或缺乏交流；有无意外坎坷、工作压力大、经济窘迫、人际关系紧张、性交时外界干扰等情况存在；是否存在自身不良感受、怀疑自己的性能力、自卑、性无知或错误的性知识、宗教和传统观念影响等因素。

（4）非性交时阴茎勃起状况：过去有无夜间勃起及晨勃；性幻想或视、听、嗅和触觉刺激有无阴茎勃起。

（5）伴随疾病：心血管病、高血压、高脂血症、糖尿病和肝肾功能不全，以及是否有损伤、服用药物及不良习惯等。

体格检查的重点为生殖系统、第二性征及局部神经感觉。50岁以上男性应常规行直肠指诊。血压及心率测定。

（1）第二性征发育：注意患者皮肤、体型、骨骼及肌肉发育情况、有无喉结，胡须和体毛分布与疏密程度，有无男性乳腺发育等。

（2）生殖系统检查：注意阴茎大小、有无畸形和硬结、睾丸是否正常。

（3）局部神经感觉：会阴部感觉、提睾肌反射等。

性是人类的基本需要。1970年世界卫生组织规定了性健康权，并将其纳入基本人权范围。性关系是影响婚姻幸福的重要因素，性健康很重要，人们想获得更多的性健康知识。然而，性健康涉及多门学科，医学教育中很少有学校开展性健康教学，专科医生也很少提供性健康方面的知识。希望深受居民信任的全科医生更多地学习、传播性健康知识，成为居民真正的健康守门人！

附表　国际勃起功能问卷-5（IIEF-5）

国际勃起功能问卷-5（IIEF-5）

在过去3个月中

	0	1	2	3	4	5	得分
1. 你在性交过程中，对阴茎勃起和维持勃起的信心如何？	无性生活	很低	低	中	高	很高	
2. 受到性刺激后，有多少次阴茎能坚挺地进入阴道？	无性生活	几乎没有或完全没有	只有几次	有时或者大约一般时候	大多数时候	几乎每次或每次	
3. 阴茎进入阴道以后多少次能维持阴茎勃起？	无性生活	几乎没有或完全没有	只有几次	有时或者大约一般时候	大多数时候	几乎每次或每次	
4. 性交时保持阴茎勃起至性交完毕有多大困难？	无性生活	非常困难	很困难	困难	有点困难	不困难	
5. 尝试性交有多少时候感到满足？	无性生活	几乎没有或完全没有	只有几次	有时或者大约一般时候	大多数时候	几乎每次或每次	

备注：

正常值：各项得分相加，≥22分为勃起功能正常；12～21分为轻度ED；8～11分为中度ED；5～7分为重度ED。

（吴　疆　蔡飞跃）

思考题

1. 阴茎勃起功能障碍的病因有哪些疾病？
2. 影响阴茎勃起功能的心理因素有哪些？

案例 ❺
失眠2年

患者，女，48岁，丈夫陪同就诊。

患者口述：患者2年前无明显诱因出现失眠。反复多次到医院就诊，检查结果无异常。拒绝西药治疗，曾吃中药调理，效果不佳，9个月前失眠加重。2019年9月，到某综合医院全科就诊，经过6个月的综合治疗，睡眠基本恢复正常。

全科医生需要考虑的问题：

1. 如何构建全科医学整体性临床思维？
2. 是不是急危重症疾病？依据是什么？
3. 最可能的诊断是什么？依据是什么？
4. 治疗方案和患者管理。
5. 案例总结。
6. 知识拓展。

1．如何构建全科医学整体性临床思维？

（1）诊断思路：失眠通常是指患者对睡眠的时间和/或质量不足并影响日间社会功能的一种主观体验。其临床表现主要为以下一个或多个症状：入睡困难、睡眠维持困难、早醒、睡眠质量下降，同时，伴有日间功能受损的情况。诊断失眠的先决条件是有适宜的睡眠时间及睡眠环境。

全科医生在接诊主诉失眠的患者时，针对睡眠状态重点从以下3个方面进行思考：

1）是否有睡眠时间和安全的睡眠环境，以便排除睡眠剥夺（熬夜、加班），环境吵闹不利于睡眠的因素。

2）是否存在入睡困难（入睡潜伏期≥30min）、睡眠维持困难（整夜觉醒次数≥2次）、早醒（距离预期醒来时间≥30min）、睡眠质量下降（多梦、晨起无恢复感等）。

3）是否出现日间功能受损的情况（疲乏、思睡、专注力、注意力、记忆力、情绪状态、心理活动、身体状态），从而排除短睡眠者。

现从全科医学视角出发，采用约翰·莫塔的临床安全策略——临床5问对该失眠患者进行分析（图2-5-1）。

（2）鉴别思维：按照病因，失眠可分为原发性失眠和继发（或者伴发）性失眠。继发

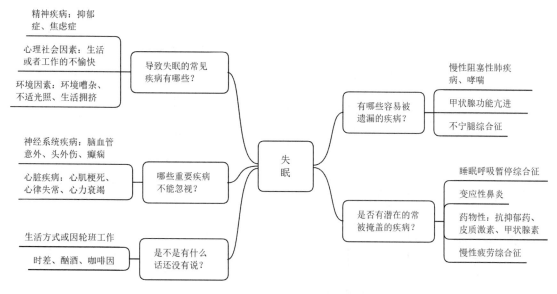

图2-5-1　失眠临床5问导图

性失眠包括由于躯体疾病、精神障碍、药物滥用、昼夜节律睡眠障碍、睡眠呼吸紊乱、不宁腿综合征、睡眠运动障碍等相关的失眠。原发性失眠主要包括特发性失眠、主观性失眠和心理生理性失眠，其通常缺少明确病因，诊断缺乏特异性指标，常需排除伴发性失眠后才会考虑。因此，全科医生接诊失眠患者时，需要仔细询问病史，包括具体的睡眠情况、用药史以及可能存在的物质依赖情况。进行体格检查和精神心理状态评估，采集病史时需要注意：

1）现病史：需注意患者失眠的主要症状，2~4周内总体睡眠状况，包括入睡潜伏期、睡眠中觉醒次数、持续时间和总睡眠时间等，了解患者夜间特殊症状，如打鼾、肢体异常动作等，常提示伴发性失眠。

2）既往史：需要注意躯体疾病，是否存在神经系统、内分泌系统、心血管系统、呼吸系统、消化系统疾病、泌尿生殖系统、肌肉骨骼系统等疾病；药物使用、酒精或精神活性物质滥用等病史。同时，需注意精神疾病病史。这些均可能是继发性失眠的原因，需要鉴别。

3）个人史：是否存在不良的睡眠卫生习惯和不良生活习惯，是否有导致失眠的环境因素、社会心理因素。

全科医生要了解导致失眠的各种因素，熟悉导致失眠的常见疾病。为了加强记忆，便于掌握，可以画出鉴别思维导图（图2-5-2）。

2．是不是急危重症疾病？依据是什么？

（1）病史：患者女，48岁，已婚，主诉失眠2年。患者2年前偶尔出现失眠，表现为入睡困难，上床后半小时~2小时才能入睡，逐渐出现整夜失眠，失眠由0~2次/周到3~5次/周，白天疲乏、头晕。1年前，去当地三甲医院神经内科就诊，脑MRI、脑电图、心电图检查未见异常，血常规、尿常规、肝肾功能、甲状腺功能、血糖、血脂、等检验都在正常参

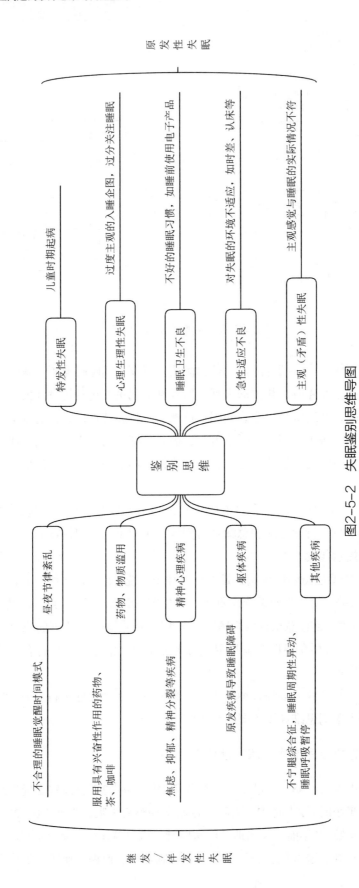

图2-5-2 失眠鉴别思维导图

考范围内。医生建议服用安眠药物，遭到患者拒绝。患者多次中医科就诊，间断性口服中药、中成药，注重食疗，睡眠无改善，仍失眠。9个月前失眠加重，彻夜难眠，烦躁、焦虑。偶然得知单位同事的顽固性失眠由全科医生治愈后，于2019年9月来全科就诊。

患者既往身体健康，无高血压、糖尿病、甲状腺功能亢进等病史，无皮肤瘙痒、慢性疼痛等躯体疾病，否认抑郁、焦虑、精神分裂等精神疾病史，否认药物使用、酒精或其他精神活性物质滥用等病史。无吸烟史、无酗酒、无喝茶喝咖啡嗜好。

（2）查体：T 36.5℃，P 76次/min，R 18次/min，BP 108/70mmHg。身高158cm，体重50kg，BMI 20.0kg/m^2。患者表达清晰，语速较快，心、肺、腹体格检查未见异常，神经功能检查未见异常。

（3）初步可以排除急危重症疾病。

依据：女性，48岁，失眠2年，加重9个月。体格检查未发现异常体征；多次外院专科就诊，排除了神经、心血管、内分泌、呼吸等系统等严重躯体疾病，排除精神疾病。

3．最可能的诊断是什么？依据是什么？

患者失眠，辅助检查未见异常，中药调理几个月，睡眠未见明显好转。失眠的因素很多，躯体疾病、精神疾病、心理因素以及生活方式、睡眠环境等都可能导致失眠的发生。该患者失眠的原因是什么？如何帮助患者恢复睡眠？

全科医学强调以人为中心、以家庭为单位、以整体健康为方向，对病患进行长期照顾。全科医生要将全人照顾的核心理念贯彻于疾病诊疗和健康服务的整个过程。不仅局限于器质性疾病的诊断和治疗，还要关注患者的心理，了解患者对疾病的看法、担忧、顾虑和期望。在温馨的全科诊室，全科医生采用以患者为中心的问诊（RICE）方法，与患者进行深入访谈。

R（reason）——**患者就诊的原因**

全科医生：你好！我是蔡医生，有什么可以帮你吗？（开放式提问）

患者：我失眠2年了，看了3家医院都没有看好。（就诊的原因）

全科医生：请你说详细一些，好吗？（医生语气柔和）

患者：2年前偶尔失眠，也不当回事，没有看医生。大约9个月前失眠加重，整夜不能睡着，很烦躁。做了很多检查，也没有查出问题。

全科医生：睡眠情况能说得更具体一些吗？例如几点上床睡觉？上床后多长时间能睡着？会早醒吗？（了解睡眠状态）

患者：我一般是11点上床，躺在床上看手机，越看越精神，至少2个小时后才能入睡，有时一夜未睡。整晚睡眠时间只有2～4小时。没有早醒。

全科医生：嗯，你睡不好觉后身体有什么不舒服吗？（仍开放式提问）

患者：白天没有精神，无精打采。

全科医生：你刚才说到其他医院看病了，医生说失眠是什么原因？（试探患者对疾病的了解程度）

患者：在神经内科和中医科之间反复就诊，脑部MRI检查、脑电图、心电图检查都没有问题，还抽血化验了甲状腺功能、血常规、肝肾功能等也没有问题。

全科医生：嗯，请问你家族中有精神患者吗？（排除精神疾病家族史）

患者：直系家族中亲戚都没有精神患者。

全科医生：你已经看不少专科医生了，今天为什么看全科医生？（了解患者对全科的认识）

患者：我单位有一个失眠了5年多的患者，睡眠特别糟糕，她看不了不少医生，中药西药吃了不少，失眠一点没有好转。半年前她找你看了，失眠居然治好了。是她介绍我来找你看的。

全科医生：哦，原来如此，你放心，我会很认真地给你看。你帮我填一个问卷，好吗？（医患之间互相信任是良好的开始）

患者：好的。[请患者填写匹兹堡睡眠质量指数（PSQI）问卷]

I（idea）——患者对自己健康问题的看法

全科医生：刚才给你做了一个整体睡眠质量问卷测评，总分＞7分说明睡眠障碍，分数越高睡眠越差。你的总分是14分，确实有睡眠障碍。

患者：我的睡眠是很糟糕的。每天晚上躺在床上担心睡不着、睡不好觉，第二天没精打采。现在失眠、担心、疲倦反复恶性循环。

全科医生：你认为睡眠糟糕的原因是什么？（了解患者对健康问题的看法）

患者：我也不知道。现在的生活、工作与以前没有什么变化，没有理由失眠啊……

全科医生：你有糖尿病、高血压、甲状腺疾病、高脂血症、精神疾病吗？（排除躯体性疾病）

患者：都没有。

全科医生：你有喝茶或者喝咖啡的习惯吗？

患者：没有。

全科医生：你目前有吃什么药吗？（询问药物史）

患者：没有。

全科医生：你吸烟、酗酒吗？（了解个人嗜好）

患者：没有。

C（concern）——患者的担心

患者：我身体很健康的，为什么还失眠呢？

全科医生：你心里担心什么吗？（建立良好医患沟通关系后，直接问患者的担心）

患者：会不会有癌症？（患者潜在的担心）

全科医生：你认为癌症的依据是什么？

患者：我有一个邻居，平时身体很健康，1年前查出肺癌，几个月后就去世了。我好害怕。

全科医生：你已经筛查了宫颈癌、乳腺癌、肺癌、胃癌、结直肠癌等，身体患有癌症的可能性很小。

患者：原来我筛查了癌症，那我放心了。

全科医生：你心情好吗？情绪如何？

患者：我以前心态挺好的。睡不好觉后出现烦躁、易怒、焦虑，经常与老公争吵。

全科医生：你与家人相处融洽吗？

患者：与老公关系很好，1年前女儿出国读书了，很想女儿。

全科医生：对孩子的过度牵挂、担心，也会影响睡眠的。建议你与女儿多联系，经常视频聊天。

患者：好的。

E（expectation）——患者的期望

全科医生：同事介绍你来找我看病，希望我可以帮你什么？（有的患者不知道自己的期望，可以直接问）

患者：治好我的失眠症。当然，如果治不好也不会责怪你的。（患者笑着说）

全科医生：好的，我会尽力帮你。你是心理生理性失眠，过度关注失眠造成的。治疗比较烦琐，而且时间长，需要你的配合，你能坚持吗？（明确告诉患者在治疗中的作用与责任）

患者：可以！

全科医生：治疗失眠不是简单地吃药就可以痊愈的，需要综合干预，例如改善睡眠习惯、心理治疗和药物治疗，还要经常来复诊。（介绍治疗方案，让患者做好思想准备）

患者：我一定听从你的治疗。

全科医生：首先，你要做好睡眠卫生：卧室要舒适、安静，装上遮光窗帘。睡前不能喝咖啡、浓茶、饮酒，睡前不宜吃过饱，也不要看手机、打游戏和看很兴奋的电影、电视……（睡眠卫生教育）

患者：好，我会记住。

全科医生：没有睡意前不要上床，到床上躺下后如果20分钟还没有睡着，需要离开床不能躺在床上；如果晚上没有睡好，第二天早晨要按时起床，保持生活规律，可以做到吗？（刺激控制疗法）

患者：可以。

全科医生：如果你感到紧张、焦虑、难入睡时，可以做肌肉放松练习，从头部、颈部、肩、双上臂、背部、腰部、大腿、小腿的顺序放松肌肉，我演示给你看。（医生要指导患者掌握松弛疗法）

患者：我试一试。

全科医生：在失眠症的治疗中，认知行为治疗很有效果。简单地说，该疗法通过改变自己对睡眠的认知、改善自己的睡眠，达到治疗效果。具体的做法有：不要对睡眠保持过高的期望，不要过分关注睡眠，不要把身体的不舒服都归咎于失眠等。（通俗易懂地介绍认知行为治疗）

患者：有点复杂，暂时吸收不了。

全科医生：你很直率，表达了自己的内心感受。不要着急，我会一步一步地教会你。你准备一个日记本，将我说的记录下来，回到家里后反复学习、练习。

患者：可以，我马上记录。

全科医生：有两句话特别重要，请你记住。睡前在心里默念"我睡眠很好，今晚我会睡得很香"；早晨醒来后，如果睡得好，要对自己说"我昨晚睡得很好，今天心情愉快、精力充沛"。（正念冥想训练）如果睡得不好，也要对自己说，"我睡得不是很好，但没关系，对我今天的生活工作没有重大影响。"（认知行为治疗训练）

患者：好的，我会记住。

全科医生：还有一个任务，你每天需要记睡眠日记，记录每天的睡眠时间、上床时间、起床时间，还有自己当天的感受，是烦躁、焦虑、疲倦，还是愉快、舒适、精力充沛？

患者：好的。

全科医生：为了帮助你入睡，暂时需要给你一种帮助睡眠的药物，药名叫"唑吡坦"，它只帮助你入睡，不会影响你第二天的身体状态，副作用特别少，按照我的医嘱短期服药不会产生依赖性，你愿意试一试吗？（消除患者疑虑，从而提高依从性）

患者：好的。如果睡不着我会吃。

全科医生：总结一下，今天比较详细地了解了你失眠的整个过程，诊断为"心理生理性失眠症"，我们共同制订了心理治疗和药物治疗的综合干预方案。你还有什么需要问我吗？

患者：没有了，你交代得很仔细、很认真，感觉很温暖，我有信心。谢谢你！

通过RICE问诊，问题的真相逐渐露出来了。

（1）最可能的诊断：失眠症（Insomnia）。

（2）诊断依据：

1）病史：患者存在入睡困难和睡眠质量差，有过度主观的入睡意图（强行要求自己入睡），且对睡眠过度关注，一旦睡不好就产生挫败感，导致症状持续存在，引起患者疲乏日间功能受损。

2）体格检查：未见明显异常体征。

3）辅助检查：血常规、尿常规、肝肾功能、甲状腺功能、血糖、血脂等实验室检测都未见异常，颅脑MR检查未见异常。

4）排除精神疾病及药物、酒精、精神活性物质滥用等。

综合以上资料，该患者符合失眠症的诊断标准。

4．治疗方案和患者管理

（1）向患者解释失眠症的病因、临床表现和治疗方法，让患者了解失眠症，有助于睡眠恢复。

（2）治疗目标：改善睡眠质量和增加有效睡眠时间，减少躯体不适，提高生活质量。

（3）综合干预措施：睡眠卫生教育、松弛疗法、睡眠限制疗法与认知行为治疗组合使用。

（4）药物治疗：盐酸唑吡坦，上床后超过半个小时还没有入睡顿服10mg，按需服药，不要求每天服用。

（5）患者管理：第1次就诊，医生与患者共同制订了失眠症的综合干预方案，要求患者2周内复诊1次。第2次就诊时，患者主诉服唑吡坦后可以入睡，但是停药后不能入睡，第二天有焦虑、烦躁情绪。通过与患者丈夫单独访谈，了解到患者家庭融洽，夫妻关系和谐。结合患者的睡眠状态，复诊时有针对性地疏导患者的情绪。患者遵守承诺，依从性良好，睡眠日记记录完整。每次复诊时都给患者做简单的认知行为治疗，强化睡眠卫生，患者失眠频率逐渐减少，6个月后睡眠基本恢复。

5. 案例总结

全科医生在接诊该患者时，从全科诊疗思维出发，从生物心理社会等多因素全面分析病情，在排除急危重症、躯体疾病及影响睡眠的其他因素后，考虑原发性失眠。在治疗的过程中，始终贯彻全科医学原则，提供长期、连续、可及、可达的医学服务，及时地预约复诊，避免了片段式诊疗，取得了预期效果。该患者的成功治愈，离不开患者对医生的高度信任。权威、专业、信任都可以产生正向影响力，在医疗行为中可以转化为心理动力，从而产生疗效。全科医生在日常诊疗中要摒弃只有心理治疗师才能开展心理治疗的观点，任何疾病都可能伴随负性心理，合理的解释、真诚的安慰、同情、支持都会产生积极的心理治疗作用。因此，每个优秀的全科医生都可以成为自己患者的"心理治疗师"。

失眠是常见的睡眠问题，在成人中符合失眠症诊断标准者在10%～15%，且呈慢性化病程，近半数严重失眠可持续10年以上。失眠严重损害患者的身心健康，影响患者的生活质量，甚至诱发交通事故等意外而危及个人及公共安全，对个体和社会都构成严重负担。尽管如此，失眠症患者就医选择科室时感到困惑，不知道选择哪个专科就诊。失眠患者应该首选全科医生就诊，然而，有的全科医生对失眠患者的诊疗和管理缺乏信心，因此，全科医生要系统学习失眠的理论知识，坚持以人为中心、对患者"全人照顾"，持续性地随访，将取得意想不到的治疗效果。

6. 知识拓展

失眠症的治疗包括心理治疗、药物治疗、物理治疗、中医治疗和综合治疗等内容，治疗目的是改善睡眠质量和增加有效睡眠时间，恢复社会功能，提高患者的生活质量，避免药物的负面效应。

目前，临床上治疗失眠的药物主要有苯二氮䓬类受体激动剂（BZRAs）、褪黑素受体激动剂和具有催眠效果的抗抑郁药物。BZRAs物的使用建议采取间歇治疗方法，即每周选择数晚服药而不是连续每晚服药。推荐间歇给药的频率为每周3～5次，应由患者根据睡眠需求"按需"服用，"按需"的具体决策可参考如下标准：①预期入睡困难时。于上床睡眠前5～10分钟服用。②根据夜间睡眠的需求。于上床后30分钟仍不能入睡时服用。③夜间醒来无法再次入睡，且距预期起床时间大于5小时，可以服用（仅适合使用短半衰期药物）。④根据白天活动的需求（次日有重要工作或事务时），于睡前服用。

全科医生需掌握常用催眠药物的半衰期、适应证、用法及副作用。例如：唑吡坦属于短半衰期药物，适用于入睡困难的患者，从而减少服药的后遗效应（第二天白天困倦）；佐匹克隆属于稍长半衰期药物，适用于睡眠反复觉醒或早醒的患者，从而获得延长睡眠时间的效果；苯二氮䓬类药物具有肌松作用和抑制呼吸的作用，不适用于老年人及睡眠呼吸暂停患者。

社区全科医生是居民的朋友，与居民有良好的医患关系，应该掌握非药物治疗方法，开展综合干预措施，积极发挥心理治疗在失眠中的应用，为失眠患者做好健康管理。心理行为治疗的本质是改变患者的信念系统，发挥其自我效能，进而改善失眠症状，对成人原发性失眠和继发性失眠都具有良好效果。心理行为治疗包括睡眠卫生教育、刺激控制疗法、睡眠限制疗法、认知治疗和松弛疗法等，这些方法可以独立或者组合用于成人失眠的治疗。

（1）睡眠卫生教育：不良的睡眠习惯会破坏正常的睡眠模式，导致失眠发生。睡眠卫生教育主要帮助失眠患者认识不良睡眠习惯对睡眠的影响，帮助患者建立良好的睡眠习惯。主要内容如下：

1）睡前数小时（一般下午4点以后）避免使用兴奋性物质（咖啡、浓茶或吸烟）。

2）睡前不要饮酒、酒精可干扰睡眠。

3）规律的体育锻炼，但睡前应避免剧烈运动。

4）睡前不宜吃过饱或进食不易消化的食物。

5）睡前至少1小时内不做容易引起兴奋的脑力劳动，或观看容易引起兴奋的书籍和影视节目。

6）卧室环境应安静、舒适，光线及温度适宜。

7）保持规律的作息时间。

（2）松弛疗法：放松治疗可以缓解应激、紧张和焦虑等因素带来的不良效应，是治疗失眠最常用的非药物疗法，其目的是降低卧床休息时的警觉性及减少夜间觉醒，技巧训练内容包括渐进性肌肉放松、指导性想象和腹式呼吸训练。

（3）刺激控制疗法：刺激控制疗法是一套改善睡眠环境与睡眠倾向（睡意）之间相互作用的行为干预措施，可为失眠患者独立使用，具体内容如下：

1）只有在有睡意时才上床。

2）如果卧床20分钟不能入睡，应起床离开卧室，可从事一些简单活动，等有睡意时再返回卧室睡觉。

3）不要在床上做与睡眠无关的活动，如进食、看电视、听收音机及思考复杂问题等。

4）不管前晚睡眠时间有多长，保持规律的起床时间。

5）日间避免小睡。

（4）睡眠限制疗法：该疗法通过缩短卧床清醒时间，增加入睡的驱动能力以提高睡眠效率。通过记录睡眠日记，计算睡眠效率（实际睡眠时间/卧床时间）。睡眠限制疗法的主要内容如下：

1）在1周的睡眠效率超过85%的情况下，可增加15～20分钟的卧床时间。

2）当睡眠效率低于80%时减少15～20分钟的卧床时间。

3）睡觉效率在80%～85%之间则保持卧床时间不变。

4）避免日间小睡，并且保持起床时间规律。

（5）认知行为疗法：目的是改变患者对失眠的认知偏差，改变患者对于睡眠问题的非理性信念和态度，从而改善睡眠质量和延长睡眠时间，达到治疗目标。认知疗法常与刺激控制疗法、睡眠限制疗法联合使用，认知行为治疗的基本内容如下：

1）保持合理的睡眠期望。

2）不要把所有问题都归咎于失眠。

3）保持自然入睡，避免过度主观的入睡意图（强行要求自己入睡）。

4）不要过分关注睡眠。

5）不要因为没有睡好产生挫败感。

6）培养对失眠的耐受性。

（吴　疆　蔡飞跃）

思考题

1. 失眠症的诊断要点有哪些？

2. 睡眠卫生教育的主要内容有哪些？

案例 ❻

疲乏1年

患者，男，26岁，独自一人前来就诊。

患者口述：近1年来出现疲乏，大多数时候都觉得自己很累，没有精力，伴有早醒、食欲欠佳及体重下降。1个月前公司体检结果并无异常，遂就诊于中医科，服用中药进行调理，但效果欠佳。为此感到很担忧，朋友推荐来看全科医生。

全科医生需要考虑的问题：

1. 如何构建全科医学整体性临床思维？
2. 是不是急危重症疾病？依据是什么？
3. 最可能的诊断是什么？依据是什么？
4. 治疗方案和患者管理。
5. 案例总结。
6. 知识拓展。

1．如何构建全科医学整体性临床思维？

（1）诊断思路：疲乏是一种主观上的不适感，主要是指自觉精神疲倦、困乏无力的症状。可以是一种临床表现或伴随症状，严重时可导致患者无法应付日常生活。疲乏十分常见，几乎每个人一生中都经历过疲乏，却难以描述和被诊断。疲乏可以出现于很多疾病过程中，甚至是一些严重的疾病，如肿瘤；也可能是专科性疾病，如内分泌疾病、呼吸系统疾病、感染性疾病等。对于辅助检查设备相对缺乏的全科医生来说，要快速根据症状做出诊断是一个很大的挑战。因此，全科医生在接诊这类患者的时候，全面的临床诊疗思维尤为重要。现从全科医学视角出发，采用约翰·莫塔的临床安全策略——临床5问对该患者进行分析（图2-6-1）。

（2）鉴别思维：疲乏是我们在全科诊疗中时常会遇到的主诉，但临床医生往往因为涉及的系统太广而不知从何下手。可以引起疲乏的原因很多，主要分为四类：生理性、心因性、药物或中毒、躯体性疾病，如呼吸、消化、循环、血液、神经、泌尿、内分泌等多系统疾病，均有可能伴随疲乏。临床上，疲乏的患者除了重要的不能被忽略的疾病，包括恶性肿瘤、慢性肾功能不全、HIV感染外，还需要考虑容易被遗漏的病因，如甲状腺功能减退、贫血、慢性感染、物质依赖及药物因素等。鉴于疲乏的病因多样，全科医生接诊疲乏

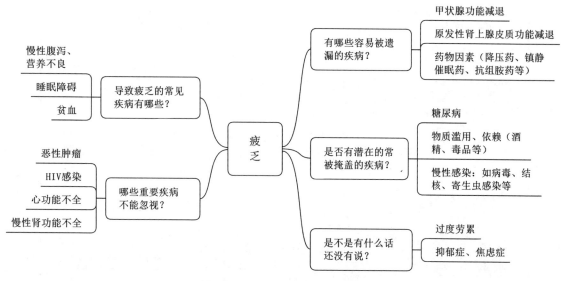

图2-6-1 疲乏临床5问导图

患者时，病史采集要尽可能详细。病史是寻找病因的最好线索，因此，问诊时需要询问患者的职业（是否工作繁忙、压力大）、饮食（不健康饮食或营养不良）、体重变化、睡眠质量、语言行为变化、精神情绪状态、近期用药情况（降压药、镇痛药、抗生素、安眠药、酒精等）、诱发因素（感染、手术、慢性躯体疾病、外伤、退休等），女性患者需询问月经、分娩史、有无更年期症状。全科医生接诊年轻的疲乏患者时，首先需要考虑的问题是压力和焦虑、抑郁、睡眠相关性障碍、饮食不当、另有隐情等。

全科医生在基层医疗机构工作，接诊主诉疲乏的患者时，首要任务是识别急危重症疾病，发现有红旗症状或潜在高风险的疲乏患者，应转专科就诊。排除急危重症后，在安全的前提下，全科医生要积极、主动帮助患者寻找病因，找到导致疲乏最可能的疾病。全科医生是社区居民的家庭医生，需要持续性地照顾患者，对于诊断不明确或者需要长期照顾的患者，要安排复诊。合理的复诊不仅可以让全科医生更全面地了解患者病情的发展、转归，还可以动态了解和管理患者，成为真正的健康守门人。为便于记忆，依据疲乏的严重程度、临床实用度等，可将导致疲乏的疾病简单分为常见疾病和不可忽略的疾病（图2-6-2）。

2. 是不是急危重症疾病？依据是什么？

（1）病史：患者详细描述了疲乏的发病过程和治疗经过。1年前，无明显诱因出现疲乏，大多数时候都觉得自己很累，没有精力，打不起精神，伴有早醒、胃口欠佳及体重下降。1年来体重下降约4kg（之前60kg左右，现在只有56kg）。1个月前，单位组织了体检，报告并没有异常结果，遂到某医院中医科就诊，予以服用"中药及胃苏颗粒"调理后胃口稍有好转，但改善不明显。在朋友的推荐下，患者携带该体检报告及病历资料，来全科就诊。患者无特殊既往史及家族史，否认吸烟饮酒，无使用精神活性物质（如毒品、止咳水

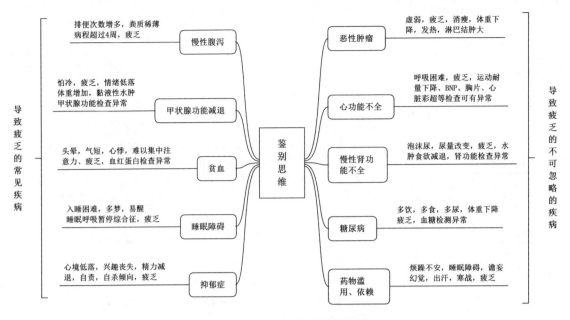

图2-6-2 疲乏鉴别思维导图

等），否认不洁性生活史。

（2）查体 T 36.8℃，P 63次/min，R 18次/min，BP 133/77mmHg。身高164cm，体重53kg，BMI 19.7kg/m²。神情倦怠，语速较慢，颈部未触及浅表肿大淋巴结，甲状腺未触及肿大，心肺查体未见明显异常，腹部软，全腹无压痛，肝脾未触及。双手平举时无明显颤动，双下肢无水肿。

（3）初步排除导致疲乏的危重疾病。

依据：26岁男性，既往史、个人史均无特殊；体格检查无明显异常体征。1个月前辅助检查：血常规、尿常规、粪便常规、肝肾功能、电解质、血糖等检验未见异常，胸部X线检查、肝胆胰脾及双肾输尿管膀胱彩超、心电图等多项检查都未见异常。

3．最可能的诊断是什么？依据是什么？

为了找到答案，全科医生不能局限于以疾病为中心的问诊方式，还要结合以患者为中心的问诊，更全更深地了解疾病的发生、发展和结局，尤其需要了解患者自己内心的看法、顾虑和期望。下面采用RICE问诊进行深入访谈，找到病因，让患者有愉悦的就医体验，增进医患关系，达到诊断目的。

R（reason）——**患者就诊的原因**

全科医生：有什么可以帮你吗？（开放式提问）

患者：医生，我这1年来老是觉得疲乏，很累。

全科医生：你能将生病过程详细地告诉我吗？（打开话题，让患者自己回忆患病经过）

患者：这1年来老觉得全身很累，做什么都没有精力，胃口也没以前好，睡觉也不好，都瘦了好几斤了。上个月单位才刚体检做了好多检查和化验，但是医生都说没有问题，我只能去看中医调理，但是吃了半个月的中药也不见起效。一直没有找到病因，我好担心自己身体出了什么大问题。

全科医生：你是感觉疲乏吗？（确认患者的感觉和体验）

患者：是的。说不清楚的疲倦、困乏，经常早醒，做什么都提不起兴趣，打不起精神，感觉自己什么事也做不好。

全科医生：每当这种时候，你怎么办呢？（了解患者自己处理问题的方法）

患者：我就想躺下休息，但是休息后仍然乏力。睡觉醒来也觉得累，甚至更累。

全科医生：经常早醒？具体是怎么回事呢？（具体了解患者的睡眠情况，为了解患者的心理做铺垫）

患者：以往我要8点的闹钟响才会醒来，现在不知道怎么回事，5点左右就会醒。醒来的时候不像以前一样精神饱满，反而觉得没睡好、有点烦躁、还是疲惫。

全科医生：觉得没睡好是因为入睡困难吗？还是说容易醒来、多梦这些？（进一步了解有无睡眠障碍）

患者：入睡倒是不难，也不怎么做梦，中途也不会醒来，就是太早醒了，总感觉没睡够。

全科医生：好的。除此之外，你还有其他不舒服吗？（了解伴随的症状）

患者：我胃口也不好，吃不下。我发现我自己瘦了，体重减轻了4kg，身体更虚弱了。

全科医生：还有其他症状吗？例如咳嗽、发热、胸闷、气促、心慌、腹痛、腹泻、呼吸困难等。大小便是否正常？（排除呼吸、消化、循环系统疾病）

患者：这些症状都没有，大小便也正常。

全科医生：你最近有在吃什么药吗？（了解患者的服药史）

患者：1个月前吃了半个月的中药调理，没有再吃别的药了。

I（idea）——患者对自己健康问题的看法

全科医生：这么多的检查检验都没问题，你认为是什么原因导致疲乏呢？（了解患者对自身问题的看法）

患者：我估计身体某个器官出了问题，但是医生没有查出来。

全科医生：嗯，我们首先要确认是不是身体真的出现了问题。你把看病的资料给我，我详细地帮你看看。（肯定患者的看法，详细地查看体检项目及结果）

患者：太好了，医生你好好看一下，还有什么别的检查需要做？

全科医生：我认真看了你的资料，目前已有的检查结果没有异常，但是因为导致疲乏的原因有很多，我们还需要进一步完善一些检查（包括血沉、甲状腺功能、血游离皮质醇、免疫全套、HIV及梅毒、乙肝两对半、丙肝筛查、EB病毒、肿瘤标志物、粪便寄生虫虫卵检查、心脏彩超、肺功能检查）。你先把这些检查完善了，等3天后结果全部出来了，带着检查结果过来复诊。（进一步排查是否存在导致疲乏的器质性疾病）

患者3天后持报告复诊，包括血沉、甲状腺功能、血游离皮质醇、免疫全套、HIV及梅毒、乙肝两对半、丙肝筛查、EB病毒、肿瘤标志物、粪便寄生虫虫卵检查、心脏彩超、肺功能检查均未见异常。

C（concern）——**患者的担心**

患者：医生你看我做了这么多检查还是没查出问题，怎么办啊？

全科医生：你先不要太紧张，我们慢慢来分析。你认为自己身体有问题的依据是什么呢？（看着患者双眼亲切地问）

患者：如果没问题，怎么会这么累呢？我才26岁，也没过度劳累，没有干重体力活，这种状态持续快1年了，吃了中药也没见好。

全科医生：我听明白了，你很辛苦的。其实疲乏的原因有很多，除了器质性疾病以外，常见的还有生理性、心因性、药物或中毒等原因。像你这么年轻、身体没有什么基础疾病的患者，临床上以心理的原因较为常见。（缓解患者紧张的情绪，解释疲乏可能的原因）

患者：心理方面也会导致疲乏吗？我觉得我没有心理问题啊。

全科医生：其实心理问题特别常见，但往往被忽视，很多患者自己很难发现。你疲乏、早醒、体重下降等身体不适，抑郁的人也会有这样的表现，我能问你几个简单的关于情绪上的问题吗？

患者：好的。

全科医生：在过去2周之中，你有没有经常出现情绪低落、沮丧或无希望感？［采用患者健康问卷-2（PHQ-2）进行口头筛查］

患者：有啊，至少有一半的时间情绪比较低落，不容易开心起来，甚至还常常无缘无故地伤心流泪。

全科医生：在过去2周之中，你会不会经常在做事情时缺乏兴趣和愉悦感？

患者：经常有，我做什么事都提不起兴趣来，怎么会这样呢？

全科医生：这两个问题是医生常常用来简单筛查抑郁症的。根据你的回答，你的总分为4分，提示有抑郁的可能，需要进一步做一个更详细的量表评估你的心理状态。（让患者配合完成PHQ-9测评量表。PHQ-9测评结果为14分（可能有中度抑郁））

全科医生：你以前有出现过类似这样的情况吗？（评估患者既往是否有类似情况）

患者：没有，这是我第一次这样。

全科医生：有没有觉得自己某个时候精力特别好，情绪特别高涨呢？（评估患者是否有双相情感障碍的可能）

患者：没有。

全科医生：从测评结果来看，你可能有中度的抑郁。你这1年来发生什么很大的变化吗？有没有发生了什么事情让你不开心呢？（了解患者近期情绪低落的原因）

患者：可能是工作压力太大了，还有……1年前我失恋了。

全科医生：你很难过、伤心吧？

患者：失恋后我情绪很低落、很伤心。我和女朋友是同学，毕业后两地分居，她父母不同意我们谈恋爱，被迫分手了。我们的感情很好，她是我的初恋。

全科医生：噢！原来是这样，的确很令人伤心。那你有过放弃生活或者是伤害自己的念头吗？（表达同理心，询问患者有无自杀倾向）

患者：那倒没有。

全科医生：那你跟家人、朋友、同事间的关系怎么样呢？（评估患者的社会关系）

患者：我跟他们的关系都还挺好的。

E（expectation）——患者的期望

患者：医生，我真是抑郁症吗？需要吃药吗？我听说抑郁症很难好起来，我害怕自己要一直吃药。

全科医生：你先不要紧张，我是全科医生，并不能诊断精神科的疾病，但是根据目前的病史、查体及相关检查来看，我考虑你处于抑郁状态的可能性比较大，能否诊断抑郁症还需要由专科医生进一步进行评估。（明确告诉患者最可能的诊断）

患者：那我目前的情况严重吗？需要去见精神科医生吗？

全科医生：抑郁症主要的核心症状包括心境低落、愉悦感或兴趣丧失、精力明显减退、疲乏等，往往还伴有睡眠障碍、自责等。你目前的情况都符合，因为你这种状态持续的时间有1年了，PHQ-9评分提示中度抑郁可能，我建议你到精神科进一步详细诊治。除此之外，你要多进行运动，多与朋友家人沟通，我相信你能慢慢好起来的。（向患者解释抑郁症的临床表现，进行心理疏导并转诊到专科）

患者：真的吗？我怕自己好不起来了。医生，你一定要帮我治好。（患者的期望）

全科医生：我会努力的，但是需要你的配合。希望你这几天能抽出时间到精神科就诊，2周后带上病历回来复诊。如果你没有时间回来复诊，我会给你打电话了解情况，你同意吗？

患者：好的。我一定配合。

（1）最可能的诊断：抑郁状态（depressive state）？

（2）依据：通过RICE问诊，我们了解到患者的生理-心理-社会情况，结合患者的病史、体格检查和相关辅助检查资料、既往病历等，在排除疲乏的其他病因后，患者最可能的诊断是抑郁状态。患者具有心境低落、兴趣减退、快感缺失等抑郁障碍的核心症状，疲乏是躯体症状。

4. 治疗方案和患者管理

（1）向患者解释疲乏的原因，解除他对躯体性疾病的顾虑。

（2）给予心理疏导，转诊专科医生。

（3）让患者每2周自测PHQ-9评分，复诊时带上，评估病情是否有改善。

（4）给予患者信心，建议患者每周运动，每次运动30分钟左右，每周坚持4~5次户外有氧运动。

（5）嘱咐患者2周后复诊。

（6）需注意患者是否有自杀倾向，是否出现红旗征，及时发现并进行干预。

复诊：

2周后患者复诊。患者已经去看了1次专科医生，诊断中度抑郁症，专科医生建议药物治疗，但患者担心药物副作用，暂时拒绝服药。患者希望通过自己的努力，如换一个轻松的工作来改善目前的状态。此次PHQ-9测评为14分，继续与患者深入交流，给予心理疏导，化解他的担忧与顾虑。1个月后复诊，患者已经换了新的工作，感觉现在的工作压力小了很多。自从知道自己是因为抑郁导致了身体疲乏后，患者开始调整自己的心态，坚持运动，疲乏的状态稍有改善，此次PHQ-9测评为10分，抑郁评分量表也有改善，继续予以患者鼓励与支持。3个月后电话随访，患者表示情绪已经基本好起来了，体重也增加了2kg，PHQ-9测评为4分。患者表示感谢，鼓励患者继续保持良好的心态及生活习惯。

5．案例总结

心理障碍的患者常常因为疲乏、虚弱、睡眠障碍、慢性疼痛、食欲下降、记性下降、性欲减退、体重下降等问题在各个专科辗转就诊。几乎没有患者意识到自己患有心理疾病而主动选择心理专科就诊。随着全科医学的发展，越来越多心理障碍的患者来到了全科就诊，然而很多时候医生只看病、不看人，忽视了患者可能带有的心理问题。随着社会环境的变化，心理健康问题越来越多，因心理问题而引发的躯体症状也越来越常见，绝大部分患者不愿意接受躯体症状来自心理，只是简单地以为躯体疾病导致。面对这种患者，全科医生要注意沟通技巧，了解患者的心理状态，"先了解睡眠情况"往往是一个很好的切入点，大部分有心理问题的患者常伴随睡眠问题。当我们听到早醒时，不要忘记抑郁的可能。在传统的问诊模式中，医生作为主导，患者的感受容易被忽略。而通过RICE问诊，全科医生可以更深入地了解患者就诊的原因、疾病对患者生活的影响以及患者对症状或疾病的想法和感受，从而更好地了解患者就诊的需求，达到既治病又治人的效果。

作为全科医生，快速识别出严重的疾病是至关重要的，但有时候单从一次的就诊难以早期发现问题，因此，我们要利用好一个工具——随访，便于全科医生及时发现隐藏的健康问题。全科医生在考虑心理疾病的时候一定注意鉴别诊断，首先要详细询问病史并及时进行相应实验室和功能检查，排除躯体性疾病，还需要留意是否有药物（如降压药、镇静催眠药、抗抑郁药、抗组胺药等）或精神活性物质（如酒、毒品等）的滥用而导致的疲乏。全科医生将患者转诊到专科前，要向患者做好解释，写好转介信，及时跟进，做好患者管理工作。

6．知识拓展

（1）抑郁障碍：是指由多种原因引起的以显著和持久的抑郁症状群为主要临床特征的一类心境障碍。抑郁障碍的核心症状是与处境不相称的心境低落和兴趣丧失。在上述症状的基础上，患者常常伴有焦虑或激越，甚至出现幻觉、妄想等精神病性症状。抑郁症是一种常见的精神心理疾病，但其病因及发病机制目前尚未阐明，可能是生物因素、心理因素及社会环境因素等共同作用的结果。抑郁发作的核心症状包括心境低落、兴趣和愉快感丧失、疲劳增加和活动减少的精力减退，常伴有注意力障碍及思维迟钝、自我评价降低、无望感等负性认知体验，以及食欲、性欲、体重方面的变化，可出现自伤、自杀行为。病程多具有反复发作的特点，每次发作大多数可以缓解，部分可有残留症状或转为慢性。

（2）诊断：诊断抑郁障碍时要仔细了解患者既往躯体状况和精神活性物质使用史，注意精神病性症状，如幻觉、妄想等与情感症状的关系，尤其要仔细询问既往有无心境障碍发作（抑郁发作、轻躁狂发作或躁狂发作）的病史。还需注意与器质性疾病、双相情感障碍、精神分裂症、创伤后应激障碍等相鉴别，如果患者同时存在焦虑症状，应考虑与焦虑障碍共病的可能性。

全科医生发现抑郁障碍患者时，应进行自杀风险评估，针对有自杀风险的患者应立即干预，并告知患者家属防止自杀发生，尽快转诊精神科治疗。《中华人民共和国精神卫生法》中第二十九条规定"精神障碍的诊断应当由精神科执业医师作出"，在诊疗中全科医生识别出或高度怀疑抑郁，需要转诊精神专科确诊，予以药物和心理治疗。

（3）治疗：目前，抑郁障碍的治疗主要包括药物治疗、心理治疗、物理治疗等方法，具体治疗的方案应由专科医生来制订。全科医生在患者管理中，可以予以患者支持性心理治疗，即通过倾听、安慰、解释、指导和鼓励等方法帮助患者正确认识和对待自身疾病，使患者能够积极主动配合治疗，该疗法几乎可适用于所有抑郁障碍患者，可配合其他治疗方式联合使用。支持性心理治疗的具体措施包括：

1）积极倾听，给予患者足够时间述说问题，通过耐心的倾听，让患者感受到医生对自己的关心和理解。

2）引导患者觉察自己的情绪，并鼓励患者表达其情绪，以减轻苦恼和心理压抑。

3）疾病健康教育，使患者客观地认识和了解自身的心理或精神问题，从而积极、乐观地面对疾病。

4）增强患者的信心，鼓励其通过多种方式进行自我调节，帮助患者找到配合常规治疗和保持良好社会功能之间的平衡点。

（4）成人抑郁筛查：常用患者健康问卷-9（patient health questionnaire-9, PHQ-9）和PHQ-2。PHQ-2的优势在于易于口头进行，可以在问诊中通过提问来进行。PHQ-9更准确一些（敏感性88%，特异性88%），还有助于监测患者的治疗反应。

● PHQ-2：在过去两周之中，你有没有经常被做事情缺乏兴趣和愉悦感所困扰？

在过去两周之中，你有没有经常被情绪低落、沮丧或无希望感所困扰？

● PHQ-9：

在过去的两周里，你生活中以下症状出现的频率有多少？把相应的数字总和加起来			
没有（0）	有几天（1）	一半以上时间（2）	几乎天天（3）
做事时提不起劲或没有兴趣			
感到心情低落、沮丧或绝望			
入睡困难、睡不安或睡得太多			

续表

在过去的两周里，你生活中以下症状出现的频率有多少？把相应的数字总和加起来			
没有（0）	有几天（1）	一半以上时间（2）	几乎天天（3）
感觉疲倦或没有活力			
食欲缺乏或吃太多			
觉得自己很糟或觉得自己很失败，或让自己、家人失望			
对事情专注有困难，例如看报纸或看电视时			
行动或说话速度缓慢到别人已经察觉？或刚好相反，变得比平日更烦躁或坐立不安，动来动去			
有不如死掉或用某种方式伤害自己的念头			
总分			

总分分类		
0～4	没有抑郁症	注意自我保重
5～9	可能有轻微抑郁症	建议咨询心理医生或心理医学工作者
10～14	可能有中度抑郁症	建议咨询心理医生或心理医学工作者
15～19	可能有中重度抑郁症	建议咨询心理医生或精神科医生
20～27	可能有重度抑郁症	建议咨询心理医生或精神科医生

如果发现自己有如上症状，他们影响到你的家庭生活、工作，人际关系的程度是：
没有困难、有一些困难、很多困难、非常困难

（郭婷婷 吴 疆 蔡飞跃）

思考题

1. 抑郁障碍的核心症状是什么？

2. 在抑郁障碍患者管理中，全科医生开展支持性心理治疗的措施有哪些？

案例 ❼

反复心悸1年

患者，女，27岁，独自就诊。

患者口述：1年来反复出现心悸，心情烦躁、易激惹，入睡困难。曾就诊心内科、内分泌科，症状未见改善。近1周入睡困难明显加重，影响工作，前来看诊并要求开助眠药。

全科医生需要考虑的问题：

1. 如何构建全科医学整体性临床思维？
2. 是不是急危重症疾病？依据是什么？
3. 最可能的诊断是什么？依据是什么？
4. 治疗方案和患者管理。
5. 案例总结。
6. 知识拓展。

1. 如何构建全科医学整体性临床思维？

（1）诊断思路：心悸（palpitations）是指心脏不规则和/或剧烈跳动所引起的不愉快感觉，这种感觉令人讨厌，也令人恐惧，发作时心率可快可慢，心律可齐可不齐，也可心率、心律均正常。心悸可以是一个单一主诉，也可能伴随胸闷或呼吸不畅等其他症状。引起心悸的原因很多，可分生理性和病理性，生理性原因包括剧烈运动、情绪激动或精神高度紧张、饮酒、喝浓茶或咖啡等；病理性原因有心血管系统疾病（如心律失常、冠心病、心衰、心脏瓣膜病、心肌病等）、内分泌系统疾病（如甲状腺功能亢进、嗜铬细胞瘤）、神经精神因素（如焦虑、紧张、惊恐发作、妊娠、经前期综合征等）、其他（贫血、发热、低血糖、低血压、电解质紊乱）。此外，某些药物也可引起心悸，包括哮喘吸入制剂（如沙丁胺醇气雾剂）、抗心律失常药、左甲状腺素、减肥药等。因此，当患者诉"心悸"时，病情可缓可急，可轻可重。

作为全科医生，需要从全人照顾角度出发，以患者为中心，既要排除急危重症，也要仔细辨别易被掩盖的疾病。在此，我们借鉴约翰·莫塔的临床安全策略——临床5问对患者进行分析（图2-7-1）。

（2）鉴别思维：心悸是十分常见的临床症状，具体的症状和程度除了与病因、病程长

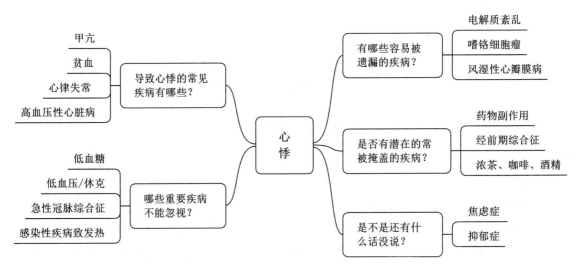

图2-7-1 心悸临床5问导图

短、起病缓急、疾病的严重程度等有关外，还与患者的精神因素以及对自身的注意力有关。大多数心律失常引起的心悸，通过心脏听诊就能发现，但心悸作为患者的主观感受，不一定都有客观查体异常。作为全科医生，接诊心悸患者时，首先，要围绕主诉展开详细问诊，如诱因（有无剧烈运动、精神紧张、饮酒、喝浓茶/咖啡等）、症状特点（病程、发作方式是否为突发突止、持续时间、发作频率、加重/缓解因素）、伴随症状、诊疗经过、一般情况（睡眠、体重、生活/工作压力等）；其次，既往史评估不能忽视，有无心脏病史、内分泌疾病，有无嗜好浓茶、咖啡、烟酒等情况，有无精神刺激史等。熟记图2-6-1的5问思维法，清楚知道该主诉需要考虑哪些疾病，可以帮助医生在问诊中更有针对性、目的性，对鉴别诊断的把握更加清晰，使后续查体、辅助检查也更有方向感（图2-7-2）。

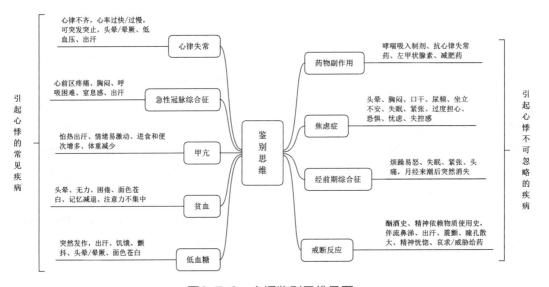

图2-7-2 心悸鉴别思维导图

2. 是不是急危重症疾病？依据是什么？

（1）病史：患者1年来反复出现心悸，自觉心跳加快，伴出汗、全身乏力，有时感全身酸痛，无头晕、眼花、晕厥，无胸闷、胸痛，无气短、呼吸困难；无腹痛、腹泻，无发热。每次发作无明显诱因，发作时自数脉搏90～110次/min，每周出现3～5次，持续数小时，休息后可缓解。半年前就诊于心内科，查血常规、24小时动态心电图监测、超声心动图均未见异常。2个月前就诊内分泌科，查血常规、甲状腺功能、空腹血糖、心电图均未见异常，未用药。因心悸症状未见改善，且近1周入睡困难明显加重，影响工作，故前来就诊。既往史无特殊。个人史：喜欢喝咖啡，1～2杯/d，否认烟酒史。目前未婚，末次月经2020-3-1。否认药物、精神依赖性物质（如毒品、止咳水等）使用史。家族史无特殊。

（2）查体　T 36.8℃，P 73次/min，R 18次/min，BP 113/70mmHg。身高164cm，体重50kg，BMI 18.6kg/m^2。精神可，自主体位，查体合作，无睑结膜苍白，四肢皮肤湿度正常，颈部未触及浅表肿大淋巴结，甲状腺未触及肿大，心肺听诊未见明显异常，腹软，全腹无压痛，肝脾未触及，肠鸣音正常。双手平举时未见震颤，双下肢无水肿。

（3）可以初步排除急危重症疾病，如心律失常、急性冠脉综合征、甲状腺功能亢进、贫血、低血糖等情况。

依据：27岁女性，慢性病程，反复心悸1年，非突发突止，不伴胸闷、胸痛、头晕、呼吸困难等情况。心脏查体未见异常，常规心电图、24小时动态心电图、超声心动图未见异常，故暂排除心律失常、急性冠脉综合征。患者心悸伴出汗，查体结果显示，甲状腺未触及肿大，四肢皮肤湿度正常，双手平举时未见震颤，甲状腺功能正常，故排除甲状腺功能亢进。该患者BMI 18.6kg/m^2，体型偏瘦，但查体无睑结膜苍白，两次查血常规未见异常，故排除贫血。患者心悸发作时，不伴头晕、心慌、饥饿感，与进食无明显关系，空腹血糖正常，排除低血糖。

3. 最可能的诊断是什么？依据是什么？

结合患者病史、查体及外院检查，暂可排除严重的疾病，同时结合患者个人史可排除药物副作用、戒断反应。根据鉴别思维导图，该患者目前可能的诊断有：焦虑症（广泛性焦虑障碍最常见）、经前期综合征。因此，我们将问题聚焦，在接下来的问诊中，思路更加清晰。

R（reason）——患者就诊的原因

全科医生：你好，今天有什么可以帮你吗？（开放式提问）

患者：医生好，我常常觉得心跳快，有1年了。

全科医生：你能给我详细描述一下吗？（让患者讲自己的故事，抓取关键信息）

患者：这1年来，我经常感觉心跳好快，砰砰砰像跳到嗓子眼了。就像小时候要上台演讲一样，感觉很紧张，手心都是汗，有时持续很久，睡一觉才能好。总感觉很累，全身乏力，有时全身酸痛。我去医院做了心脏的检查，医生说没问题，也没有开药，但还是会跳得很厉害，令我难受。

全科医生：嗯，这种感觉确实会令人难受，你是怎么应对的呢？（认同患者的症状，询问缓解因素）

患者：大多数时候睡一觉就好了，有时在工作，好像不知不觉会消失。

全科医生：休息或者转移注意力可以缓解。每次发作时，有没有突发突止的情况出现？（进一步询问症状特点）

患者：没有。

全科医生：每次发作持续多久？每周大约有几次这种情况？

患者：差不多好几个小时吧，有时候持续一整天，每周差不多3~5次。

全科医生：除了心跳快、出汗、紧张，还有其他不舒服吗？比如：头晕、胸闷、胸痛、呼吸困难、饥饿感等。（了解伴随症状）

患者：没有。

全科医生：心悸发作与月经周期有关吗？（与经前期综合征鉴别）

患者：我觉得没有关系。

全科医生：你有吃药或保健品、减肥药这些吗？（明确用药史）

患者：没有。去看了医生，也没给我开药吃。

I（idea）——患者对自己健康问题的看法

全科医生：我看了你之前的相关检查，暂时可以排除一些常见的、严重的疾病。但是你的症状一直没有缓解，你怎么看待这个问题？（了解患者的看法）

患者：我认为是心脏问题。

全科医生：你认为是心脏问题的依据是什么？

患者：只有心脏病才会心悸、心慌的。

C（concern）——患者的担心

全科医生：你已经看了心脏专家，专家说你的心脏没有问题，为什么你还认为是心脏病？

患者：看了专家之后，医生说检查结果没问题。但是心悸症状一直存在，令我苦恼、担心，越来越紧张。

全科医生：你前面提到觉得很累、全身乏力，我想了解你的睡眠怎么样？（从睡眠切入，了解生活、工作压力情况）

患者：睡得不好，常常躺床上睡不着，有时候玩手机，有时候想事情。

全科医生：你一般几点上床，想些什么呢？

患者：我们这行经常加班，作息不规律，吃饭、睡觉没有准点儿，所以我每天喝咖啡提神。当躺下休息的时候，明明觉得身体非常疲倦，但是脑袋还在飞速运转，还在想方案，想着怎么把业绩冲上去。

全科医生：我能感受到你工作很认真，也很有拼劲儿。你是做什么工作呢？压力会很大吗？（共情）

患者：我是搞新媒体的，竞争非常激烈。没有构思新奇的方案，就没有客户流量，也就没有工作业绩。因此，即使领导不催，我也不敢懈怠。

全科医生：能听出来你的工作节奏确实很快。你从事这份工作多久了？

患者：1年多一点点吧。

全科医生：嗯，相当于从事这个行业不久，你就出现了心悸的情况。那你总是会担心工作或者工作业绩吗？（继续追问主诉与工作压力之间的关系）

患者：对啊，我的业绩必须冲在前面，否则我一方面自己觉得没面子，另一方面担心领导炒我鱿鱼。我不能失业啊，医生，我需要养活父母，还有妹妹在读大学，我还要交房租，还有各种开销。他们都依靠我，我要是失业了，他们可怎么活呀？我自己都得流落街头了。（患者的担忧）

全科医生：嗯，你的工作和生活压力确实很大。（同理心）

患者：是啊，所以我非常害怕失业，有各种担心无法自控。现在又总是心悸，尽管医生说身体没有问题，我依然担心紧张，简直焦虑得不行。最近1周，都没睡过好觉了。

E（expectation）——患者的期望

全科医生：其实，你自己已经说出问题答案了——焦虑，确切说是广泛性焦虑障碍。（告诉患者最可能的诊断）

患者：是吗？我第一次听说。

全科医生：广泛性焦虑障碍是焦虑症最常见的一种类型，其典型表现就是患者对日常生活中的事件和问题过度担忧，尽管患者很少或没有理由担心，但依然很难控制这种过度担心、焦虑。同时，还可能伴有过度紧张、难以集中精力、容易疲劳、心跳快等各种躯体不适的表现，这种情况往往持续6个月甚至更久，常常影响患者的工作与生活。（向患者解释广泛性焦虑障碍的临床表现）

患者：对啊、对啊，医生你简直神了，说的就是我。那我该怎么办呢？（患者的期望）

全科医生：广泛性焦虑障碍的治疗手段多、疗效确切，如药物治疗、心理治疗。心理治疗中的认知行为疗法是目前公认的有效方法，预后比较好。

患者：真的吗？！请你治好我的病吧。目前的状态，太令我苦恼了。

全科医生：我明白你的苦恼。我这里有一个广泛性焦虑障碍的筛查量表，你根据自己的情况，评估一下吧。（GAD-7焦虑筛查量表，见案例后附表）

患者：医生，我填好了，得了13分。（将量表交给医生）

全科医生：你的情况属于中度焦虑。我会帮你制订治疗方案，希望你能配合，相信很快会帮到你的。（给患者战胜疾病的信心）

患者：好的。

（1）最可能的诊断：广泛性焦虑障碍（generalized anxiety disorder，GAD）？

（2）诊断依据：通过RICE问诊，我们了解了患者的病情细节、睡眠、工作和生活压力、担忧，结合患者病史、体格检查和既往辅助检查资料，排除躯体疾病相关焦虑、药源性焦虑以及精神障碍相关焦虑后，分析该患者最可能的诊断是GAD。

4. 治疗方案和患者管理

（1）向患者解释病情。

（2）完善相关检查，排除器质性疾病：心电图、血常规、甲状腺功能、肝功能、肾功能等。

（3）心理疏导，转介心理门诊。

（4）预约心理治疗。

（5）告知患者治疗需持续6～12个月，给予患者信心。

（6）患者教育：养成良好的生活习惯，如规律作息、停止喝咖啡、保证充足睡眠，保持运动，放松训练（瑜伽、冥想）等。寻求朋友、家人帮助与支持。

（7）预约1周后复诊。

第2次就诊：

患者看了1次心理医生，诊断为GAD，给予药物治疗，并行心理治疗1次，睡眠明显改善，心悸、心情烦躁、焦虑较前改善，嘱患者继续心理治疗及药物治疗。

5. 案例总结

全科医生在接诊患者时，应该保持清醒头脑，针对每一个主诉，运用约翰·莫塔的安全诊断策略，各个击破，除了考虑最常见的诊断，要时刻警惕重要疾病，不遗漏、不被"面具"所蒙蔽，清晰把握问诊重点，体格检查细致到位，确保医疗安全，这是全科医生的基本功。

其次，我们要尽可能引导患者多讲与主诉相关的细节内容，耐心倾听，富有同理心，了解患者就诊原因（reason）、对疾病的看法（idea）、担心（concern）、期望（expectation），了解这些问题带给患者生活、工作的影响，不仅有助于建立亲密的医患关系，而且全面、细致的问诊可以帮助全科医生得出80%的诊断。

GAD在临床工作中并不少见。患者就诊时，往往自觉症状很重，情绪紧张、焦虑，但查体一般无阳性发现，辅助检查也多无异常。这时，全科医生不能用一句冷冰冰地"你没病"，就让患者离开诊室。我们不妨安抚患者，倾听患者的故事，帮患者厘清背后的原因，耐心做好解释工作，帮助患者养成良好生活习惯，争取家庭、朋友的支持，配合心理治疗、认知行为治疗、药物治疗等医疗手段，帮患者解决问题，让患者早日回归正常生活及工作。

6. 知识拓展

GAD是一种以焦虑为主要临床表现的精神障碍，起病缓慢，患者常常有不明原因的提心吊胆、紧张不安，显著的自主神经功能紊乱症状（如心悸、出汗、震颤、口干、尿频等）、肌肉紧张及运动性不安，患者往往能认识到这些担忧是过度或不恰当的，但不能控制，因难以忍受而感到痛苦。GAD是最常见的焦虑障碍，终生患病率为4.1%～6.6%，女性患者约是男性的2倍。

（1）DSM-V对GAD的诊断标准是，必须在至少6个月内的大多数时间存在焦虑的原发症状，这些症状包括：

1）过度的焦虑和担忧（为将来的不幸感到烦恼，感到忐忑不安，注意力难以集中等）。

2）运动性紧张（坐卧不宁、紧张型头痛、颤抖、无法放松）。

3）自主神经活动亢进（出汗、心动过速或呼吸急促、上腹部不适、头晕、口干等）。

（2）在评估疑似GAD患者时，重要的是排除具有类似症状的器质性疾病，如甲状腺功能亢进或嗜铬细胞瘤等内分泌系统疾病、心律失常或阻塞性肺病等心肺疾病、颞叶癫痫或短暂性脑缺血发作等神经系统疾病。同时，需注意与以下疾病相鉴别：

1）躯体疾病相关焦虑：甲状腺功能亢进、低血糖、系统性红斑狼疮等常有焦虑症状，而高血压病、糖尿病、冠心病、心肌梗死、脑梗死等常常是中老年焦虑的器质性因素。因此，针对相关疾病应结合病史、查体、辅助检查，明确诊断。

2）精神障碍相关焦虑：GAD与其他精神障碍有较高的共病率，有研究显示，93.1%的GAD患者至少伴有一种其他精神类疾病，其中，最常见的共病是重度抑郁，约占70.6%，且共病与GAD的严重程度呈正相关。因此，全科医生要仔细评估抑郁与GAD的严重程度和病程，且优先考虑抑郁障碍的诊断。有时精神分裂症患者也会出现明显的焦虑，只要发现有精神性症状，就不考虑GAD的诊断。

3）药源性焦虑：许多药物在长期应用、过量或中毒、戒断时可致典型的焦虑症状，如左甲状腺素、类固醇、茶碱、抗精神病药物（过量）使用、酒精、镇静催眠药戒断时等，可根据服药史鉴别。

（3）GAD的治疗方法有多种，包括药物治疗、心理治疗及自主疗法等。其中，有研究显示，药物治疗和心理治疗的综合应用是获得最佳疗效的方法。

1）药物治疗：急性期以缓解或消除焦虑症状及伴随症状、提高临床治愈率、恢复社会功能、提高生活质量为目标。其中，具有抗焦虑作用的抗抑郁药，如帕罗西汀、文拉法辛、艾司西酞普兰等，对GAD有效，且药物不良反应少，患者接受性好，目前已广泛使用。由于GAD是一种易复发性疾病，在急性期治疗后，巩固治疗和维持治疗对于预防复发非常重要，巩固期至少2～6个月，维持治疗至少12个月。

2）认知行为治疗：被认为是治疗GAD最有效的心理学疗法。GAD患者对事物的一些歪曲认知，是造成疾病迁延不愈的原因之一，认知行为疗法就是通过改变思维、行为，从而改变不良认知，帮助患者消除不良情绪和行为，并进行认知重建。

3）健康教育：富有同情心的倾听和教育是治疗GAD的重要基础。在患者和医生之间建立治疗联盟不仅可以帮助患者减少焦虑，对治疗的进展也很重要。在生活方式层面，全科医生可以帮助患者识别并消除可能引起焦虑的触发因素，如咖啡因、兴奋剂、尼古丁、饮食、压力等；其次，改善睡眠质量/数量、体育活动，不仅能减少抑郁和焦虑，还能改善身体健康、生活满意度、认知功能和心理健康。有研究显示，每周3次，每次以最高心率的60%～90%锻炼20分钟，可以有效减轻焦虑。可见，运动是治疗GAD的一种经济有效的方法。此外，瑜伽、冥想等放松训练也被认为有助于患者康复。因此，全科医生应让患者明白该疾病的性质，增进患者在治疗中的合作，鼓励患者树立信心、进行适当的体育锻炼、养成良好的生活习惯、坚持正常生活和工作。

附表

GAD-7焦虑筛查量表

在过去2周，你是否经常被以下问题困扰？请在答案对应的位置打"√"。	没有	有几天	一半以上时间	几乎每天
1. 感觉紧张、焦虑或烦躁	0	1	2	3
2. 不能停止或无法控制担心	0	1	2	3
3. 对各种各样的事情担忧过多	0	1	2	3
4. 很紧张，很难放松下来	0	1	2	3
5. 非常焦躁，以至于无法静坐	0	1	2	3
6. 变得容易烦恼或易被激怒	0	1	2	3
7. 感觉好像有什么可怕的事情会发生	0	1	2	3
总得分	=	+	+	+

注：

0～4分：没有焦虑症；5～9分：可能有轻度焦虑症；10～13分：可能有中度焦虑症；14～18分：可能有中重度焦虑症；19～21分：可能有重度焦虑症。

（杨　静　蔡飞跃）

思考题

1. 心悸的病因中，需要排除哪些急危重症疾病？

2. 在接诊GAD的患者时，需要考虑哪些鉴别诊断？

案例 ❽

"恶臭" 3年

患者，男，22岁，父亲陪同就诊。

患者口述：患者3年前发现浑身散发着只有本人才能闻到的恶臭味，父母和朋友们都不相信。3年来曾到当地三甲医院的耳鼻喉科、神经内科、皮肤科和内分泌科就诊并行相关检查均未见明显异常。

全科医生需要考虑的问题：

1. 如何构建全科医学整体性临床思维？
2. 是不是急危重症疾病？依据是什么？
3. 最可能的诊断是什么？依据是什么？
4. 治疗方案和患者管理。
5. 案例总结。
6. 知识拓展。

1. 如何构建全科医学整体性临床思维？

（1）诊断思路：嗅觉是人类最基本的感觉之一。嗅觉的形成过程复杂，有多组神经参与，受多种因素的影响。嗅觉神经元上的嗅觉受体与相应气味分子接触，将化学信号转化为电信号，通过嗅神经汇聚至嗅小体内，也称为嗅觉的外周水平。嗅觉信号通过投射神经元直接投射至大脑皮质或皮质下结构；再由上述脑区发出次级投射，该过程为嗅觉功能的中枢水平。中枢嗅觉处理过程所涉及的脑区也叫中央嗅觉结构，其在解剖学上与大脑边缘系统重叠，是情绪处理和记忆加工过程的重要参与部分，故嗅觉异常的症状受到外周病变、中枢系统以及情绪因素等方面的影响，作为全科医生作诊断时，都要考虑到。现从全科医学视角出发，采用约翰·莫塔的临床安全策略——临床5问对该患者进行分析（图2-8-1）。

（2）鉴别思维：嗅觉异常的原因颇多，可以由局部五官疾病引起，也可来源于神经系统病变。除此之外，全身性的疾病、外伤、药物滥用、医源性损害等因素也会造成影响，甚至精神心理性疾病，如焦虑症等情绪因素跟嗅觉也有着密切的关系。目前发现大约有200多种疾病和40多种药物可引起嗅觉障碍，最主要的病因是鼻—鼻窦炎性疾病与头面部外伤。

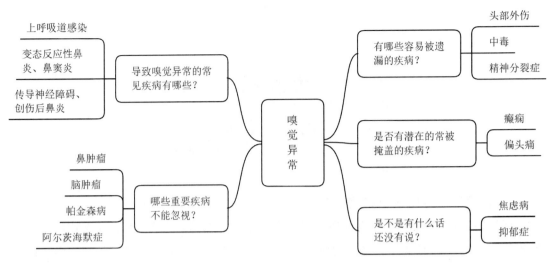

图2-8-1　嗅觉异常临床5问导图

全科医生接诊嗅觉异常的患者时，问诊思路要广阔和清晰，病史可以为找出病因提供最好的线索。了解嗅觉异常发作的起因、特点（持续性？间歇性？），加重和缓解因素，是否伴随鼻塞、流涕、鼻出血和面部疼痛等局部症状，是否伴随头痛、瘫痪、麻木和癫痫等神经系统相关症状，是否伴随记忆力减退等退化性症状，是否伴随妄想、幻觉和言语行为错乱等精神疾病相关症状。需要询问头部和鼻部的外伤或手术史，过敏史和药物服用史，是否存在职业暴露（化学品、有毒烟雾）以及吸烟和饮酒的习惯。

嗅觉异常作为首发症状，全科医生首先要识别危急性疾病，寻找红旗症状，若存在高风险因素，应及时转专科就诊。在排除危急性疾病的情况下，全科医生再进一步寻找病因线索，综合病史资料，针对性地进行体格检查，结合适当的辅助检查。依据病情的轻重程度、缓急情况和临床实用性，可简单地从导致嗅觉异常的常见病和不可忽略的疾病两个方面来思考（图2-8-2）。

2. 是不是急危重症疾病？依据是什么？

（1）病史：患者及家属详细地描述了嗅觉异常的发病过程和治疗经过。患者主诉3年前发现自己浑身散发恶臭味，这种臭味只有患者本人才能闻到，其他人闻不到，父母和朋友们都不相信，患者为此感到很苦恼、焦虑、烦躁不安。曾到当地医院的耳鼻喉科、神经内科、皮肤科和内分泌科就诊，检查了颅脑CT、磁共振成像（MRI）、甲状腺功能、肝肾功能、电解质、肝胆胰脾B超、心电图和胸片等，均未见明显异常。睡眠和食欲较差，大小便正常。曾就诊过中医，服中药调理也未有明显的改善。否认高血压、糖尿病病史，否认癫痫发作病史，否认脑膜炎病史，否认结核、艾滋病、梅毒感染史。无手术史，否认头颅外伤史。否认药物过敏史。否认肿瘤、癫痫等家族病史，否认精神病家族史。否认吸烟、酗酒史，无使用精神活性物质（如毒品/止咳水等）。未婚未育。家中独子与家人关系可，否认不洁性生活史。

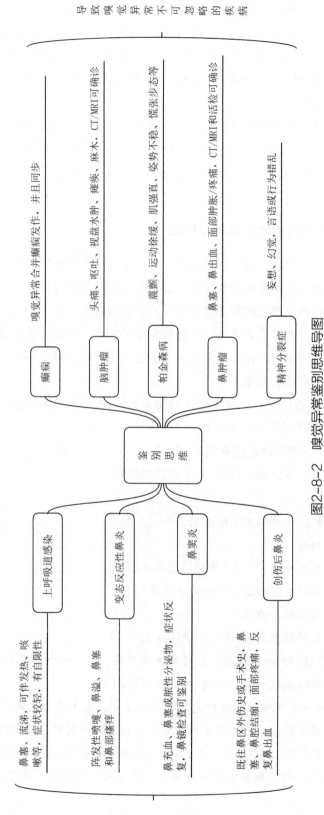

图2-8-2 嗅觉异常鉴别思维导图

（2）查体：神志清晰，言语顺畅，查体合作。定向准、仪表整齐、年貌相符，交谈接触可，可引出幻觉妄想体验。注意力集中，主动诉说病情，思维联想基本正常，智力正常。承认既往有情感低落体验，曾有冲动行为，目前暂无自伤自杀计划，自知力存在。生命体征平稳，心肺腹查体未见明显异常，双手平举时无明显颤动，双下肢无水肿。

（3）初步排除急危重症疾病。

依据：22岁男性，无特殊慢性疾病，无明确外伤史，无毒性物质暴露史；体格检查心肺未异常体征；3年来三甲医院多个专科全面检查都未发现器质性疾病。颅脑CT、磁共振成像（MRI）、甲状腺功能、肝肾功能、电解质、肝胆胰脾B超、心电图和胸片等均未见明显异常。

3. 最可能的诊断是什么？依据是什么？

常规地问病史和体格检查没有找到病因，虽然结合患者既往的辅助检查和检验等病例资料，可以明确排除急危重症疾病的可能。那么嗅觉异常的原因是什么？什么疾病导致患者如此纠结于这个症状？患者的发病经历是不是还隐藏着什么？

全科医学的核心理念是全人照顾，不能仅局限于症状，还要关注患者个体，了解患者背后的故事。为了找到答案，让我们以患者为中心，了解嗅觉异常的发生、发展，尤其了解患者内心的看法、顾虑和期望。

为了得到更多患者的信息，首先要减轻患者的心理压力，身心轻松，然后开始采用RICE问诊模式，对患者进行深入的访谈。

R（reason）——**患者就诊的原因**

0201 幻嗅 - 精神分裂症（视频）

全科医生：你好！有什么可以帮你？（开放式提问）

患者沉默。

全科医生：你好，你有哪里不舒服吗？

患者皱眉，不自在。

患者：医生，我很难受……（1分钟后患者才回答）

全科医生：请你将生病的过程详细地告诉我吧。

患者：我身上有种很臭的味道。

全科医生：什么时候发生的？（寻找诱因线索）

患者：大约3年前，第一次发现是我读高中的时候，班上一个女同学闻到的。

全科医生：请详细地说一说，好吗？（开放式提问）

患者：3年前的一个下午，我刚打完篮球回到课室，班上有个女同学走过来向我请教数学作业。她一边听我说话，一边用手捂着鼻子，我想她闻到了我身上的臭味。

全科医生注视着患者，同时点头，不说话。（肢体语言适当反馈表示倾听，适当的沉默）

患者：我回去后真的闻到身上有一股臭味，洗澡后仍有臭味，反复洗都洗不掉。（很沮丧地说）

全科医生：你说你闻到臭味，是什么样的味道？在什么情况下特别明显？（了解症状

的性质、加重和缓解影响因素）

患者：是一股很冲鼻子的酸臭味。在安静、空气流通不畅的房屋中（如教室、多人的宿舍等），臭味症状就会出现，但在运动和逛街的时候反而没有。

全科医生：臭味一般会持续多长时间？（了解症状时间的长短）

患者：说不定的，有时候时间长3~5天，有时候只持续1~2个小时。厉害的时候会熏到我恶心、头晕。

全科医生：还有别的不舒服吗？（了解伴随症状）

患者：有人想杀我。（迫害妄想）

全科医生：你是怎么知道有人想杀你的？

患者：我看到有人在背后对我指指点点，有时会听到一些人骂我。可能是闻到我身上的臭味，想谋害我。（幻觉）

全科医生：还有什么想告诉我吗？

患者：我能看到一些骷髅在空气中飞。三太子说有妖魔躲在镜子后面监视我，我就把家里所有的镜子都打烂了。

全科医生：三太子是谁？

患者：哪吒三太子。

全科医生：你这段时间有没有在服用什么药物或者保健品？（了解服药史，排除药物影响的情况）

患者：我都很久没吃过什么药了，之前去看医生做检查，说没什么问题，所以就不吃药。

I（idea）——患者对自己健康问题的看法

全科医生：你认为是什么原因导致这样的呢？（了解患者对自身问题的看法）

患者：我不知道什么原因，但我知道我肯定生病了。应该是一种皮肤病，身上寄生臭虫了。

全科医生：你认为身上有臭虫的依据是什么？

患者：我上网查到的，症状跟我现在的很相似。

全科医生：凭空听到声音和看到奇怪的东西，你认为是什么原因呢？

患者：我也上网查了，像是神经衰弱和焦虑症。都是受到这臭味影响的。我知道这不正常，所以需要看医生治疗。

全科医生：还有什么要告诉我的吗？

患者：没有了。

C（concern）——患者的担心

全科医生：这种情况对你的学习和生活造成哪些影响？（了解患者的日常生活情况）

患者：影响很大，我平时无法集中精力学习，晚上也睡不着觉，在大学已经有几门课挂科了。再不治好这个病，我就无法完成学业了。（叹气地说道）

全科医生：看得出，你对学业很重视呀！（同理心）

患者：是呀，我考上大学，本来有很好的前途。但现在受这个疾病的困扰，无法再专心读书学习了……

全科医生：你跟家人的关系如何？（了解家庭生活背景）

患者：爸妈只有我一个儿子，对我很好，相处很和谐。他们把希望都寄托在我身上，但我现在读书不成，他们挺失望的……（沮丧、叹气地说）

全科医生：你对目前情况，最担心的是什么？（了解患者对病情的担心）

患者：我担心身体里隐藏有你们医生发现不了的严重疾病。

E（expectation）——患者的期望

全科医生：你希望我能帮你什么？

患者：帮我祛除我身上的恶臭味，它快把我逼疯了。（患者的期望）

全科医生：我们都没有闻到你身上有臭味，根据目前的病情来看，臭味是你的幻觉，你可能有精神方面的疾病。

患者：精神病？我怎么会是精神病？

全科医生：精神疾病是通俗地说就是精神异常、行为错乱。

患者：那我的情况能治好吗？

全科医生：为了明确诊断，我要将你转诊到精神病专科医院，由专科医生诊断和决定治疗方案。（疑似精神疾病需要及时转诊）

患者：我看到电视里面精神患者都被关在一个狗笼子里，我不想去精神病院。

全科医生：现代化的医院病房很舒适的。你先在医院治疗，病情稳定后再回来。你还有什么担心的吗？

患者：我是不是要一辈子都吃药？

全科医生：你先别着急，我慢慢跟你们讲（适当的安慰，平稳情绪）。精神疾病的治疗周期比较长，但并不等于终身服药，只要规律服药，病情好转后可以慢慢减药，甚至停药的。

（1）最可能的诊断：精神分裂症（schizophrenia）？

（2）诊断依据：患者幻嗅3年，多次就医，检查检验未见异常，排除五官疾病和中枢系统疾病引起的嗅觉异常。通过RICE问诊，我们了解到患者的心理、家庭关系和故事背景等，患者伴随幻嗅3年，幻听、幻视和妄想1年，且没有其他诊断能更好地解释这些表现，基本符合DSM-5中对精神分裂症的诊断标准。

由于全科医生没有权限做出"精神分裂"的诊断，需要转诊到精神科专科医生确诊并制订治疗方案。

4. 治疗方案和患者管理

（1）向患者解释症状的原因，解除患者和家属对疾病的顾虑。

（2）记录病程发展和治疗经过，完善病程记录。评估患者的自知力、危险性和社会功能状况。该患者认识到自己有病，能理解哪些是病态的表现，认为需要治疗，故自知力良好。患者无对自身和他人做出暴力伤害行为，有打砸财物（镜子）行为，但能被劝说制止，危险性为2级。患者注意力难以集中，无法正常进行读书学习，社会功能较差。病情属于基本稳定，无须强制应急转诊。

（3）初步诊断为精神病疑似病例，为患者开具精神科专科转诊单，联系精神专科医生，简单汇报病情。

（4）保护患者的隐私，留下联系方式和地址，5天内跟踪随访，直到患者到达专科医生处就诊后确诊。

（5）等待精神科专科确定治疗方案且病情稳定后下转社区，再进一步管理。

第1次上门访视：

患者被转诊到精神科专科就诊，确诊为精神分裂症，住院治疗8个月，病情稳定后由专科通过重性精神病信息管理系统下转到社区，交由社区的全科医生团队进行管理。患者出院后第2天，全科医生、社工和民警到患者家里进行上门访视。患者和父母一起同住在出租屋，生活环境一般，父亲在工厂打工，母亲辞职在家照顾他。专科医生给予奥氮平片和帕罗西汀片口服。患者精神状态较前明显好转，幻嗅、幻听、幻视和妄想等症状消失，无残留症状，患者的自知力和社会功能状态良好，危险性0级，服药的依从性好，病情属于稳定状态。

在重性精神病信息管理系统上记录患者随访后的评估结果。全科医生为患者和家属介绍精神分裂症患者管理注意事项，叮嘱依时服药。家属要支持和关心照顾患者，避免言语刺激，尽量减少冲突，留意是否存在药物副作用，观察并记录患者的情绪变化和睡眠情况。如果遇到危机情况，例如患者伤害他人或者自杀行为，要及时联系社工和派出所民警。社工为精神病患者安排相应的康复项目，鼓励患者参与社会活动、积极社交，增强自信心和自我认同感。

第2次上门访视：

接到患者家属电话，反映患者有明显的情绪波动，伴冲动行为，请全科医生上门访视。与上一次访视的时间相差2个多月。全科医生联同社工和民警一起上门。患者当前有轻度躁狂和焦虑，伴随头痛等躯体化症状。1周前在母亲的面前大发雷霆，把手机摔坏。患者父亲代诉，患者长期服药后出现憋气、瞌睡，反应变慢等，便擅自停服药物，导致病情恶化。对患者进行现场评估，危险性为2级，社会功能较差，服药依从性差，同时伴有和家人感情疏远、生活懒散、不外出等阴性症状。病情出现变化，需转诊专科治疗。

全科医生在重性精神病信息管理系统上写好反馈内容和评估结果，转发给精神科医生，并且把患者再次转诊到精神科专科，重新调整治疗方案。

5. 案例总结

全科医生在基层接诊患者，可能会遇到各种首发症状的主诉，所以，临床思维一定要广泛，考虑到各个系统可能存在关联的疾病。本案例中的幻嗅，首先考虑感官器官疾病和中枢神经系统病变，应详细询问病史并及时进行相应实验室检查和功能评估，进行排除；要了解外伤史和手术史的影响；留意某些药物如金刚烷胺、苯二氮䓬类抗焦虑药、青霉素类和氟喹诺酮类抗生素等药物，以及精神活性物质如酒精、可卡因等滥用和戒断都会导致的幻觉产生。全科医生在排除急危重症疾病后，通过RICE问诊，找到疾病的诊断线索，考虑精神心理障碍疾病。

精神疾病的诊断复杂、不确定，对全科医生来说是一种挑战。由于其固有特点，例如诊断主要基于患者自我报告以及精神科医师在晤谈时发现的精神病症状、综合征等，缺乏客观的生物学指标。再加上精神障碍患者及家属的不合作，或者家属表达不清楚，不能获得准确的病史，都给诊断带来困难。

尽管全科医生没有诊断精神疾病的权限，但要具备鉴别精神疾病的能力，尤其是要熟练掌握精神疾病的诊疗思维。首先，全科医生要识别精神症状，掌握正常精神表现与异常精神表现的特点，如抑郁、焦虑、烦躁等本身是人体的一种情绪，并不一定是疾病，只有达到一定的标准，才能列入疾病，这些标准全科医生应该熟练掌握。其次，需要排除器质性疾病导致的精神障碍。例如：脑组织损伤后出现精神异常，脑出血、脑梗死等疾病后遗症出现的焦虑、抑郁等精神症状。全科医生不能只停留在精神异常层面，务必深挖，寻找更深层的病因。再次，简单评估精神疾病的严重程度。在精神疾病管理中，常见的6种严重疾病（精神分裂症、双相障碍等）一定要熟悉，接诊到严重疾病时要遵循社区精神疾病管理要求，及时转诊专科，而且要跟进随访。

6. 知识拓展

精神分裂症是一种病因复杂、往往累及终生的常见重性精神疾病，具有感知、思维、情感、意志和行动等多方面的障碍，以精神活动的不协调或脱离现实为特征，主要临床表现有幻觉、妄想、意志减退、快感缺乏、怪异行为、情感迟钝、言语贫乏以及社交退缩等。在明显的精神症状出现之前，患者常有非特异性的前驱症状，如焦虑、抑郁、情绪波动、易激惹、丧失兴趣、怪异想法等。全科医生要熟悉精神分裂症的临床表现、诊断要点和鉴别诊断，早期识别疑似精神分裂症患者，及时转诊到精神病专科，对于精神分裂症患者的治疗和康复有重要的作用。

精神分裂症患者常出现严重的多方面社会功能损害，难以进行正常的工作、学习、自我生活料理与人际交往。治疗手段主要是使用抗精神病药物与心理治疗相结合，强调全程治疗，提高治疗依从性，维持治疗预防疾病复发，减少社会功能损害，帮助患者尽早康复，重新回归社会，建立正常的生活。为使患者得到恰当的治疗和支持，要开展以患者为中心的协调服务（个案管理），组建包括精神学家、心理学家、全科医生、社会工作者、护士等多学科精神卫生服务团队，对精神病患者提供以医疗保健为主的综合、持续、协调的服务。

个案管理是针对精神疾病患者，尤其是精神分裂症患者发展起来的一种新型的社区服务模式。每一个患者都有专门的个案管理者，由个案管理者负责督促和协调治疗小组对患者执行个体化的治疗方案。全科医生在社区精神病个案管理中处于核心地位，定期上门随访工作，评估患者的精神症状、自制力、危险性和社会功能等，发现病情不稳定者立即转诊到上级专科医院。

（何国枢　蔡飞跃）

思考题

1. 常见导致嗅觉异常的严重性疾病有哪些?
2. 精神分裂症的临床表现主要有哪些?

案例 ❾
腹痛6月余

患者，女，23岁，独自1人前来就诊。

患者口述：6个月前，腹部无明显诱因出现间断性隐痛，位置不确定，伴有情绪低落。

患者曾到专科就诊，血常规、尿常规、大便常规、血糖、肝功能、肾功能、心肌酶、心电图、全腹B超等多项检查都未见异常。

全科医生需要考虑的问题：

1. 如何构建全科医学整体性临床思维？
2. 是不是急危重症疾病？依据是什么？
3. 最可能的诊断是什么？依据是什么？
4. 治疗方案和患者管理。
5. 案例总结。
6. 知识拓展。

1．如何构建全科医学整体性临床思维？

具体见本书第三章的案例4。

2．是不是急危重症疾病？依据是什么？

第1次就诊：

（1）病史：患者，女，23岁，7个月前顺产1女婴，出院后一直待在家中，产后半月出现无明显诱因的腹部隐痛，疼痛位置不确定，无放射痛。半年来，腹痛发作无明显规律，每次疼痛持续1~7天不等。曾多次独自到当地医院专科就诊，检查血常规、尿常规、大便常规、血糖、肝功能、肾功能、甲状腺功能、心肌酶、心电图、全腹彩超等都没有问题。专科医生考虑胃肠功能紊乱，给予解痉止痛药、益生菌类药物服用，起初稍有效果，服用2~3次后治疗效果不明显。在专科医生的推荐下，携带该院病历资料，来全科就诊。患者既往无高血压、糖尿病、高血脂等慢性病，无肝炎等传染病及接触史，无家族遗传病史，孕1产1，产后4月恢复月经，月经周期26~28天，每月行经3~5天，经期规律，月经量中等，无痛经。

（2）查体：T 36.2℃，BP 112/78mmHg，P 70次/min，R 20次/min，BMI 18.2kg/m^2。患者

全身皮肤巩膜无黄染，无皮疹、蜘蛛痣，浅表淋巴结无肿大。双肺呼吸音清，心律齐，未闻及心脏杂音。腹部平坦，腹软，肝脾肋下未扪及，上腹正中部轻度压痛，无反跳痛，未触及肿块及腹主动脉搏动。叩诊无移动性浊音，听诊肠鸣音正常，脊柱无畸形、无压痛。

（3）初步排除致命性腹痛疾病。

依据：23岁女性，无高血压、糖尿病、高脂血症等慢性疾病，无肝炎等传染病史，无家族遗传史，无便血；体格检查体温正常，心脏无异常体征，腹部无包块、无腹水、未触及腹主动脉搏动；半年来反复检查血常规、尿常规、大便常规、血糖、肝功能、肾功能、甲状腺功能、心肌酶、心电图、全腹B超等均未见异常。

3. 最可能的诊断是什么？依据是什么？

全科医生除了针对患者症状认真仔细地进行问诊和体格检查外，还要以患者为中心，全面地了解患者的生活、心理、顾虑、期望等，下面采用RICE问诊，进行深入访谈，寻到病因。

R（reason）——患者就诊的原因

全科医生：你好！有什么可以帮你吗？（开放式提问）

患者：肚子痛半年多了。

全科医生：你能将生病过程详细地告诉我吗？（打开话题，让患者描述患病经过）

患者：我7月前生了1女儿，生产半个月后开出现肚子痛，开始没在意，但后来反复出现肚子痛，到当地三甲医院看了好几次，消化科、妇科我都去过了，做了好多检查和化验，医生都说没有问题，一直没有找到病因。

全科医生：可以告诉我腹痛的感觉是怎样的吗？（了解患者的感觉和体验）

患者：我说不清楚，就觉得隐隐地痛，疼痛位置不固定，有时左边痛，有时右边痛，有时上腹痛，有时下腹痛。

全科医生：腹痛发生时会持续多长时间？大概多久发生一次？

患者：肚子有时痛几个小时，有时持续痛几天，疼痛发作没有规律，一般是一个星期发作一次，有时间隔一个星期发作一次。

全科医生：除腹痛之外，你还有其他不舒服吗？（了解伴随的症状）

患者：还有头晕、胸闷、腹胀，心情不好，偶尔感到烦躁。

全科医生：大便怎么样？

患者：大便还正常，没有腹泻，也不便秘。

全科医生：你最近在吃什么药吗？（了解患者的服药史）

患者：我现在都没吃药，之前吃药都没什么效果。

I（idea）——患者对自己健康问题的看法

全科医生：你认为是什么原因导致腹痛呢？（了解患者对自身问题的看法）

患者：刚开始我以为是肚子着凉，吃点藿香正气丸，慢慢肚子就不痛了，可后来肚子反复隐痛，应该与肚子着凉无关。

全科医生：你不要太着急，腹痛的病因很复杂，我们帮你一起来寻找原因。

患者：会不会肚子里有癌症？（患者小心翼翼地说）

全科医生：你认为肚子里有癌症的依据是什么？（引导患者说出内心的看法）

患者：我外婆2年前肚子痛了半年，一直没有去医院看病，后来疼痛越来越加重，到大医院检查发现是肠癌晚期。

C（concern）——患者的担心

全科医生：你现在的担心是什么？

患者：我肚子痛了这么长时间没有找到病根，我很害怕身体藏有癌症。（患者内心深处的担心）

全科医生：做了这么多检查，没有发现癌症的迹象，你这个年龄得癌症的可能性不大，不要太担心。

患者：你这样说，我安心多了。

全科医生：你睡眠好吗？（从睡觉入手，为了解患者的心理做铺垫）

患者：睡眠不好。早醒，睡眠很浅，一点声音响就会被吵醒，睡眠质量也不好。晚上要给宝宝喂奶，每天早上4点钟左右就醒，醒了就睡不着了，每晚只能睡3~4小时。

全科医生：睡眠不好，你第二天感觉如何？

患者：晚上睡眠不好，第二天做什么事都没精神，疲倦、烦躁。上个月我喂宝宝喝奶粉时烫到她，宝宝手上起了个水疱，我觉得自己很没用。

全科医生：你为什么会这么自责？

患者：我是做销售的，别人都说我性格外向、做事麻利。自从生小孩后我常常一个人在家里哭，不想说话，对很多事都提不起兴趣，感觉度日如年，觉得人活着没劲。看到宝宝也没有开心的感觉，甚至有送人的想法，医生，你说我这是怎么了？（抑郁情绪）

全科医生：先不着急（医生拍拍患者的手背）。我问你一个比较隐私的问题，你有没有过自杀的念头？

患者：目前还没有。

全科医生：平时你们夫妻关系如何？

患者：我老公工作比较忙，家里的事情他都不管，晚上宝宝哭他也不会照顾。夫妻感情比较冷淡。

全科医生：根据刚才与你的交谈，发现你的情绪低落，愉悦感下降。我想请你做一个问卷，了解你现在的心理健康状况。（递给患者爱丁堡产后抑郁量表）

患者：好的。

患者开始做问卷，8分钟后完成问卷。

患者：这个表我生孩子后1个月内做过2次，医生说打了10分，分数稍高一点，可能有抑郁，要我平时多注意情绪，不要想太多，多运动。

全科医生：你这次总分是16分，说明可能有中度抑郁。你现在对很多事情缺乏兴趣、情绪低落、不喜欢说话、容易感到疲劳、过度自责等，提示你患的是产后抑郁症。（明确

告诉患者最可能的诊断）

患者：产后抑郁症是什么病？

全科医生：产后抑郁症属于抑郁症的一种，女性生育后出现的一种心理疾病，表现为情感低落、兴趣和愉快感丧失、疲倦、乏力等。它也可以合并一些躯体不适的症状，如胸闷、食欲下降、头痛、背痛、腹痛等，你的腹痛就是抑郁的躯体症状。（向患者解释产后抑郁症的临床表现）

患者：哦……

E（expectation）——患者的期望

全科医生：你家族亲戚中有精神患者吗？

患者：我妈妈更年期时好像有抑郁症，亲戚中没有精神患者。医生，你要帮我，治好我的病，我宝宝还这么小……（患者的期望）

全科医生：抑郁症是一种可以治愈的疾病，常见的治疗方法有心理治疗、药物治疗。我们会帮助你的，只要配合治疗，一定可以治好的。

患者：你现在给我开药吗？

全科医生：我们全科医生不能诊断抑郁症，我不能给你开药。区妇幼保健院有专门针对产后抑郁的心理专科，我帮你转到那里，最好让你的丈夫陪你一起去，让心理医生给你制订治疗方案。我也会追踪随访你的情况。一会你加我微信，你有疑问的时候，可以在微信上问我，我会尽可能帮助你。（给予患者治疗的信心）

患者：好的，谢谢医生。

（1）最可能的诊断：产后抑郁（postpartum depression）?

（2）诊断依据：通过RICE问诊，我们了解到患者的心理、家庭关系、睡眠等，结合患者的病史、体格检查和携带的辅助检查资料、病例以及爱丁堡产后抑郁量表评估，母亲有抑郁症病史，患者最可能的诊断是产后抑郁症。综合医院专科已经排除了器质性疾病。

4. 治疗方案和患者管理

（1）向患者解释腹痛的原因，解除她对疾病的顾虑。

（2）鼓励充分休息、锻炼身体，告知患者及家属产后抑郁的症状及不治疗的潜在风险，安抚患者情绪，让家属充分支持帮助患者，树立战胜疾病的信心。

（3）给患者开具转诊单，追踪随访患者，观察患者对治疗的反应情况、情绪变化、腹痛发作的频率是否较前减少。

（4）告知患者产后抑郁的治疗方法，可通过认知行为心理疗法，必要时服用抗抑郁药物是可以缓解不良情绪，治疗需持续12个月左右，给予患者信心完成治疗。

（5）患者教育：向患者讲述产后抑郁的相关知识，并告知患者如果感觉自己可能想要自残或伤害你的孩子，立即去求上级医院的接诊心理专科医生。

（6）对症治疗：患者拒绝药物治疗，建议腹部热敷。

（7）等待心理专科医生的诊断结果，待病情稳定后下转社区，再进一步管理。

第2次就诊：

第5天患者在丈夫的陪同下复诊。

患者当天回去将看病的事情和丈夫说了，第2天在丈夫的陪同下到当地妇幼院心理专科就诊，确诊为产后单相抑郁（postpartum monophasic depression）。专科医生给她开具了舍曲林服用（50mg，早上口服，1次/d），让患者2周后复诊。患者感觉全科医生让她心安，再次和丈夫来复诊，咨询舍曲林的药物副作用。全科医生进行了详细的解释，安慰患者按照心理专科医生的建议定期复诊，规律治疗。也让其丈夫多关心患者，对患者丈夫科普产后抑郁症可能产生的不良后果。家属当即表示一定积极配合，帮助患者早日康复。

接下来的几个月，全科医生每月随访，了解患者就诊及病情发展情况，给予安慰，适时进行健康教育。

第3次就诊：

8个月后患者在丈夫的陪同下复诊。

患者情绪明显好转，睡眠改善，诉在治疗的第1个月腹痛情况明显缓解，现在已经完全停药，继续给予鼓励和支持，交代患者丈夫多关心照顾患者、多沟通，并嘱咐若有不适及时就诊。

5．案例总结

全科医生是居民健康的"守门人"，腹痛是常见病、多发病，应该熟悉并掌握腹痛的诊断思路。腹痛的病因很多，全科医生在接诊腹痛患者时，要从腹痛的发病机制入手，寻找腹痛的致病原因，务必排除红旗征。全科医学是提供以社区为基础的、连续的、综合的、预防的基层保健的一门学科，注重"全人""连续性"照顾，本病例中，患者反复腹痛，多次就诊专科治疗效果欠佳，全科医生本着"全人"的理念，运用全科思维，排除器质性疾病后，应考虑到患者的心理、社会相关问题，该患者的腹痛是产后抑郁症的躯体化表现。社区健康服务中心妇保医生负责对本社区所有产妇进行上门访视，签约家庭医生，同时，运用爱丁堡产后抑郁量表对产妇进行抑郁症筛查，一旦发现量表评估分＞10分即开转诊单，将患者转介到上级专业心理治疗机构进行干预。妇保医生追踪确认产妇后续治疗进程，适时引导、健康教育，必要时联合社区工作站进行帮扶。

产后抑郁一定注意鉴别诊断，全科医生首先要详细询问病史和认真做好体格检查，以及相关的实验室检查，排除躯体性疾病，要与产后情绪不良、继发性抑郁障碍、双相情感障碍、创伤后应激障碍、神经衰弱相鉴别。将患者转诊到心理科前要做好向患者做好解释，写好转介信，要随访患者，做好患者管理。

6．知识拓展

（1）产后抑郁障碍（PPD）：是指经过生产之后的女性由于性激素的分泌变化、心理及社会角色变化等导致心理及生理上出现一系列的问题，是最为常见的女性精神障碍性疾病。15%～30%的产妇会发生产后抑郁症，产妇可在生产后的6周之内发生产后抑郁，也可能在整个产褥期都持续存在，严重者甚至直到幼儿上学前都有持续性存在。情绪长时间低落、无精打采、对周围事物提不起兴趣、常常会感到疲乏困倦、面无表情，且经常会因为一点小事伤心哭泣等是产后抑郁的突出表现。

PPD的影响因素众多，一般认为是多方面的，主要包括生物学因素，如产后激素水平改变；产科因素，如阴道助产、产次，遗传因素；社会心理学因素，如文化程度、社会家庭支持、产妇心理状况、孕期营养及产前增重情况、非母乳喂养等。

产妇在经历分娩后，往往会出现一些生理性的躯体及精神方面的改变，容易与PPD的临床表现混淆，因此需要注意甄别：

1）睡眠障碍：正常产妇在避免婴儿的吵闹后可以安然入睡，PPD患者即使有安静的睡眠环境，不受婴儿干扰，依然不能正常睡眠。

2）精力下降、疲乏感：产妇可以出现生理性的精力下降、疲乏感，但这种状况会随着时间的延长、充分的休息而好转，而PPD患者这种感觉随着时间的延长无减轻，甚至可能会加重。

3）注意力障碍、记忆力下降：很多产妇都会出现注意力不集中、记忆力下降的表现，但程度一般较轻，持续时间较短暂，但PPD患者的往往程度较重，且持续时间较长。

（2）产后访视：产妇出院后社区全科医生至少去产妇家中访视2次，分别为产后第7天和14天，访视的主要内容包括心理咨询、营养指导、卫生指导、健康宣教、母乳喂养技术等。访视中要填写产后访视卡，记录产妇的子宫收缩、恶露情况、乳房情况及伤口情况（如遇产妇存在伤口时）；测量婴儿体重、头围、身长和黄疸，检查婴儿的脐带并消毒。了解喂养情况，使用爱丁堡产后抑郁量表进行问卷调查。产褥期妇女面对着体内性激素变化带来的生理性改变和身份变化带来的心理性改变，会产生一系列的生理或心理问题，规范产后访视的介入，能够有效地预防产妇生理或心理疾病的发生。

（3）PPD的综合治疗原则：当前治疗PPD的三种主要方法是药物治疗、心理治疗和物理治疗。已有众多的循证医学证据显示，综合治疗的效果优于单一的任何一种治疗。全科医生长期在社区工作，是居民的健康守门人，也是居民信任的朋友。孕产妇是重点人群，严重的产后抑郁可能会导致患者自杀，造成不能挽救的严重后果，全科医生应该熟悉PPD的临床表现、方法、药物禁忌证，也应掌握常用的心理治疗方法，如认知行为治疗，在临床中、在社区疾病管理中灵活应用，帮助居民尤其是PPD患者战胜疾病，恢复健康。

（刘　湘　吴　疆　蔡飞跃）

思考题

1. 常见急危重症腹痛有哪些疾病？
2. 产后抑郁的特点是什么？

案例 ⑩

头痛2年

患者女，54岁，独自一人前来就诊。

患者口述：2年来反复出现头痛，影响正常工作、生活，多次在医院就诊，行颅脑CT检查均提示未见异常，服用止痛药后头痛可以缓解。

全科医生需要考虑的问题：

1. 如何构建全科医学整体性临床思维？
2. 是不是急危重症疾病？依据是什么？
3. 最可能的诊断是什么？依据是什么？
4. 治疗方案和患者管理。
5. 案例总结。
6. 知识拓展。

1. 如何构建全科医学整体性临床思维？

具体见本书第三章的案例2。

2. 是不是急危重症疾病？依据是什么？

（1）病史：患者女，54岁，大专学历，既往从事教育工作，主诉头痛2年。患者2年前无明显诱因开始出现头痛，呈枕部非搏动性持续性钝痛，无向他处放射，无先兆症状，无伴随症状，安静休息头痛可稍缓解，头痛不影响夜间睡眠，但日常工作、生活受影响。绝经2年。曾反复到三甲医院就诊，行颅脑CT、MRI检查未异常，血常规、尿常规、肝肾功能、甲状腺功能、血糖、血脂等检验都在正常参考范围内，予布洛芬、对乙酰氨基酚等对症治疗后，头痛可缓解。

（2）查体：生命体征平稳。语言清晰、流利，头颅外观无畸形，头皮无触痛。睑结膜无充血，双侧瞳孔等大等圆，对光反射灵敏，眼球运动正常，视力正常，耳郭无畸形，外耳道通畅，无异常分泌物，鼓膜完整，听力正常，耳屏、乳突无压痛。鼻腔通畅，无异常分泌物，鼻黏膜无充血水肿，鼻中隔无偏曲，下鼻甲无肿大。心肺腹部望、触、叩、听未见异常。无颈项强直，膝反射、跟腱反射正常，Babinski征（−），Oppenheim征（−），Kernig征（−），Brudzinski征（−）。

（3）初步可以排除急危重症疾病。

依据：54岁女性，生命体征平稳，头面、五官、心、肺、腹、神经系统检查未发现异常体征，2年来多次于三甲医院检查、检验，未见严重异常报告。

3. 最可能的诊断是什么？依据是什么？

大多数慢性头痛患者对头痛的态度和表述会使医生迷惑，有时患者因为担忧，会隐瞒自己的病情，增加了医生诊断的难度。建立良好的信任关系，详细地询问病史，站在患者的角度看待问题，我们往往可以有惊喜发现。

0202 头痛-延长哀伤障碍（视频）

R（reason）——患者就诊的原因

全科医生：阿姨你好，请坐！我是邱医生，有什么可以帮助你的吗？（开放式提问）

患者：医生，我要止痛药。

全科医生：你为什么要止痛药？（了解患者的就诊原因）

患者：2年前我头痛，开始没重视，后来头痛越来越严重，我去医院拍了颅脑CT，医生说没问题，给我止痛药。吃了止痛药，头痛缓解了，但是隔三岔五的还是痛。

全科医生：说说你头痛的感受……（鼓励患者自己讲述病情）

患者：我整个头像戴了一个紧箍一样痛，休息一会或者睡觉后会好一些。

全科医生：你还有其他不舒服吗？

患者：没有。

全科医生：头痛时有没有恶心、呕吐？或者畏光畏声？（鉴别偏头痛）

患者：没有。

全科医生：你家里人有类似的情况吗？（了解患者的疾病家族史）

患者：没有。

全科医生：你最近睡眠好吗？（从睡眠入手了解患者的心理）

患者：严重失眠，睡不着，睡着了也早醒。

全科医生：你的家人知道你头痛吗？（了解患者的家庭）

患者：没有人知道。我丈夫过世了……（患者伤心流泪）

I（idea）——患者对自己健康问题的看法

全科医生：很抱歉，触及你的伤心事。能跟我说说你丈夫的事情吗？（全科医生为患者递上纸巾。）

患者：2年前，他说肚子痛，带他上医院，诊断胰腺癌，3个月后就走了。

全科医生保持沉默，面向患者，认真倾听患者的诉说。

患者：我每天感觉他就在我身边，没有离世，晚上看着我睡觉。他的东西我舍不得丢，我天天抱着他的衣服，好像他只是外出了。

全科医生：已经过去2年了，你还很伤心。

患者：他走了以后，我吃不下，睡不着，每晚都梦见他……

全科医生：你还很痛苦吗？

患者：老公走了，我的世界也没有了，越来越麻木，对任何事情都不感兴趣，人变得很冷漠，不愿意与人聊天，也不相信别人……

全科医生：你自己认为头痛是什么原因？

患者：我开始以为脑袋长了肿瘤，检查没有发现异常。

全科医生：请继续说。

患者：后来我发现每每想到他，我就止不住的头痛。

C（concern）——患者的担心

全科医生：头痛时你怎么办？

患者：我吃止痛药，有时睡觉后疼痛缓解。

全科医生：你有几个孩子？

患者：我只有一个儿子。

全科医生：你儿子知道你头痛吗？

患者：他不知道，我没有告诉他。

全科医生：为什么不告诉你儿子？

患者：儿子很孝顺，他知道我头痛后会影响他的工作，给儿子带来麻烦。

全科医生：你担心什么？

患者：担心自己哪天像他爸爸那样突然离世，儿子孤苦伶仃，很可怜……

E（expectation）——患者的期望

全科医生：你为什么如此悲观？

患者：我还不能接受老公离世的事实，我每天行尸走肉，很空虚，一直沉浸在痛苦中不能自拔。2年都没有上班，不出门，白天黑夜不知道怎么过的……真是生不如死。

全科医生：你有自杀的想法吗？

患者：没有想过自杀，舍不得儿子。

全科医生：阿姨，你的头痛原因我帮你找到了……

患者：什么原因？

全科医生：是你对老公的逝世太过于悲伤了，是一种心理疾病。

患者：那该怎么办？可以治好吗？

全科医生：你要从悲伤中走出来，不要过度哀伤。

患者：吃什么药可以治好？（患者的期望）

全科医生：这个病最好的治疗不是药物，而是心理治疗，建议你看看心理医生。

患者：我不想看心理医生，我又没有精神病。

全科医生：如果你不想看心理医生，可以来找我看，我给你做心理疏导。建议你与儿子住在一起，不要单独一人住了，出去散心、运动、工作，将头痛告诉你儿子，他会带你看医生，会照顾你，有儿子的照顾，你的头痛会很快好起来的。

通过详细的问诊，了解了患者的RICE后，我们考虑：

（1）最可能的诊断：延长哀伤障碍（prolonged grief disorder，PGD）。

（2）诊断依据：患者为中年女性，健康档案提示其大专毕业，文化程度较高；2年前经历丈夫离世的打击，随后出现头痛，各项检验检查未见异常，可排除器质性疾病导致的头痛；患者在讲述过程中多次出现自责、愧疚之情，难以面对家人，反复梦见亲人及其离世前的影像并为此感到痛苦不堪，回避曾经与丈夫共同认识的人，以避免谈论逝者触动伤心事，社会交际减少，丈夫走后对生活感到空虚，想随丈夫一起离开人世，所有症状持续时间超过6个月以上。

头痛是全科医生日常诊疗中常见的疾病。掌握头痛的发病机制，可以帮助全科医生分析头痛的病因，识别可能引起头痛的急危重症，找出可能被掩盖和忽视的疾病，避免误诊、漏诊。采用RICE问诊模式，可以帮助全科医生与患者进行高效的沟通；全科医生可以站在患者的身后，从患者的角度出发，和患者一起找出本次就诊的原因；帮助患者说出困惑和担忧，了解患者的期望，从而能够更好地去帮助患者。

头痛虽然是一种常见的躯体症状，但心理问题和精神障碍也有可能成为引起头痛的病因。本例患者即为延长哀伤障碍在躯体方面的异常表现。

4．治疗方案和患者管理

（1）治疗方案

1）对症治疗：给予对乙酰氨基酚片，交代患者头痛时服用，按需服用，不必每天服药。

2）心理咨询：解释哀伤延长障碍的临床表现、治疗方案，给予心理疏导。

3）交代患者下次要求儿子陪同来复诊。

4）转诊：建议患者去看一次心理医生，排除抑郁症。开具心理转介信，转心理科医生看诊。

（2）患者管理：2周后电话随访，患者已经到心理医生看诊。心理医生评估病情后，没有给予药物治疗，要求患者做6次心理治疗。患者以经济困难和路途遥远为由，拒绝心理治疗，全科医生建议患者来社区健康服务中心复诊。第3周患者在儿子的陪同下复诊，患者精神状态有好转，3周内头痛没有发作。全科医生将患者病情、诊断、治疗方案以及注意事项详细地告知患者儿子，希望其儿子更多地关心患者、陪伴患者。鼓励患者多运动，多与亲戚朋友交往，建议找一份轻松合适的工作。

5．案例总结

全科医学是一门综合性的临床医学专业学科，服务的内容非常宽泛，不仅涉及内、外、妇、儿等专科，还涉及行为科学、心理学、预防医学等学科领域。全科医学的学科范围是根据其服务对象的健康需要与需求来建设和发展的。我们不但要关注患者的疾病，还要关注患者的心理健康，帮助患者健康的生活，获得更长远的健康寿命。

本例患者以头痛为主诉就诊，经过全科医生详细询问病史，我们发现，患者头痛症状的开始时间是其亲人离世以后。患者讲述了自亲人离世后在情感方面出现愧疚、自责，自觉无法面对家人；在认知方面每日梦见逝者、不能接受逝者亡故的事实，反复重现逝者生前最后时光、反复回顾逝者临终前痛苦的场景；在躯体方面出现头痛症状，各项检验检查排除了器质性疾病；在行为方面出现避免接触同事、家人的社会退缩行为；亲人离世后常心里空荡荡的，生活无所适从，产生了随逝者而去的念头，其生存意义受到质疑；整个过程超过6个月。因此，不难得出延长哀伤障碍的诊断。

全科医生在接诊丧亲后哀伤的患者时，需要详细询问患者的哀伤体验，对患者的躯体症状进行详细查体和必要的检验检查，排除躯体疾病以后，还要对其精神状态和自杀倾向进行充分的评估，预防及早期发现合并重性抑郁障碍的可能。如果患者既往有抑郁病史、或自评健康状况差、或属于有功能性限制和失能的人群，其发展成重性抑郁的风险较高。如患者合并有重性抑郁障碍或有自杀倾向，需要联系专科医院，尽早帮助患者获得精神科专家的专业指导和治疗。

6. 知识拓展

哀伤是人类经历创伤性事件后出现的一种情绪反应。对于大多数人来说，哀伤会随着时间的推移逐渐淡化，尽管不会完全消失，但不会对个人的社会功能造成严重影响。如果哀伤的体验强烈而持久存在，影响了个体情感、认知、躯体、行为、对生存意义的理解等多方面，造成个体无法承担相应的社会角色和社会功能受损，持续超过6个月以上，考虑延长哀伤障碍，需要制订针对性治疗方案。

无论是正常的哀伤反应，还是延长哀伤障碍，早期的心理干预都能帮助患者顺利度过丧亲之痛的非常时期，减少生理、心理、社会功能的损害。现阶段，针对PGD的治疗中，心理治疗因其治疗效果明确，是PGD的首选治疗方法，药物治疗多在合并有其他精神疾病时采用。PGD的常用的心理治疗有认知行为疗法、暴露刺激疗法等。

取得心理咨询师资格或注册精神科执业范围的全科医生，可以开展专业的心理咨询服务。富有关爱之心和处理哀伤反应经验的全科医生和全科护士，可以尝试对患者进行悲伤辅导。

悲伤辅导的目标是协助生者完成与逝者之间的未尽事宜，帮助生者向逝者告别，最终回归正常的生活，重新承担应尽的社会责任和社会角色。悲伤辅导首先要充分评估患者现有的家庭情况，包括患者的家庭成员、家庭关系、经济情况、文化背景、宗教信仰等，与逝者关系亲密、对逝者离去无心理准备、无法获得社会支持、经济条件不佳、文化程度低的人群为延长哀伤障碍的高危人群，更应给予关注和帮助。然后，分析患者的丧亲后哀伤反应，包括患者的情感、认知、行为、躯体和对生存的意义等方面，为后续拟定辅导方案做准备。最后，要对患者进行焦虑、抑郁筛查和自杀风险评估，避免患者自伤、自残、自杀。悲伤辅导的特定目标包括：①帮助患者正确认识、理解并接受亲人离世的事实；②帮助患者宣泄哀伤的情感体验；③帮助患者适应亲人离世后的生活，克服丧亲后情感、认知等障碍；④帮助患者建立新的社会关系网，重新承担起自己的社会责任，适应自己的社会角色，完成向逝者的告别。

（邱陆珏骅　吴　疆　蔡飞跃　王　静）

思考题

1. 在头痛的病因中，常见的急危重症有哪些疾病？
2. 延长哀伤障碍的诊断要点是什么？

第三章

常见未分化症状的诊疗思维与
沟通技巧

❶ 掌握从未分化症状中识别常见疾病的方法，培养科学的全科诊疗思维；掌握全科常见疾病患者的照顾和管理。

❷ 熟悉全科常见疾病如上气道咳嗽综合征、紧张型头痛、良性阵发性位置性眩晕、功能性腹痛综合征、功能性便秘、功能性消化不良、类风湿性关节炎、口臭等疾病的临床表现、转诊指征和治疗方案。

❸ 了解常见疾病的知识拓展。

案例 ❶

咳嗽3个月

患者，男，35岁，独自就诊。

患者口述：3个月来，无明显诱因出现咳嗽，晨起咳少量白色稀薄痰，伴咽痒、咽部异物感。曾于外院做胸部X线检查未见异常，服用止咳药物后无明显好转。现来全科就诊。

全科医生需要考虑的问题：

1. 如何构建全科医学整体性临床思维？
2. 是不是急危重症疾病？依据是什么？
3. 最可能的诊断是什么？依据是什么？
4. 治疗方案和患者管理。
5. 案例总结。
6. 知识拓展。

1．如何构建全科医学整体性思维？

（1）诊断思路：咳嗽（cough）是最常见的临床主诉之一，当"咳嗽感受器"（即呼吸道黏膜）受到化学、物理、炎症、出血、肿瘤等的刺激后，通过迷走神经、舌咽神经等传入神经，将冲动传至延髓咳嗽中枢，再通过膈神经、喉上神经、迷走神经传出冲动至咳嗽效应器（咽肌、声门、膈肌及其他呼吸肌），紧接着机体短促深吸气后，声门迅速关闭，呼吸肌、腹肌快速收缩，肺内压迅速升高，继而肺内高压气流喷射而出，冲击狭窄的声门裂隙，产生咳嗽动作和发出特别声响。咳嗽是人体的一种防御性反射动作，偶尔咳嗽是正常和健康的，因为咳嗽能清除呼吸道过多分泌物和气道异物，并能防止异物进入下呼吸道。然而，持续数周的咳嗽、伴带血黏液的咳嗽，不仅影响患者正常生活，也可能提示需要医疗帮助。

根据咳嗽症状的持续时间，临床上分为急性咳嗽（<3周）、亚急性咳嗽（3~8周）和慢性咳嗽（>8周）。急性咳嗽常见于普通感冒、流行性感冒、吸入刺激物（如烟雾、灰尘、化学品或异物）、急性气管-支气管炎等。亚急性咳嗽常见于感染后咳嗽、咳嗽变异性哮喘、胃食管反流病、肺炎、肺结核等。慢性咳嗽的病因相对较为复杂，往往需要结合患者病史、职业、旅行史、体格检查、辅助检查等综合判断。然而，无论考虑何种咳嗽，全科医生在接诊患者时，一定要警惕以下"红旗征"：①年龄>50岁；②吸烟史；③石棉暴露史、肺结核暴露史；④持续性咳嗽、咯血；⑤呼吸困难，特别是在休息或夜晚时；⑥全身症状，包括发热、非意愿性体重减轻、外周水肿伴体重增加、吞咽困难；⑦反复发作的肺炎。结合案例，我们此处主要讨论慢性咳嗽，从患者主诉出发，以患者为中心，借鉴约翰·莫塔的临床安全策略——临床5问对患者进行分析（图3-1-1）。

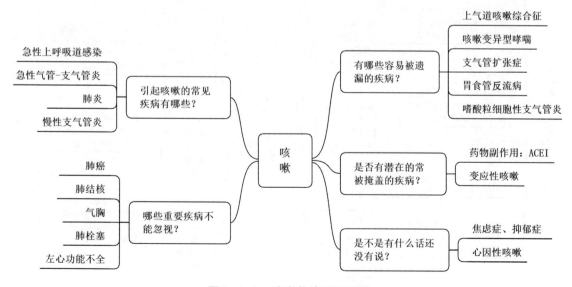

图3-1-1　咳嗽临床5问导图

（2）鉴别思维：咳嗽是最常见的临床症状之一，在对患者进行问诊时，全科医生需要关注的要点包括：性别、年龄、有无前期呼吸道感染、咳嗽的临床表现（发作时间、持续时间、咳嗽的性质、加重/缓解因素，如有咳痰需询问咳痰的量、性状和特点）、伴随症状（如发热、胸痛、呼吸困难、咯血、大量脓痰、吞咽困难、声音嘶哑等）、既往史、过敏史、用药史、可吸入颗粒及放化学物质接触史、吸烟史等。根据咳嗽症状持续时间，迅速区分急性、亚急性、慢性咳嗽，再根据不同类型的常见原因展开问诊，条理清晰。以慢性咳嗽为例，对伴有鼻塞、流涕、鼻后滴流感、咽后黏液附着感的患者，应考虑上气道咳嗽综合征；有过敏性疾病史和家族史者，应注意排除过敏性鼻炎和支气管哮喘相关的咳嗽；对于合并高血压的患者，如果正服用血管紧张素转化酶抑制剂（angiotensin converting enzyme inhibitor，ACEI），且服药时间与咳嗽发病时间相吻合，则需考虑药物不良反应导致咳嗽的可能。对于胸部X线片、CT等影像学检查结果阴性的慢性咳嗽患者，尤其是既往治疗效果欠佳者，应警惕嗜酸细胞性支气管炎或变应性咳嗽的可能。

同时，除了呼吸系统疾病外，还有一些疾病如左心功能不全、焦虑症等也可引起慢性咳嗽，故全科医生在病史采集时需留意。结合图3-1-1的临床5问思维法，可以帮助全科医生在问诊过程中目的明确、有的放矢。从最常见原因出发，展开问诊，心中时刻警惕"红旗征"，把握好具有鉴别意义的阳性、阴性症状，不仅能快速得出初步诊断、相关鉴别诊断，也有助于提示查体重点、选择何种辅助检查（图3-1-2）。

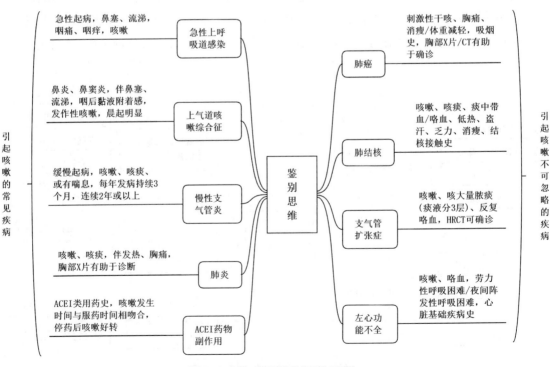

图3-1-2 咳嗽鉴别思维导图

2．是不是急危重症疾病？依据是什么？

（1）病史：患者3月来无明显诱因出现咳嗽，晨起较严重，并咳少量白色稀薄痰，伴咽痒、咽部异物感，气温下降时有鼻塞、流涕，咳嗽稍加重。患者频繁吸鼻子、做吞咽动作、清嗓，仍觉咽部有痰。病程中无发热，无胸闷、呼吸困难，无咯血、痰中带血，无反酸、胃灼热，无恶心、呕吐、吞咽困难，无头晕、头痛，无乏力、食欲减退，无盗汗、午后潮热等不适。半月前于外院就诊，查血常规、肝肾功能、支原体、衣原体检查均未见异常，胸部X线摄片提示心肺未见异常，近期体重无明显变化。咳嗽虽不影响睡眠，但工作中咳嗽、吸鼻子、频繁清嗓令患者感到困扰，今来进一步诊治。既往史：身体健康。个人史：不吸烟、不饮酒，否认冶游史。药物史：无长期用药、保健品。过敏史：对螨虫、花粉过敏。家族史无特殊。患者是一名会计，目前与妻子同住，有1个女儿（3岁），身体健康。

（2）查体：T 36.9℃，P 70次/min，R 15次/min，BP 112/70mmHg，BMI 30.0kg/m²。精神可、自主体位、查体合作。无睑结膜苍白，嘴唇无发绀，全身皮肤无黄染、未见皮疹，浅表淋巴结未触及肿大。鼻黏膜苍白、水肿，可见少量清鼻涕，咽后壁可见滤泡样增生，双侧扁桃体无肿大。心肺听诊未见异常，腹部查体未见异常，双下肢无水肿。

（3）初步排除急危重症疾病，如肺癌、肺结核、气胸、肺栓塞、左心功能不全。

依据：35岁男性、慢性病程，咳嗽3个月，无胸痛、痰中带血、消瘦等情况，不吸烟，外院胸部X线片提示心肺未见异常，可排除肺癌。患者无发热、乏力、盗汗、午后潮热、消瘦等结核中毒症状，无肺结核接触史，结合外院胸片可排除肺结核。患者BMI 30.0kg/m²，体型矮胖，起病前无剧烈运动史，无胸痛、呼吸困难等，结合胸片排除气胸。患者既往身体健康，无心血管系统疾病史，无胸闷、劳力性呼吸困难、双下肢水肿等情况，暂不考虑肺栓塞、左心功能不全。

3．最可能的诊断是什么？依据是什么？

根据图3-1-2的咳嗽鉴别思维导图，结合患者病史、既往史、过敏史、体格检查，将主要围绕上气道咳嗽综合征、咳嗽变异性哮喘展开问诊。除此之外，一定不能忘记关注患者的心理和社会因素，从"全人照顾"思考，有这样的临床思路后，问诊便非常清晰了。

R（reason）——**患者就诊的原因**

全科医生：你好，今天有什么可以帮你吗？（开放式提问）

患者：医生，我最近咳嗽，有3个月了。

全科医生：你能给我详细描述一下吗？（让患者讲自己的故事，抓取关键信息）

患者：3个月前，我逐渐出现咳嗽，早晨起床时比较严重，并会咳少量白色稀薄的黏液痰，经常觉得咽痒、咽部有东西黏着，因此，我常常吸鼻子、吞口水、咳嗽、清嗓，但仍然觉得咽喉不利索，有东西黏着。1个月前，我去附近的医院看病，拍了胸片检查，医生说没问题，吃了止咳药，但是，我的咳嗽一直存在，所以今天又来看医生了。

全科医生：嗯，好的。你最初咳嗽时，有什么诱因吗？比如气温改变、闻到刺激性气体、吃了某些食物等。（询问诱发因素）

患者：刚开始好像没什么特殊，不过气温下降、清晨起床会有鼻塞、流鼻涕，那个时候咳嗽也会加重。

全科医生：好的，除了上述情况外，咳嗽会不会很剧烈，咳得很辛苦？（进一步询问症状特点）

患者：清晨起床时会咳得多，其他时候还好，不会咳得很辛苦。

全科医生：嗯，咳痰多不多？（了解伴随症状）

患者：咳痰不多，也就清晨起床时有咳白色稀薄的黏液痰，一点点痰，量不多。其他时候感觉咽部有痰，但是咳不出什么。

全科医生：好的，除了咽痒、总觉得咽部有痰，还有其他不舒服吗？如发热、胸闷、呼吸困难、胸痛等。（注意"红旗征"）

患者：这些症状都没有。

全科医生：有没有乏力、食欲减退、盗汗、消瘦的情况？（警惕肺结核）

患者：没有。

全科医生：那有没有恶心、呕吐、反酸、胃灼热、吞咽困难、腹泻等消化道症状？

患者：也没有。

全科医生：有没有对哪些东西过敏？

患者：会对螨虫、花粉过敏，所以我会尽量避免这些。

全科医生：能描述一下过敏的症状吗？（询问过敏细节）

患者：主要是打喷嚏、流鼻涕。

全科医生：有没有因为接触螨虫、花粉，出现咳嗽、喘息或者呼吸困难的情况？（询问是否存在哮喘）

患者：没有。一般吃点氯雷他定就能明显好转。

全科医生：好的，你的情况我初步了解了：3个月来无明显诱因出现咳嗽，起床后较严重，并咳少量白色稀薄痰，有咽痒、咽部异物感，清晨及气温下降时有鼻塞、流涕，咳嗽也会加重，会经常吸鼻子、做吞咽动作、清嗓，仍觉咽部有痰。1个月前做胸部X线检查未见异常。会对螨虫、花粉过敏，但不会引起喘息或呼吸困难。请问，除了上面这些，还有其他情况吗？（简要复述患者病情，既可以确认有无遗漏信息，也可以帮助自己厘清诊断思路）

患者：没有了。

全科医生：好的。请问你吸烟吗？

患者：不吸烟、不喝酒。

全科医生：这一点很好。除此之外，我还想知道，你有没有接触肺结核的患者？或者你周围也有跟你类似情况的人？（肺结核接触史）

患者：没有。

I（idea）——**患者对自己健康问题的看法**

全科医生：好的，你的情况我了解了。1个月前做过检查没问题，但咳嗽一直存在，你怎么看待这个问题？（了解患者的看法）

患者：咳嗽几个月没有好，是不是"老慢支"？

全科医生：你的症状不符合"老慢支"的临床表现，胸片检查没有发现支气管改变。

患者：会不会是肺炎？或者支原体感染？

全科医生：半个月前你到外院看医生，支原体、衣原体检查都没问题，不考虑支原体、衣原体感染。

患者：咳了这么久，一直没好，会不会是得了肺癌？

C（concern）——**患者的担心**

全科医生：你担心肺癌？为什么会有这样的担心呢？

患者：我看网上的新闻，年轻人，也容易得肺癌。

全科医生：我理解你的担心。不过，根据我刚才从你这里收集到的信息，我觉得肺癌的可能性很小，况且你也不吸烟，没有家族史，暂时不考虑。

患者：医生，那到底是什么病？

全科医生：你反复咳嗽3个月，鼻黏膜苍白、咽后壁有滤泡样增生，结合你的病史，目前我觉得是上气道咳嗽综合征的可能性大。（告诉患者最可能的诊断）

患者：这是什么病？

全科医生：上气道咳嗽综合征主要是由于鼻部疾病引起分泌物倒流鼻后、咽喉等部位，引起的刺激性咳嗽，咳嗽往往在晨起较为严重，尽管频繁清嗓，仍有咽后黏液附着感。（向患者解释）

E（expectation）——**患者的期望**

患者：对啊，医生，我就是这样。因为总觉得咽部有痰，经常会吸鼻子、吞口水、咳嗽、清嗓，时常影响工作，令我感到困扰。那这种情况吃药能好吗？（患者的期望）

全科医生：可以的，口服抗过敏药物配合鼻腔护理，大多数人咳嗽会明显改善。你会洗鼻子吗？

患者：不会。怎么洗鼻子？

全科医生：我会给你开一个生理盐水洗鼻器，每天3次洗鼻子，我会教你洗鼻子。（教会患者正确使用鼻腔护理器）

患者：还需要什么药吗？

全科医生：还需要开一种喷鼻子的药，每天喷鼻腔1次。我也会告诉你怎么用药。

患者：哦，这些我可以配合的。

全科医生：你能够积极配合医生，非常有利于康复，你取药回来找我，我教你怎么使用。

患者：好的。

（1）最可能的诊断：上气道咳嗽综合征。

（2）诊断依据：通过详细问诊，我们了解了患者的病情细节、患者的担忧与期望，结合病史、体格检查，最可能的诊断考虑上气道咳嗽综合征。

4．治疗方案和患者管理

（1）向患者解释病情。

（2）完善相关检查：与患者沟通后，患者择期完善鼻内镜检查。

（3）患者教育：控制体重，加强运动。避免接触螨虫、花粉，注意咳嗽卫生（要咳嗽时，采用餐巾纸、手绢遮挡口鼻；或用衣服袖管的内侧遮住口鼻部，防止病菌扩散），寻求家人支持与帮助。

（4）药物治疗：盐酸西替利嗪片10mg每晚口服；鼻腔护理器，外用，每天3次（需向患者示范鼻腔护理器的使用方法）；布地奈德鼻喷雾剂1瓶，每天喷鼻1次。

（5）预约2周后复诊。

第2次就诊：

检查结果：耳鼻咽喉科鼻内镜检查结果提示，符合慢性鼻炎改变。

最后诊断：①慢性鼻炎（chronic rhinitis）；②上气道咳嗽综合征。

患者咳嗽明显好转，咽部异物感减轻，嘱患者继续用药，坚持鼻腔冲洗，1个月后复诊。

5．案例总结

全科医生在接诊患者时，围绕患者主诉，运用约翰·莫塔的安全诊断策略逐一排除，时刻警惕"红旗征"，清晰把握问诊重点，体格检查细致到位。一旦出现"红旗征"，应根据相关的急危重症、严重而不能忽视的疾病，仔细甄别，及时转诊。

其次，我们要尽可能引导患者多讲与主诉相关的细节内容，耐心倾听，了解患者就诊原因、对疾病的看法、担心、期望，了解这些问题带给患者生活、工作的影响，不仅有助于建立亲密的医患关系，而且全面、细致的问诊可以帮助全科医生得出80%的诊断。

上气道咳嗽综合征是引起慢性咳嗽最常见的原因之一，但很容易被漏诊。对怀疑该诊断的患者，要仔细询问咳嗽诱因、咳痰性质、有无鼻炎/鼻窦炎病史，仔细检查鼻咽部，必要时行鼻内镜、咽喉镜、鼻窦CT检查，以协助诊断。此外，患者教育亦是全科医生的职责，告知患者保持正确的咳嗽卫生（要咳嗽时，采用餐巾纸、手绢遮挡口鼻；或用衣服袖管的内侧遮住口鼻部，防止病菌扩散）、勿随地吐痰，进行饮食及健康指导，定期随访。

6．知识拓展

慢性咳嗽可引起心血管、消化、神经、肌肉骨骼等多个系统的并发症，如尿失禁、睡眠障碍、焦虑等，给患者的生活造成一定困扰。通过仔细询问病史和体格检查能缩小咳嗽的诊断范围，提供病因诊断线索，甚至能得出初步诊断，并进行经验性治疗。多数慢性咳嗽与感染无关，因此，要避免滥用抗菌药物治疗。在此，我们简单讨论引起慢性咳嗽最常见的5种疾病的诊断、辅助检查、治疗。

（1）上气道咳嗽综合征（upper airway cough syndrome，UACS）/鼻后滴流综合征（postnasal drip syndrome，PNDS）：UACS，亦有指南称PNDS，主要是由于鼻部疾病引起分泌物倒流鼻后、咽喉等部位，直接或间接刺激呼吸道咳嗽感受器引起的咳嗽。患者往往有鼻炎、鼻窦炎、咽、喉等多种基础疾病，咳嗽往往在晨起较为严重，频繁清嗓、咽后黏液附着感，针对病因治疗后，咳嗽可缓解。查体可见鼻黏膜苍白、水肿，鼻道、鼻腔底或咽后壁可见清涕或黏涕，鼻内镜、咽喉镜、鼻窦CT检查等，有助于诊断。治疗方面，主要针对原发病，如慢性鼻窦炎，规律抗感染治疗十分重要，常用药物为阿莫西林克拉维酸钾、头孢类或喹诺酮类。慢性鼻炎者，可口服抗组胺药（马来酸氯苯那敏、氯雷他定、西替利嗪等）减少鼻腔分泌物；使用鼻腔护理器清洁鼻腔、保持鼻腔湿润、促进鼻腔排泄、恢复鼻腔免疫功能；必要时可短期（<2周）使用鼻吸入激素（糠酸莫米松鼻喷雾剂、布地奈德鼻喷雾剂）缓解鼻塞、流涕等症状。

（2）咳嗽变异性哮喘（cough variant asthma，CVA）：CVA是哮喘的一种特殊类型，咳嗽是其唯一或主要临床表现，主要表现为刺激性干咳，咳嗽通常比较剧烈，夜间及凌晨咳嗽为重要特征。感冒、冷空气、灰尘及油烟等容易诱发或加重咳嗽，无明显喘息、气促等症状，但存在气道高反应性，查体多无异常发现。支气管舒张剂治疗能有效缓解咳嗽是CVA的重要临床特征。实验室检查提示：支气管激发试验阳性，或支气管舒张试验阳性，或呼气峰流量（peak expiratory flow，PEF）平均变异率>10%。CVA治疗原则与典型哮喘相同，吸入性糖皮质激素（inhaled corticosteroid，ICS）联合支气管舒张剂治疗能快速、有效缓解咳嗽症状，建议治疗时间至少8周以上。此外，白三烯受体拮抗剂（如孟鲁司特）对治疗CVA疗效确切，能够减轻气道炎症，缓解咳嗽症状，改善生活质量。

（3）嗜酸性粒细胞性支气管炎（eosinophilic bronchitis，EB）：EB主要表现为慢性刺激性咳嗽，咳嗽常是其唯一的临床症状。干咳或咳少许白色黏液痰，多为白天咳嗽，患者对油烟、灰尘、冷空气比较敏感，但无气喘、呼吸困难等症状，无气道高反应性，查体无异常发现。实验室检查：痰嗜酸性粒细胞增高是主要诊断依据；肺通气功能正常、PEF平均变异率正常。EB对糖皮质激素治疗反应良好，治疗后咳嗽明显减轻或很快消失，首选ICS治疗，持续运用8周以上。

（4）胃食管反流病（gastroesophageal reflux disease，GERD）：GERD主要是因胃酸和其他胃内容物反流进入食管，引起以咳嗽为突出表现的临床综合征，40%~68%患者伴有反酸、胃灼热、嗳气等反流症状，咳嗽多发生在日间及体位改变时（如餐后平躺休息）、进食酸性、油腻食物容易诱发或加重咳嗽。食管pH检测、胃镜检查可协助诊断。治疗方面可以抗酸治疗（奥美拉唑、兰索拉唑）、促进胃动力（多潘立酮、莫沙必利），观察咳嗽缓解情况；生活方面，建议患者管理体重，避免肥胖，避免过饱和睡前进食，避免进食酸性、辛辣和油腻食物，避免餐后剧烈活动。

（5）变应性咳嗽（atopic cough，AC）：AC表现为刺激性干咳，多为阵发性，白天或夜间均可咳嗽，油烟、灰尘、冷空气、讲话等容易诱发咳嗽，常伴有咽喉发痒。实验室检查：肺通气功能正常，支气管激发试验阴性，诱导痰细胞学检查嗜酸性粒细胞比例正常，但变应原皮试可为阳性，血清总IgE或特异性IgE增高。使用糖皮质激素或抗组胺药物治疗有效。

（杨　静　蔡飞跃）

思考题

1. 接诊咳嗽患者时，需要警惕哪些"红旗征"？
2. 常见慢性咳嗽有哪几种疾病？

案例 ❷

头痛3月余

患者，女，17岁，在父母陪同下来到全科诊室。

母亲口述：近3个多月来反复出现头痛。先后辗转于本市多家大型三甲医院神经内科就诊，做颅脑磁共振血管成像（MRA、MRV）等检查均无异常发现。（递上一叠做过的各类检查报告单）

全科医生需要考虑的问题：

1. 如何构建全科医学整体性临床思维？
2. 是不是急危重症疾病？依据是什么？
3. 最可能的诊断是什么？依据是什么？
4. 治疗方案和患者管理。
5. 案例总结。
6. 知识拓展。

1．如何构建全科医学整体性临床思维？

（1）诊断思路：头痛是指眼眶耳孔基线以上部位的疼痛，通常局限于头颅的上半部，即眉弓、耳轮上缘、枕外隆突连线以上。头痛是一种常见症状，程度可为剧烈或者轻微，头痛的程度与病变的轻重不一定成正比。头部的痛敏结构主要包括颅内和颅外两类，前者包括静脉窦、脑膜动脉、颅底硬脑膜、三叉神经、舌咽迷走神经、颈内动脉、丘脑，后者包括颅骨骨膜、头皮皮下组织、头颈部肌肉、颅外动脉、眼、耳、牙齿、鼻窦等。上述组织受到刺激（如扩张、牵扯、挤压及炎症等）可引起头痛。

头痛发病机制颇为复杂，根据病因可以分为三类：①原发性头痛，即功能性头痛，没有结构改变，不是由其他疾病引起的头痛，如偏头痛、紧张型头痛、三叉神经自主神经性头痛、其他原发性头痛等；②继发性头痛，如头部外伤、头颈部血管疾病、颅内肿瘤、颅内感染、眼耳鼻喉疾病、精神疾病引起的头痛；③三叉神经痛以及其他面疼。

全科医生接诊头痛患者时，应科学地寻找头痛病因，避免凌乱无序地诊疗。现从全科医学视角出发，采用约翰·莫塔的临床安全策略——临床5问对该患者进行分析（图3-2-1）。

（2）鉴别思维：头痛的原因很多，可以因精神紧张、压力过大引起，也可由器

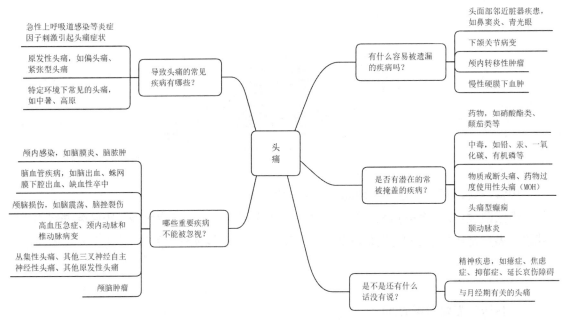

图3-2-1　头痛临床5问导图

质性病变引起。后者的常见原因有：①感染，如颅内感染、全身感染的头部表现。②血管病变，如脑出血、蛛网膜下腔出血、缺血性卒中等。③占位性病变，如颅脑肿瘤等。④全身系统性疾病，如高血压、肺性脑病等。⑤药物或毒物因素，如服用某一药物或物质引起的头痛，硝酸酯类药物、某些钙离子拮抗剂、酒精等均有引起头痛的不良反应。因长期服用止痛药物，引起头痛加重或进展为另一类型的头痛，称之为药物过度使用性头痛（medication overuse headache，MOH）。也有患者因为长期服用某种药物，突然停用，造成头痛出现。⑥外伤，如脑震荡、脑挫裂伤等。⑦精神疾患，如癔症等可表现为头痛。⑧头面部邻近脏器疾患，如鼻窦炎、青光眼等可引起头痛。⑨有些女性月经期头痛。

全科医生接诊头痛患者时，首先要排除急危重症的头痛，再总结分析病史、详细查体，做相关的辅助检查，从头痛的发生机制寻找导致头痛的病因。在排除那些有明确病因的继发性头痛后，方可考虑原发性头痛的可能。在全科门诊中，偏头痛与紧张型头痛占半数以上，现对导致头痛的常见疾病和不可忽略的疾病进行鉴别（图3-2-2）。

2．是不是急危重症疾病？依据是什么？

第1次就诊：

（1）病史：患者女，17岁，学生，主诉头痛3个月。近3个多月来反复出现头痛，位前额部。先后辗转于本市多家大型三甲医院神经内科就诊，做颅脑磁共振血管成像（MRA、MRV）等检查均无异常发现，服天麻胶囊治疗无明显好转。初发病时，头痛在学校发生，老师即电话联系家长，要求接回就医，反复多次影响学习，后来只能在家休养。

（2）查体：呼吸15次/min，心率90次/min，体温36.6℃，血压110/72mmHg。神清，对

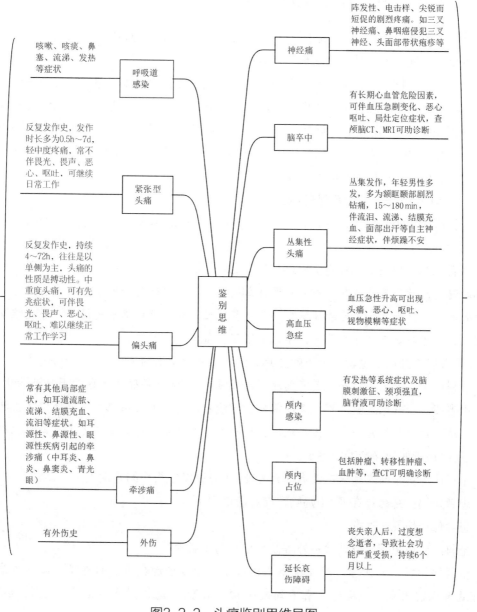

图3-2-2 头痛鉴别思维导图

答切题，头部无压痛，唇不绀，皮肤无黄染，双侧瞳孔等大等圆，直接、间接对光反射均灵敏。心肺听诊无殊，腹平软，无压痛，双下肢不肿，四肢肌力 Ⅴ 级，肌张力无增高或减低，双膝反射（++），巴氏征阴性。

（3）初步可以排除急危重症疾病。

依据：女，17岁，近3个多月来反复出现头痛，颅脑磁共振血管成像（MRA、MRV）等检查均无异常发现。查体无异常。生长发育在同龄人正常参考范围内。

3. 最可能的诊断是什么? 依据是什么?

该患者各种检查都正常，服用天麻胶囊无效，那么头痛的原因是什么呢? 什么疾病导致患者反复头痛? 患者是不是还有什么话没有说?

全科医学的核心理念是以人为中心，不仅要关注患者的躯体问题，还要关注疾病背后的人。除了全面了解患者头痛发作前后情况，如有无诱因，有无先兆，有无伴随症状（包括阴性伴随症状），还需要了解其心理-社会因素和家庭背景。为了找到答案，采用RICE问诊，开始与患者进行深入访谈（主要与患者交谈）。倾听患者的诉说，了解患者的情绪、烦恼、想法、担忧和对医生的期望。

R（reason）——患者就诊的原因

全科医生：小章同学，有什么可以帮你吗?（亲切的称呼，拉近与患者关系，采用开放式问诊方式）

患者妈妈：她头痛已经有3个多月了。反反复复，几乎没有停过，市里几家大医院几乎都跑遍了，做了各种检查，都没发现什么问题，但头痛就是好不了。头痛有时时间短、有时时间长，记得有几次连着痛了3~4天。其实吧，我看她好像不是很痛，还能继续看平板电脑，但跟我说书看不进去，学也上不了，整天待在家里。

（不等患者开口，患者的妈妈就开始诉说。患者玩手里的茶杯，一言不发。）

全科医生：除了头痛外，还有别的不舒服吗?（了解伴随症状，有助于鉴别诊断）

患者妈妈：好像睡觉、胃口没以前好，可能和活动少有关系吧? 以前还经常去找同学打羽毛球，最近几个月一直没出去玩过，整个人好像没以前那么有活力了，话都比以前少了很多。（患者妈妈又抢着回答）

全科医生：头痛发生前有没有什么先兆?（对原发性头痛的鉴别）

患者妈妈：先兆? 有吗?（妈妈转向患者询问）

患者低声地说：没有。

全科医生请患者父母到诊室外等候，单独与患者谈。

全科医生：小章同学，现在就我们俩人了，能否告诉我头痛的感受? 比如头痛发生前有没有眼前闪光、一块地方看不到或手脚麻木等。（通俗易懂的语言，鉴别先兆性偏头痛）

患者：都没有。就像头上戴了顶帽子，箍牢一样，前额部也有紧紧的感觉。

全科医生：有没有发热、恶心、呕吐、耳鸣、视物旋转?（鉴别感染因素和眩晕）

患者：没有。

全科医生：头痛一般什么时候会发生? 一般会痛多久?（了解头痛的诱因和时间）

患者：不固定，在家休息时亦会发生，一般早晨较多，可持续半天到一周。

全科医生：头痛严重吗? 会影响你学习吗?（了解头痛对患者的意义）

患者：头痛轻中度。看书学习效率比之前低。

I（idea）——患者对自己健康问题的看法

全科医生：小章同学，你觉得自己是什么问题呢？（了解患者对自身问题的看法）

患者母亲：会不会生什么怪病？查了半天都查不出原因。（患者母亲不知道何时又进入诊室抢着回答）

全科医生：小章妈妈，您在外面等着，让我和她单独聊聊，好吗？（患者母亲退出诊室）

全科医生：小章同学，你觉得自己是什么问题呢？（了解患者有没有隐藏的、想要表达的话）

患者：医生，我脑子里会不会长什么东西？

全科医生：不会，我看了你的颅脑磁共振，没有发现什么异常，你自己也看过报告了吧？"无异常发现"，对吧？（肯定地回复，会让患者安心）

患者：嗯。

全科医生：你睡眠怎么样？

患者：不好。

全科医生：是入睡困难呢？还是醒得早呢？（鉴别焦虑还是抑郁）

患者：入睡困难，常常会翻来覆去1～2小时才会睡着。

C（concern）——患者的担心

全科医生：你睡不着确实是很辛苦的，是不是有什么担忧？（同理心）

患者：头痛病老是看不好，怕影响我的学习。

全科医生：看得出来，你对自己的学业很重视呀！（同理心，让患者感觉医生理解她）

患者：是的。妈妈对我要求太高，这个学期没有达到她的要求，我很着急。

全科医生：那我们一块儿努力，想办法把头痛治好，这样就可以提高学习效率，取得好成绩，好吗？（同理心，肯定患者，让患者参与诊治，共同决策）

患者：好！

E（expectation）——患者的期望

患者：医生，我还能回学校上学吗？（患者的期望）

全科医生：能。我先给你做一下评估量表，看看你还有没有其他方面问题存在，好吗？（征得患者及其父母同意，签署知情同意书后进行自评）

焦虑自评量表（self-rating anxiety scale，SAS）得分46分（SAS标准分的分界值为50分，其中50～59分为轻度焦虑，60～69分为中度焦虑，70分以上为重度焦虑）；抑郁自评量表（self-rating depression scale，SDS）得分50分（标准分分界值为53分，53～62分为轻度抑郁，63～72分为中度抑郁，72分以上为重度抑郁）。

把患者父母叫进诊室。

全科医生：小章妈妈，根据刚才我和您女儿的交流，小章同学存在一些焦虑情绪。

患者妈妈：嗯，我也感觉她很焦虑。

全科医生：你们家族中有精神疾患的患者吗？（了解家族史）

患者妈妈：没有。

全科医生：根据自评结果，小章同学焦虑、抑郁量表结果都处在正常范围，目前我们初步诊断紧张型头痛。很多紧张型头痛与焦虑、抑郁的情绪有关，要注意调节自身的心态，我转诊她去心理科大夫给予心理辅导，好吗？（告知患者父母初步诊断、自评结果，共同决策）

患者妈妈：好。

全科医生：只要积极配合治疗，头痛的症状一定会慢慢控制住的。（增强患者信心）

患者妈妈：谢谢医生，我们平时要注意什么吗？

全科医生：头痛的诱因很多，希望家长不要给孩子太多的学习压力，毕竟重点高中的学生都是经过层层选拔出来的，学习的竞争本来就大。如果你们不给你女儿解压，会对她的心理造成很大的影响，也会导致紧张型头痛的发生。你们知道怎样预防头痛的发生吗？（了解患者对头痛治疗的认识）

患者妈妈：就是生活要规律，不能熬夜，加强锻炼。

全科医生：说得对。要给你女儿适当解压，增加一些户外活动，平时避免饮用浓咖啡、浓茶等刺激性饮料。另外，我建议小章同学记一下"头痛日记"，便于今后我帮她调整治疗方案。这是头痛日记的记录注意事项，您先看看，如果有不清楚的地方，可以打电话给我，这是我的电话号码（健康宣教，建立联系）

患者：好的，谢谢医生！

通过RICE问诊，全科医生了解到患者的情况是：初中阶段是民办中学，老师管得比较严格，成绩名列班级前茅，目前在省级重点中学高二，高中老师鼓励自主学习，患者不太适应，学习成绩处班级中下游。爸爸是公司中层，平时工作很忙，主要是妈妈管她的学习，妈妈对她的学习要求很高。

（1）最可能的诊断：紧张型头痛（tension-type headache）。

（2）诊断依据：通过详细问诊，了解患者的病情细节、担忧与期望，结合病史、体格检查，以及入睡困难，焦虑自评量表得分46分，抑郁自评量表得分50分，无精神病家族史。

4. 治疗方案和患者管理

（1）建议精神卫生科进一步诊治，给予心理疏导，必要时给予药物治疗。

（2）非药物治疗：音乐松弛治疗，并建议针灸科治疗。

（3）交代患者父母多关心照顾患者、多沟通，化解患者的担忧与顾虑。

（4）患者教育：养成固定睡眠习惯、夜间不要喝茶、电子产品不要放在卧室，不要过度担忧睡眠不够，影响学习效率。

（5）备用对乙酰氨基酚片，缓解患者惧怕头痛再发的恐惧。嘱咐患者1周后复诊。

第2次就诊：

1周后，患者在父母陪同下来复诊。患者已经看了1次心理医生，给予心理辅导和助眠药物治疗（唑吡坦片），情绪明显好转，睡眠改善。交代患者父母多关心患者、多沟通。

第3次就诊：

3周后再次复诊，又看了1次心理医生，给予心理辅导，停用助眠药物。2周内无头痛发作，患者情绪明显好转，入睡无困难，已正常上学。继续与患者深入交流，给患者心理疏导。

5．案例总结

约翰·莫塔临床5问中"哪些重要疾病不能被忽视"是全科门诊的工作重点，要警惕可以找到原因的"头痛"，防止漏诊"红旗征"，如遇到头痛剧烈、发热、脑膜刺激征、出现神经定位症状、脑灌注不足、青光眼、颞动脉炎、老年人新发头痛伴认知功能下降等均需急诊处理。

"有什么容易被遗漏的病因"要求全科医生全面细致地询问病史，包括既往健康疾病状况，"头痛"治疗的经过，用药史（包括止痛药物使用的频率、剂量等）、外伤史、可能接触的化学毒物等。

"是否有潜在被隐藏的疾病"需要全科医生拓展思路，关注伴随症状，头痛的性状、发生、演变的过程，了解头面部其他器官脏器的情况，通过专科体检，获取更多信息，以帮助作出正确诊断。

6．知识拓展

紧张型头痛是原发性头痛中最常见的一种头痛，也是一个排他性诊断，需排除继发性头痛后才能考虑。表现为头部裹束感，双侧多见，起病时可能有心理因素，通常可分三个亚型：偶发性紧张型头痛、频发性紧张型头痛、慢性紧张型头痛，其发病机制目前尚不明确。2015年8月，加拿大家庭医生学会颁发了《成人头痛初级保健基层管理指南》，该指南通过对2000年1月～2011年5月间发布的全球有关头痛指南进行全面搜索与分析，最终确定了6项高质量的指南作为种子指南，通过由家庭医生和专家组成的多学科指南开发小组使用共识流程制定了91项具体建议。这些建议涵盖了偏头痛、紧张型头痛、丛集性头痛及药物过度使用性头痛的诊断、治疗和管理。以下是加拿大头痛基层管理流程图（图3-2-3）：

（1）首先需警惕"红旗征"，包括两种情况：

1）紧急（立即解决）：霹雳样发作、发热伴脑膜刺激征、视乳头水肿伴局灶体征或脑灌注降低、急性青光眼。

2）急诊（数小时到数天处理）：颞动脉炎、视乳头水肿（不伴局灶性体征或脑灌注下降）、系统疾病相关的头痛、老年人出现新发头痛伴认知改变。

（2）可能是"继发性头痛"的症状有：不明原因局灶症状、非典型头痛、不寻常的头痛加重、不寻常的头痛先兆症状、发病年龄在50岁以后、颈部运动加重/颈部检查异常（考虑颈源性头痛）、颌关节症状/颌关节检查异常（考虑下颌关节紊乱）。

（3）头痛伴≥2个症状：恶心、畏光、影响日常活动，应考虑"偏头痛"可能。

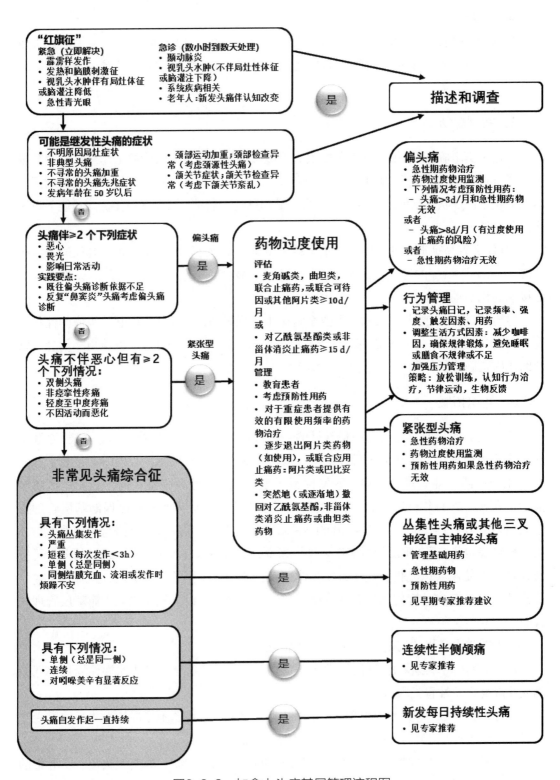

图3-2-3 加拿大头痛基层管理流程图

（4）头痛不伴恶心，但有≥2个以下情况：双侧头痛、非痉挛性疼痛、轻度至中度疼痛、不因活动而恶化、恶心、畏光、影响日常活动，应考虑"紧张型头痛"可能。

（5）较少见的头痛综合征有：

1）具有这些特点应考虑"丛集性头痛或其他三叉神经自主神经性头痛"：头痛丛集发作、严重、短程（每次发作<3小时）、单侧（总是同侧）、同侧结膜充血、流泪或发作时烦躁不安等。

2）具有下列情况应考虑"连续性半侧颅痛"：单侧（总是同一侧）、连续、对吲哚美辛有显著反应。

3）头痛自发作起一直持续，应考虑"新发每日持续性头痛"。

正如指南所述，从临床研究、基础研究到纳入指南，常有一定的时间滞后性，全科医生只有不断学习，不断更新知识，调适自身的服务水平，才能更好地展现全科医生以人为中心、以家庭为单位的全科医疗服务能力。

（柴栖晨　王　静）

思考题

1．全科医生在接诊头痛患者时出现哪些情况应及时"双向转诊"？

2．为防止药物过度使用性头痛（MOH）的发生，偏头痛患者出现哪些情况方考虑"预防性用药"？

案例 ❸

反复眩晕伴恶心1周

患者，女，65岁，退休教师，在丈夫的陪伴下，来全科门诊就诊。

患者口述：近1周来，反复头晕发作，夜间多发，天旋地转，像坐游乐场里的"过山车"一样，恶心难受，严重影响生活。

全科医生需要考虑的问题：

1. 如何构建全科医学整体性临床思维？
2. 是不是急危重症疾病？依据是什么？
3. 最可能的诊断是什么？依据是什么？
4. 治疗方案和患者管理。
5. 该案例给我们的启示。
6. 知识拓展。

1．如何构建全科医学整体性临床思维？

（1）诊断思路：头晕和眩晕的关系，既往大家常常采用Drachman DA和Hart CW于1972年提出的定义，即头晕是这一类症状的总称，包括眩晕（vertigo）、晕厥前（presyncope）、头重脚轻感（lightheadedness）和平衡失调感（disequilibrium）四个类型，头晕/眩晕两者是从属关系。这种分类方法不利于将两者很好地区分，故2009年Bárány学会前庭疾患分类委员会颁布了《前庭疾病国际分类1》（ICVD-I），对头晕和眩晕进行了重新定义，规范了全球医学界对两者模糊不清的表述。该分类法中，对于**眩晕**的定义是：在无自身运动时感受到自身运动，或在头部正常运动时感受到扭曲的自身运动感觉。而**头晕**的定义是：空间定向能力受损或障碍的感觉，没有运动的虚假或扭曲的感觉，通常表述为自身不稳感。两者虽然感受不同，但可以同时或先后出现，这就是我们对眩晕患者治疗后尚要评估残余头晕症状的原因。**晕厥**是由于各种原因引起的快速、短暂、能自行恢复的全脑血流灌注不足而引起的一过性意识丧失。

眩晕是人体对自我空间定位发生障碍，常表现为患者自身并未运动，但出现运动的错觉，或虽有运动，但出现了与自身运动不符的错误的运动感，可表现为视物旋转或自身旋转感。眩晕的病因比较复杂，可因前庭核以下病变（周围性）、前庭核以上通路病变（中枢性）、全身疾病、精神疾病引起。导致眩晕的常见疾病有：良性阵发性位置性眩晕、梅尼埃病、前庭神经炎、前庭性偏头痛、突发性聋伴眩晕。对眩晕初步诊断时，病史往往能提供最大的价值。全科医生要详细了解发生的诱因、发作频率、持续时间、程度、缓解的因素等，还要掌握既往疾病史、外伤史、局部症状、伴随的系统症状、饮食情况、感观状态等。有时伴随症状的了解会对我们正确诊断起到关键性作用。下面我们采用约翰·莫塔临床诊疗思维——临床5问对该患者出现的眩晕/头晕进行分析（图3-3-1）。

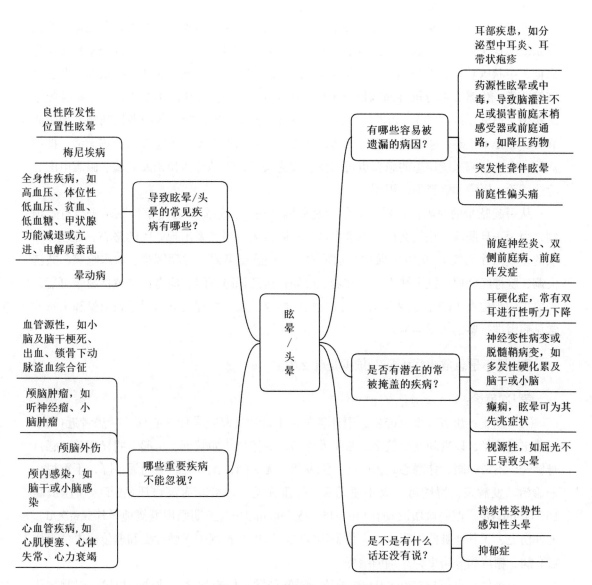

图3-3-1　眩晕临床5问导图

（2）鉴别思维：一般而言，累及前庭系统的疾病常出现的是眩晕（也可同时或前后存在头晕），而未累及前庭系统的疾病往往表现为头晕，而且头晕常作为伴随症状出现，表现不如其专科症状严重，所以全科医生在接诊这一类患者时，首先要区分患者是否存在**眩晕**？眩晕表现为旋转感，主要考虑前庭系统问题。前庭系统问题要区分前庭周围性疾病和前庭中枢性疾病，前者常见疾病有良性阵发性位置性眩晕、梅尼埃病、前庭神经炎、突发性聋伴眩晕等，后者常见疾病有脑干和小脑梗死、出血、肿瘤、感染、变性、前庭性偏头痛等。

如未发现前庭症状，仅表现为**头晕**，则需要考虑：①全身疾患，如贫血、出血、心血管系统疾病（低血压、高血压急症、心律失常、心力衰竭、心肌梗死）、内分泌系统（低血糖、甲状腺功能减退或亢进）、药物因素或中毒（降压药、抗癫痫药、抗精神病药、氨基糖苷类抗生素、部分抗肿瘤药以及砷汞铅中毒）、严重肝肾功能不全等；②中枢神经系统疾患（前庭系统以外），如梗死、出血、肿瘤、感染、变性等；③眼源性问题，如眼肌麻痹、屈光不正等；④精神疾患，如持续性姿势性感知性头晕、惊恐发作、焦虑症、抑郁症等。个别前庭系统疾患的患者也可仅仅表现为头晕，需结合体位诱发试验、眼震电图、冷热试验、影像学资料加以识别。

从引起眩晕的原因占比看，大部分是周围性病变，但需要对中枢性眩晕进行有效识别，因为一旦漏诊，往往会危及患者生命，风险巨大。当患者出现顽固的恶心、呕吐（一般的止吐治疗无效）、突发的肢体活动障碍、深浅感觉障碍、吞咽困难、饮水呛咳、共济失调、脑神经麻痹、视野缺损、认知功能障碍甚至意识障碍时，应考虑中枢性眩晕可能，需要进一步检查（CT、磁共振等），发现病变部位，及时处理。下面对导致眩晕和头晕的常见病因进行鉴别（图3-3-2）。

2. 是不是急危重症疾病？依据是什么？

第1次就诊：

（1）病史：患者，女，65岁，退休教师，主诉"反复眩晕伴恶心1周"。患者近1周来反复出现眩晕，以夜间发生较多，眩晕发作与改变体位（如躺下、坐起）明显相关，感自身旋转，不敢睁眼，伴恶心，未呕吐，无发热，无头痛，无耳鸣，听力无下降，不重视，未诊治。发病来，胃纳可，大小便无殊，体重无明显改变。有高血压病2年，血压最高165/110mmHg，近期血压波动在140～150/85～90mmHg，长期服用氨氯地平片5mg次/d。无外伤史、无其他脏器疾病史、无传染病疫区旅居史，家族中无肿瘤史和遗传病史。否认冠心病、糖尿病等病史，无烟酒嗜好。

（2）查体：血压135/80mmHg，神清，对答切题，检查配合，神情略担忧；双侧瞳孔等大等圆，视力初测无异常，直接、间接对光反射均灵敏，角膜反射敏感，眼球运动自如，肉眼观察未见自发性眼震；双侧耳道无流液无牵拉痛，听力初测无异常；颈软无抵抗，甲状腺无肿大，Brudzinski征阴性；指鼻试验无异常，闭目难立征阴性；心肺听诊无殊，腹平软，无压痛，肝脾肋下未及；双下肢无水肿，四肢肌力Ⅴ级，肌张力不高，双膝

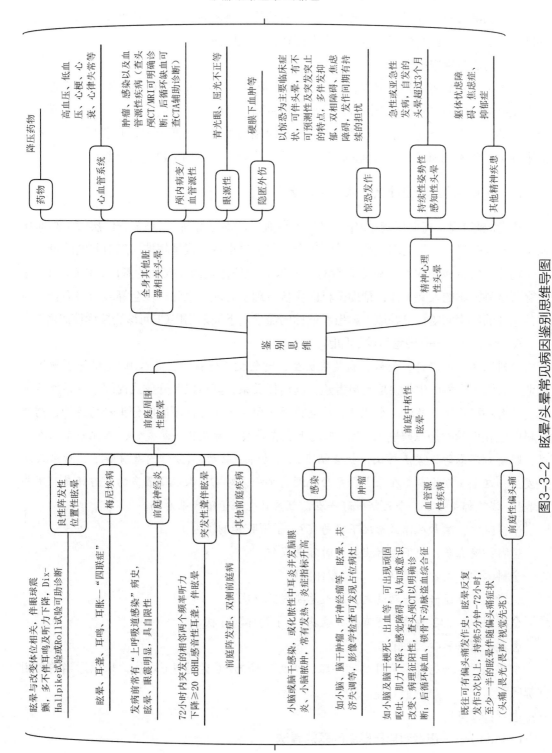

图3-3-2 眩晕/头晕常见病因鉴别思维导图

反射（++），双侧Babinski征阴性。

（3）辅助检查：肝肾功能、血糖、甲状腺功能、血尿粪三大常规均处正常范围，查颈动脉彩超示，颈动脉内中膜层增厚。心电图在正常范围内。

（4）初步排除中枢性眩晕。

（5）依据：患者女性，65岁，眩晕病程已1周，程度不剧，以夜间多发，伴恶心，但未发生呕吐，不伴头痛。血压不高，神清对答切题，认知功能未发现异常，生命体征平稳，无共济失调（指鼻试验、闭目难立征），深浅反射正常（膝反射、角膜反射），病理征阴性（双侧Babinski征）。目前的辅助检查亦未发现心肝肾内分泌系统疾病。

3．最可能的诊断是什么？依据是什么？

患者眩晕1周，高血压病史2年，自述近期血压波动（偏高），是全身性疾病（高血压病）引起的头晕？还是周围性眩晕导致患者症状反复出现？或是精神疾患引起的眩晕呢？

构建良好的医患关系，树立患者对全科医生的信任是治疗疾病的基础，RICE问诊法贯穿了全科医学的人文关怀，帮助全科医生从生理、心理、家庭、社会等多个层面全面地评价患者的健康问题，更好地了解患者就诊的需求。下面采用RICE问诊法接诊该患者。

R（reason）——**患者就诊的原因**

全科医生：冯老师，您好！我是柴医生，看您挺不舒服的，怎么啦？（事先了解患者职业，有助于全科医生更快地与患者建立起信任关系，其后以"开放式提问"开始问诊）

患者：柴医生，最近这个礼拜我反复出现头晕（患者往往不能区分头晕与眩晕，需要全科医生在问诊时加以辨别），上周三晚上我在擦桌子时突然头晕发作，感觉整个人在旋转，眼睛都不敢睁，差点摔倒，赶紧躺下，一动都不敢动，1分钟内就缓解了，后来又反复发生，这个星期基本都在床上，东西也没怎么吃，对家里人说得最多的一句话是"不要碰我！"脾气都变差了。今天稍微好一点，赶紧让老头子陪我来看病。

全科医生：眩晕在什么情况下容易发？（了解眩晕的诱因）

患者：晚上多，躺下或者坐起来时容易发作。

全科医生：发作频繁吗？（了解发作频度）

患者：不动还好，一动就发，每天总要发5～6次。

全科医生：除了眩晕，还有什么症状？（了解伴随症状）

患者：有点恶心，没有吐。

全科医生：冯老师，有耳鸣、耳胀、听力下降吗？（鉴别梅尼埃病，采用适当的封闭式提问）

患者：没有。

I（idea）——**患者对自己健康问题的看法**

全科医生：冯老师，您觉得是什么原因引起的眩晕呢？（了解患者对自身问题的看法）

患者：我有高血压病，会不会是"小中风"了？

全科医生：为什么这样认为呢？

患者：平时在家，我是里里外外一把手，忙进忙出也不觉得累，虽然有高血压病，但血压控制得蛮好，也从来没发过头晕病。但自从放了寒假，要辅导外孙的功课，这血压就越来越高，主要是我这外孙实在是太"皮"，跟我以前的学生不好比，太不听话了。

全科医生：冯老师，您和女儿住在一起吗？女儿女婿怎么样？（了解家庭类型、家庭关系、家庭资源）

患者：嗯，住一起，女儿是银行里的，女婿是搞IT的，他们对我都挺好，但工作实在是忙，外孙全靠我们两老带，外孙挺可爱的，就是学习要盯住，都怪老头子太宠了。

C（concern）——患者的担心

患者：柴医生，我最怕"中风"，我们学校同事，还是跟我同一年退休的，去年突然中风瘫痪了，不仅帮不了子女的忙，还成了家里的拖累，唉！想想都怕。

全科医生：中风要是引起"失能"是很麻烦。所以我们平时要注意心脑血管危险因素的防控，冯老师，您平时注意健康维护吗？（移情，机会性预防）

患者：我在饮食方面还是比较注意的，平时血压控制得也好，每天晚上还去跳广场舞。最近外面有病毒流行，我已经有好久没去运动了。

全科医生：冯老师，您定期体检吗？

患者：我们学校每年都组织退休员工体检，前几年，除了高血压病，我没其他问题。

全科医生：您睡眠好吗？（鉴别焦虑、抑郁状态）

患者：一直好的。

E（expectation）——患者的期望

全科医生：您的基本情况我已经了解了，您有什么需求吗？

患者：现在小外孙刚好放假，由我和老公照顾，就想头晕早一点好起来，能为女儿女婿分担一些。

全科医生：冯老师，现在您的情况并不算太严重，等一下我帮您做一个试验，明确一下诊断，有些毛病是能马上解决的。

患者：马上解决？那真是太好了！

经患者同意，予查"变位性眼震试验（Dix-Hallpike test）"，结果为阳性。

（1）最可能的诊断：

1）良性阵发性位置性眩晕（benign paroxysmal positional vertigo，BPPV）。

2）原发性高血压（essential hypertension）3级（很高危）。

（2）诊断依据：患者眩晕发作与体位改变相关，伴恶心，未呕吐，不伴耳鸣、听力下降，无发热等系统症状、无共济失调、无脑神经麻痹、无意识认知改变、无感觉异常、无肢体活动障碍等定位症状、生命体征平稳，排除中枢性眩晕可能，Dix-Hallpike试验阳性支持良性阵发性位置性眩晕。既往舒张压最高110mmHg伴颈动脉内中膜层增厚。

4. 治疗方案和患者管理

（1）签署知情同意书后手法复位或使用"耳石症诊疗仪"模拟管石复位法动作，依靠重力作用，使半规管中耳石复位。应用耳石症诊疗仪后，患者眩晕症状立刻消失，也佐证了良性阵发性位置性眩晕（BPPV）。

（2）基于复发风险，对患者进行防跌倒宣教。注意休息，防止疲劳，保持舒缓心情，告知如出现听力下降、步态异常、恶心呕吐等症状，及时随诊。

（3）1周时复诊，对是否合并其他前庭问题（如是否合并梅尼埃病、前庭神经炎等）或中枢神经系统病变进行再评估，以防掩盖重要疾病的发现。

第2次就诊：

1周后患者复诊，未再出现眩晕症状，无耳鸣、无听力下降、无走路不稳。查体四肢肌力Ⅴ级，双侧Babinski征阴性，闭目难立征阴性。近期血压亦控制良好，胃纳佳，情绪良好，夜眠安。

5．案例总结

全科医生在接诊眩晕的患者时，应能初步判断眩晕的病因，外周性眩晕应能正确处理，如考虑非良性眩晕（即中枢性或全身性眩晕）则及时行进一步检查（如影像学检查）明确病因，必要时转专科救治。一般来说，接诊眩晕患者，首先应详细询问病史（包括既往史），对生命体征加以监测，评估其意识状态，检查有无自发性眼震，有无耳道流脓牵扯痛，神经系统检查重点应关注肌力、肌张力、面神经、有无脑膜刺激征（如是否有颈抵抗、Kernig征、Brudzinski征等）、病理反射（Babinski征、Oppenheim征、Hoffmann征等）。

约翰·莫塔临床5问中，"哪些重要疾病不能被忽视"主要的任务就是识别危及生命的中枢性眩晕（常见的有外伤、肿瘤、感染、血管病变）与全身性疾病（特别是心血管系统疾病），可根据以下要点初步判断周围性还是中枢性眩晕：①周围性眩晕常表现为突发性，程度较剧烈；②周围性经常伴耳部症状如耳胀、耳鸣、耳聋，中枢性多不伴；③周围性眩晕前庭反应（姿势调节、眼震、自主神经功能）协调；④周围性头位或体位变动的相关性较强；⑤周围性有自限性特点，可自行缓解；⑥周围性一般不伴意识障碍；⑦中枢性常有中枢神经症状（如肢体活动障碍、感觉障碍、构音障碍、共济失调等）；⑧周围性眩晕诱发性眼震常呈水平或与眩晕方向一致，中枢性眼震粗大，多垂直或斜行、方向多变；⑨周围性查"冷热试验"反应正常，中枢性无反应或反应减弱。

"哪些常见疾病会导致眩晕？"据2017年《眩晕诊治多学科专家共识》记载，前5位最常见疾病分别是：良性阵发性位置性眩晕、梅尼埃病、前庭神经炎、前庭性偏头痛、突发性聋伴眩晕。除前庭性偏头痛外，其余四种均属周围性眩晕范畴。而其中又以良性阵发性位置性眩晕最为多见（占17%~30%），BPPV中"后半规管"原因占80%~90%，查Dix-Hallpike test可明确诊断，后半规管引发的BPPV治疗首选Epley手法复位。目前，大型综合性医院多引进了良性阵发性位置性眩晕诊疗系统（耳石症诊疗仪）设备，采用该设备不仅能迅速准确诊断BPPV，同时，大大提高复位成功率，特别适合行动不便、体弱患者的治疗，如耳石复位成功，效果立竿见影。在BPPV的诊治过程中，全科医生应加强对患者的宣教，引导患者正确认识BPPV，配合医生治疗，降低焦虑等情绪。首诊后应继续随访管理，防止周围性眩晕合并中枢病变情况，或将中枢性位置性眩晕误诊为周围性眩晕，避免延误治疗。值得注意的是，过去常常将病因不明的眩晕笼统地诊断为"椎-基底动脉供血不足""后循环缺血"或"颈性眩晕"，指南明确指出需谨慎对待这些名称，应该加强病因诊断或随访。

在"容易被遗漏的病因"中，周围性眩晕中的"双侧前庭病"要注意识别，它常隐匿起病，发展缓慢，表现为行走缓慢，早期可出现眩晕，约1/4患者合并听力障碍。前庭阵发症（vestibular paroxysmia，VP）可能的发病机制是血管袢压迫前庭耳蜗神经。Bárány学会制定了VP的诊断标准：①至少有10次自发的旋转或非旋转性眩晕发作；②发作持续时间<1分钟；③症状刻板；④卡马西平/奥卡西平治疗有效；⑤不能用其他诊断更好地解释。耳科疾患，如单纯性中耳炎，常可引发迷路炎，导致眩晕出现。耳道带状疱疹除特征性簇状疱疹外，可合并耳聋、周围性面瘫和眩晕。在病史采集中，如发现服药或接触化学物品时，应排除药源性眩晕可能，药源性眩晕的发生可能与药物使用相关的直立性低血压、药物的前庭损害相关，常见的药物有：α-受体阻滞剂（特拉唑嗪等）、前庭抑制剂（茶苯海明等）、抗癫痫药（卡马西平）、氨基糖苷类（链霉素、庆大霉素）等。除心血管系统外，其他全身性疾病也是较容易被遗漏的病因，如低血糖、贫血、甲状腺功能减退或亢进、电解质严重紊乱等。

"潜在易被隐藏的疾病"包括耳硬化症（中青年多见，进行性耳聋耳鸣，CT可发现耳囊骨吸收与骨化）、前半规管裂（有外伤史，MRI可有特征性表现）、神经变性或脱髓鞘病变累及小脑或脑干（如多发性硬化）、部分先兆可为一过性眩晕的癫痫、视源性眩晕（可能系视觉与前庭信号在中枢发生冲突，既往常有前庭病变史）。

"是不是还有什么话没有说"提醒我们要善于倾听患者心声，眩晕常常会对患者自身心理状态产生影响，而心理疾患也可伴随眩晕。患者无器质性病理损害，因心理障碍而表现出的非特征性的眩晕，既往诊断为"姿势性恐惧性眩晕"以及"慢性主观性头晕"，ICD-11统一修改为"持续性姿势性感知性头晕"（persistent postural-perceptual dizziness，PPPD），PPPD多在前庭病变后急性发病，持续3个月以上，每月15天以上，可自发性，直立或复杂的视觉环境可加重眩晕。惊恐发作、焦虑症、抑郁症患者出现眩晕的比率也较高，在临床上可进行必要的评估以明确诊断（具体见图3-3-1）。

6. 知识拓展

（1）良性阵发性位置性眩晕：好发于中老年人，是最常见的周围性眩晕。其发病机制可能与迷路退行性变、颅脑损伤、耳部疾患及动脉硬化，导致内耳血供不足有关，引起耳石脱落进入半规管，故俗称"管石症、耳石症"。其中，后半规管管石症（PC-BPPV）占80%~90%，水平半规管管石症（HC-BPPV）占5%~30%，前半规管管石症（AC-BPPV）占1%~2%以下，这三个半规管中，还可能发生耳石黏附于半规管壶腹嵴帽处，称为"嵴帽结石症"，其发生相对较少。BPPV的常见诱因有：劳累、情绪波动、心理压力、脑力劳动、内耳疾病、感染等全身疾病影响等。BPPV的临床表现包括阵发的视物旋转或自身旋转，头部或身体位置改变可诱发，大部分在眩晕发作时同步出现眼球震颤。BPPV的诊断依靠临床表现加Dix–Hallpike test，可用于诊断PC–BPPV和AC–BPPV，Roll test可用于诊断HC–BPPV。

（2）BPPV的治疗：首选手法复位耳石，PC–BPPV可采用Epley手法或Semont手法，水平半规管常采用Barbecue手法和Gufoni手法。常用的Epley手法简介：①患者取坐位于检查床上，迅速取仰卧头悬位（头超出床沿并下垂30°），向患侧扭转45°；②头部转正，向健侧转动45°；③将患者头部连同身体向健侧翻转，使其侧卧于治疗台，头部偏离仰卧位135°；④坐起，头前倾20°。完成上述4个步骤为1个治疗循环，每个步骤保持0.5～60分钟，待症状减轻，眼震消失。

需要指出的是，BPPV有一定的复发概率（约50%患者可能复发）。临床上，应积极治疗相关疾病，如控制血压、稳定血糖（糖尿病患者）、规律生活、注意劳逸结合。存在明显心理因素应注意压力管理、放松心情，如合并精神疾患，应给予积极治疗，如抗焦虑抑郁治疗。

（柴栖晨　王　静）

思考题

1. 简述引起眩晕的常见前庭周围性疾病有哪些？
2. 简述周围性眩晕与中枢性眩晕的区别？

案例 ❹

反复腹痛1年半，加重1月

患者，女，46岁，演员，独自前来就诊。

患者口述：1年半前开始感觉不明原因的腹痛，频繁在多个门诊科室就诊，腹痛无好转。曾2次住院当地医院消化内科，所有检查、检验都未发现异常，诊断为肠易激综合征，但治疗效果欠佳。因反复腹痛，感觉很烦恼，本次抱着试一试的心态来全科医学门诊就诊。

全科医生需要考虑的问题：

1. 如何构建全科医学整体性临床思维？

2. 是不是急危重症疾病？依据是什么？

3. 最可能的诊断是什么？依据是什么？

4. 治疗方案和患者管理。

5. 案例总结。

6. 知识拓展。

1. 如何构建全科医学整体性临床思维？

（1）诊断思路：腹痛（abdominal pain）指剑突向下与耻骨联合之间的疼痛，疼痛性质多种，包括绞痛、胀痛、隐痛、钝痛等。各种原因导致腹腔内外脏器的病变，都可表现为腹部的疼痛，其严重程度明显受神经、心理的影响。按其发生机制可分为内脏性腹痛、躯体性腹痛、牵涉痛。引起腹痛的疾病有些比较常见，危险性不大，如慢性便秘、慢性胃炎等。有些疾病如不及时处理常可危及生命，比如空腔脏器穿孔、腹主动脉瘤破裂等。对于病程在1周之内的急性腹痛，应重视识别危重腹痛；1周到6个月之间的亚急性腹痛和6个月以上的慢性腹痛，不能忽视被掩盖的病因和容易被忽略的疾病。在排除器质性病变后，还应考虑功能性疾患，如功能性消化不良、肠易激综合征等。现从全科医学视角出发，采用约翰·莫塔的临床安全策略——临床5问对该患者进行分析（图3-4-1）：

（2）鉴别思维：全科医生在接诊腹痛患者时，首先要注意"危重腹痛"的预警，如疼痛突然发生且剧烈，需警惕空腔脏器穿孔（胃溃疡穿孔、小肠穿孔）、梗阻扭转（肠梗阻、疝嵌顿、附件囊肿蒂扭转）、肠系膜动脉栓塞、炎症刺激（胆囊炎、胆管炎、阑尾炎、胰腺炎、附件炎、盆腔炎、空腔脏器穿孔后继发腹膜炎等）；如伴有心率加快、血压下降，

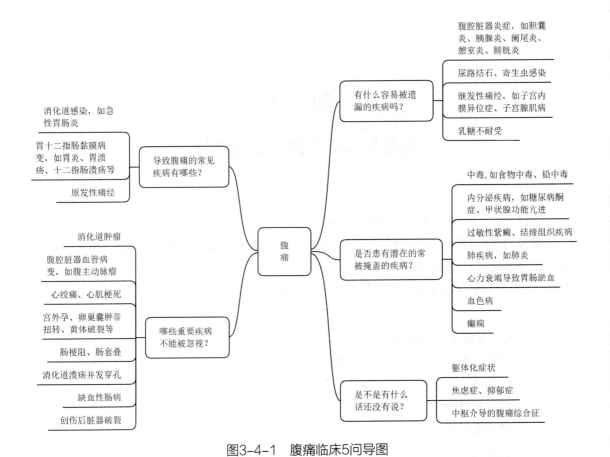

图3-4-1　腹痛临床5问导图

需警惕消化道出血、宫外孕破裂、腹主动脉瘤破裂、肝脾破裂等可能。发现这些情况应及时转诊，进一步检查明确诊断。下面对腹痛的常见病因和不可忽视的病因进行鉴别（图3-4-2）：

2. 是不是急危重症疾病？依据是什么？

第1次就诊：

（1）病史：患者，女，46岁，已婚，主诉"反复腹痛1年半，加重1月"。1年半来，反复出现腹痛，部位不定，为胀痛，与进食及排便无关，无发热、反酸、恶心、呕吐、黑便等症。近1月大便较干，故服乳果糖液治疗，但服药后腹痛加重，小便无殊，体重无明显改变。末次月经在半个月前，量和颜色正常，干净一周，无痛经。无外伤和手术史，无重大脏器疾病史，无传染病、家族性肿瘤史和遗传病史。否认高血压病、冠心病、糖尿病等病史，无烟酒嗜好。

（2）查体：情绪低落，巩膜未见黄染，浅表淋巴结未及肿大。心肺听诊无殊、腹饱满、听诊肠鸣音约6次/min、未闻及腹部异常血管杂音、叩诊鼓音、移动性浊音阴性。肝脾肋下未及，腹部无压痛，未及包块，无肌卫及反跳痛。

（3）辅助检查：生化全套、肿瘤标志物均处正常范围，大便隐血阴性，心超、冠状动

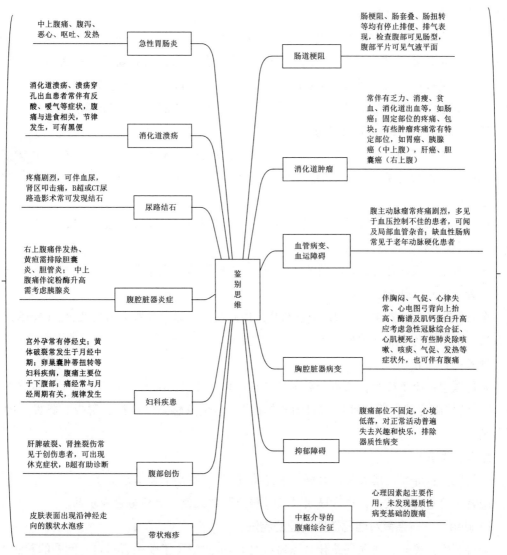

图3-4-2　腹痛鉴别思维导图

脉CTA、心电图未发现心脏结构功能供血方面异常；肠系膜动脉CTA提示，右肾小囊肿；阴道B超提示，子宫及附件正常，盆腔无积液；胃镜提示，慢性非萎缩性胃炎，幽门螺杆菌（Hp）（−），肠镜未见明显异常。

（4）初步排除急危重症疾病。

依据：患者女性，46岁，腹痛呈慢性过程，程度不剧，大便较干。腹部CTA、妇科B超正常。查体生命体征平稳，腹胀存在，全腹无压痛，无肌卫及反跳痛。辅助检查未发现感染征象，未发现内分泌系统疾患，心脏、大血管、肺相关检查亦未发现器质性异常。

3. 最可能的诊断是什么？依据是什么？

该患者腹痛1年半，加重1个月，大便较干，腹胀，是慢性便秘？还是功能性疾病导致患者腹痛不缓解？患者是否还有话还没有说呢？

对于疾病的诊断来说，患者提供的信息是最重要的，其次是体格检查，再次是相应的辅助检查，可以帮助我们诊断。临床上有一句古老的名言：听患者说，患者会告诉你诊断。全科医生接诊不明原因腹痛患者时，耐心倾听患者诉说，也许能帮助我们发现患者腹痛的深层次原因。下面运用以人为中心的问诊（RICE）详细询问患者的患病体验。

R（reason）——患者就诊的原因

0301 中根介导的腹痛综合征（视频）

全科医生：陈姐，您好！我是柴医生，我想对您的病史再核实一下，能具体描述一下您的感受吗？（亲切地称呼，营造轻松舒适的环境，开始"开放式问诊"）

患者：柴医生，我肚子痛已经有1年半了，隐隐地胀痛，位置不太固定，几乎每天都会痛。

全科医生：腹痛与吃饭、排便有关系吗？（了解腹痛的规律性）

患者：感觉没什么关系。

全科医生：疼痛严重吗？比如0分无痛，10分最痛，你的腹痛大概有几分？（NRS数字评分法，了解患者疼痛严重程度）

患者：1~2分。

全科医生：除了腹痛，还有什么不舒服吗？比如发热、反酸、嗳气、腹泻、体重下降吗？（了解伴随症状，适当使用"封闭式提问"，与全身感染性疾病、胃炎、肠炎、肿瘤等鉴别）

患者：没有。

全科医生：陈姐，您大便怎么样？有没有发黑？（鉴别消化道出血）

患者：以前大便较干，现在服用"乳果糖液"通大便，大便颜色是黄的。

I（idea）——患者对自己健康问题的看法

全科医生：陈姐，您觉得是什么原因引起的腹痛呢？（了解患者对自身问题的看法）

患者：老是肚子痛，会不会长了肿瘤？

全科医生：您怎么会有这样的想法？

患者：我邻居去年因为"结肠癌"去世了，现在我肚子老是痛，会不会也长了肿瘤？

全科医生：陈姐，您的想法有自己的道理，但您做过腹部CT和胃肠镜，并没有发现异常。（移情、安慰表达）

C（concern）——患者的担心

患者：柴医生，CT真的什么都能看到吗？

全科医生：我看得出来，您有担忧？

患者：怎么说呢？我还想问一下，金属的东西会不会致癌？

全科医生：我很好奇，您怎么会有这样的想法？

患者：1年半前，我修眼镜时，将镜脚上那颗很小很小的金属螺丝含在嘴里，一不小心咽了下去，吓得我不知道怎么办。自从吞下这颗小螺丝后，我就一直感觉腹痛。（患者

流露出不好意思的表情）

全科医生：原来是这样。陈姐，您做过腹部CT的，如果还没有排出体外，金属的东西会发现的，胃肠镜也能看清楚肠子里问题。

患者：是吗？如果那颗小螺丝真的排出了，我也放心了。

全科医生：陈姐，我可以问你几个比较隐私的问题吗？

患者：可以。

全科医生：您睡眠怎样？（了解患者生活方式）

患者：以前睡眠好的，自从得了腹痛病，睡眠质量比较差，常常会凌晨4点左右就醒了。

全科医生：您跟家人的关系如何？（了解家庭生活背景）

患者：以前挺好的，最近这几年不太好。我老公是个民间黄梅戏班子里面拉二胡的，我是"旦角"，以前我和他经常一起排练、演出，我唱戏，他拉琴，挺开心的。一年前，戏班子里来了一个年轻的女孩子，现在排练都不叫我，我觉得他变了，儿子还在读大学没工作呢。唉！现在经常和我吵架，我肚子痛了，会来管我一下，我稍微好一点，人又没影子了，完全把家当旅馆。柴医生，我非常担心自己得"肠癌"，要是我得了重病，谁来管这个家？柴医生，您知道吗？我和他青梅竹马，风风雨雨过了那多年，之前他非常关心我、体贴我的，现在却变了。（患者的眼泪在眼眶里转）

全科医生：陈姐，我非常理解您，别难过，总会找到解决问题方法的。您老公知道您的想法吗？（医生递上纸巾）

患者：他总是说我疑神疑鬼的，不搭理我。

全科医生：您曾经有过自杀的想法吗？（鉴别抑郁症）

患者：没有。

E（expectation）——患者的期望

全科医生：我对您的病情基本了解了，希望我怎样帮助您？

患者：柴医生，我就想着腹痛能早一点好起来，这样也可以出去唱唱黄梅戏，老是待在家里实在太没意思。

全科医生：陈姐，您这么长时间腹痛确实非常痛苦，我会帮您调整治疗方案，我相信您一定会好起来的！（肯定患者感受、移情、鼓励患者）

患者：如果能治好，真是太好了！我平时要注意什么吗？

全科医生：腹痛的诱因很多，您要注意饮食规律，不吃生冷食物，适当多饮水，保持大便通畅，如果出现突然疼痛加重，恶心、呕吐、黑便、头晕、晕厥、胸闷等，及时就诊，这是我的电话，您可以随时和我联系咨询。另外，为了更好地了解您目前的状态，我们想让您做一下焦虑、抑郁自评量表，您愿意吗？（健康宣教，建立联系）

患者：好，谢谢！（签署书面同意书）

结果：患者焦虑自评量表（self-rating anxiety scale, SAS）：标准分48分（50～59分为轻度焦虑，60～69分为中度焦虑，70分以上为重度焦虑），抑郁自评量表（self-rating depression scale，SDS）：标准分49分（53～62分为轻度抑郁，63～72分为中度抑郁，72分以上为重度抑郁）。

（1）最可能的诊断：

1）中枢介导的腹痛综合征（centrally mediated abdominal pain syndrome）。

2）慢性非萎缩性胃炎（chronic non-atrophic gastritis）。

3）右肾囊肿（right renal cyst）。

（2）诊断依据：患者以腹痛为主，伴失眠等症，反复检查，没有找到明确的器质性疾病依据（胃镜虽提示非萎缩性胃炎，但无法解释患者腹痛部位不定等情况），症状持续1年半、疗效不佳，反复就诊，有诱发因素（误吞金属异物、丈夫外出），有目的性（丈夫关心）等特点，符合中枢介导的腹痛综合征的诊断标准。经过量表自评，基本可以排除抑郁症、焦虑症等疾病。肠系膜动脉CTA提示：右肾小囊肿。

4. 治疗方案和患者管理

（1）建立良好的医患关系，同时开展心理治疗。

（2）告知乳果糖液可能导致腹胀加重，建议停服，改双歧杆菌三联活菌胶囊，随访评估腹痛、腹胀症状变化。

（3）适当运动，改变饮食习惯，适当增加开水、蔬菜纤维素摄入。

（4）必要时行针灸、理疗等治疗方法。

（5）建议下次复诊，请其丈夫陪同前来，并将既往CT片、胃肠镜报告等带来。

第2次就诊：

3天后患者复诊，全科医生单独与其丈夫进行了沟通，希望其多关心患者，尽量带妻子一同前往剧团，建议排演一些有"母亲"角色的戏段，满足患者的愿望。另一方面，和患者一同仔细阅读并讲解了CT片和胃肠镜报告，让患者确信小螺丝已经排出体外，解除了患者的心理顾虑。患者停服乳果糖后，腹部胀痛有所好转。

第3次就诊：

1个月后患者笑容满面地见全科医生，表示现在"肚子一点也不痛了，人也比以前轻松多了，现在又跟丈夫去剧社唱戏了。"

随访半年腹痛未再发生。

5. 案例总结

该案例消化内科查肠系膜CTA、胃肠镜等未见明显异常发现，结合患者病史，排除器质性病变后考虑"肠易激综合征"，来全科门诊后，我们通过焦虑抑郁自评量表评估，排除焦虑症、抑郁症。RICE问诊揭开了引起患者腹痛的心理原因以及某些药物可能的不良反应。通过排除患者顾虑、调整药物、协调动员家庭资源，最终取得满意效果。

约翰·莫塔临床5问中，"哪些重要疾病不能被忽视"需要我们全科医生仔细询问病史，包括外伤史、停经史、了解患者既往病史、腹痛的性状，注意全身体检，如仔细观察肠型、肠道蠕动波，听诊肠鸣音、有无心律失常、腹部血管杂音，有无肌卫。遇到腹痛剧烈、高热、大汗淋漓、心率明显增快、血压下降、神志改变、血便、严重贫血等均需急诊处理。有些虽然无须紧急处理，但仍不能忽视，如患者年龄超过40岁、消瘦、腹部包块、淋巴结肿大、隐血阳性、贫血、肿瘤家族史等就要排除肿瘤的可能。

"常见原因导致的腹痛"是日常门诊中接诊最多的情况，排除急危重症后，急性胃肠炎、胃十二指肠病变比较多见，做出临床初步判断、制订诊疗方案后，尚需观察病情变化，如有新的症状体征出现，需要及时修正。

"有什么容易被遗漏的病因"要求全科医生注意腹痛以及压痛点的部位，如阑尾炎腹痛的部位随着病情的进展，会发生转移（上腹部转至右下腹）；尿路结石往往可出现肾区叩击痛；下腹部压痛尚需考虑妇科疾病；儿童还需查大便集卵试验排查寄生虫感染。亚洲人群乳糖酶缺乏比较多见，往往在进食含乳糖较多食物后可出现腹痛。

"是否有潜在被隐藏的疾病"需要全科医生加强临床实践，积累经验，关注腹痛以外的症状，如出现呼吸深大、呼出烂苹果气味，要注意糖尿病酮症患者出现腹痛，了解各种药物的不良反应，如服用α-糖苷酶抑制剂后会出现肠道胀气、腹痛症状。还有些患者虽以腹胀、腹痛就诊，但却是右心衰引起的胃肠道肝脏淤血造成的，也需要结合下肢是否水肿、颈静脉是否怒张，肝颈反流征等综合判断。"功能性腹痛"必须在排除器质性病变后作出诊断。

"是不是还有什么话没有说"往往需要全科医生与患者建立良好的医患关系。有效沟通，取得患者信任后，才能了解到患者内心的想法。这往往能体现出我们全科医生的职业素养和人文精神（具体见"图3-4-2腹痛鉴别思维导图"）。

6. 知识拓展

（1）中枢介导的腹痛综合征特点：以往，我们常常将经过反复检查未发现器质性病变的腹痛称之为功能性腹痛综合征（functional abdominal pain syndrome），随着对其发病机制的深入研究，发现肠-脑互动异常是造成这类疾病的核心原因，故《功能性胃肠病：罗马Ⅳ》将"功能性胃肠病"的诊断统一更改为"中枢介导的腹痛综合征（centrally mediated abdominal pain syndrome，CAPS）"。CAPS主要应与肠易激综合征（irritable bowel syndrome，IBS）相鉴别。根据目前的研究，CAPS与IBS的区别主要表现在：①CAPS患者腹痛的原因主要是中枢敏化，而IBS主要是外周敏化，IBS患者会因肠道内轻微的刺激就可引起腹痛的发生；②CAPS患者的腹痛往往是持续性的，大多与进食、排便无关，而IBS更多的是阵发，多与进食、排便有关；③CAPS的腹痛往往与心理-社会因素的关系更密切，心理因素是发病的主要原因，所以，全科医生应该更关注功能性腹痛患者的心理健康；④"脑肠互动异常"参与了CAPS患者腹痛的发病，中枢对肠道信号的处理异常是其发病的主因；⑤常用于治疗IBS的胃肠动力紊乱药物可能对CAPS患者效果不佳。

（2）CAPS治疗：CAPS患者常常有心理因素的影响，故对其有效的治疗常常依赖良好医患关系的建立。对于这一类慢性腹痛患者，全科医生要用平等、尊重的态度，通过认真倾听、理解患者的病痛并分析产生病痛的原因，用"移情"获取患者的信任，引导患者解开心结，放松心情。同时，全科医生要善于运用家庭、社会资源，增加患者的支持，提高患者应对各种生活压力事件的能力。当然，对于那些伴有焦虑、抑郁情况明显的患者，在心理治疗、认知行为治疗、针灸、理疗等方法的基础上，可选用三环类抗抑郁药或选择性5-羟色胺去甲肾上腺素再摄取抑制剂进行综合治疗，往往能取得意想不到的效果[4]。

（柴栖晨　王　静）

思考题

1. 简述中枢介导的腹痛综合征的特点。
2. 腹痛的转诊指征有哪些?

案例 ❺

便秘1年余

患者，女，35岁。

患者口述：近1年来，无明显原因出现排便困难，每周排便1~2次，大便干结。

全科医生需要考虑的问题：

1. 如何构建全科医学整体性临床思维？

2. 是不是急危重症疾病？依据是什么？

3. 最可能的诊断是什么？依据是什么？

4. 治疗方案和患者管理。

5. 案例总结。

6. 知识拓展。

1. 如何构建全科医学整体性临床思维？

（1）诊断思路：便秘（constipation）表现为排便次数减少、粪便干硬和/或排便困难、排便次数减少指每周排便少于3次。排便困难包括排便费力、排出困难、排便不尽感、排便费时及需手法辅助排便。便秘的病理生理机制与结肠运动的形式、神经控制及排便动作的形成相关，正常结肠运动以节段性和推进性蠕动收缩活动为特征，由交感神经和副交感神经系统支配，直肠一般是没有粪便的，当粪便推进至直肠时，通过对直肠壁的机械感受器产生刺激，当充胀压力达到一定程度时，冲动经由骨盆神经和下腹神经的传入纤维，传至腰部脊髓的初级排便中枢，造成直肠、腹肌收缩及肛门内括约肌放松，完成排便动作。任何可能影响结肠运动、神经控制及排便机制的因素，均可产生便秘。根据病因可将便秘分为原发性便秘和继发性便秘。全科医生接诊便秘患者时，全面的诊疗思维很重要。下面采用约翰·莫塔的临床安全策略——临床5问对该患者进行分析（图3-5-1）：

（2）鉴别思维：便秘的原因有很多，首先，要排除器质性便秘和药物性便秘。器质性便秘可由内分泌及代谢异常疾病（甲状腺功能低下、甲状旁腺功能亢进、高钙血症、低血钾、低血镁、糖尿病、尿毒症等）、肌肉系统病变（淀粉样变性病、皮肌炎、硬皮病、系统性硬化）、神经系统疾病（自主神经病变、脑血管疾病、巨结肠症、帕金森氏症、多发性硬化症、脊髓损伤或肿瘤等）、精神疾病（抑郁症、焦虑症、厌食症、躯体化疾病等）、结构异常（肛裂、肛门狭窄、痔疮、阻塞性结肠肿瘤、直肠脱垂等）等引发。

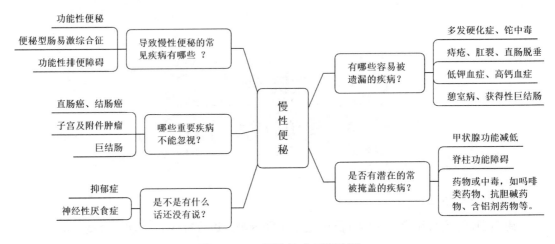

图3-5-1　便秘临床5问导图

慢性便秘患者大部分为功能性便秘，全科医生接诊时，首先要明确患者是否便秘，而不是对排便规律的错误预期，注意不要忽视"熟悉疾病"，如甲状旁腺功能亢进，要警惕潜在"红旗征"患者，避免仅依靠直肠检查排除癌症（图3-5-2）。

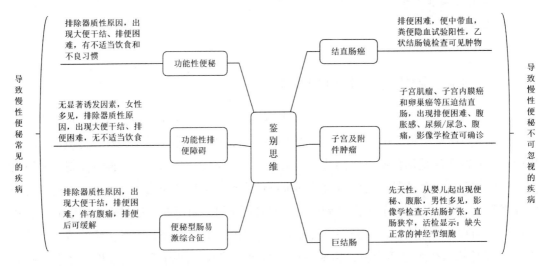

图3-5-2　慢性便秘的鉴别思维导图

2. 是不是急危重症疾病？依据是什么？

第1次就诊：

（1）病史：患者详细地描述了便秘的发病过程和治疗经过。1年前，患者无明显诱因出现排便困难，大便干结，半年来排便次数逐渐减少至1～2次/周，无黏液或血性粪便。无恶心、呕吐、腹痛、腹胀，无尿频、尿急，无体重下降，未长期服用药物。曾到当地医院专科就诊，在医院血常规、大便常规及潜血试验、血糖、肾功能、全腹彩超、胃镜、乙状结肠镜等检查都没有异常。患者既往体健，无肝炎等传染病及接触史，无家族遗传病史，孕1产1，月经周期26~28天，每月行经3~5天，经期规律，月经量中等，颜色鲜红，无血块。

（2）查体：T 36.2℃，BP 116/78mmHg，P 70次/min，R 20次/min，BMI 18.6kg/m²，患者全身皮肤巩膜无黄染，无皮疹、蜘蛛痣，浅表淋巴结无肿大。颈软，气管居中，甲状腺无肿大、未闻及杂音，双肺呼吸音清，心律齐、未闻及心脏杂音。腹部平坦，腹软，无压痛及反跳痛，肝脾肋下未扪及，未触及肿块及腹主动脉搏动。叩诊无移动性浊音，听诊肠鸣音正常。脊柱无畸形、无压痛。直肠指检：肛门口肌张力正常，未扪及肿块，指套上未见血性分泌物。

（3）初步排急危重症性便秘相关疾病。

依据：35岁女性，无高血压、糖尿病、高脂血症等慢性疾病，无肝炎等传染病史，无家族遗传史，无便血、体重下降；体格检查生命体征正常，腹部无包块、无腹水；半年来反复检查血常规、大便常规及潜血试验、血糖、肾功能、全腹B超、胃镜、乙状结肠镜等均未见异常。

3．最可能的诊断是什么？依据是什么？

全科医生除了针对患者症状认真仔细地进行问诊和体格检查外，还要以患者为中心，全面地了解患者的生活、心理顾虑、期望等，下面采用RICE问诊，进行深入访谈，寻到病因。

R（reason）——**患者就诊的原因**

全科医生：你好，有什么可以帮你吗？（开放式提问）

患者：我解大便不是很好。

全科医生：可以和我详细说一下吗？（打开话题，让患者描述患病经过）

患者：我解大便不顺畅，而且大便还很硬，经常3~4天解1次大便，已经1年多了，我也到医院看专科，医生给我做了很多检查，没发现什么问题。

全科医生：你可以简单描述下解大便的过程吗？（了解问题详细情况）

患者：解大便时经常要用很大力气才能解出。每次解大便都要半个小时以上，解出来的大便很干硬，像羊粪一样，有时感觉拉不干净，却又拉不出来，很难受。

全科医生：大便上有血吗？

患者：这倒是没有看到。

全科医生：除了便秘，还有其他症状吗？（了解伴随症状）

患者：没有了，就是大便不好，也没有肚子痛。

全科医生：你不舒服有吃什么药吗？（了解患者的服药史）

患者：没有，只是有时大便解不出时用下开塞露。

I（idea）——**患者对自己健康问题的看法**

全科医生：你认为什么原因导致便秘？（了解患者对自身问题的看法）

患者：我想可能是工作太忙，水喝得比较少。

全科医生：能和我说说你平时的睡眠情况吗？（了解患者的情绪）

患者：我的睡眠还是可以的，经常倒头就睡，一觉睡到大天亮，第二天起床后精神饱满。

全科医生：你是哪里人？喜欢什么食物？

患者：我是湖南人，喜欢吃辣椒和肉，尤其喜欢辣椒炒肉，不喜欢吃蔬菜，水果也吃得很少，而且工作忙，一日三餐不是很规律。

全科医生：你做什么样的工作？

患者：我是公司文秘，上班就是一动不动地坐在办公桌前，工作忙起来一坐就是一整天，回到家感觉非常疲劳，都不想动，几乎不运动。

C（concern）——**患者的担心**

全科医生：你便秘1年多了，确实很难受，你担心什么吗？（了解患者的担心）

患者：我有个同事最近查出得了直肠癌，听说他之前也是因为大便不好去检查发现的，我老是便秘，我担心自己会不会也得了肠癌？

全科医生：你的大便没有血，又没有结直肠肿瘤家族史，还做了很多检查包括结肠镜，都没有发现癌症的迹象，不用太担心。根据你之前所做的检查，我们需要再补充一些实验室检查，进一步排除你便秘的原因，可以吗？

患者：好的。

给患者开具血钾、血钙及甲状腺功能检查，嘱患者3天后结果出来复诊。

第2次就诊：

患者血钾、血钙及甲状腺功能检查均正常。

E（expectation）——**患者的期望**

全科医生：周女士，根据上次的了解以及这次的检查结果，初步考虑你患的是功能性便秘。

患者：什么是功能性便秘？

全科医生：功能性便秘就是排除了器质性疾病，与不适当饮食和不良习惯有关的便秘。需要你努力改变生活方式，比如多饮水，生活有规律……

患者：如何改变生活方式？（患者着急地问）

全科医生：首先，要养成定时排便的习惯，最好每天早餐后去蹲厕所。饮食中增加蔬菜分量，多吃些纤维含量高的水果；要适当增加运动量，快走就是一种很好的运动方式，运动一方面可促进胃肠道蠕动。还需要保持心情愉悦，好心情可以促进胃肠消化，避免腹胀、便秘的发生。只要你坚持，相信不久你的便秘就可以改善。

患者：医生，纤维含量高的蔬菜水果有哪些呢？

全科医生：蔬菜中韭菜、胡萝卜、卷心菜这些都不错，水果中李子、无花果、杏等对便秘有好处，而且建议水果不要削皮，因为果皮中含有大量纤维。

患者：好的，我一定按照你说的做。需要吃药吗？

全科医生：治疗初期需要吃一种药物，我会开给你；如果大便太硬，解大便之前可以先用开塞露塞肛软化大便。

患者：嗯，好的。

全科医生：你还有什么要问我吗？

患者：你说得很详细，我没有再问的了。

（1）最可能的诊断：功能性便秘（functional constipation）。

（2）诊断依据：通过RICE问诊，我们了解到患者的心理、生活习惯等，结合患者的病史、体格检查和携带的辅助检查资料、病例以及补充的实验室检查，多项实验室及影像学检查已经排除了器质性疾病，患者最可能的诊断是功能性便秘。

4．治疗方案和患者管理

（1）向患者解释便秘的原因，解除她对疾病的顾虑。

（2）鼓励足量的锻炼，养成良好的排便习惯，饮足量的液体，改变饮食结构，进食高纤维食物。

（3）乳果糖糖浆，每次口服15ml，每天2次口服。

（4）安排随访，嘱咐患者2周后复诊。

第3次就诊：

2周后患者复诊。患者诉便秘情况缓解，解大便较之前顺畅许多，大便变软，每周3次大便，继续给予鼓励和支持，与患者建立微信联系，进行签约家庭医生，并嘱咐若有不适及时就诊。

5．案例总结

便秘是一般人群中最常见的消化道主诉，我国成人慢性便秘的患病率为4%～10%。患者性别、年龄、经济状况、文化程度、生活方式、饮食习惯和精神心理因素等均是慢性便秘的危险因素。引起便秘的病因很多，全科医生在接诊便秘患者时，要从便秘的病理生理发生机制入手，抽丝剥茧，在排除"红旗征"后查找便秘的病因。患者长期便秘，就诊专科治疗效果欠佳，全科医生需运用全科扩散思维，全面排除器质性疾病，同时，运用"全人"的理念，以"人"为中心，帮助患者找到便秘的病因，避免漏诊、误诊。在治疗时不能只局限于药物，还要注意患者的生活习惯及心理状态，改变生活方式。

6．知识拓展

（1）便秘的分类：根据便秘的病因可分为功能性便秘（又称原发性便秘）与继发性便秘；继发性便秘包括器质性疾病和某些药物导致的便秘。

（2）功能性便秘使用罗马Ⅳ诊断标准，诊断依据应为在近6个月内至少3个月连续或间断出现以下至少2个症状：①排便次数每周少于3次；②超过25%的排便感到费力；③超过25%的排便为块状便或硬便；④超过25%的排便有不尽感；⑤超过25%的排便有肛门直肠堵塞感或梗阻感；⑥超过25%的排便需要手法辅助排便。

（3）慢性便秘的分级诊治策略：

一级诊治：主要（核心）为经验性治疗。对于≤40岁，直接进行经验性治疗，方法为调整生活习惯、认知疗法及选用合理药物。

二级诊治：为经验性治疗无效的患者。往往需转诊到消化专科进一步检查，如直肠肛门测压、结肠传输试验、球囊逼出试验等，了解便秘类型及患者精神心理状况，选择相应的方法。混合型便秘优先选择生物反馈治疗，无效时加用泻药。

三级诊治：主要针对二级治疗无效的患者。此时，需要对患者的生活习惯、精神心理状态、直肠肛管结构和功能进行再评估，往往需要多学科，如心理科、外科等综合治疗。外科治疗一定要仔细评估手术风险及患者获益，严格掌握手术适应证。

（4）便秘在社区的转诊指征：

1）便秘控制情况不佳，药物调整效果不佳。

2）其他症状出现或加重，社区不能处理，如黑便、肛裂、痔疮等。

3）出现严重精神心理异常。

4）慢性便秘无改善，需要进行特殊检查，如钡剂灌肠、结肠镜、肛门直肠测压、排粪造影等检查明确诊断的患者，建议转诊消化内科进一步诊治。

5）患者症状加重，出现肠梗阻等需要手术治疗，应及时转诊。

（5）治疗便秘的药物有：

1）亲水的容积形成药物：麸皮、粗纤维、卵叶车前子等。

2）刺激性泻药：酚酞、番泻叶、蓖麻油等。

3）渗透性泻药：硫酸镁、氢氧化镁、乳果糖、甘露醇、山梨醇、聚乙二醇等。

4）软化大便的药物：液状石蜡、多库酯钠等。

5）促肠蠕动剂：莫沙必利。

（6）对年龄>40岁的慢性便秘初诊患者，特别是对伴有警报征象的患者，需要针对性选择辅助检查，包括结肠镜检查，以明确排除器质性疾病。警报征象包括便血、粪便隐血阳性、发热、贫血和乏力、消瘦、明显腹痛、腹部包块、血癌胚抗原升高、有结直肠腺瘤史和结直肠肿瘤家族史等。

（刘　湘　吴　疆　蔡飞跃）

思考题

1. 在国际通用的罗马Ⅳ标准中，功能性便秘的诊断标准是什么？

2. 便秘患者的报警症状有哪些？

案例 ❻

腹胀5年余

患者，男，26岁，职员。

患者口述：肚子胀5年余。

全科医生需要考虑的问题：

1. 如何构建全科医学整体性临床思维？

2. 如何问诊和查体？

3. 初步诊断是什么？需要完善哪些检查？

4. 诊断和诊断依据？

5. 治疗方案和患者管理。

6. 启示。

7. 知识拓展。

1. 如何构建全科医学整体性临床思维？

（1）诊断思路：腹胀是一种常见的消化系统症状，是指患者主观上感觉腹部的一部分或全腹部胀满，通常伴有呕吐、腹泻、嗳气等症状；客观上，查体也可以发现腹部一部分或全腹部膨隆。腹胀可以出血，从很轻微到严重和不舒服感觉，昼夜节律的变更是腹胀的共同特征，大多数患者均有在日常活动期间腹胀进行性发展和夜间休息后减轻或消失的症状。伴有腹胀的疾病有便秘、腹泻、肠易激综合征、消化不良、进食障碍疾病和肥胖症、肠胃气胀、器质性疾病（包括某些恶性肿瘤）等。现从全科医学视角出发，采用约翰·莫塔的临床安全策略——临床5问对该患者进行分析（图3-6-1）。

（2）鉴别思维：腹胀患者除了考虑不能被忽略的疾病，如消化道器官病变（包括胃肠、肝胆胰等）引起的胃肠道胀气、腹腔内液体积聚过多、腹腔内肿块或脏器包膜牵张，还需要考虑容易被遗漏的病因，如由全身性或其他系统疾病（心、肾、内分泌、神经、血液等）导致的腹胀、食物或药物代谢过程中产生过多气体等。全科医生接诊时还要注意患者精神心理问题，如紧张或压力过大导致的功能性胃肠病（图3-6-2）。

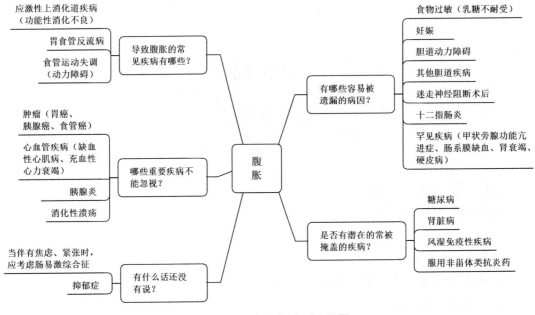

图3-6-1 腹胀临床5问导图

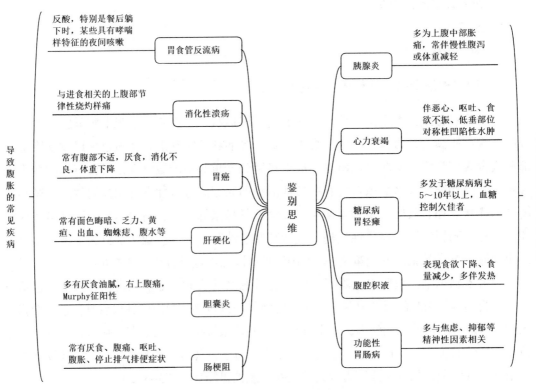

图3-6-2 腹胀鉴别思维导图

2．如何问诊和查体？

患者男性，26岁，间断腹胀5年余，于5年前因压力过大，经常饮用大量咖啡后出现腹胀，伴有稀便，此后压力过大时就会出现腹胀，一般持续3~4个小时才能缓解；半年前，曾于外院做过多项检查，均未见异常。平素饮食规律，新入职职员，心理负担重、睡眠差，无烟酒嗜好。既往体健，否认消化道疾病和其他慢病史；否认手术、外伤史；家族史无特殊。

（1）问诊：对腹胀患者进行病史采集，要重点询问饮食习惯、腹胀诱发因素及消化道伴随症状，如腹痛、恶心、呕吐、大便性状改变、厌油腻、黄疸等症状，同时，注意患者既往病史以及一些其他系统症状，如高血糖、乏力、淡漠、黏液性水肿等表现，以明确患者腹胀原因。此外，不能仅局限于器质性疾病的诊断和治疗，还要以患者为中心，关注患者工作、生活中存在的问题，以及患者对疾病的看法、顾虑和对医生的期望，从而快速准确地明确诊断。下面采用RICE问诊，进行深入访谈，找到病因，达到诊疗目的：

R（reason）——**患者就诊的原因**

全科医生：看您很痛苦的样子，请放松，说说您怎么不舒服？我会尽力帮助您的。（开放式问诊，体现"共情"人文关怀）

患者：医生，我的肚子胀得厉害，能帮我开些药缓解下吗？

全科医生：您的肚子胀多久了？还记得第一次肚子胀是在什么情况下出现的吗？肚子胀气是每天都有吗？一般持续多久？能忍受吗？

（询问发病的时间、发病的特点、诱发因素以判断腹胀的病因）

患者：反反复复有5年多了。那个时候我在备考，压力非常大，有半年时间，每天大量喝咖啡。从那以后，每次大便都是稀的，每天1~2次。后来，吃了点中药，拉稀是好了，但就开始出现肚子胀了。不是每天都胀，几天一次，胀起来一般3~4个小时才能慢慢缓解，能忍受。

全科医生：这几年来，肚子胀加重了还是减轻了？有什么原因？比如吃什么东西、受凉后会出现肚子胀？（询问发病的诱因以判断腹胀的病因）

患者：一般精神紧张或者压力大的时候会出现，饭后肚子胀会加重。

全科医生：除了肚子胀，还有其他不舒服吗？有没有腹痛、恶心呕吐、大便的颜色改变？有无头晕、乏力、心慌？（除了腹胀，还要关注患者全身症状，以除外消化道以外的疾病）

患者：除了肚子胀，偶有反酸、腹泻，无腹痛、恶心呕吐、大便的颜色无改变，有时有头晕、乏力、心慌。

全科医生：您最近在生活上，工作上有遇到什么问题吗？（了解患者工作和生活状况）

患者：生活上还好，主要是工作上，由于刚入职，有很多不会的，总觉得学起来很累，又觉得做不好，总是很紧张、担心。

全科医生：现在的年轻人工作压力大，要学会放松自己，一切都会好起来的。您有长

期服用什么药物吗?(给予适当的鼓励,缓解患者的紧张,并了解患者的用药史)

患者:平时不用药,胀得很厉害时服过吗丁啉(多潘立酮)。

I(idea)——患者对自己健康问题的看法

全科医生:您自己有考虑过您的胀气可能是什么原因引起的吗?

患者:我觉得应该是胃不好吧。

C(concern)——患者的担心

患者:医生,最近总听到年轻人得胃癌之类的新闻,所以有些担心。我在别的医院做过很多检查都没事儿。您看我这是什么原因呢?(拿出半年前化验单:胃镜、血常规、粪便常规、肝肾功能、肝胆脾胰B超均无特殊)

全科医生:小张,您别太担心!您已经做过胃镜等检查,未发现问题,年轻人患胃癌毕竟是少数。(及时安慰患者并解释病情)。

E(expectation)——患者的期望

患者:那我怎么才能肚子不胀呢?

全科医生:您可能是由于5年前备考,压力过大,加上经常喝咖啡造成肚子胀,每当紧张的时候肚子胀发作,所以,初步考虑功能性原因。接下来,我为您进行查体和安排一些辅助检查,排除其他的器质性疾病。当然,您也可以通过药物或放松等先观察观察病情变化。(及时安慰、鼓励患者并解释病情,使患者产生信心)。

(2)查体注意事项:主要观察患者的腹部是否有隆起,腹部触诊是否有压痛、反跳痛,注意肝脾情况;腹部叩诊是否有移动性浊音(排除因腹水引起的腹胀)。

查体结果:未见明显阳性体征。

3.初步诊断是什么?需要完善哪些检查?

(1)初步诊断:功能性消化不良。

(2)需要完善哪些辅助检查?

1)实验室检查:血常规、肝功能、肾功能、血糖、大便常规、便隐血检查等。

2)胃肠镜检查:对有"报警症状和体征"者(45岁以上,近期出现消化不良症状,伴有消瘦、贫血、呕血、黑粪、吞咽困难、腹部肿块、黄疸等)对应行胃肠镜检查,并可通过黏膜病理活检做病理学与Hp检测。

3)影像学检查:必要时行腹部CT扫描或者MRI,以排除器质性病变。

4)精神心理评价:评估患者的心理状况和治疗需求。

检查结果:半年前检查胃镜、血常规、粪便常规、肝肾功能、肝胆脾胰B超均无特殊;复查粪便常规、肝肾功能及血糖均未见异常。

4.诊断和诊断依据?

(1)诊断:功能性消化不良(functional dyspepsia,FD)。

(2)诊断依据:①患者青年男性;②腹胀5年,慢性病程,偶有腹泻、反酸,常于压力过大引起，偶伴头晕、乏力等症状；③查体及检查结果未见明显异常。

5. 治疗方案和患者管理

（1）治疗方案

1）给予患者适当的教育和安慰，帮助患者认识理解病情，提高患者应对疾病治愈的信心和能力。

2）药物治疗：如上述，一般治疗几周后症状仍无缓解，应加用药物治疗。

①适度抑制胃酸：质子泵抑制剂或H_2-受体拮抗剂。建议降阶梯疗法，即初始给予标准剂量的质子泵抑制剂，待症状控制后，可逐步降为H_2-受体拮抗剂或抗酸药治疗。这类药物起效快，对酸相关的症状，如反酸、恶心、易饥饿等有一定缓解作用。可根据患者症状按需治疗，不宜长期使用消化性溃疡治疗的标准剂量。

②促胃肠动力药物：是功能性消化不良患者的首选经验性治疗药物。一般适用于以餐后饱胀、早饱为主要症状的患者，且不良反应低。多潘立酮（每次10mg，3次/d）、莫沙必利（每次5mg，3次/d）或依托必利（每次50mg，3次/d）均可选用。对疗效不佳者，可联合使用抑酸药和促胃肠动力药。

③助消化药：消化酶制剂可作为治疗消化不良的辅助用药，改善与进餐相关的上腹胀、食欲差等症状。

④抗Hp：对经验性治疗无效的消化不良患者，应进行Hp检测。部分Hp阳性的消化不良患者如通过Hp的成功根除得到症状的长期缓解（6个月），则属于Hp相关性胃炎，而非功能性消化不良。

⑤抗抑郁药：上述治疗疗效欠佳而伴随精神症状明显者可试用。常用的有三环类抗抑郁药，如阿米替林，或5-羟色胺再摄取抑制剂（SSRI），如帕罗西汀等，宜从小剂量开始，注意药物的不良反应。此类药物起效慢，应耐心解释，提高患者依从性，以免患者对药物产生怀疑而影响效果。

3）其他治疗：除药物治疗外，行为治疗、认知治疗及心理干预等可能对这类患者有益，不但可以缓解症状，还可以提高患者的生活质量。

4）转诊指征：

①腹胀频繁发作，影响生活者。

②经常规治疗，腹胀症状未见明显好转，需要做胃镜检查者。

③有任何一种消化性溃疡并发症，如出血、梗阻、穿孔、癌变等。

④严重抑郁、焦虑的患者。

（2）患者管理

1）指导其改善生活方式：超重者需减轻体重，戒烟酒，避免高脂饮食，减少咖啡、茶、巧克力、碳酸饮料、辛辣食物的食用量或停止食用，避免过度疲劳，尽量避免服用非甾体类药物。生活要规律，保证充足的睡眠，学会调整心态、释放压力，保持情绪平稳。

2）嘱患者用药后1个月和6个月门诊复诊。如果出现腹胀、腹泻加重，或出现呕血、黑便等症状，应立即就诊。

6．启示

功能性消化不良（FD）是指由胃和十二指肠功能紊乱引起的餐后饱胀感、中上腹痛及中上腹烧灼感等症状，而无器质性疾病的一组临床综合征。FD是临床上最常见的一种功能性胃肠病，属于慢性疾病，具有高发病率和反复发作等特点，长期随访发现，尽管某个时期内症状可能缓解，但相当多的患者症状会长期存在，仅1/3的患者症状可自行消失，部分患者数年后具有典型的肠易激综合征表现，精神不稳定的患者可能出现行为异常或躯体化反应，影响心身健康和生活质量。FD的病因和发病机制可能与下列多种因素有关：胃肠动力障碍，内脏感觉过敏，胃对食物的容受性舒张功能下降，胃酸分泌增加和胃、十二指肠对扩张、酸、其他腔内刺激的高敏感性，Hp感染，精神和社会因素等，在确诊功能性消化不良之前，需要进行相应的检查，排除器质性疾病。

因功能性消化不良患者常存在个性异常，焦虑、抑郁积分显著高于正常人和十二指肠溃疡患者，特别是童年时期所发生的应激事件高于正常人和十二指肠溃疡患者，全科医生在问诊时应予以关注。

7．知识拓展

（1）诊断功能性消化不良之前，下述症状至少存在1项或多项，症状出现至少6个月，近3个月亦有发生，且无可解释症状的器质性、系统性或代谢性疾病证据（包括胃镜检查）。①餐后饱胀：是指正常餐量即出现饱胀感；②早饱：指有饥饿感，但进食后不久即有饱感；③上腹痛：定位于脐水平以上、胸骨下缘以下和两侧锁骨中线之间的区域，是一种主观的、不愉快的感觉；④上腹烧灼感：上腹部灼热不适的主观感觉。

（2）功能性消化不良分为2个亚型：餐后不适综合征和上腹疼痛综合征，二者可重叠出现。餐后不适综合征至少包括以下1项症状，且每周至少3天：①餐后饱胀不适（影响正常生活）；②早饱（不能完成进食餐量）。上腹疼痛综合征至少包括以下1项症状，且每周至少1天：①上腹痛（影响正常生活）；②上腹烧灼感（影响正常生活）。

（3）功能性消化不良的疗效评价：主要症状单项的记录与评价。主要症状指餐后饱胀不适、早饱感、上腹部疼痛、上腹烧灼感。主要症状分级记录：

0级：无症状，记0分。

Ⅰ级：症状轻微，不影响日常生活，记1分。

Ⅱ级：症状中等，部分影响日常生活，记2分。

Ⅲ级：症状严重，影响日常生活，难以坚持工作，记3分。

症状疗效判定：

显效：原有症状消失。

有效：原有症状改善2级者。

进步：原有症状改善1级者。

无效：原有症状无改善或原症状加重。

胃肠动力学疗效评定标准：目前认为，核素标记闪烁测定胃排空是胃动力检查的金标准。

胃容纳功能和感知功能评价：评价近端胃功能的"金标准"是电子恒压器检测技术，但检测费时费力，患者耐受性差，因而限制了该技术的普及。

生活质量评价标准：中医药治疗消化不良可以改善患者的生活质量。目前，国内普遍采用汉化版SF-36健康调查量表；患者报告结局指标测评量表，即PRO量表，是近年国外在健康相关的生活质量评价之上发展起来的评价指标。

（王荣英　李　彤）

思考题

1. 腹胀的常见病因有哪些？

2. 腹胀患者提示存在器质性疾病的"报警症状和体征"有哪些？

3. 全科医生诊断功能性消化不良时应注意什么？

案例 ❼

关节痛1年，加重3个月

患者，女，62岁，退休教师，按照预约时间来全科门诊就诊。

患者口述：1年前出现关节痛，最近3个月症状加重，从开始的手腕痛，发展到肘关节和脚上的关节也发生疼痛。早上疼痛特别明显，一般持续约1.5小时才能有所缓解。

全科医生需要考虑的问题：

1. 如何构建全科医学整体性临床思维？

2. 初步诊断是什么？依据是什么？

3. 想确诊患者的病因，需要完善哪些检查？

4. 最后诊断是什么？诊断依据是什么？

5. 治疗方案和患者管理。

6. 启示。

1. 如何构建全科医学整体性临床思维？

（1）诊断思路：关节痛（arthralgia）是指由于关节炎症、关节病或全身性疾病等原因引起的关节疼痛。对于关节痛患者，需要考虑的因素有性别、年龄、关节受累的类型（单发还是多发）、现病史、既往史、家族史和用药史等。对关节痛的患者作出准确的临床诊断有一定难度，因多个系统疾病均可表现出关节痛症状，其中一些疾病是比较罕见的。全科医生在接诊关节痛患者时，全面的临床诊疗思维尤为重要。现从全科医学视角出发，采用约翰·莫塔的临床安全策略——临床5问对该患者进行分析（图3-7-1）。

（2）鉴别思维：引起关节痛的原因很多，常见原因包括外伤导致的韧带、软骨、骨、滑膜等位置损伤；关节退行性改变，如骨关节炎、关节过度劳损、骨质疏松症、感染导致的关节炎等。不能忽略的疾病包括自身免疫性疾病，如类风湿关节炎、结缔组织病等；代谢性疾病，如痛风、假性痛风等，风湿热等；各种良恶性骨肿瘤等，应注意鉴别（图3-7-2）。

2. 初步诊断是什么？依据是什么？

（1）病史：患者女，62岁，退休教师，长期生活在杭州，1年前出现关节痛，最近3个月症状加重，从开始的手腕痛，发展到肘关节和脚上的关节也发生疼痛。疼痛早上特别明

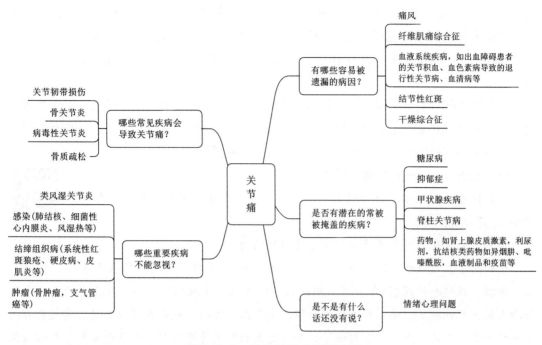

图3-7-1 关节痛临床5问导图

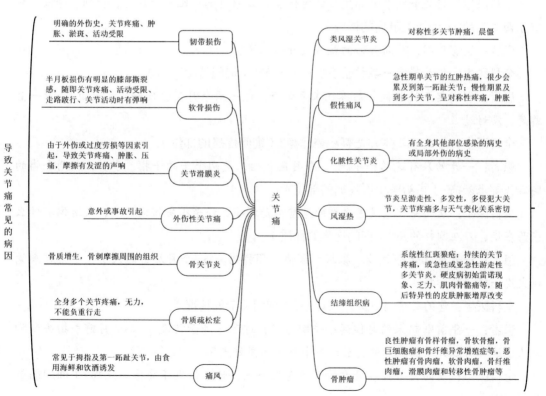

图3-7-2 关节痛鉴别思维导图

显，一般持续约1.5小时才能有所缓解。近期睡眠、食欲、二便正常，偶尔吃海鲜、豆制品。否认长期服药或者保健品史，否认外伤、扭伤史，否认既往关节相关病史，否认家族人员中有类似病史。半年前当地卫生所就诊，拍双手X片未见异常，未予治疗，后未再就诊。

全科医生问诊关节痛时，除了关心关节痛症状本身，还要以患者为中心，了解患者自己内心对关节痛的看法、顾虑和期望。下面采用RICE问诊，进行深入访谈，找到病因，让患者有愉悦的就医体验，增进医患关系，达到诊断目的。

R（reason）——患者就诊的原因

0302 关节痛 - 类风湿性关节炎（视频）

全科医生：汪阿姨，我是您的全科医生任医生，请问有什么需要我帮助的吗？（开放式提问）

患者：任医生，我的关节感觉总是这痛那痛的。

全科医生：可以和我详细说下关节痛的情况吗？（了解关节痛的具体经过）

患者：我这个情况有1年多了。刚开始的时候只有手腕的地方痛，现在手指头、手肘和脚上的关节也痛了。痛在最开始的时候，不是很厉害的，我基本可以忍受，痛起来有点酸胀的感觉，后来一点点厉害起来了，早上起来的时候特别明显，而且感觉整个手都僵住了，不会动。

全科医生：您关节痛最开始发作的时候有什么原因吗？比如受外伤、扭到、受寒、搬重东西之类的？（询问关节痛的诱因）

患者：没有原因，莫名其妙的就慢慢开始痛了。

全科医生：您关节痛一般持续多长时间能好？（询问持续时间）

患者：刚发起来的时候一般疼10来天会好，过一两个月又会发一次，最近3个月一直都疼，没好过。

全科医生：您关节具体都是哪些部位疼？（询问疼痛的部位）

患者：一开始只有这两个手腕。3个月前开始，是两个手的手指、手肘，和两个脚的脚趾头都跟着痛。（指给医生看疼痛的部位）

全科医生：您的关节痛是怎么样的感觉？是刺痛，还是很尖锐的疼痛，或者像有什么东西在烧、刀在割样的痛？（询问疼痛的性质）

患者：一开始就是那种酸酸胀胀，很钝的那种痛。这3个月厉害起来了，早上起来觉得火烧一样的那种痛。

全科医生：您的关节有红肿发热过吗？（询问关节的情况）

患者：一年前刚起来的时候两个手腕有点，过了一阵子就没了。3个月前手指头和脚趾头这边都有红肿了，热热的，最近半个月又稍微好点了。

全科医生：您的关节痛在什么情况下会轻一点，什么情况下会重一点吗？（询问加重及缓解因素）

患者：好像疼起来都差不多。

全科医生：您可以具体说说手僵住的情况吗？（重要症状，深入询问，对诊断有帮助）

患者：刚开始没有手僵，只是这3个月，手指头僵得非常明显，一般要过1.5小时后才会缓解。

全科医生：我知道了。那除了关节痛和手僵外，您仔细想想，还有其他不舒服吗？比如胸口发闷、呼吸困难、发热、头晕头痛、掉头发比平时厉害、嘴巴里老是长溃疡、身上出疹子、全身没力气、肌肉酸痛、容易骨折等情况。我写在纸上，您可以仔细看下，仔细想想后再告诉我。（列举症状，做鉴别诊断）

患者：都没有的。

I（idea）——患者对自己健康问题的看法

全科医生：汪阿姨，您认为这个关节痛是怎么产生的呢？（了解患者对自身问题的看法）

患者：我想可能是我现在太空闲的关系，原来我在厂里上班的时候，不会这样痛来痛去的。我不晓得我到底生了什么病，有人说是风湿病，有人说是骨癌，希望医生能帮忙确诊下，给我治疗下，我有点担心。

C（concern）——患者的担心

全科医生：好的，您别太担心，让我给您仔细检查下，明确下具体的病因，然后有针对性地进行治疗，您看好吗？（适时安慰患者，提出自己的诊疗计划，争取患者的支持）

患者：好的。任医生，关节痛这一年感觉一直没完全好过，已严重影响我的生活，我想来明确和治疗下，我很担心是骨癌。

全科医生：您不必太过于担心，我会安排相关检查，我们一起来面对它。（让患者意识到，医生和他是在一起面对疾病，增加其信心）

E（expectation）——患者的期望

全科医生：汪阿姨，您这次就诊除了明确诊断和治疗，还希望解决其他问题吗？（核实患者的期望）

患者：没有了。

全科医生：汪阿姨，我现在知道您这次来就诊的主要原因了，也大致询问了您的病情。听您的描述，我想您关节痛的原因很有可能是得了类风湿性关节炎，但还需要排除其他原因。我们尽快安排相关的检查。另外，我给您开点消炎、止痛的药物，改善您的疼痛情况，等确定病因后再根据病因治疗。（具体说明治疗计划）

患者：好的，谢谢您！

全科医生：您这段时间要注意保暖，避免劳累，手指要避免用力撑床、提重物，保持良好的心情。如果出现发热、腹泻等其他症状，建议您尽快与我联系，或者就近去我们的社区服务站全科门诊就诊。（做必要的健康提示，增强患者的安全感）

患者：好，我记下了，谢谢医生。

（2）体格检查

体格检查：BP 128/72mmHg，心肺腹无特殊阳性体征，双肘、枕部皮肤可触及皮下结节，质硬，无压痛。左手第2、3、4近端指间关节，右手第3、5近端指间关节呈梭形肿胀，左2、3、4掌指关节，右3、4、5掌指关节、双腕关节肿胀，压痛（＋），双肘关节活动受限，左足第二跖趾关节肿胀，双下肢无水肿。

（3）初步诊断：关节痛待查，类风湿关节炎可能性大。

（4）诊断依据：患者老年女性，关节痛1年，加重3个月，表现为手腕、手指、肘关节、脚趾关节疼痛，伴晨僵，持续约1.5小时。查体，双肘、枕部皮肤可触及皮下结节，质硬，无压痛。左手第2、3、4近端指间关节，右手第3、5近端指间关节呈梭形肿胀，左手2、3、4掌指关节，右3、4、5掌指关节、双腕关节肿胀，压痛（＋），双肘关节活动受限，左足第二跖趾关节肿胀。

3．想确诊患者的病因，需要完善哪些检查？

（1）一般血液检查：血尿常规、血沉、C反应蛋白、生化。

（2）自身抗体检查：自身抗体包括类风湿因子（RF）、抗环状瓜氨酸（CCP）抗体、抗核抗体、抗ENA抗体等。

（3）常规行X线片检查，明确骨骼病变，必要时可行关节MRI检查等。

（4）特殊检查：必要时可行关节穿刺术、关节镜及关节滑膜活检等。

检查结果：C反应蛋白36mg/L、血沉32mm/h，RF47IU/ml，抗CCP抗体36RU/ml，抗核抗体、抗ENA抗体阴性，血常规、尿常规、生化在正常范围内，双手X线检查提示骨质破坏、畸形。

4．最后诊断是什么？诊断依据是什么？

（1）诊断：类风湿性关节炎（rheumatoid arthritis，RA）

（2）诊断依据：结合病史、体检、实验室检查和X线检查，可以确诊。

5．治疗方案和患者管理

（1）治疗方案：结合实际，积极开展有针对性的患者教育，制订一般治疗与药物治疗方案。

1）一般生活指导：①急性期。休息，限制活动。②恢复期。适当进行活动。活动前按摩关节及肌肉，缓解肌肉痉挛，增强伸展能力。平时注意避寒、保暖，注意休息、避免劳累，关节避免用力、提重物等，以免加重畸形，保持良好的心理状态，定期复查肝功能和血常规。

2）药物治疗：①非甾体抗炎药（NSAID）。解热镇痛消炎，缓解关节疼痛、僵硬，改善骨关节功能。②改变病情抗风湿药（diseases modifying antirheumatic drugs，DMARDs）。RA患者一经确诊，应尽早开始传统合成DMARDs治疗。推荐首选甲氨蝶呤单用，存在甲氨蝶呤禁忌时，考虑单用来氟米特或柳氮磺吡啶，单药规范治疗仍未达标者，建议联合用药。③糖皮质激素。中/高疾病活动度的RA患者建议传统合成DMARDs联合糖皮质激素治疗，以快速控制症状。治疗过程中应密切监测不良反应，不推荐单用或长期大剂量使用糖皮质激素。

（2）患者管理：需对患者关节痛的特征（包括疼痛严重程度、类型、范围和性质）、治疗效果、患者生活中的相关需求、心理状态进行全面评估，采取个性化的患者管理方式。

6．启示

RA是一种以侵蚀性关节炎为主要临床表现的自身免疫性疾病，可发生于任何年龄。多表现为对称性、持续性关节肿胀和疼痛，常伴有晨僵。根据关节受累的情况、血清抗体的检测、滑膜炎持续的时间、急性时相反应物可明确诊断。

在接诊关节痛患者时，需注意关节痛病因多样，应根据临床症状，结合性别、年龄、既往史、家族史和用药史等综合考虑，完善相关体格检查，并结合辅助检查结果得出相应诊断。

（1）关节痛在社区的诊疗要点

1）病史：详细的病史采集，重点询问急性起病还是隐匿起病、是多个关节还是单个关节、是对称还是非对称等，不要遗漏询问家族史。

2）体征：应对受累的关节做系统检查，特别注意肿块或隆起，寻找炎症、畸形、肿胀及活动受限的征象。热、痛提示炎症活动期，红斑提示风湿热或化脓性关节炎。

3）辅助检查：包括常规血液检查、自身抗体检查、X线片检查等，必要时可行关节MRI检查、关节穿刺、关节镜、关节滑膜活检等。

（2）关节痛在社区的转诊指征：

1）关节痛控制情况不佳，药物治疗情况不佳者。

2）有关节外临床表现需进一步检查治疗者。

3）需要进一步检查明确诊断的患者。

4）需用使用DMARDs等非社区常备药的患者。

（任菁菁）

思考题

引起关节痛的常见原因有哪些？

案例 ❽

口臭3个月

患者，男，29岁，工人，按照预约时间来全科门诊就诊。

患者口述：3个月前，自觉口臭，在与父母聊天时，被反馈其嘴巴里有难闻味道，因工作忙未曾诊治。

全科医生需要考虑的问题：

1. 如何构建全科医学整体性临床思维？

2. 如何问诊和查体？

3. 初步诊断是什么？需要完善哪些检查？

4. 诊断和诊断依据？

5. 治疗方案和患者管理。

6. 启示。

1. 如何构建全科医学整体性临床思维？

（1）诊断思路：口臭是指呼吸时出现的令人不愉快的气体，严重影响患者的心理和社交活动。口臭发生的病理生理主要是口腔释放氨。由于测量工具和主观因素的不同，目前关于口臭的发生率，文献中尚无统一的共识，WHO已将口臭作为一种疾病来进行报道。调查显示，中国口臭患病率为27.5%，而在西方国家，则为50%，全球有10%～65%的人曾患有口臭，且男性发生率高于女性。

临床上，首先要区分真性口臭和假性口臭，真性口臭分为生理性口臭和病理性口臭。生理性口臭多由不良的生活和卫生习惯引起，如饥饿、食用洋葱和大蒜、抽烟等，睡眠时唾液分泌量减少所致的细菌大量分解食物残渣等会引起短暂的口臭；不良的口腔习惯和口腔卫生造成舌背的菌斑增多、增厚也会引起口臭。国外研究表明，女性的激素水平与口腔黏膜组织有着紧密联系，在生理期和妊娠期，因口腔黏膜的抑菌及自洁作用减弱，抗病能力下降等，口腔变得干燥，从而引发口臭。病理性口臭又分为口源性口臭和非口源性口臭。假性口臭往往是患者自己感觉有口臭，但是他人没有闻及，或者检测不到明显臭气，常见于焦虑症患者。现从全科医学视角出发，采用约翰·莫塔的临床安全策略——临床5问对该患者进行分析（图3-8-1）。

（2）鉴别思维：临床上，80%～90%的口源性口臭源于口腔的局部感染。口源性口臭

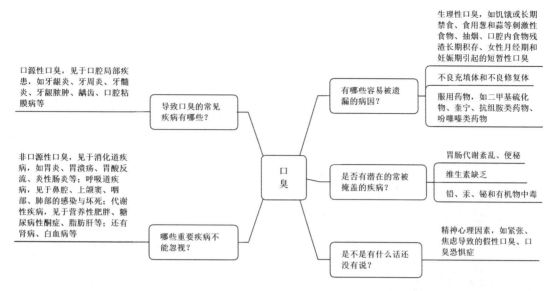

口源性口臭，见于口腔局部疾患，如牙龈炎、牙周炎、牙髓炎、牙龈脓肿、龋齿、口腔粘膜病等

导致口臭的常见疾病有哪些？

非口源性口臭，见于消化道疾病，如胃炎、胃溃疡、胃酸反流、炎性肠炎等；呼吸道疾病，见于鼻腔、上颌窦、咽部、肺部的感染与坏死；代谢性疾病，见于营养性肥胖、糖尿病性酮症、脂肪肝等；还有肾病、白血病等

哪些重要疾病不能忽视？

口臭

有哪些容易被遗漏的病因？

生理性口臭，如饥饿或长期禁食、食用葱和蒜等刺激性食物、抽烟、口腔内食物残渣长期积存、女性月经期和妊娠期引起的短暂性口臭

不良充填体和不良修复体

服用药物，如二甲基硫化物、奎宁、抗组胺类药物、吩噻嗪类药物

是否有潜在的常被掩盖的疾病？

胃肠代谢紊乱、便秘

维生素缺乏

铅、汞、铋和有机物中毒

是不是有什么话还没有说？

精神心理因素，如紧张、焦虑导致的假性口臭、口臭恐惧症

图3-8-1　口臭临床5问导图

是由于口腔中有未治疗的龋齿、残根、残冠、不良修复体、不正常解剖结构、牙龈炎、牙周炎及口腔黏膜病等因素引起。非口源性口臭是由于口腔邻近组织疾病，如化脓性扁桃体炎、慢性上颌窦炎、萎缩性鼻炎等，可产生脓性分泌物，而发出臭味；内科疾病，如急慢性胃炎、消化性溃疡出现酸臭味，幽门梗阻、晚期胃癌常出现臭鸭蛋性口臭；糖尿病酮症酸中毒患者可呼出烂苹果气味等。重金属中毒，如铅、铋、汞中毒患者，常诉说口中带有一种发甜的腥味或金属味，该类患者有以上金属接触史，并有中毒的其他特殊表现，实验室检查有助于诊断。假性口臭和口臭恐惧症都与精神心理因素有关。下面就病理性口臭的病因进行鉴别（图3-8-2）。

2. 如何问诊和查体？

患者男，29岁，3个月前自觉口臭，在与父母聊天时，被反馈其嘴巴里有难闻味道。既往体健，1个月前单位年度体验，一切正常。

（1）问诊：全科医生接诊口臭患者时，不仅要关注患者的身体问题，还要了解患者发病时的感觉、想法、担忧和期望。现采用RICE问诊，深入交流，明确病因，达到诊治的目的。

R（reason）——**患者就诊的原因**

全科医生：丁先生，请问有什么需要我帮助的吗？（开放式提问）

患者：医生，我有口臭。

全科医生：大约有多长时间了？（了解口臭的持续时间）

患者：3个多月了。

全科医生：一般是什么时候发生？比如清晨、餐后？（了解口臭的发生时间）

0303 口臭（视频）

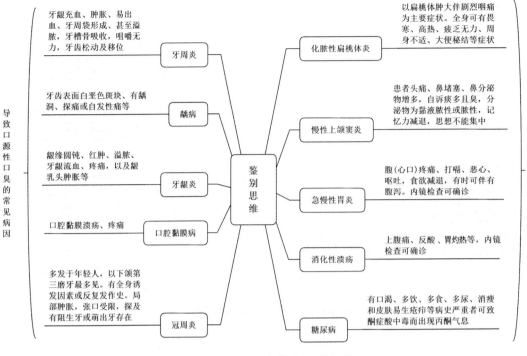

图3-8-2　口臭鉴别思维导图

患者：无规律，好像全天都有。

全科医生：是否有缓解或加重口臭的因素，比如漱口后有无缓解？进食后有无加重？（鉴别不良口腔卫生习惯引起的口臭）

患者：一般漱口后会稍缓解，进食后稍加重些。

全科医生：和进食易引起气味的食物有关吗，比如大蒜、洋葱等？（鉴别食用洋葱、大蒜等刺激性食物引起的短暂性口臭）

患者：这些食物也可引起口腔异味，但和平时的口臭关系不大，不进食这些食物时，也会发生口臭。

全科医生：有口干、牙龈肿胀、牙龈出血、龋齿吗？（鉴别牙龈炎、牙周炎、龋齿及口腔黏膜病等因素引起的口源性口臭）

患者：没有。

全科医生：以前生过什么疾病吗？比如胃溃疡、牙龈炎、鼻窦炎等？（鉴别口腔邻近组织疾病如化脓性扁桃体炎、慢性上颌窦炎、萎缩性鼻炎等产生脓性分泌物而引起的非口源性口臭）

患者：没有。

全科医生：您最近的心情如何？大小便？睡眠如何？体重有无变化？（鉴别精神心理因素引起的口臭恐惧症）。

患者：最近因为口臭的原因，心情不好，大小便正常，睡眠也可以，体重无明显变化。

I（idea）——**患者对自己健康问题的看法**

全科医生：您认为自己是什么原因导致的口臭？（了解患者对自身问题的看法）

患者：我去"百度"上查过，是不是胃部有问题引起的？

C（concern）——**患者的担心**

全科医生：您口臭有3个月了，之前有没有去别的医院检查过？（了解就医情况）

患者：没有。

全科医生：有人说过您有口臭吗？

患者：父母说过我口中好像有点味道，我之前因为工作比较忙，也没在意。

全科医生：那今天来检查的原因？（了解患者的担心）

患者：我最近要去相亲，担心别人说我口臭。

全科医生：引起口臭的原因有很多，长期口臭，情况严重的话会影响您的心理和社交活动，您及早关注到这个问题是对的。（肯定患者，会让患者有成就感，同时让患者意识到，引起口臭的原因有很多，需要及早诊查清楚对症治疗）

E（expectation）——**患者的期望**

患者：医生，我应该怎样做才能尽快明确口臭的原因呢？

全科医生：我们尽快安排相关的检查，明确您是生理性口臭还是病理性口臭，如果是病理性口臭，我们需要进一步明确是口腔疾病引起，还是胃部或者其他疾病引起的。明确病因后对症治疗，口臭的情况是可以逐渐改善并消除的。（给予患者治疗的信心）

患者：好的。医生，我平时应该注意什么？

全科医生：保持健康的生活和卫生习惯很重要，您知道在生活和饮食方面应该注意哪些方面吗？（了解患者对口臭治疗的了解程度）

患者：就是少量多餐，避免辛辣刺激、油炸的食物，规律刷牙漱口，养成良好的作息习惯。

全科医生：您说得对。我相信，您只要养成良好的生活方式，保持心情愉悦，遵医嘱用药，规律饮食，口臭是可以治愈的。我这里有口臭的小单张，您先拿回去看看，如果有不清楚的地方，下次来复诊时，我给您好好解释一下，好吗？（适当鼓励患者，表现出尽责的态度，增强患者的安全感）

患者：好。要不是去相亲担心人家嫌弃我口臭，我可能还不重视呢。谢谢医生！

（2）查体：呼吸15次/min，心率70次/min，体温36.9℃，血压116/70mmHg；心肺听诊无殊，腹平软、无压痛，口腔、鼻、耳检查无殊。

3．初步诊断是什么？需要完善哪些检查？

（1）初步诊断：口臭？

（2）想要确诊患者的原因，需要完善以下检查：

1）实验室检查：血常规、肝功能、肾功能、血糖、酮体等血液化验，^{13}C呼气试验，辅助诊断引起口臭的病因。

2）影像学检查：可以用来寻找龋齿的证据，牙槽骨缺损和缺陷修复；胃镜检查，辅助诊断有无胃源性口臭。

3）其他检查（选择其一）：

塑料勺试验：将无菌金属勺或无气味的塑料勺放入舌背后部轻刮几下，5秒后放在鼻前5cm处嗅气味，判断是否有口臭，反映舌背后区气味。

舔腕试验：用舌尖垂直舔腕部，5秒后检查者在其3cm处嗅气味，判断是否有口臭，反映舌背前区气味。

牙间隙气味：用不含蜡的牙线穿过后牙邻面后，在鼻前3cm处嗅气味，判断是否有口臭。

唾液气味：受试者吐1~2ml唾液在小试管中，马上封闭试管，37℃培养5分钟，距检查者4cm处嗅气味，判断是否有口臭。

4）感官感受分析法：又称鼻测法，是一项主观测试，基于检查者对检查对象口腔气味的主观感受。通过嗅患者的呼吸气味对患者的口臭程度进行评分。由一根透明管（直径2.5cm，长度50~70cm）通过隐私屏风插入患者口中，患者缓慢地吸气和呼气，这种方法患者口中的气味不会被室内空气稀释，检查者通过嗅觉予以评分。隐私屏风的使用让患者相信自己是在进行一项特殊的气味检查，而不仅仅是依据检查者的嗅觉进行评价。非同日测量2~3次，并记录在评分表上，目前使用最广泛的是Rosenberg等提出的0~5分制，其中0=无口臭，1=口臭几乎察觉不出，2=轻微但很明确的臭味，3=中度臭味；4=重度口臭，但可以忍受，5=恶臭，无法忍受。

5）精神心理评价：评估患者的心理状况和治疗需求，辅助诊断假性口臭、口臭恐惧症。

该患者检查结果示：^{13}C呼气试验阳性，患者拒绝进一步胃镜检查，塑料勺试验阳性，鼻测法3分，余检查阴性。

4．诊断和诊断依据是什么？

（1）诊断：

1）口臭（ozostomia）。

2）Hp感染（helicobacter pylori infection）。

（2）诊断依据：患者自觉有口臭症状，塑料勺试验结果阳性，鼻测法3分，提示患者为真性口臭；精神心理评价阴性结果排除假性口臭和口臭恐惧症；^{13}C呼气试验阳性，提示患者Hp感染。

5．治疗方案和患者管理

（1）抗Hp治疗：质子泵抑制剂+铋剂+两种抗生素治疗2周，停药1个月后复查Hp。

（2）选用能有效抑制舌表面微生物生长的漱口水：0.12%氯己定能降低舌表面和唾液的细菌含量，对厌氧菌、革兰氏阳性和革兰氏阴性细菌都有较强的抗菌作用，是目前已知效果最确切的抗菌斑药物。但长期使用可使牙齿和黏膜着色，含漱后有一过性味觉改变等副作用。

（3）实施分餐制：家庭中如其他人员有感染，最好同时治疗；注意饮食定时定量，营养丰富，进食易消化食物，少量多餐，细嚼慢咽；忌过饱，忌生冷酸辣、油炸刺激的食物，忌烟熏、腌制食物；养成良好的卫生习惯，饭前便后洗手；食具消毒，避免接触感染。

（4）保持良好健康的生活和卫生习惯：早、晚正确有效刷牙，涮洗舌面和上腭，进食后用清水漱口等，保持口腔和舌苔卫生。养成良好的作息习惯，积极进行心理疏导，解释病情，帮助患者建立正确的人生态度，避免心身疾病的发生，避免服用引起口臭的药物等。

6．启示

在进行RICE问诊时，注意询问口臭的起病情况与患病时间、可能的原因或诱因；伴随症状，病程、缓解或加剧因素以及演变发展情况、对生活工作的影响等；诊治经过及效果；发病后的精神状态、睡眠、食欲、大小便、体重等情况；既往疾病史；个人史，家族史，婚姻史等。另外，注意把握转诊指征，及时转诊。

不同类型的口臭将遵循一定的原则防治，并对不同类型的口臭原因采取不同的方法预防和治疗（表4-9-1和表4-9-2）。

表4-9-1 口臭治疗需求的TN（treatment need）分类

分类	描述
TN-1	对口臭的原因进行解释并对患者进行口腔卫生指导 （重点强调自我口腔保健以改善个体的口腔卫生状况）
TN-2	口腔预防措施，对口腔疾病特别是牙周疾病进行专业诊治和治疗
TN-3	向内科医生和相关专科医生转诊
TN-4	对检查结果进行解释，进一步对患者进行相关专业知识的宣传、教育，使其确信自己不存在口臭
TN-5	向临床心理学家、心理专家转诊

表4-9-2 不同类型口臭的治疗需求（TN）

类型			治疗需求（TN）
真性口臭	生理性口臭		TN-1
	病理性口臭	口源性口臭	TN-1+TN-2
		非口源性口臭	TN-1+TN-3
假性口臭			TN-1+TN-4
口臭恐惧症			TN-1+TN-5

（王 兵 王 静）

思考题

1. 如何鉴别真性口臭、假性口臭?
2. 非口源性口臭常见于哪些疾病?

03 章 课件　　　03 章 自测题

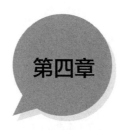

第四章

常见慢性疾病的诊疗思维与沟通技巧

① 掌握全科常见慢性疾病患者的照顾和管理，培养科学的全科诊疗思维。

② 熟悉全科常见慢性疾病，如高血压、高脂血症、糖尿病、脑卒中、冠心病、甲状腺功能减退症、原发性骨质疏松症、慢性胃炎、消化性溃疡、痛风等疾病的临床表现、转诊指征和治疗方案。

③ 了解常见慢性疾病的知识拓展。

案例 ❶

反复头晕1年，加重1周

患者，男，51岁，家人陪同就诊。

患者口述：1年来经常头晕，最近1周加重。

全科医生需要考虑的问题：

1. 如何构建全科医学整体性临床思维？

2. 如何问诊和查体？

3. 初步诊断是什么？需要完善哪些检查？

4. 诊断和诊断依据？

5. 治疗方案和患者管理。

6. 启示。

7. 知识拓展。

1. 如何构建全科医学整体性临床思维?

具体见本书第三章案例3。

2. 如何问诊和查体?

病史:患者男性,51岁,间断头晕1年,加重1周。患者1年来经常头晕,最近1周加重,曾经在家附近诊所测过两次血压,结果为(150~160)/100mmHg,口服两天降压药后,未再坚持服用。近期食欲、二便正常,睡眠欠佳。抽烟30年,一天半包左右,偶尔喝酒,喜肉食。否认心脏病、糖尿病、脑血管病或者肾脏病史,父亲和两个哥哥都有高血压病,父亲有脑卒中史。

(1)问诊:全科医生问诊头晕患者时,要详细询问头晕发作的特点、诱因及缓解因素、伴随症状、治疗用药史、既往史等,以利于病因的定性及定位。另外,不能仅局限于器质性疾病的诊断和治疗,还要以患者为中心,关注患者对头晕的看法、顾虑和对医生的期望。下面采用RICE问诊,进行深入访谈,找到病因,达到诊疗目的。

R(reason)——**患者就诊的原因**

全科医生:您好,我是张医生,您哪里不舒服?(进行自我介绍,增加医患亲近感,并进行开放式问诊)

患者:张医生,我最近一年经常头晕,这一周感觉症状严重了。

全科医生:能告诉我具体怎么头晕吗?有无感觉天旋地转、眼前发黑或者是有站不稳,想要跌倒的感觉呢?(开放式问诊,并注意鉴别头晕与眩晕)

患者:就是头晕乎乎的、头脑不清亮的感觉。无天旋地转、眼前发黑或者是站不稳、想要跌倒的感觉。

全科医生:头晕时有无头痛?有无恶心、呕吐、耳胀、耳鸣或者听力下降?有没有觉得心慌、出汗,或是其他比如说话不利索、肢体活动不好等症状呢?(鉴别头晕的病因:颅内占位、脑卒中、心脏疾病以及前庭内耳疾病等)

患者:没有,只是严重的时候会有一点胀痛。

全科医生:您头晕一般是什么情况下发生,比如感冒了?或者突然改变体位,比如蹲着突然站起来?或者劳累、情绪激动、失眠之后?(询问头晕的诱发因素,鉴别直立性低血压、疲劳、失眠以及精神因素)

患者:一般是着急生气以后容易头晕,天气冷了会比之前发作更明显。

全科医生:您每次头晕持续多长时间?头晕的时候测过血压吗?除了头晕,还有什么不舒服?(询问症状持续时间、血压情况和伴随症状以了解头晕的特点,有助于判断病因)

患者:这个时间不定,有时半小时到一小时,有时一天都晕乎乎的。在诊所测过两次血压,都在(150~160)/100mmHg。除了头晕,没有其他不适。

全科医生:您有没有看过医生,或者服用过降压药?您最近的心情怎么样?睡眠好吗?(了解患者的诊疗经过和精神心理状况)

患者：看过，大夫让我吃降压药，我吃了两天就没有再吃。上周我父亲脑卒中住院，我陪了他一周，没睡好觉。

全科医生：您以前有别的疾病吗？比如心脏病、糖尿病、肾脏问题等？您的父母有无类似的问题？有无烟酒嗜好？（了解患者的既往史、家族史和个人爱好）

患者：以前没有什么疾病，我父亲还有两个哥哥都有高血压。抽烟有30年了，一天半包左右，偶尔喝酒，我特别爱吃肉。

I（idea）——患者对自己健康问题的看法

全科医生：您觉得是什么问题呢？

患者：医生，会不会跟血压高有关系啊？

C（concern）——患者的担心

全科医生：可能跟血压相关，现在需要做一些相关的检查以明确原因。（解释病情和准备检查情况）

患者：医生，我会不会像我爸爸一样也患脑卒中啊？我爷爷还有二叔都是因为脑卒中去世的。

全科医生：血压高确实是患脑卒中的一个重要危险因素，积极控制血压，改善生活方式，比如把烟酒戒掉，改变饮食习惯，可以减少或避免出现这种情况。（进一步解释病情，解除患者的担心，此时健康教育是最佳的时机）

E（expectation）——患者的期望

患者：医生，能不能给我开吃起来比较方便的、副作用小的药呢？

全科医生：我会开给您合适的降压药的。（尊重患者的意愿）

（2）查体：

查体注意事项：首先要正确掌握血压测量的方法，并且要测双侧血压。另外，要注意测脉率、体重指数（BMI）、腹围及腰围，检查眼底，听诊注意心脏心音及心率和心律，血管杂音（颈动脉、肾动脉、腹主动脉等），检查四肢动脉搏动和神经系统体征等。

查体结果：神清，BP 170/100mmHg，腹围101cm，BMI 27.6kg/m^2；眼底检查显示，眼底动脉硬化1级；心界不大，心率86次/min，律齐，各瓣膜听诊区未闻及杂音；颈动脉、肾动脉等听诊区未闻及血管杂音；双下肢无水肿；神经系统查体阴性。

3. 初步诊断是什么？ 需要完善哪些检查？

（1）初步诊断：高血压（hypertension）（2级 高危）。

（2）需要完善哪些检查？

1）基本项目：血常规、尿常规、血肌酐、血钾钠氯、尿酸、血脂、血糖、心电图。

2）推荐项目：尿白蛋白/肌酐比值、尿蛋白定量、糖化血红蛋白、口服葡萄糖耐量试验、超声心动图、颈动脉B型超声、眼底，以及X线胸片等。

3）选择项目：对怀疑有继发性高血压患者，根据需要，可以分别选择以下检查项目：血浆肾素活性、血和尿醛固酮、血和尿皮质醇、血肾上腺素及去甲肾上腺素、血和尿儿茶酚胺、动脉造影、肾和肾上腺超声、CT或MRI、睡眠呼吸监测等。对有并发症的高血压患者，进行相应的心、脑和肾检查。

检查结果：患者血尿常规、血肌酐、尿酸、血脂、血糖等未见明显异常；心电图提示，窦性心律，68次/min，大致正常心电图。

4．诊断和诊断依据？

（1）诊断：高血压（hypertension）（2级 高危）。

（2）诊断依据：

1）中老年男性，慢性病程。

2）反复头晕1年，加重1周，发作时测血压均高于正常值，达（150～170）/100mmHg。

3）肥胖，有烟嗜好及心脑血管病家族史。

4）BP 170/100mmHg，眼底检查显示眼底动脉硬化1级，心肺（－），神经系统检查阴性。

5．治疗方案和患者管理

（1）治疗方案

1）药物治疗：常用降压药物包括血管紧张素转换酶抑制剂（ACEI）、血管紧张素Ⅱ受体阻滞剂（ARB）、β受体阻滞剂、钙通道阻滞剂和利尿剂五大类。降压药物的使用一般遵循以下原则：

①起始剂量：一般患者采用常规剂量，老年人，特别是高龄老年人从安全角度考虑，初始治疗可采用小剂量，耐受后，增加至常规剂量及足剂量。

②治疗药物选择：根据血压水平和心血管风险选择初始单药或联合治疗。优先推荐可以维持24小时的长效降压药物，并应根据患者合并症的不同和药物疗效及耐受性，以及患者个人意愿或长期承受能力，选择适合患者个体的降压药物。

③联合治疗：对于SBP≥160mmHg和/或DBP≥100mmHg、高危患者和单药治疗未达标的高血压患者，应进行联合降压治疗，包括自由联合或单片复方制剂。对于SBP≥140mmHg和/或DBP≥90mmHg的中危患者，从依从性考虑，固定复方制剂有更好的适应性，为早期达标，在保证患者安全情况下也可起始联合治疗，具体详见《高血压基层诊疗指南（实践版·2019）》。

2）生活方式干预：对确诊高血压的患者，应立即启动并长期坚持生活方式干预。

①限盐：每人每日钠盐摄入量应少于6g。

②合理膳食：低脂肪饮食，少吃肥肉及动物内脏等。

③控制体重：对于肥胖的高血压患者，控制体重是降低血压的重要措施。

④增加运动：推荐进行规律的有氧运动，每周4～7次，每次30～60分钟。

⑤戒烟：彻底戒烟，并避免被动吸烟。

⑥限酒：减量或戒断日常酒精摄入量会使血压降低5～10mmHg。

⑦减轻精神压力，保持心理平衡和良好睡眠。

3）健康教育：对所有潜在高血压及高血压患者和家属进行有针对性的健康教育，并贯穿管理始终。

4）转诊指征：需转诊人群主要包括起病急、症状重、怀疑继发性高血压以及多种药物无法控制的难治性高血压患者。

①社区初诊高血压转出条件：a.合并严重的临床情况或靶器官损害需进一步评估治疗；b.怀疑继发性高血压患者；c.妊娠和哺乳期妇女；d.高血压急症及亚急症。

②社区随诊高血压转出条件：a.难治性高血压；b.随访过程中出现新的严重临床疾患或原有疾病加重；c.患者服降压药后出现不能解释或难以处理的不良反应；d.高血压伴发多重危险因素或靶器官损害而处理困难者。

③下列严重情况建议急救车转诊：a.意识丧失或模糊；b.血压≥180/110mmHg，伴剧烈头痛、呕吐，或突发言语障碍和/或肢体瘫痪；c.血压显著升高伴持续性胸背部剧烈疼痛；d.血压升高伴下肢水肿、呼吸困难，或不能平卧；e.血压升高伴胸闷、胸痛持续至少10分钟，伴大汗，心电图示至少两个导联ST段抬高，应以最快速度转诊，考虑溶栓或行急诊冠状动脉介入治疗；f.其他影响生命体征的严重情况。

（2）随访管理

1）对血压控制满意，无药物不良反应，无新发并发症或原有并发症无加重者，每1~3个月随访1次。

2）第一次出现血压控制不满意或出现药物不良反应的患者，结合服药依从性，必要时增加现用药物剂量，更换或增加不同类降压药物，2周内随访。

3）对连续2次出现血压控制不满意或药物不良反应难以控制，以及出现新并发症或原有并发症加重的患者，建议转诊上级医院，2周内主动随访转诊情况。

6. 启示

高血压是我国最常见的慢性病。多个流行病学研究已经表明，高血压与冠状动脉粥样硬化心血管疾病、脑卒中、肾脏疾病、心力衰竭等疾病具有密切关系，但目前患者对高血压疾病风险的认识及血压控制达标率远远不足。作为基层医生，应该牢固掌握高血压诊断及综合管理的内容，并通过多种形式，包括健康教育、疾病宣传、慢病档案管理等做好基层高血压慢性病的防控。

7. 知识拓展

（1）高血压治疗的原则：①生活方式干预适用于所有高血压患者；②明确降压药物治疗的对象；③明确不同人群血压控制目标值，保证血压达标；④多重危险因素协同控制。

（2）不同人群高血压患者的降压目标（表4-1-1）：

（3）建议针对不同程度、不同合并症的高血压患者，选择针对性的药物进行个体化治疗）。

（4）对不同人群进行健康教育的内容见表4-1-2。

表4-1-1　不同人群降压目标值

人群	血压控制目标值/mmHg
普通人群	<140/90
特殊人群	
老年高血压（65～79岁）	<140/90
老年高血压（≥80岁）	<150/90
高血压合并卒中	
稳定期卒中患者	<140/90
急性缺血性卒中患者	<180/110
急性脑出血	<160/90
高血压合并冠心病	<130/80
高血压合并心力衰竭	<130/80
高血压合并肾脏疾病	<130/80
高血压合并糖尿病	<130/80

表4-1-2　不同人群的健康教育

一般人群	高血压易患人群	高血压患者
高血压的定义	同左侧内容	同左侧内容
高血压的认识	高血压的危害	高血压的危害
高血压是"不良生活方式"疾病	高血压危险因素的内容	高血压的危险因素，什么是靶器官损害和并存的临床情况
哪些人容易得高血压	高血压伴心血管危险因素的危害	高血压患者为什么分为低危、中危、高危组进行管理
高血压是可以预防的	如何纠正不良生活方式或习惯	高血压的非药物治疗内容：限盐、限酒、控制体重、适度运动
什么是健康生活方式	如何降低心血管的危险因素	常用抗高血压药物种类、用法、注意事项、副作用、禁忌证
定期检测血压的意义	要特别关注自己的血压，每个月监测1次的血压	高血压患者要长期服药治疗，可降低心脑血管病发生危险
要注意自己的血压，成人每2年测1次血压	鼓励家庭自测血压	配合全科医生做好高血压分级管理，定期随访
		正确测量血压，至少每个月到门诊测量1次
		积极提倡患者自测血压，有条件的每周1次

（张　敏　王　静）

思考题

1. 高血压的综合管理包括哪些内容？

2. 如何针对不同人群进行高血压个体化的治疗，应如何选择药物？

案例 ❷
体检发现血脂异常1周

患者，男，35岁，销售职员。

患者口述：1周前体检时发现血脂异常。

全科医生需要考虑的问题：

1. 如何构建全科医学整体性临床思维？

2. 如何问诊和查体？

3. 初步诊断是什么？需要完善哪些检查？

4. 诊断和诊断依据？

5. 治疗方案和患者管理。

6. 启示。

7. 知识拓展。

1. 如何构建全科医学整体性临床思维？

（1）诊断思路：血脂异常（dyslipidemia）是全科门诊较常见的疾病，是人体内脂蛋白的代谢异常，主要包括总胆固醇和低密度脂蛋白胆固醇、甘油三酯升高和/或高密度脂蛋白胆固醇降低等。血脂异常是导致动脉粥样硬化的重要因素之一，是冠心病和缺血性脑卒中的独立危险因素。血脂异常最常见的原因是高脂饮食、缺乏运动、嗜酒等不良生活方式造成，其他常见原因有：糖尿病、甲状腺功能减退、肾病综合征等代谢紊乱性疾病。另外，全科医生接诊血脂异常患者，注意避免忽视一些病因，如服用某些药物如噻嗪类利尿剂、β受体阻滞剂、肾上腺皮质激素、口服避孕药等和遗传因素造成的高脂血症。现从全科医学视角出发，采用约翰·莫塔的临床安全策略——临床5问对该患者进行分析（图4-2-1）。

（2）鉴别思维：接诊血脂异常患者时，首先应关注常见病因，包括暴饮暴食、嗜酒、偏食、饮食不规律等不良饮食习惯。同时，应结合患者性别、年龄、病史、家族史及伴随症状，进行全面体格检查和必要辅助检查。下面对血脂异常的疾病或病因进行鉴别诊断（图4-2-2）。

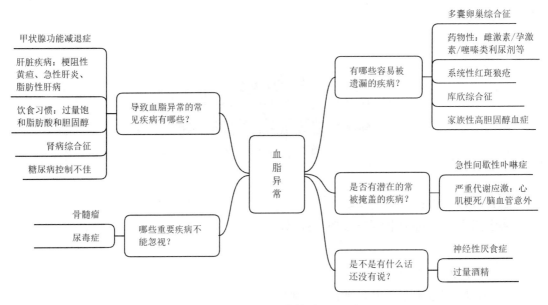

图4-2-1 血脂异常临床5问导图

2．如何问诊和查体？

患者男性，35岁，销售职员，发现血脂异常1周。1周前体检发现血脂异常，总胆固醇达6.5mmol/L，甘油三酯2.6mmol/L，低密度脂蛋白3.9mmol/L。血压、血糖正常，近期睡眠、食欲正常，二便正常。经常有饭局，爱吃肉、爱喝饮料，运动少。偶尔抽烟，经常饮酒，有时可达1斤白酒。既往体健，否认心脏病、肝病、肾病等疾病。母亲患有血脂异常。

（1）问诊：全科医生接诊血脂异常患者时，要详细询问患者的生活方式、伴随症状、治疗用药史等，还要以患者为中心，关注患者对血脂异常的看法、顾虑和对医生的期望。下面采用RICE问诊，进行深入访谈，找到病因，达到诊疗目的。

R（reason）——患者就诊的原因

全科医生：您好，我是张医生，您哪里不舒服？（开放式提问，并进行自我介绍）

患者：医生，我没有不舒服。1周前单位体检，说我血脂高，我想看看这个问题大吗？（同时拿出体检报告）

全科医生：您的血脂确实是升高的。您平时血糖、血压怎么样？您的小便里有没有很多泡沫？有没有觉得身上肿？或者是觉得没精神、干什么事提不起兴致？（询问伴随症状，鉴别肾病或者甲状腺功能减退症）

患者：体检血压和血糖都没有问题，您说的其他情况也没有。

全科医生：您以前有别的病吗？比如心脏病、肝病、肾病、甲状腺疾病等。（询问既往病史，明确可能病因）

患者：没有。

全科医生：您从事什么工作？平时饮食、运动习惯是怎样的？您平时吸烟、喝酒吗？

0401 体检血脂异常高血脂症（视频）

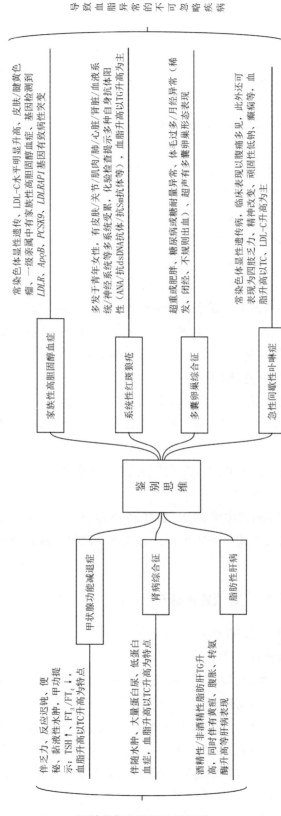

图4-2-2 血脂异常鉴别思维导图

（询问生活方式）

患者：我是销售人员，平时爱吃肉、也爱喝饮料。因为工作很忙，所以没有时间运动。抽烟很少，一天最多2根，喝酒挺多的，因为应酬比较多，有时候能喝将近1斤白酒。

全科医生：家里其他人血脂高吗？尤其是您的直系亲属。（询问家族史）

患者：我妈查出来过胆固醇高一点点，其他人没有。

I（idea）——患者对自己健康问题的看法

全科医生：您想过是什么原因导致的血脂高吗？

患者：可能是我的饮食习惯有问题吧，平时又不运动。

全科医生：对，跟您的饮食习惯、饮酒、运动量少都有关系，建议您调整一下自己的生活习惯，少吃油腻的食物、戒烟限酒，多吃蔬菜水果及一些谷物，多运动，对降低您的血脂有帮助。（进行针对性的健康宣教）

C（concern）——患者的担心

患者：医生，我需要吃药吗？听说降血脂药的副作用比较大的？

全科医生：长时间的血脂高会导致动脉硬化，引起一些心脑血管方面的问题。但目前您的血脂属于轻中度升高，没有出现其他合并症，暂时不需要用药，建议先改善生活方式，3个月后再复查，如果降不下来，再考虑使用降脂药。（解释病情、治疗及随诊情况）

E（expectation）——患者的期望

患者：好的。医生，不用药，我的血脂可以降下来吗？

全科医生：单纯的血脂偏高，通过改善生活方式就可以控制。（解除患者顾虑，增强其信心）

（2）查体：手消毒后进行查体，查体内容注意有无黄色瘤、角膜环和高脂血症眼底改变等。

查体结果：身高176cm，体重80kg，BMI 25.83kg/m^2，腰围96cm，BP 126/78mmHg，P 80次/min，皮肤表面未见明显脂质沉积，心肺查体阴性。腹部稍膨隆，无压痛及反跳痛。双下肢无水肿。

3．初步诊断是什么？ 需要完善哪些检查？

（1）初步诊断：混合型高脂血症。

（2）需要完善哪些检查？

1）临床上检测血脂的项目较多，基本检测项目为总胆固醇、甘油三酯、高密度脂蛋白胆固醇和低密度脂蛋白胆固醇：

①血浆外观检查：可判断血浆中的乳糜微粒（主要含甘油三酯）含量。

②脂蛋白电泳方法：可分为乳糜微粒、前β、β和α四条脂蛋白区带。

③超速离心方法：可分辨乳糜微粒、极低密度脂蛋白、中间密度脂蛋白、低密度脂蛋白和高密度脂蛋白等组分。

④血胆固醇和甘油三酯等的测定：应在空腹9～12小时后进行。

2）其他检查：肝肾功能、血糖、甲功、尿液分析、皮质醇等，目的是排除继发性血脂异常。

检查结果：体检血脂结果显示，总胆固醇6.5mmol/L，甘油三酯2.6mmol/L，低密度脂蛋白3.9mmol/L，肝肾功能、血糖、甲功、尿液分析等均未见异常。

4．诊断和诊断依据？

（1）诊断：混合型高脂血症（mixed hyperlipidemia）。

（2）诊断依据：①患者青年男性；②平素高油脂类饮食，嗜酒，缺乏运动；③查体提示，身高176cm，体重80kg，BMI 25.83kg/m²，腰围96cm；④辅助检查提示，总胆固醇6.5mmol/L，甘油三酯2.6mmol/L，低密度脂蛋白3.9mmol/L。

5．治疗方案和患者管理

（1）治疗方案

1）药物治疗

①主要降低胆固醇的药物：a. 他汀类药物。是血脂异常药物治疗的基石，能显著降低血清总胆固醇（TC）、低密度脂蛋白胆固醇（LDL-C）和载脂蛋白B（Apo B）水平，也能降低血清甲状腺球蛋白（TG）水平和轻度升高高密度脂蛋白胆固醇（HDL-C）水平。其主要不良反应有肝功能异常，他汀相关肌肉的不良反应，肌痛、肌炎和横纹肌溶解，新发糖尿病，长期服用他汀有增加新发糖尿病的危险。b. 胆固醇吸收抑制剂。他汀与胆固醇吸收抑制剂依折麦布联合应用可产生良好的协同作用。c. 普罗布考。尤其适用于纯合子家族性高胆固醇血症（HoFH）及黄色瘤患者。d. 胆酸螯合剂。与他汀类联用，可明显提高调脂疗效。

②主要降低TG的药物：a. 贝特类药物。采用贝特类药物可使甘油三酯水平下降20%～50%。b. 烟酸类。大剂量使用时可降低TC、LDL-C和TG，升高HDL-C，适用于高TG血症和以TG升高为主的混合型高脂血症。c. 高纯度鱼油制剂：主要用于治疗高TG血症。

③新型调脂药物：近年来，在国外已有3种新型调脂药被批准临床应用。包括：a. 微粒体TG转移蛋白抑制剂，主要用于治疗HoFH，可使LDL-C降低约40%。b. Apo B100合成抑制剂，可单独或与其他调脂药合用于治疗HoFH。c. PSCK9抑制剂，具有强大的降胆固醇作用，可降低LDL-C 50%～70%，并可减少心血管事件。

④中药：具有调脂作用的中药有山楂、苦丁、绞股蓝、石菖蒲等。

2）健康教育：血脂异常明显受饮食及生活方式的影响，无论是否进行药物治疗，都必须坚持控制饮食和改善生活方式。因此，要指导患者进行以下生活方式的改变。

①满足每日必需营养需要的基础上控制总能量，建议每日摄入胆固醇<300mg，尤其是ASCVD等高危患者，摄入脂肪不应超过总能量的20%～30%。脂肪摄入应优先选择富含n-3多不饱和脂肪酸的食物（如深海鱼、植物油）。

②合理选择各营养要素的构成比例，建议每日摄入碳水化合物占总能量的50%~65%，碳水化合物摄入以谷类、薯类和全谷物为主。

③控制体重，维持健康体重（BMI 20.0~23.9kg/m²）。

④戒烟、限酒。

⑤坚持规律的中等强度代谢运动，建议每周5~7天、每次30分钟。

3）转诊指征

①常规治疗效果不佳，出现脏器并发症或者严重药物副反应者。

②重度高甘油三酯血症患者［>1 000mg/dl（11.3mmol/L）］。

（2）随访管理

非药物治疗者3~6个月后应复查血脂水平，如血脂控制达到建议目标，则继续非药物治疗，但仍须每6个月~1年到门诊复查，长期达标者可每年复查1次。服用调脂药物者，首次服用调脂药物治疗开始后4~8周复查血脂、肝功能、肌酸激酶，若无特殊情况且血脂达标可改为每6~12个月复查1次，长期达标者可每年复查1次。

6. 启示

近30年来，中国人群的血脂水平逐步升高，血脂异常患病率明显增加。早期检出血脂异常个体，监测其血脂水平变化，是有效实施ASCVD防治措施的重要基础。应鼓励民众采取健康的生活方式，预防血脂异常的发生。对发现血脂异常的患者，防治工作重点是提高血脂异常的知晓率、治疗率和控制率。近年来，我国成人血脂异常患者的知晓率和治疗率虽有提高，但仍处于较低水平，血脂异常的防治工作亟待加强。

7. 知识拓展

（1）血脂异常诊断标准：血脂异常的主要危害是增加ASCVD的发病危险，血脂合适水平和异常切点主要适用于ASCVD一级预防目标人群。我国ASCVD一级预防血脂分层标准见表4-2-1。

表4-2-1 我国ASCVD一级预防血脂合适水平和异常分层标准

分层/（mmol·L⁻¹）	TC	LDL-C	HDL-C	TG
理想水平	—	<2.6	—	—
合理水平	<5.2	<3.4	—	<1.70
边缘升高	≥5.2且<6.2	≥3.4且<4.1	—	≥1.70且<2.3
升高	≥6.2	≥4.1	—	≥2.3
降低	—	—	<1.0	—

（2）高脂血症患者，需要评估其心血管疾病风险，针对不同的危险分层患者确定其LDL-C目标值。心血管风险类别及LDL目标值见表4-2-2。

表4-2-2　心血管风险类别及LDL目标值

类别	疾病或危险因素	LDL-C目标值
极高风险	具有以下任何一项者： 有记录的ASCVD病史，无论是临床诊断还是影像诊断 临床诊断：ASCVD病史包括ACS病史（心梗或不稳定型心绞痛）、稳定型心绞痛、冠状动脉血运重建（PCI、CABG和其他动脉血运重建手术）、卒中和TIA，外周血管病 影像诊断：ASCVD包括有临床诊断和预测意义的临床发现，如CT或血管造影发现显著的斑块（多支冠状动脉血管疾病，两支以上的心外膜血管狭窄>50%）或颈动脉超声发现的斑块 合并靶器官损伤的糖尿病，≥3个主要危险因素或早期发病的1型糖尿病（病史>20年） 严重的CKD［eGFR<30ml/（min·1.73m⁻²）］ 10年发生CVD的SCORE评分≥10% FH合并ASCVD，并同时存在其他主要危险因素	LDL-C从基线降低至少50%，LDL-C目标<1.4mmol
高风险	具有以下特征的人群： 显著升高的单一危险因素，特别是TC>8mmol/L，LDL-C>4.9mmol/L，或BP≥180/110mmHg 无其他主要危险因素的FH患者 无靶器官损害（定义为微量白蛋白尿，视网膜病变或神经病变），DM持续时间≥10年或有其他额外的风险因素的DM患者 中度CKD［eGFR 30~59ml/（min·1.73m⁻²）］ 计算SCORE≥5%且致死性CVD10年期风险计算SCORE<10%	LDL-C从基线降低至少50%，LDL-C目标<1.8mmol
中等风险	年轻患者（T₁DM<35岁，T₂DM<50岁），DM持续时间<10年，无其他风险因素。计算SCORE≥1%且致死性CVD10年期风险计算SCORE<5%	LDL-C目标<2.6mmol/L
低风险	致死性CVD10年期风险计算SCORE<1%	LDL-C目标<3.0mmol/L

注：FH. 家族性高胆固醇血症。SCORE 评分，以收缩压、年龄、吸烟、TC 水平为危险因素的致死性 CVD10 年期风险评分。

（张　敏　王　静）

思考题

1. 血脂异常患者的综合评估策略包括哪些内容？
2. 血脂异常患者应如何治疗和管理？

案例 ❸

血糖高伴控制不佳1年余，双足麻木加重3天

患者，男，54岁，公司职员。

患者口述：发现血糖高伴控制不佳1年余，双足麻木加重3天。

全科医生需要考虑的问题：

1. 如何构建全科医学整体性临床思维？

2. 如何问诊和查体？

3. 初步诊断是什么？需要完善哪些检查？

4. 诊断和诊断依据？

5. 治疗方案和患者管理。

6. 启示。

7. 知识拓展。

1．如何构建全科医学整体性临床思维？

（1）诊断思路：血糖高是指血糖值高于正常范围，即空腹血糖≥6.1mmol/L和/或餐后两小时血糖≥7.8mmol/L。正常情况下，人体通过激素和神经调节使血糖维持在一定水平，当胰岛β细胞分泌的胰岛素量不足，胰岛α细胞分泌的胰高血糖素增多，外周组织包括肝脏、肌肉和脂肪组织存在胰岛素抵抗，肠促胰素效应减弱以及脑细胞神经递质功能障碍等一种或多种机制下，发生血糖升高，空腹血糖≥7mmol/L，餐后2小时血糖≥11.1mmol/L即可诊断糖尿病（diabetes mellitus，DM）。

血糖升高最常见于2型糖尿病，其次常见于1型糖尿病和妊娠糖尿病。特殊类型糖尿病比较少见，病因复杂容易被忽视和遗漏，如胰腺的炎症和肿瘤、肝病、多囊卵巢、服用特殊药物等原因引起的血糖升高，库欣综合征、嗜铬细胞瘤、肢端肥大症、甲亢等内分泌疾病出现的血糖升高，有些血糖升高的病因容易被掩盖，如血色病等。现从全科医学视角出发，采用约翰·莫塔的临床安全策略——临床5问对该患者进行分析（图4-3-1）。

（2）鉴别思维：

临床上，接诊血糖升高的患者，在考虑常见疾病的同时，通过详细问诊、查体与相关辅助检查，要根据患者家族史、发病年龄、诱发因素，尤其是特征性的临床表现和辅助检查结果，谨慎鉴别相关疾病，如感染等应激状态、胰腺外分泌疾病（如胰腺炎等）、内分

泌疾病（如胰高血糖素瘤等）。此外，应关注患者心理状态，除外精神压力引起的应激性血糖升高（图4-3-2）。

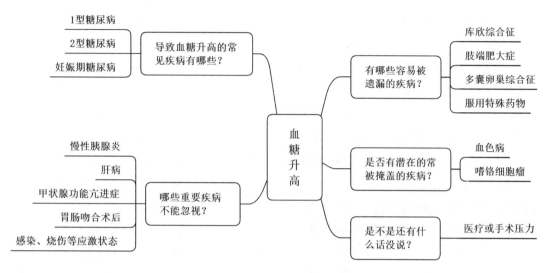

图4-3-1 糖尿病临床5问导图

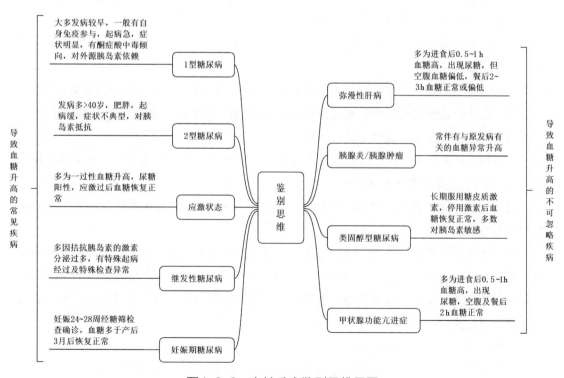

图4-3-2 血糖升高鉴别思维导图

2．如何问诊和查体？

患者男性，54岁，1年前发现血糖升高，间断出现双足麻木症状，通过自行控制饮食、适当活动控制血糖，未应用任何降糖药物治疗，自测血糖空腹波动于7~8mmol/L，近3天双脚麻木症状加重。自发病来，精神、睡眠、食欲可，饮食结构进行自我调整，主食以粗粮为主，大便正常，有烟酒嗜好，已戒烟酒2年。否认高血压、冠心病病史，否认肝炎、结核等传染病史，否认手术外伤史，否认特殊药物应用史，其母患有糖尿病。

（1）问诊：接诊血糖升高患者，通过详细询问病史，了解患者是否有糖尿病家族史、肥胖、缺乏运动、血压增高、血脂异常等糖尿病危险因素，是否存在多饮、多食、多尿、体重减轻等糖尿病典型症状。同时，要关注患者有无心、脑、下肢、眼、肾及神经等相关并发症，了解患者诊疗过程及存在的问题，比如饮食习惯、运动是否规律适量、是否规范应用降糖药物治疗等。在问诊过程中，注意关注患者对疾病或治疗的看法、顾虑和对医生的期望。下面采用RICE问诊，对该患者进行深入访谈。

R（reason）——患者就诊的原因

全科医生：洪先生，您好！我是刘医生，有什么可以帮助您吗？（开放式问诊）

患者：刘医生您好，我自从在家门口药店测的血糖偏高，就开始饮食控制，增加活动量，但血糖一直也降不下来，有时感觉两脚有点发麻，最近这几天脚麻加重了。

全科医生：您血糖高多长时间了？您平时多长时间查一次血糖？（询问血糖升高的时间）

患者：我这血糖高有一年多了，差不多一个月测2~3次血糖。

全科医生：每次是查空腹还是餐后血糖？每次数值是多少？（了解血糖具体数值以判断是否能诊断糖尿病）

患者：每次都是早晨空腹测，大部分都在7~8mmol/L之间，从来没测过餐后血糖。

全科医生：您看过医生吗？吃过降血糖的药物吗？（了解患者就诊和治疗的情况）

患者：没看过医生，也没吃过降糖药。

全科医生：脚麻影响肢体活动吗？有没有冷凉、刺痛、蚁行或烧灼感？有踩棉花样感觉吗？（是否合并末梢神经病变？）

患者：平时双脚怕凉、麻木感，偶尔有刺痛或蚁行感，近3天双脚持续麻木，走路有踩棉花的感觉。

全科医生：您最近一个月左右有无感冒、腹泻？有没有尿频、尿急、尿痛或尿不尽情况？有没有头痛、头晕、胸闷、心慌等？眼睛看东西模糊吗？（了解患者是否出现糖尿病并发症相关症状：感染、肾脏及心脑血管病变、视网膜病变等，并与其他原因导致的周围神经病变进行鉴别。）

患者：没有，其他的都还好。

全科医生：讲讲您的饮食习惯好吗？（了解其他原因引起的血糖升高）

患者：我吃饭口味较重，喜欢甜食和油腻食物，近一年多控制不吃甜食，多吃粗粮，运动也比以前多了。

全科医生：最近睡眠好吗？工作上有压力吗？（了解患者的情绪）

患者：睡眠还好的，工作比较轻松的。

I（idea）——患者对自己健康问题的看法

全科医生：您对自己血糖高是怎么认识的？之前为什么没有看医生呢？（了解患者对自己血糖问题的认知和态度）

患者：我认为自己是得了糖尿病，我母亲就有这个病，我想通过饮食和运动控制血糖，不想吃药和打针，所以一直没有去看医生。

C（concern）——患者的担心

全科医生：从血糖数值看，您应该是患了糖尿病，这需要抽血化验确诊。（解释进一步检查的必要性）

患者：我就是怕得了这个病！我见过我母亲打胰岛素，太麻烦了，有一次她打完胰岛素没有及时吃饭，就出现了语无伦次，送医院抢救，原来是"低血糖"。我要是真得了糖尿病，也坚决不打胰岛素！另外，我脚麻会不会是脑卒中呀？

E（expectation）——患者的期望

全科医生：您先别着急，我先给您做下查体，然后安排一些相关辅助检查，只有确诊了才能制订进一步的治疗方案。（适当安抚，并解释下一步的诊治情况）

患者：好的。谢谢医生！

（2）查体：体格检查时，应特别关注心肺听诊、双下肢足背动脉搏动、两侧踝反射、浅感觉（痛觉、触觉、温度觉）、深感觉（运动觉、振动觉、位置觉、闭目难立征）。同时，应注意甲状腺检查，以及患者BMI、腰臀比。

查体结果提示：BMI 22kg/m^2，腰臀比 0.78，体温36.5℃，脉搏70次/min，呼吸16次/min，血压120/70mmHg。身高175cm，体重67kg，神清语利，全身皮肤无皮疹、瘀斑及出血点，气管居中，甲状腺不大，心肺（-），腹软，无压痛、反跳痛，肝脾未及。双侧腓肠肌无压痛，双下肢足背动脉搏动正常，双下肢浅感觉均减退，双下肢深感觉均正常，双下肢无水肿，四肢肌力、肌张力正常，闭目难立征（-），双侧踝反射减弱，巴宾斯基征（-）。

3. 初步诊断是什么？需要完善哪些检查？

（1）初步诊断：2型糖尿病、糖尿病周围神经病变？

（2）需要完善哪些辅助检查？

1）糖尿病确诊检查：口服葡萄糖耐量试验（OGTT）、或空腹血糖及葡萄糖负荷后2小时血糖检测。

2）糖尿病并发症及其他相关检查：尿液常规、尿微量白蛋白、血脂、肝肾功能、糖化血红蛋白、心电图、心脏超声、下肢动脉超声、眼底检查，必要时眼底血管造影、肌电图、神经传导速度测定检查。

检查结果：

OGTT：空腹血糖7.9mmol/L，2小时血糖13.0mmol/L；糖化血红蛋白7.1%，尿微量白蛋白15μg/min；肌电图：腓浅神经、胫后神经神经传导速度测定稍减退。

4．诊断和诊断依据？

（1）诊断：

1）2型糖尿病（type 2 diabetes，T2DM）。

2）糖尿病周围神经病变（diabetic peripheral neuropathy，DPN）。

（2）诊断依据：①患者中年男性；②血糖增高1年余，伴双足麻木；③查体提示，双下肢浅感觉减退，双侧踝反射减弱；④辅助检查OGTT提示，空腹血糖7.9mmol/L，2小时血糖13.0mmol/L；肌电图提示，腓浅神经、胫后神经神经传导速度测定稍减退；⑤一级亲属中有糖尿病患者。

5．治疗方案和患者管理

（1）治疗方案：以糖尿病治疗"五驾马车"为策略，遵循2型糖尿病高血糖治疗路径，鼓励患者参与共同决策，制订并实施个性化综合管理方案。

1）对患者进行"营养评估""体适能评估""糖尿病基本知识掌握评估"，依据结果制定糖尿病教育计划、糖尿病食谱、运动处方。

2）糖尿病周围神经病的药物治疗：给予甲钴胺营养神经、α-硫辛酸等抗氧化应激、胰激肽酶改善微循环、依帕司他改善代谢紊乱等。

3）经医学营养治疗和运动疗法不能控制血糖达标时，开始降糖药物单药治疗，首选二甲双胍。血糖控制目标值为：空腹和餐前血糖＜7mmol/L，餐后2小时血糖＜10mmol/L，糖化血红蛋白＜7%。具体见《国家基层糖尿病防治管理手册（2019）》。

（2）患者管理：

1）每周一次门诊随访，对患者实施糖尿病教育、饮食运动指导。

2）指导患者自我监测三餐前后和睡前、夜间血糖，根据监测结果调整上述治疗方案。

3）血糖控制达标后，每季度或每半年一次门诊随访。

6．启示

糖尿病是一组由多病因引起的以慢性高血糖为特征的代谢性疾病，可引起多系统损害。典型临床表现为多饮、多尿、多食和体重减轻。一部分患者起病隐袭，缺乏上述"三多一少"典型症状，常以并发症为首发症状就诊，错失了早期治疗的机会。因此，要对糖尿病高危人群进行健康教育和糖尿病筛查，做到早预防、早发现、早诊断、早治疗意义重大。

DNP是糖尿病最常见慢性并发症之一，也是导致足部溃疡和截肢的常见原因。10%～15%新确诊的2型糖尿病患者有远端对称性多发性神经病，部分患者在诊断糖代谢异常之前就已经出现周围神经病变的表现。因此，早期识别和治疗DPN对于改善患者预后，预防糖尿病足具有重要意义，基层医生要特别重视DPN的筛查和治疗。

7．知识拓展

（1）糖尿病诊断标准：

1）具有典型三多一少临床症状，且随机静脉血浆葡萄糖≥11.1mmol/L，或空腹血浆血糖（FPG）≥7mmol/L，或葡萄糖负荷后2小时血浆葡萄糖（2hPG）≥11.1mmol/L可确诊糖尿病；无糖尿病症状者需改日复查。

2）FPG：6.1~6.9mmol/L为空腹血糖受损（IFG）。

3）OGTT：2h PG 7.8~11.0mmol/L为糖耐量减低（IGT）。

4）糖化血红蛋白（HbA$_1$c）是评估长期血糖控制状况的金标准，在中国尚不推荐作为糖尿病诊断标准。

（2）糖尿病慢性并发症：糖尿病是一种慢性进行性疾病，危害主要为其严重的并发症，是糖尿病致残、致死的主要原因，严重影响患者的身心健康和生活质量，也给社会和家庭带来沉重负担，预防和减少并发症是糖尿病管理的主要任务。糖尿病慢性并发症包括糖尿病心血管并发症、糖尿病脑血管并发症、糖尿病神经病变、糖尿病肾病、糖尿病视网膜病变、糖尿病足。

（3）糖尿病综合管理目标和糖尿病治疗"五驾马车"：2型糖尿病常合并代谢综合征的一个或多个组分的临床表现，如高血压、血脂异常、肥胖症等。因而，糖尿病合理的治疗策略应该是综合性的，包括降糖、降压、调脂、控制体重和改善生活方式等治疗措施。近期目标是控制高血糖和纠正相关代谢紊乱，远期目标是预防和/或延缓糖尿病慢性并发症的发生和发展。降糖治疗包括饮食控制、合理运动、血糖监测、糖尿病教育和应用降糖药物"五驾马车"综合治疗措施。

（4）2型糖尿病高血糖治疗路径：2型糖尿病治疗应遵循个性化原则，医学营养治疗和运动疗法是糖尿病的基础治疗措施，应贯穿于糖尿病治疗的始终。单纯生活方式干预不能使血糖控制达标时，应开始降糖药物治疗，并遵循单药治疗、二联治疗、三联治疗、胰岛素多次注射的治疗路径。降糖药物的选择与应用参考《国家基层糖尿病防治管理手册（2019）》。

（刘丽岩　王荣英　王　静）

思考题

1．糖尿病相关慢性并发症有哪些？

2．糖尿病综合管理的目标是什么？

案例 ❹

右侧肢体活动不利1周

患者，男，63岁。

患者口述：右侧肢体活动不灵活1周。

全科医生需要考虑的问题：

1. 如何构建全科医学整体性临床思维？

2. 如何问诊和查体？

3. 初步诊断是什么？需要完善哪些辅助检查？

4. 诊断和诊断依据？

5. 治疗方案和患者管理。

6. 启示。

7. 知识拓展。

1. 如何构建全科医学整体性临床思维？

（1）诊断思路：偏身肢体活动不利（hemiplegia）是一种常见的症状，许多疾病都可表现为偏身肢体活动障碍。其病因不乏脑血管疾病、中枢神经系统感染性疾病、颅脑占位性病变、急性脊髓炎、脊髓肿瘤及结核等较严重的疾病。全科医生在接诊这类患者的时候，全面的临床诊疗思维尤为重要。现从全科医学视角出发，采用约翰·莫塔的临床安全策略——临床5问对该患者病因进行分析（图4-4-1）。

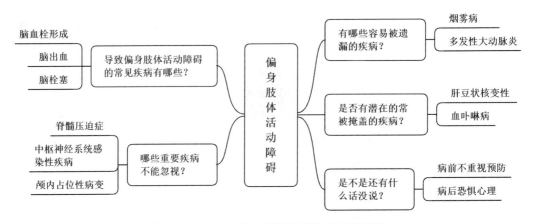

图4-4-1 偏身肢体活动不利临床5问导图

（2）鉴别思维：临床上的偏身肢体活动障碍患者除了重要的不能被忽略的疾病，如脑卒中、颅内肿瘤、中枢神经系统感染性疾病外，还需要考虑容易被遗漏的病因，如脊髓肿瘤、脊髓结核、多发性大动脉炎、周期性瘫痪等。全科医生接诊肢体活动障碍的老年患者时，首先需要考虑的问题是脑血管疾病、颅脑占位性病变、脊髓病变、颅脑或脊髓转移性肿瘤等，还要注意患者精神心理问题，如紧张、焦虑等（图4-4-2）。

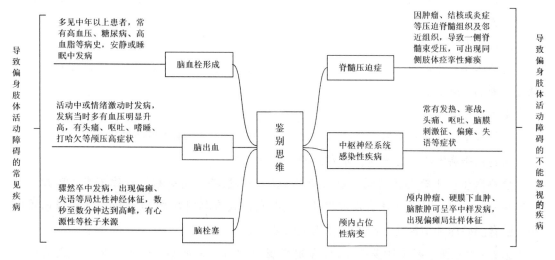

图4-4-2　肢体活动障碍鉴别思维导图

2. 如何问诊和查体?

病史：患者男性，63岁，右侧肢体活动不灵活1周。1周前无明显诱因晨起发现右侧肢体活动不利，右上肢持物不稳，右下肢行路拖行，右侧肢体乏力持续不缓解。2型糖尿病病史10余年，高脂血症病史6年。否认心脏病、慢性肾病、肿瘤、传染疾病史。吸烟30余年，每日20支，无酗酒史。父亲因脑卒中去世，母亲去世原因不详，姐姐患糖尿病。

（1）问诊：全科医生在问诊时，要详细询问偏身肢体活动障碍发生的诱因、是否有逐渐加重的情况，伴随症状、既往病史等，以帮助判断病因。除了躯体疾病外，还要以患者为中心，了解患者对行动不便的想法、担心和期望。下面采用RICE问诊，进行深入访谈，找到病因，达到诊断目的。

R（reason）——**患者就诊的原因**

（背景：患者由轮椅推至诊室）

全科医生：李大爷，您好！我是陈医生，您哪儿不舒服啊？（开放性问诊）

患者：右半身不听使唤，自己下不了床，也走不了路，吃饭时筷子也拿不稳。（发音比较清楚）

全科医生：还有其他不舒服吗？比如头痛、恶心、呕吐或视物不清、吞咽困难、喝水呛咳、大小便失禁?（了解伴随症状）

患者：没有。

全科医生：您平时有头晕、肢体麻木、乏力的情况吗？（是否有脑梗死的前驱症状）

患者：没有。

全科医生：发病时有发热、寒战、头痛、呕吐等情况吗？（鉴别中枢神经系统感染性疾病）

患者：没有。

全科医生：平时有心慌、胸闷、气促的症状吗？（鉴别脑栓塞的病因：房颤、风湿性心脏瓣膜病、心力衰竭等）

患者：没有。

全科医生：平时有记忆力减退、晕厥、抽搐、全身无力的情况吗？（鉴别多发性大动脉炎、周期性麻痹）

患者：没有。

全科医生：这一周来不舒服是加重了还是减轻了？（了解疾病演变过程）

患者：手脚没力没有好转，跟发病的时候差不多。

全科医生：平时身体好吗？有没有高血压、糖尿病、高血脂、心律不齐、肿瘤、结核等疾病？父母、兄弟姐妹有没有发生过类似情况或有相同疾病？（询问是否有脑血管疾病、脑脊髓肿瘤和结核的基础疾病和相关的家族史）

患者：2型糖尿病史10多年了，6年前发现血脂高。父母都过世了，父亲是因为脑卒中去世的，母亲不清楚什么原因去世的。有1个姐姐，没有发生过类似情况，姐姐也有糖尿病。

全科医生：最近心情和睡眠好吗？（关注心理状态）

患者：睡眠还好，心情不好，自己不能活动，做什么都要人帮忙。

I（idea）——患者对自己健康问题的看法

全科医生：您认为自己是什么问题？（倾听患者对自身疾病的认识）

患者：是不是和我血糖、血脂高有关？

全科医生：是的，高血压、糖尿病、高脂血症是导致心脑血管疾病的重要原因，还有吸烟也是一个危险因素。（肯定患者并及时宣教）

患者：我是不是患脑卒中了？

全科医生：目前考虑脑卒中，你了解脑卒中吗？

患者：听说脑卒中很难治疗，很多脑卒中的患者都躺在床上不能活动。

C（concern）——患者的担心

患者：医生，我的病还能治得好吗？

全科医生：脑卒中是一种慢性病，首先要坚持服用药物控制病情，防止复发，同时配合康复运动降低致残率，早日回归社会和家庭生活。现在我先给您检查一下，再把您转诊到上级医院，明确诊断并进一步治疗，好吗？（与患者沟通，解释病情，给患者治疗的信心）

E（expectation）——患者的期望

患者：好的，医生，尽快把我转诊到上一级医院检查治疗吧，我想快点好起来。

全科医生：好。待您病情平稳后，再转回社区做随访和康复治疗。（交代诊查计划）

（2）查体：注意事项有生命体征、心脏听诊、血管杂音的听诊以及神经系统的检查。

查体结果显示：BP 120/70mmHg，P 68次/min，BMI 26.6kg/m。神志清楚、言语清晰、回答切题，双侧瞳孔等大等圆，对光反射存在，双侧额纹对称，双侧鼻唇沟对称，口角无偏斜，伸舌居中。双侧颈部血管、锁骨下动脉未闻及血管杂音。心率68次/min，律齐，各瓣膜区未闻及杂音。双下肢无水肿，右侧肢体肌张力减低，右侧上、下肢肌力均为Ⅳ级，右侧膝反射减弱，左侧肢体肌力、肌张力正常。右侧Babinski征（＋）。

3．初步诊断是什么？ 需要完善哪些辅助检查？

（1）初步诊断：①脑梗死（急性期）；②2型糖尿病；③血脂异常。

（2）需要完善哪些辅助检查？

脑卒中是脑血管疾病的主要临床类型，临床上表现为突然发病、迅速出现局限性或弥漫性脑功能缺损，与受累血管的血供区域一致。辅助检查可帮助明确脑卒中的病因、病变定性定位等，具体见表4-4-1。

表4-4-1 脑卒中辅助检查项目及意义

种类	检查项目	临床意义
实验室检查	血常规、血糖、血脂、肝功能、肾功能、电解质、同型半胱氨酸、凝血功能	了解脑卒中的危险因素
心脏检查	心电图，超声心动图	可排除严重的心律失常，发现心脏附壁血栓、心房黏液瘤、二尖瓣脱垂等可疑心源性栓子来源
颅脑检查	颅脑CT检查、颅脑MRI检查	鉴别脑梗死和脑出血，并可发现颅内占位性病灶
血管检查	颈部血管彩超、经颅多普勒（TCD），必要时行头颈部CT血管成像（CTA）或磁共振血管成像（MRA），全脑血管造影（DSA）	颈动脉超声可发现颅外血管斑块和狭窄，TCD可评估颅内外血管狭窄、闭塞、痉挛或侧支循环，CTA和MRA可明确血管病变情况，为卒中血管内治疗提供依据
精神心理评价	生活能力量表、抑郁及焦虑量表	评估患者的心理状况和治疗需求

检查结果：TC 5.8mmol/L、TG 2.8mmol/L、LDL-C 3.0mmol/L、HDL-C 0.8mmol/L；静脉空腹血浆葡萄糖8.6mmol/L；颅脑CT平扫左侧基底节区腔隙性脑梗死。

4．诊断和诊断依据

（1）诊断

1）脑梗死（cerebral infarction）（急性期）。

2）2型糖尿病（type 2 diabetes）。

3）血脂异常（dyslipidemia）。

（2）诊断依据：老年男性；右侧肢体活动不利一周；有吸烟、糖尿病、高脂血症等脑血管疾病危险因素；查体右侧上下肢肌张力减低、上下肢肌力分别为Ⅳ级，右侧膝反射减弱、Babinski征（＋）；颅脑CT平扫左侧基底节区腔隙性脑梗死。

5．治疗方案和患者管理

（1）治疗方案：根据不同病因、发病机制、临床分型、发病时间等确定个体化治疗方案。急性缺血型脑卒中处理强调早诊断、早治疗、早康复和早预防复发；恢复期则是最大限度地使患者恢复正常生活。

1）药物治疗

①溶栓治疗：急性脑梗死如无禁忌证应紧急静脉溶栓治疗，其目的是迅速恢复血流灌注。常用重组组织型纤维蛋白溶酶原激活剂（rtPA）和尿激酶。rtPA静脉溶栓的时间窗是3～4.5小时，如无条件使用rtPA且发病时间在6小时之内者，可给予尿激酶静脉溶栓。该患者就诊时早已错过溶栓治疗时间窗。

②抗血小板聚集：急性期服用阿司匹林150～325mg/d，一般2周后改为预防剂量，即可单独应用阿司匹林（50～150mg/d，1次/d），或小剂量阿司匹林和缓释的双嘧达莫（分别为25mg和200mg，2次/d）；对于发病1天内，NIHSS评分≤3者，尽早阿司匹林联合氯吡格雷，服用3周。有阿司匹林过敏或不能使用者，可用氯吡格雷。应用此类药物注意观察治疗过程中有无皮肤黏膜、牙龈出血或黑便等不良反应发生。

③调脂治疗：首先应进行治疗性生活方式改变，同时，在脑梗死急性期采用高等强度他汀类药物治疗，将低密度脂蛋白胆固醇（LDL-C）降至1.8mmol/L以下。治疗过程中注意观察有无药物不良反应，如肝功能异常或肌痛、肌炎和横纹肌溶解等表现。

④脑保护治疗：应用依达拉奉抗氧化和清除氧自由基；阿片受体阻断剂、电压门控性钙通道阻断剂等。

⑤控制血糖：在生活方式干预基础上，血糖仍不达标者，结合患者脏器功能状态，选用合适降糖药物种类，治疗目标为糖化血红蛋白＜7%，注意避免发生低血糖。

2）健康教育：讲解脑血管病的危害，告诉脑血管病的主要危险因素和诱发因素及如何预防，发生脑卒中后应如何应对等，倡导健康的生活方式，还要关注自身的血压、血糖、血脂等，定期体检。生活方式干预包括：

①饮食方面：脑梗死患者需合理饮食、食物多样化，限制高脂肪、高胆固醇食物，多吃蔬菜，多进食高纤维食物，水果适量，多饮水，每日食盐控制在6g以内等。糖尿病患者应注意控制总热量。

②戒烟限酒：积极戒烟，男性每天酒精量不超过25g，女性每天酒精量不超过15g。

③运动方面：待病情稳定后由康复医师根据患者体力、耐力和心肺功能情况，给出个体化运动锻炼方案。

④控制体重：BMI维持在18.5～24kg/m²。

3）康复治疗：建议患者家属积极配合，增强患者战胜疾病的信心，调动患者积极治疗的决心和毅力。采用偏瘫肢体综合训练、作业疗法，结合中医针灸疗法，促进肢体功能恢复。

4）转诊指征

①疑似脑梗死或短暂性脑缺血发作。

②症状不典型需要明确诊断者。

③脑梗死患者随诊过程中出现病情恶化。

④原治疗方案不佳，需要调整者。

⑤出现严重药物不良反应难以处理者。

⑥合并症（高血压病、糖尿病等）控制差。

⑦严重心理-精神障碍者。

（2）随访管理：定期检查肝功能、肾功能、血脂、血糖、血常规、尿常规、粪便潜血；BMI；心电图、心脏及血管彩超；必要时复查颅脑CT。病情平稳者每月随访一次，每年进行一次管理评估，具体详见表4-4-2。

表4-4-2 脑血管病社区随访内容

随访项目	随访内容	初诊	每次复诊	季度复诊	年度复诊
病史体检	症状	每次随访			
	体征/神经系统	每次随访			
	血压	每次随访			
	BMI	一年一次			
实验室检查	血脂	+	-	*	+
	血糖	+	-	*	+
	血常规	+	-	*	+
	尿常规	+	-	*	+
	血肌酐、尿素氮	+	-	*	+
	肝功能	+	-	*	+
特殊检查	心电图	+	-	*	+
	颈动脉超声	选做			
	颅脑CT	选做（根据患者临床表现）			
非药物治疗	饮食治疗	每次随访			
	运动治疗	每次随访			
	心理咨询	每次随访			
	戒烟	每次随访			
药物治疗	疗效、副作用及药物相互作用等	每次随访			
社区康复	康复评定◆	+	-	*	+
存在的其他问题	心理、生活、社会方面问题及解决方法、满意程度等	每次随访			

注：+需做的检查；-无须做检查；* 如初诊异常，需进行检查，如正常则无须进行检查；◆康复评定可由社区专业康复人员培训患者家属对患者进行连续性康复评定，并指导家属做好相应的记录。社区专业康复人员定期对患者进行专业的康复评定，以评价康复效果。

6. 启示

偏身肢体活动障碍的原因有很多，如脑血管疾病、颅脑占位性病变、中枢神经系统感染性疾病、脊髓疾病、颅脑及脊髓外伤、神经系统原发性肿瘤或转移瘤等。通过问诊得知有效信息：老年男性，有糖尿病、高脂血症等基础疾病，突发偏身肢体活动不利。首先需要考虑脑血管疾病，患者无颅内高压症状，脑膜刺激征阴性，与脑出血发病特点不符；再结合颅脑CT检查结果，脑梗死诊断成立。通过开放式问诊让全科医生了解脑卒中发生的致病因素和发病情况，同时也提高患者对脑卒中的认识，有利于医患双方共同更好地控制各种危险因素。通过RICE问诊，为患者提供整体性服务，不仅关注疾病，还关注患者的心理问题，真正体现了全科医疗以人为中心，提供"全人"服务的特点。

7．知识拓展

我国的脑卒中发生率高，严重威胁人民的身心健康，脑卒中的防治关键在于社区预防、早诊断、早干预。全科医生是人民群众的"健康守门人"，是接触患者的首诊医生，在脑血管疾病的三级预防中起重要作用，针对不同人群实施不同预防措施，是降低脑卒中发病率的关键，以下是社区筛查的主要流程（图4-4-3）。

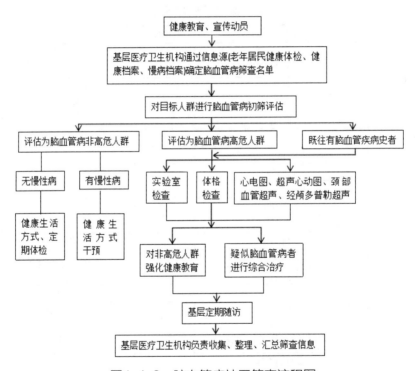

图4-4-3　脑血管病社区筛查流程图

（顾申红　陈菊明）

思考题

1．脑卒中患者的治疗方案是什么？

2．脑梗死患者如何进行社区随访？

案例 ❺

反复心前区疼痛不适1年，再发1小时

患者，男，52岁，家人陪同就诊。

患者口述：1年来反复出现心前区疼痛不适，1小时前症状再次发作。

全科医生需要考虑的问题：

1. 如何构建全科医学整体性临床思维？

2. 如何问诊和查体？

3. 初步诊断是什么？需要完善哪些检查？

4. 诊断和诊断依据？

5. 治疗方案和患者管理。

6. 启示。

7. 知识拓展。

1．如何构建全科医学整体性临床思维？

具体见本书第二章案例2。

2．如何问诊和查体？

病史：患者男性，52岁，1年来反复出现心前区疼痛不适，1小时前症状再次发作。平素活动量比较固定，多于上楼梯时出现左心前区压榨性疼痛，每次持续时间在10分钟左右，休息或含服"硝酸甘油"可明显缓解。发作频率、每次发作的诱因、疼痛性质、持续时间、缓解方式均一致，程度无加重。高血压病史8年，最高182/104mmHg，每天服用一片氨氯地平降压，血压控制尚可。近期食欲、二便正常，睡眠欠佳。抽烟30年，一天半包左右，偶尔喝酒，爱吃肉。否认糖尿病、脑血管病或胃病史。父亲已故，死于高血压、脑卒中。

（1）问诊：全科医生问诊慢性胸痛患者时，要详细询问胸痛发作诱因、疼痛性质、持续时间、伴随症状、及缓解方式、治疗用药史等，并且要详细询问患者的既往病史、家族史及其他危险因素，以明确患者诊断及鉴别诊断。另外，不能仅局限于器质性疾病的诊断和治疗，还要以患者为中心，关注患者对胸痛的看法、顾虑和对医生的期望。下面采用RICE问诊，进行深入访谈，找到病因，达到诊断目的。

R（reason）——患者就诊的原因

全科医生：您现在感觉如何？（开放式提问）

患者：现在已经不怎么疼了。大夫，我的病是不是很严重啊？（情绪紧张）

全科医生：大伯您先别紧张，我先了解一下您以前的发作情况？（安抚患者情绪）

患者：好的。

全科医生：您最早一次出现胸痛是在什么时候？总共发过几次胸痛？（了解发作时的具体表现）

患者：大概是在1年前吧，之前闹过3次左右了。

全科医生：大伯，您给我指一下，每次都什么地方疼啊？发作时都在做什么？（对应心绞痛发作特点，以明确诊断）

患者：大概就是这个地方（患者用手指左心前区部位）。

全科医生：那您每次都是什么情况下才出现这样的胸痛？（了解患者发病诱因）

患者：我家住2楼，一般都不发生，每次去儿子家，多上一层，就觉得不舒服。

全科医生：您能说一下每次是什么样的疼吗？（了解患者发病特点）

患者：就觉着心口压了块大石头，憋得喘不过气来。

全科医生：每次难受时大概持续多长时间呀？（了解患者疼痛持续时间）

患者：时间一般都不是很长，10分钟左右吧。

全科医生：胸痛后您做什么了？（了解患者疼痛缓解因素）

患者：胸痛后我必须坐下休息一会，一般过5分钟左右就慢慢不疼了。大夫让我随时备着"硝酸甘油"，让我如果休息不能缓解就含一片，我很少用，总共就用过两次，可管用了，含上1~2分钟就没事了。（说着掏出来让医生看）

全科医生：最近胸痛的情况有改变吗？比如发作频率、发作前的诱因、疼痛性质等。（与不稳定型心绞痛症状相鉴别）

患者：基本上没明显变化。

全科医生：您平时有胃病和其他疾病吗？有没反酸、打嗝、恶心、呕吐等情况。（了解患者的既往史）

患者：没有胃病，就是血压高一些。

全科医生：高血压几年了？最高有多少？平时吃药控制吗？（了解高血压具体情况）

患者：有高血压8年了，最高182/104mmHg，每天服用一片氨氯地平降压，血压控制得还可以。

全科医生：您父母身体状况如何？（了解家族史）

患者：我母亲身体还可以，父亲已故，死于高血压、脑卒中。

I（idea）——患者对自己健康问题的看法

全科医生：好的，您对自己的情况有了解过吗？（了解患者对自己疾病的理解程度）

患者：不是很了解，就觉得难受的时候歇歇就过去了。

C（concern）——患者的担心

患者：大夫，我这病吃药能控制好吗？不用放支架吧？

全科医生：别着急，我来跟您说一下您的情况，您的症状是典型的心绞痛发作，但是症状不是很严重，发作也不是很频繁，从现在开始一定要规律服药了。一般不用放支架，但我们还需要做一些检查，进一步明确您的病情。（进一步安抚患者情绪，增强医患之间的信任感）

E（expectation）——患者的期望

患者：医生，那我平时要注意些什么呢？

全科医生：为了您的健康，烟必须戒掉，酒少喝一点，最好只喝葡萄酒，并且一定控制好量。（对患者进行生活方式的宣教）

患者：那我饮食需要注意些什么呢？

全科医生：平时饮食尽量以清淡为主，多吃蔬菜，低脂、低盐饮食，并且要每年注意血脂化验。（对患者进行生活方式的宣教）

患者：我平时喜欢锻炼，需要注意什么？我好几次胸口痛发作都是在锻炼的时候发生的？

全科医生：平时锻炼一定要量力而行，要控制好运动强度，不要做剧烈运动，一旦感觉不适应立即停止运动。（对患者进行生活方式的宣教）

患者：谢谢医生，我一定按照您说的去做。

（2）查体：主要观察患者的血压水平，双肺呼吸音及干湿性啰音；心尖搏动的位置，心界大小，是否存在心包摩擦感，第一心音有无低钝或减弱，心率、心律，以及心包摩擦音和心脏杂音情况；腹部是否平软、是否存肝区触痛；除外双下肢水肿。

查体结果提示：血压150/96mmHg，双肺呼吸音清，未闻及干湿性啰音；心界不大，心率78次/min，律整，心音正常，各瓣膜听诊区未闻及心脏杂音；余未见明显阳性体征。

3. 初步诊断是什么？ 需要完善哪些检查？

（1）初步诊断：

1）冠状动脉性心脏病 稳定型心绞痛？

2）高血压病3级 很高危？

（2）需要完善哪些检查？

1）基本项目：血常规、尿常规、尿酸、血脂、血糖、心电图、X线胸片。

2）推荐项目：心脏彩超、颈动脉超声、运动平板负荷试验、24小时动态心电图、胸部CT等。

3）选择项目：对怀疑胃食管反流患者，根据需要可以选择胃镜检查；对有条件患者每2~3年可选择冠状动脉CT或冠状动脉造影进一步明确冠状动脉走行、钙化及狭窄程度，以及除外易损斑块；对怀疑肺栓塞患者可选择肺动脉。

检查结果：患者血尿常规、尿酸、血脂、血糖等未见明显异常；心电图示，窦性心律，78次/min，Ⅱ Ⅲ aVF ST段压低0.05mv；X线胸片未见异常。

4．诊断和诊断依据

（1）诊断：

1）冠状动脉性心脏病 稳定型心绞痛（coronary heart disease stable angina pectoris）。

2）高血压病3级 很高危（hypertension Ⅲ level）

（2）诊断依据：

1）中年男性，慢性病程。

2）有高血压病史8年，服用降压药物控制血压。

3）有吸烟嗜好。

4）反复心前区疼痛不适1年，再发1小时，疼痛的部位及诱发因素、疼痛性质、持续时间、缓解方式稳定不变。

5）心电图示：窦性心律，78次/min，Ⅱ Ⅲ aVF ST段压低0.05mv。

5．治疗方案和患者管理

（1）一般治疗：发作时立刻休息，避免已知的诱因，如调整劳动强度和运动量、控制情绪、戒烟限酒，积极治疗高血压、糖尿病、贫血等相关疾病。

（2）药物治疗：常用抗心绞痛药物包括改善缺血、减轻症状的药物，预防心肌梗死、改善预后的药物。患者如病情进展出现恶化劳力型心绞痛或急性心肌梗死，可采用血运重建治疗，包括经皮冠状动脉介入术和冠状动脉旁路手术。

1）改善缺血、减轻症状的药物

①硝酸酯类药物：可扩张冠状动脉，减少心肌耗氧和改善心肌灌注，从而减少心绞痛发作，包括硝酸甘油、二硝酸异山梨酯及单硝酸异山梨酯等。

②β受体阻滞剂：抑制心脏β肾上腺素能受体，减慢心率、减弱心肌收缩力，降低血压而降低心肌耗氧量以减少心绞痛发作和增加运动耐量。临床以美托洛尔、比索洛尔常见。

③钙通道阻滞剂：通过抑制心肌收缩力，减少心肌氧耗；扩张冠状动脉，解除冠状动脉痉挛，改善心内膜的心肌供血，如硝苯地平控释片、氨氯地平、地尔硫䓬等。

④代谢类药物：通过抑制脂肪酸氧化和增加葡萄糖代谢，提高氧的利用效率而治疗心肌缺血，如曲美他嗪。

2）预防心肌梗死、改善预后的药物

①抗血小板治疗：通过抑制环氧化酶和血栓烷素A_2的合成达到抗血小板聚集的作用，如阿司匹林、ADP受体阻滞剂，可与血小板膜表面ADP受体结合，使纤维蛋白原无法与糖蛋白GPⅡb/Ⅲa受体结合，从而抑制血小板相互聚集，临床常用药物为氯吡格雷。

②他汀类药物：能有效降低总胆固醇和低密度胆固醇水平，以及延缓斑块进展、稳定斑块和抗炎等调脂以外的作用。临床常用的他汀类药物包括辛伐他汀、阿托伐他汀、瑞舒伐他汀等。

③血管紧张素转换酶抑制剂（ACEI）或血管紧张素Ⅱ受体拮抗剂（ARB）：可以降低冠心病患者的心血管死亡、心肌梗死等主要终点事件的发生率，逆转心肌重构，延缓动脉粥样硬化进展，减少斑块破裂和血栓形成等。推荐用于冠心病患者的二级预防，尤其合并高血压、糖尿病和心力衰竭的患者。ACEI类药物包括卡托普利、依那普利、培哚普利、贝那普利等。不能耐受ACEI类药物者（如有干咳等症状）可使用ARB类药物，如缬沙坦、厄贝沙坦和坎地沙坦等。

3）血运重建治疗：经皮冠状动脉介入术和冠状动脉旁路手术。

（3）健康宣教

1）保持情绪稳定，避免过劳、饱餐，保持大便通畅。

2）合理安排活动，劳逸结合。胸痛发作时卧床休息，病情稳定时，鼓励适当而规律地参加体力劳动及运动。

3）良好的生活和饮食习惯，戒烟限酒，低盐、低脂饮食，忌高胆固醇饮食。同时，注意营养供给，饮食以清淡易消化为主，控制体重。

4）积极治疗高血压、糖尿病、脂质代谢紊乱等疾病。

5）服用β受体阻滞剂，可能会导致心率过慢，甚至出现传导阻滞，告知患者注意监测脉搏，如脉搏数<55次/min，暂停该药物治疗，立即来医院就诊；服用阿司匹林、氯吡格雷、他汀类药物出现皮肤、黏膜出血、全身酸痛、胃口不佳、黑便等症状时立即就医。

6）外出时要随身携带硝酸甘油，居家时硝酸甘油要放置在易取处，以便发病时及时取用。

7）疼痛剧烈，硝酸甘油含服无效，病情不能缓解的应立即与急救中心联系。

（4）转诊指征：①常规休息或舌下含服硝酸甘油只能暂时甚至不能完全缓解症状；②胸痛持续20分钟以上；③出现静息或夜间心绞痛；④诱发胸痛的体力活动阈值突然或持久降低；⑤心绞痛发生频率、严重程度和持续时间增加；⑥胸痛放射至新的部位，或发作时伴有新的相关症状，如出汗、恶心、呕吐、心悸或呼吸困难。

6. 启示

全科医生在社区的日常工作中经常会遇到冠心病、心绞痛的患者。全科医生需要准确判断冠心病的类型。首先判断患者生命体征是否平稳，掌握好转诊指征，保证患者的生命安全。之后需要评价患者存在的危险因素，根据病情评估决定是否需要转诊至上级医院心脏专科，明确诊断及进一步治疗。患者回社区后，全科医生应对其进行一对一的健康教育，内容包括冠心病的一、二、三级预防，药物治疗，相关并发症和危险因素干预等注意事项，帮助患者正确认识疾病，积极对待疾病，树立战胜疾病的信心。

7. 知识拓展

《新英格兰医学杂志》发表的COURAGE试验为我们探索慢性稳定性冠心病最佳治疗策略提供了重要证据。常规PCI并不能改善慢性稳定性冠心病患者的预后，对于慢性稳定性冠心病患者，PCI能改善症状，不能减少心肌梗死和死亡。PCI解决一个或几个严重狭窄病变，并不能预防未介入治疗部位血管病变恶化导致心肌梗死或死亡，COURAGE试验结果表明：慢性稳定性冠心病患者PCI仅能缓解症状，不能减少死亡和心肌梗死的发生。提示大多数慢性稳定性冠心病患者不应常规PCI，其最佳治疗策略是"最优化综合治疗+必要时PCI"，即积极改良生活方式、全面控制危险因素并达标，积极使用指南推荐的改善预后和缓解症状的药物，如果症状不能缓解或恶化再进行PCI。

（李海滨）

思考题

1. 胸痛的鉴别诊断有哪些？
2. 冠心病的三级预防是什么？
3. 如何选择治疗冠心病的药物？

案例 ❻
双下肢肌肉发僵、酸痛1月余

患者，女，54岁，退休。

患者口述：双下肢肌肉发僵、酸痛1个多月。

全科医生需要考虑的问题：

1. 如何构建全科医学整体性临床思维？

2. 如何问诊和查体？

3. 初步诊断是什么？需要完善哪些检查？

4. 诊断和诊断依据？

5. 治疗方案和患者管理。

6. 启示。

7. 知识拓展。

1．如何构建全科医学整体性临床思维？

（1）诊断思路：下肢疼痛在临床上很常见，可以为肌肉、骨关节、神经的疼痛，疼痛病因有很多，从简单的肌肉痉挛到动脉闭塞各不相同；下肢过度运动也可导致从简单的软组织扭伤到骨筋膜隔室综合征。病因不同临床表现也不相同，全科医生在接诊下肢疼痛的患者时，还要认识到神经根性疼痛，特别是L_5和S_1神经根，也有骶髂关节等的牵涉痛。现在采用约翰·莫塔的安全策略——临床5问对该患者进行分析（图4-6-1）。

（2）鉴别思维：针对下肢疼痛，作为全科医生需要具备全面的临床诊疗思维，根据年龄、合并疾病、工作生活习惯等综合考虑。很多常见原因可引起下肢疼痛，如坐骨神经痛、肌肉撕裂拉伤、小腿肌肉痉挛、退化性骨关节炎等。我们既要关注严重疾病，如恶性肿瘤（乳腺癌、肺癌或肾癌等）转移至股骨、下肢动静脉血栓、下肢感染（如丹毒、淋巴管炎、骨髓炎等），也要关注那些容易被忽视、漏诊的疾病，如带状疱疹初期、甲状腺疾病、糖尿病周围神经病变、特殊药物作用等。根据不同的病因和发病机制，下肢疼痛的全科鉴别诊断思维见下图（图4-6-2）。

2．如何问诊和查体？

病史：患者女性，54岁，双下肢肌肉发僵酸痛1月余。1个月前出现双下肢肌肉发僵酸

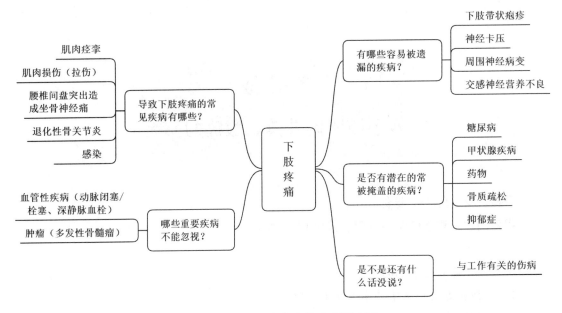

图4-6-1　下肢疼痛临床5问导图

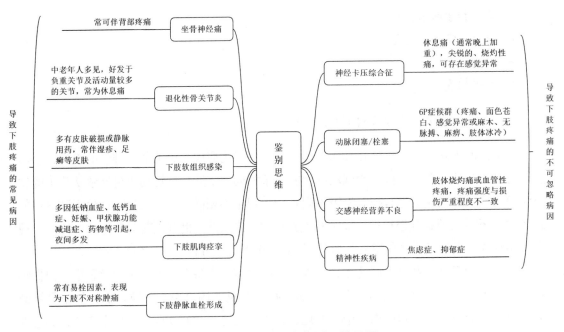

图4-6-2　下肢疼痛鉴别思维导图

痛，逐渐加重，伴有饮食减少、乏力、便秘、体重增加。否认糖尿病、高血压、冠心病等慢性病，否认肝炎、结核等传染病史。半年前因甲状腺腺瘤行手术治疗，术后未规律口服左甲状腺素钠片，未复查甲功；否认其他特殊用药史；家族史无特殊。

（1）问诊：全科医生接诊下肢肌肉疼痛患者，要注意通过详细的采集病史，判断疼痛为肌肉痛、神经痛还是关节痛，并通过其他的伴随症状和既往史，进一步明确下肢疼痛的原因。同时要注意，不能仅局限于器质性疾病的诊断和治疗，还要以患者为中心，除外患者精神因素、职业因素等影响，关注患者对疾病的看法、顾虑和对医生的期望。下面采用RICE问诊，进行深入访谈，找到病因，达到诊疗目的。

R（reason）——**患者就诊的原因**

（背景：患者缓慢小步进入诊室）

0402 双下肢肌肉
发僵酸痛1月余
甲状腺功能减退症
（视频）

全科医生：楼女士您好，您有什么不舒服吗？（开放式提问，使用令患者舒适的称谓）

患者：医生，我的小腿酸痛，您看我这是怎么回事？（患者露出小腿，视诊未见明显异常，触诊发现肌肉略微僵硬）

全科医生：看起来确实僵硬发胀，这种情况有多长时间了？您第一次出现小腿酸胀是什么情况？除了小酸痛发僵之外还有什么不舒服的？（询问发病持续时间、特点和伴随症状，并及时安慰患者体现共情）

患者：小腿酸痛有一个多月了。第一次记得不是很清楚了，当时难受得没现在这么厉害，时间也没现在长。我平常身体还可以，刚退休没几年，没有其他不舒服的。

全科医生：您有受过外伤或者剧烈运动吗？您腿部酸胀发僵这么长时间了，应当早就医。（询问发病诱因除外肌肉拉伤所致疼痛，询问同时及时宣教）

患者：我没有受过外伤。我经常锻炼，早晨我喜欢围着公园走几圈，最近小腿酸胀发僵，我都好些天没出门了。

全科医生：锻炼确实对身体有益，您现在不舒服，运动可以暂缓，过去有什么病？比如有无糖尿病、腰椎间盘突出、甲亢、甲减等慢病？您做过手术吗？（对患者适量运动予以肯定，另外询问既往慢病史、手术史，除外糖尿病周围神经病、甲亢或甲减，以及腰椎间盘突出等所致的腿疼）

患者：我半年前查出甲状腺腺瘤，做了手术。术后服用左甲状腺素钠片，但总是忘吃，我身体感觉很好，没再看过医生。

全科医生：胃口怎么样？大小便是否正常？最近有什么影响到心情的事吗？（了解患者的饮食、生活习惯、有无不良嗜好以及患者的心理状况，有助于判断患者新陈代谢状况）

患者：我最近不锻炼了，吃得少了，还有点无力，伴便秘，体重也增加了，心情倒是还可以。

I（idea）——**患者对自己健康问题的看法**

全科医生：您自己有考虑过您小腿酸胀发僵可能是什么原因吗？（开放式提问，了解患者的担心）

患者：我以前一直觉得是我上岁数，缺钙了。

C（concern）——**患者的担心**

患者：我现在觉得症状越来越严重，总担心得了什么重病。

全科医生：您以前服用"左甲状腺素钠片"，结合您现在的症状，可能是甲减，但需要进一步检查。（向患者解释病情，解除患者担心）

E（expectation）——**患者的期望**

全科医生：我先给您查体，然后再安排一些必要的相关检查，您还有什么别的治疗需求吗？

患者：没有了。

（2）查体：查体时需注意患者精神状态，反应情况、甲状腺大小、心率、下肢有无水肿等。

查体示：体温36.8℃，脉搏70次/min，呼吸16次/min，血压130/80mmHg。身高160cm，体重65kg，神清语利，全身皮肤无皮疹、瘀斑及出血点，颈部可见10cm左右长的手术瘢痕。眼睑无苍白，气管居中，甲状腺未触及肿大，未闻及血管杂音，心肺（-），腹软，无压痛、无反跳，双下肢轻度水肿。

3. 您的初步诊断是什么？ 需要完善哪些检查？

（1）初步诊断：甲状腺功能减退症？

（2）需要完善哪些辅助检查？

1）血清促甲状腺激素（TSH）、血清总甲状腺素（T_4）、游离四碘甲腺原氨酸（FT_4）：原发性甲减血清TSH增高，TT_4和FT_4均降低。亚临床甲减仅有TSH增高，TT_4和FT_4正常。轻度甲减或甲减初期，FT_4比TT_4变化更灵敏，同时伴TSH升高。典型的甲减患者FT_3降低，但变化不如FT_4明显。TSH升高仍为诊断甲减最灵敏的指标。

2）甲状腺过氧化物酶抗体（TPOAb）、甲状腺球蛋白抗体（TgAb）：甲状腺抗体测定主要是用来了解甲减是否由于自身免疫性甲状腺炎所致。一般认为TPOAb的意义较为肯定，如果TPOAb阳性伴血清TSH水平增高，说明甲状腺细胞已经发生损伤。

3）其他检查：患者可有轻、中度贫血，血清总胆固醇、心肌酶谱可以升高，可有心包积液，少数病例血清催乳素水平升高、蝶鞍增大。

检查结果：血清TSH增高，TT_4和FT_4均降低，TPOAb为阳性，血清总胆固醇稍高。

4. 诊断和诊断依据？

（1）诊断：

1）甲状腺功能减退症（Hypothyroidism）。

2）甲状腺次全切除术后、高脂血症（Hyperlipemia）。

（2）诊断依据：①患者中年女性；②双下肢肌肉发僵酸痛1月余，慢性病程，进行性加重；③既往甲状腺手术史，未规律服用左甲状腺素钠片；④查体双下肢轻度水肿；⑤辅助检查示，血清TSH增高，TT_4和FT_4均降低，TPOAb为阳性，血清总胆固醇稍高。

5. 治疗方案和患者管理

（1）治疗方案

1）药物治疗：左甲状腺素治疗。治疗目标是，将血清TSH和甲状腺激素水平恢复到正常范围内，需要终身服药。应定期监测TSH，保证患者应用合适的剂量。成年患者L-T4替代剂量为50～200μg/d，按照体重计算的剂量是1.6～1.8μg/（kg·d）；儿童需要较高的剂量，大约2.0μg/（kg·d）；老年患者则需要较低的剂量，大约1.0μg/（kg·d）；妊娠时的替代剂量需要增加30～50%；甲状腺癌术后的患者需要剂量较大，约2.2μg/（kg·d）。T_4的半衰期是7天，所以可以每天早晨服药一次。

2）健康教育：向患者解释病情，使其认识甲减是慢病，需要终身服药，定期检查。指导患者每日进行适度运动，如散步、慢跑等，鼓励患者进食粗纤维食物，多食蔬菜、水果；适当注意保暖。

3）转诊指征：①病因不明的甲减、中枢性甲减患者；②病因虽然明确，但经过替代治疗，症状改善不明显的原发性甲减患者；③临床症状较重，或已发生甲减并发症的患者；④伴有并发症的甲减患者，如黏液性水肿昏迷、甲减性心脏病（心包积液或心力衰竭）、肝肾功能损害、周围神经病变等；⑤合并其他疾病（妊娠、严重高脂血症、感染、心脑血管疾病等）。

（2）随访管理

1）用药指导：服药方法是，起始剂量和达到完全替代剂量的需要时间应根据年龄、体重和心脏状态确定。小于50岁、既往无心脏病史的患者，可以尽快达到完全替代剂量；50岁以上患者服用L-T_4前要常规检查心脏状态。一般从25～50μg/d开始，每1～2周增加25μg/d，直到达到治疗目标。患缺血性心脏病者，要密切观察心脏情况。

2）告知患者并解释终身服药的必要性，以及药物的副作用，嘱其按时服药、遵医嘱调药。由于下丘脑-垂体-甲状腺轴的平衡一般需要4～6周，所以在治疗初期，每4～6周，需门诊复查测定甲状腺激素指标，然后根据检查结果调整L-T_4剂量，直到达到治疗目标。治疗达标后，需要每6～12个月复查1次激素指标。

3）嘱患者1个月后门诊复查甲功：指导患者自我监测甲状腺素服用过量的症状，如出现心慌、心率增快、出汗多、食欲亢进等，应及时就诊。

6. 启示

甲状腺功能减退症是由各种原因导致的低甲状腺激素血症或甲状腺激素抵抗而引起的全身性低代谢综合征。其病理特征是黏多糖在组织和皮肤堆积，表现为黏液性水肿。临床表现为易疲劳、怕冷、体重增加、记忆力减退、反应迟钝、嗜睡、精神抑郁、便秘、月经不调、肌肉痉挛等。同时，可累及肌肉与关节、心血管系统、血液系统、消化系统、内分泌系统等，严重情况下可引起黏液性水肿昏迷，临床表现为嗜睡、低体温、心动过缓、血压下降、四肢肌肉松弛、反射减弱或消失，甚至昏迷、休克、肾功能不全等危及生命。

美国临床甲减患病率为0.3%，2010年我国10个城市甲状腺疾病患病率调查显示，我国临床甲减患病率为1.1%。通过这个病例，我们提倡开放式问诊。开放式问诊让医生了解患者甲减发生的原因，患者对甲减的认识和自我预防、自我监测。以患者为中心，让患者自由发挥，有利于了解到医生没有考虑到的一些问题。应让患者感到亲切感，处于一种良好的医患关系，提高患者的依从性。同时，加强对患者的教育可使疾病的防治起到事半功倍的效果。

7. 知识拓展

（1）甲状腺功能减退的分类：

1）根据病变发生的部位分类：①原发性甲减（primary hypothyroidism），亦称甲状腺性甲减，最常见。由于甲状腺腺体本身病变，如自身免疫、甲状腺手术和甲状腺功能亢进症（甲亢）^{131}I治疗所致的甲减。②中枢性甲减（central hypothyroidism），是垂体性和/或下丘脑性甲减的统称，少见。常因下丘脑和垂体肿瘤、手术、放疗和产后垂体出血坏死引起。由下丘脑病变引起的甲减也称三发性甲减（tertiary hypothyroidism），罕见。主要见于下丘脑综合征、下丘脑肿瘤、炎症及放疗等。③甲状腺激素抵抗综合征（resistance to thyroid hormones，RTH）属常染色体显性遗传病。由于外周组织对甲状腺激素不敏感，甲状腺激素不能发挥其正常的生物效应所引起的综合征。临床表现差异很大，可有甲减或甲亢表现。

2）根据病变的原因分类：自身免疫性甲减、药物性甲减、^{131}I治疗后甲减、甲状腺手术后甲减、垂体或下丘脑肿瘤手术后甲减、先天性甲减等。

3）根据甲状腺功能减低的程度分类：临床甲减（overt hypothyroidism）和亚临床甲减（subclinical hypothyroidism）。

4）根据甲减发生的年龄分类：成年型甲减、幼年型甲减和新生儿甲减。

（2）亚临床甲减的处理：亚临床甲减引起的血脂异常可以促进动脉粥样硬化的发生、发展。部分亚临床甲减可以发展为临床甲减。当亚临床甲减出现高脂血症、血清TSH＞10mIU/L，需要给予左甲状腺素治疗。

（3）妊娠期甲减的治疗：L-T$_4$是治疗妊娠期甲减和亚临床甲减的首选药物。对计划妊娠并应用L-T$_4$治疗的甲减患者，应调整L-T$_4$剂量，使TSH＜2.5mIU/L后再妊娠。妊娠后L-T$_4$剂量通常增加20%～30%。妊娠期初诊的甲减患者，应立即予以L-T$_4$治疗。妊娠期初诊的亚临床甲减患者要根据TSH升高的程度决定治疗剂量。TSH＞妊娠特异参考值上限，L-T$_4$的起始剂量为50μg/d；TSH＞8.0mIU/L，L-T$_4$的起始剂量为75μg/d；TSH＞10.0mIU/L，L-T$_4$的起始剂量为100μg/d。TSH控制目标为妊娠期特异参考范围下1/2或＜2.5mIU/L。产后及哺乳期的甲减患者，可继续服用L-T$_4$治疗，根据普通人群的TSH及FT$_4$正常参考范围调整药物剂量。

（王荣英　李　彤）

思考题

1. 甲状腺功能减退症的转诊指征是什么？

2. 甲状腺功能减退症的临床表现是什么？

案例 ❼

腰背痛3年多

患者，女，65岁。

患者口述：腰背痛3年多。

全科医生需要考虑的问题：

1. 如何构建全科医学整体性临床思维？

2. 如何问诊和查体？

3. 初步诊断是什么？需要完善哪些辅助检查？

4. 诊断和诊断依据？

5. 治疗方案和患者管理。

6. 启示。

7. 知识拓展。

1. 如何构建全科医学整体性临床思维？

具体见本书第二章案例3。

2. 如何问诊和查体？

病史：患者女性，65岁，腰背痛3年多。3年来反复腰背痛，于弯腰、咳嗽、大便用力时加重，晨起疼痛明显，白天行走活动后能减轻。近期精神、饮食及睡眠尚可，大、小便正常。2年前曾发生过前臂骨折，否认慢性肾脏病、甲状旁腺功能亢进、血液系统疾病及结缔组织疾病病史。否认用激素类药物史。45岁绝经，不抽烟不喝酒，缺乏运动，饮食偏咸，喜饮咖啡。否认家族中有类似疾病史及遗传性疾病史。

（1）问诊：全科医生问诊时，除了关心患者腰背痛等症状外，还要以患者为中心，了解患者对疼痛的想法、担心和期望。下面采用RICE问诊，进行深入访谈，找到病因，达到诊断目的。

R（reason）——**患者就诊的原因**

全科医生：您好，我是王医生，您有哪里不舒服吗？（开放式提问）

患者：王医生，我的腰背部痛有3年了；前年不小心摔倒过，手臂发生过骨折。

全科医生：您除了腰背痛，还有什么别的不舒服吗？比如肌肉抽筋、发热、腰背僵硬、

腿痛、下肢无力、下腹坠胀感等？（鉴别低钙血症、腰椎间盘突出、腰肌劳损、慢性盆腔炎）

患者：没有。

全科医生：有没有咳嗽胸痛、尿频尿急尿痛、血尿、腰部剧烈绞痛等？（鉴别肺癌、肾盂肾炎、泌尿系结石）

患者：没有。

全科医生：您说前年手臂骨折过，做过X线片和骨密度检查吗？（了解相关检查结果）

患者：具体结果记不清了，医生说有骨质疏松。

全科医生：您平时有吃抗骨质疏松的药吗？（了解用药情况）

患者：断断续续吃过钙片，感觉没什么效果，就没吃了。上次住院打过"唑来膦酸注射液"，腰背痛好过一段时间，现在又痛了。

全科医生：经常参加户外活动和晒太阳多吗？（了解患者绝经年龄、生活习惯）

患者：年龄大了，活动不方便，偶尔会散步和晒太阳。

全科医生：您最近睡眠好吗？心情如何？（了解患者睡眠和心理状况）

患者：睡眠还可以，没啥不开心的。

I（idea）——患者对自己健康问题的看法

全科医生：您认为自己的腰背痛是什么问题？（了解患者对自己腰背痛原因的看法）

患者：我想可能是骨质疏松引起的，平时吃药不规律，也很少出门锻炼。

C（concern）——患者的担心

全科医生：您说得很有道理，能否告诉我不规律服药的原因？（先肯定患者，让患者成就感，同时让患者意识到正确的做法）

患者：唉！老伴前几年去世了，子女也都外出工作，现在就剩我一个人在家，总是忘记吃药。

E（expectation）——患者的期望

患者：医生，我的腰背痛能治好吗？

全科医生：别担心。您只要坚持服药，均衡营养，适当运动，多晒太阳，您的症状会慢慢改善的。（及时安慰患者并解释病情）

患者：好的。谢谢医生！

（2）查体：主要观察患者的身高、姿势、脊柱生理曲度、活动度；触诊椎旁肌肉有无触痛、肌肉痉挛或肿块；叩诊脊柱及椎体棘突；并进行必要的特殊试验如拾物试验、"4"字试验，以及心肺腹常规检查。

查体结果：体重指数23.8kg/m^2，BP 124/76mmHg，心、肺、腹常规检查无异常。脊柱生理曲度正常、活动度良好；触诊椎旁肌肉无触痛、肿块；脊柱及椎体棘突无叩击痛；拾物试验、"4"字试验阴性。

3. 初步诊断是什么？需要完善哪些辅助检查？

（1）初步诊断：原发性骨质疏松症。

（2）需要完善哪些辅助检查？

骨质疏松症的诊断基于全面的病史采集、体格检查、骨密度测定、影像学检查及必要的生化测定。如髋部或椎体发生脆性骨折，不依赖骨密度测定即可诊断骨质疏松症，而在肱骨近端、骨盆或前臂远端发生的脆性骨折，即使是低骨量（−2.5＜T−值＜−1.0），也可诊断骨质疏松症。骨质疏松可由多种病因所致，在诊断原发性骨质疏松症之前，一定要重视和排除其他影响骨代谢的疾病，以免发生漏诊或误诊。诊断过程中需详细了解病史，评价可能导致骨质疏松症的各种病因、危险因素及药物，特别强调部分导致继发性骨质疏松症的疾病可能缺少特异的症状和体征，有赖于进一步辅助检查。

1）实验室检查：血常规，尿常规，肝、肾功能，血钙、磷和碱性磷酸酶水平，尿钙、钠、肌酐等；骨转换标志物，如空腹血清Ⅰ型原胶原N−端前肽（procollagen type 1 N−peptide，P1NP）和空腹血清Ⅰ型胶原C−末端肽交联（serum C−terminal telopeptide of type 1 collagen，S−CTX）分别为反映骨形成和骨吸收敏感性较高的标志物。另外，可酌情检查血沉、C反应蛋白、性腺激素、血清催乳素、甲状旁腺激素、甲状腺功能等。

2）影像学检查：骨密度测定，包括双能X线吸收检测法和DRX−Nova BMD检测软件（见表4−7−1），胸腰椎X线侧位影像及其骨折判定。

表4−7−1 基于DXA测定骨密度分类标准

分类	T−值
正常	T−值≥−1.0
低骨量	−2.5＜T−值＜−1.0
骨质疏松	T−值≤−2.5
严重骨质疏松	T−值≤−2.5+脆性骨折

注：T−值=（实测值−同种族同性别正常青年人峰值骨密度）/同种族同性别正常青年人峰值骨密度的标准差；DXA.双能X线吸收检测法

3）精神心理评价：评估患者的心理状况和治疗需求。

检查结果：X线片显示前臂远端脆性骨折；DXA测量的中轴骨骨密度的T−值为−4.0。

4．诊断和诊断依据？

（1）诊断：原发性骨质疏松症（osteoporosis，OP）。

（2）诊断依据：①绝经期女性，少运动；②反复腰背痛3年多，有前臂远端脆性骨折史；③X线片显示前臂远端脆性骨折，DXA测量的中轴骨骨密度的T−值＜−2.5。

5．治疗方案和患者管理

（1）治疗方案

1）药物治疗

①骨健康补充剂：a. 钙剂。充足的钙摄入对获得理想骨峰值、减缓骨丢失、改善骨矿

化和维护骨骼健康有益。按照《中国居民膳食营养素参考摄入量（2013版）》，推荐成人钙摄入量800mg（元素钙）/d，≥50岁人群钙摄入量1 000～1 200mg/d。b. 维生素D。充足的维生素D可增加肠钙吸收、促进骨骼矿化、保持肌力、改善平衡能力和降低跌倒风险。推荐成人维生素D摄入量400IU（10μg）/d，≥65岁人群钙摄入量600IU（15μg）/d。

②抗骨质疏松症药物：a. 双膦酸盐类。目前临床应用最为广泛的抗骨质疏松症药物。双膦酸盐与骨骼羟磷灰石的亲和力高，能够特异性结合到骨重建活跃的骨表面，抑制破骨细胞功能，从而抑制骨吸收。主要包括阿仑膦酸钠、唑来膦酸等。b. 降钙素类。降钙素（calcitonin）是一种钙调节激素，能抑制破骨细胞的生物活性、减少破骨细胞数量，减少骨量丢失，并增加骨量。目前，应用于临床的降钙素类制剂有两种，即鳗鱼降钙素类似物和鲑降钙素。c. 绝经激素治疗。d. 选择性雌激素受体调节剂类。e. 甲状旁腺素类似物。f. 锶盐。g. 活性维生素D及其类似物。h. 维生素K类。i. RNAKL抑制剂。

2）健康教育：普及骨质疏松相关知识，帮助患者认识理解病情，提高患者应对症状的信心和能力。生活方式干预：

①加强营养、均衡膳食：建议摄入富含钙、低盐和适量蛋白质的均衡膳食，推荐每日蛋白质摄入量为0.8～1.0g/kg，并每天摄入牛奶300ml或相当量的奶制品。

②充足日照：建议上午11：00到下午3：00间，尽可能多地暴露皮肤于阳光下，晒15～30分钟，每周两次，以促进体内维生素D的合成。

③规律运动：适合于骨质疏松症患者的运动包括负重运动及抗阻运动，推荐规律的负重及肌肉力量练习，以减少跌倒和骨折风险。

④戒烟限酒；避免过量饮用咖啡、碳酸饮料，尽量避免或少用影响骨代谢的药物。

⑤减轻精神压力，保持良好心态和睡眠。

3）康复治疗：针对骨质疏松症的康复治疗主要包括运动疗法、物理因子治疗、作业疗法及康复工程等。

4）转诊指征

①需确诊或需排除继发性骨质疏松症。

②经治疗疗效不佳或用药后出现严重不良反应。

③出现新的脆性骨折或其他急症需尽快转诊。

（2）随访管理

1）通过各种多种方式在社区医疗卫生机构开展骨质疏松症高危人群筛查，如建立居民健康档案、组织居民健康体检等。

2）开展社区人群健康教育，科普骨质疏松的危险因素、防治方法等。

3）对骨质疏松患者进行随访、基本治疗及康复治疗。

4）对诊断不明确、治疗效果不佳、或出现严重并发症者及时转往上级医院。

5）在接受治疗期间，应对如下情况进行监测：治疗的依从性和新出现的症状、钙和维生素D的摄入是否充足、药物的不良反应、脊椎影像学检查、改变治疗预期效果的共患病、骨密度检测、骨转换标志物等。

6．启示

腰背痛原因有很多，如腰肌劳损、腰椎间盘突出、骨质疏松症、泌尿道结石等。该患者在问诊中突出一些重点问题，得知有效信息：患者为绝经期女性，平时喜欢喝咖啡，缺乏运动，未规律服药，有脆性骨折史。因此，首先考虑骨质疏松症，骨密度的T-值≤-2.5，同时排除影响骨代谢的疾病和/或药物等继发因素，诊断原发性骨质疏松症。运用临床5问思维法，可避免遗漏一些隐蔽的、容易掩盖的疾病，如溃疡性结肠炎、克罗恩病、肺癌、甲状腺疾病等。关心患者的心理，提醒全科医生了解患者是否另有隐情，本例患者为独居老人，无爱人及子女照顾，可能是影响用药效果的重要因素。通过RICE问诊，可以为患者提供整体性服务，不仅关注疾病本身，还关注患者的心理和精神状态。

7．知识拓展

对于≥65岁女性和≥70岁男性，推荐直接进行双能X线吸收检测法进行骨密度检测；对于＜65岁绝经后女性和＜70岁老年男性，且伴有脆性骨折家族史或具有骨质疏松危险因素人群，建议采用国际骨质疏松症基金会（International Osteoporosis Foundation，IOF）骨质疏松风险一分钟测试题（见表4-7-2）和亚洲人骨质疏松自我筛查工具（osteoporosis self-assessment tool for Asians，OSTA），作为疾病风险的初筛工具。推荐根据初筛结果选择高风险人群进行DXA或定量CT检查明确诊断。

表4-7-2　国际骨质疏松症基金会（IOF）骨质疏松症风险一分钟测试题

因素	编号	问题	回答
不可控因素	1	父母曾被诊断有骨质疏松或曾在轻摔后骨折？	是（　）否（　）
	2	父母中一人有驼背？	是（　）否（　）
	3	实际年龄超过40岁？	是（　）否（　）
	4	是否成年后因为轻摔后发生骨折？	是（　）否（　）
	5	是否经常摔倒（去年超过一次），或因为身体较虚弱而担心摔倒？	是（　）否（　）
	6	40岁后的身高是否减少超过3cm以上？	是（　）否（　）
	7	是否体质量过轻？（BMI值少于19kg/m² ）	是（　）否（　）
	8	是否曾服用类固醇激素连续超过3个月？	是（　）否（　）
	9	是否患有类风湿关节炎？	是（　）否（　）
	10	是否被诊断出有甲亢或是甲旁亢、1型糖尿病、克罗恩病或乳糜泻等胃肠疾病或营养不良？	是（　）否（　）
	11	女士回答：是否在45岁或以前就停经？	是（　）否（　）
	12	女士回答：除了怀孕、绝经或子宫切除外，是否曾停经超过12个月？	是（　）否（　）
	13	女士回答：是否在50岁前切除卵巢又没有服用雌/孕激素补充剂？	是（　）否（　）

续表

因素	编号	问题	回答
生活方式 （可控因素）	14	男性回答：是否出现过阳痿、性欲减退或其他雄激素过低的相关症状？	是（ ）否（ ）
	15	是否经常大量饮酒（每天饮用超过两单位的乙醇，相当于啤酒1斤、葡萄酒3两或烈性酒1两）？	是（ ）否（ ）
	16	目前习惯吸烟，或曾经吸烟？	是（ ）否（ ）
	17	每天运动量少于30分钟？（包括做家务、走路和跑步等）	是（ ）否（ ）
	18	是否不能食用乳制品，又没有服用钙片？	是（ ）否（ ）
	19	每天从事户外活动时间是否少于10分钟，又没有服用维生素D？	是（ ）否（ ）

注：以上任意一题回答"是"即为阳性，提示存在骨质疏松症的风险，即建议进行骨密度检查。

亚洲人骨质疏松自我筛查工具（OSTA）主要针对亚洲国家和地区绝经后女性，根据年龄和体质量来筛查评估骨质疏松风险。OSTA指数=［体质量（kg）－年龄（岁）］×0.2，结果评定见表4-7-3。

表4-7-3　亚洲人骨质疏松自我筛查工具（OSTA）

风险级别	OSTA指数
低	>-1
中	-1 ~ -4
高	<-4

（顾申红　王晓茜）

思考题

1. 骨质疏松症如何进行随访管理？
2. 对骨质疏松症的患者应该怎样进行生活方式指导？

案例 ❽

反复腹痛、腹胀2年余，加重1天

患者，女，50岁，工人。

患者口述：反复腹痛、腹胀2年余，加重1天。

全科医生需要考虑的问题：

1. 如何构建全科医学整体性临床思维？

2. 如何问诊和查体？

3. 初步诊断是什么？需要完善哪些检查？

4. 诊断和诊断依据？

5. 治疗方案和患者管理。

6. 启示。

7. 知识拓展。

1．如何构建全科医学整体性临床思维？

具体见本书第三章案例4。

2．如何问诊和查体？

患者女性，50岁，反复腹痛、腹胀2年余，加重1天。患者于两年前出现腹痛、腹胀，间断发作，常于饭后出现，经热敷排气或大便后腹痛就好。1年前胃镜提示：慢性萎缩性胃炎。平日饮食不规律；精神、睡眠可，大小便正常；无烟酒嗜好，既往体健，否认高血压、糖尿病等病史；否认肝炎、结核等传染病史；否认特殊用药史；家族史无特殊。

（1）问诊：腹痛是全科门诊患者就诊的常见症状，接诊此类患者，问诊时要了解腹痛的位置、性质、发作特点、诱发因素、伴随症状等信息，以初步判断患者是消化系统还是非消化系统疾病，然后进一步了解患者诊疗经过、既往史，判断患者是否存在其他系统，如泌尿系统、生殖系统、血管病变等引起腹痛的疾病，还要注意问诊患者是否存在精神心理、药物等导致的腹痛。下面采用RICE问诊进行深入访谈，找到病因，达到诊疗目的。

R（reason）——患者就诊的原因

（背景：患者手捂着肚子缓慢走进诊室）

全科医生：李阿姨，您请坐，有什么可以帮助您的？（开放式提问）

患者：医生，我肚子痛，还胀得厉害。

全科医生：这样的症状有多久了？胀痛具体是哪个位置？（询问发病的时间、腹痛部位以了解腹痛的特点）

患者：2年了，总是反反复复，昨天又犯了。一般都在这个位置。（患者手指放在中上腹）

全科医生：李阿姨，您能跟我描述下是怎样的痛吗？方便的话请将衣服撩起来，让我看看。

患者：是隐隐作痛，一阵阵的。（患者撩起衣服，视诊皮肤无皮疹、瘀斑、破溃等明显异常，随后帮患者将衣服整理好体现人文关怀）

全科医生：疼痛剧烈吗？能忍受吗？腹痛、胀气和进食有关系吗？（询问腹痛轻重特点和饮食的相关）

患者：也不是很剧烈，但是肚子胀气，胀的很难受，吃东西吃几口就胀，就觉得饱了。

全科医生：一般吃什么东西时会胀得厉害？（询问腹痛诱发因素）

患者：我比较喜欢喝酸奶，吃玉米、番薯之类的，今天早上吃后胀得就更厉害。

全科医生：李阿姨，酸奶、玉米、番薯这些都是胀气的食物，以后肚子胀气时还是不要吃这些，会加重肚子胀气的。您腹痛、胀气平时怎样能减轻？（问诊同时注意及时宣教）

患者：原来是这样啊，我以后少吃这些。我通常热敷排气或大便后腹痛就好了。

全科医生：您除了腹痛腹胀，还有其他不舒服吗？有恶心、呕吐、大便不成形、颜色变黑吗？过去有无胃病、肝病、糖尿病、高血压、心脏病等？（注意询问伴随症状和既往慢病史，以除外消化系统之外的疾病）

患者：没有。

全科医生：那头晕、近期体重突然下降的情况有吗？以前看过医生吗？（了解病情严重程度和诊疗经过）

患者：没有头晕，体重无变化。1年前到医院查过胃镜提示：慢性萎缩性胃炎。

全科医生：您最近工作顺利吗？有什么影响到心情的事吗？最近胃口、睡眠好吗？家庭关系和谐吗？（了解患者的工作、心理状况和家庭状况）

患者：都挺好的，没有什么不愉快的事情。

I（idea）——患者对自己健康问题的看法

全科医生：您自己有考虑过可能是什么原因导致的腹痛、腹胀？

患者：我开始没在意，但后来总是反反复复，我也不知道是怎么回事？

C（concern）——患者的担心

全科医生：您今天怎么想起来看医生了？

患者：这次胀气严重，担心得大病，所以就来医院看了。

E（expectation）——**患者的期望**

全科医生：您先别担心，根据您前面的胃镜结果和您的症状，可能还是慢性胃炎，我给您做下查体，然后安排一些相关辅助检查。看看有无别的问题。（向患者解释病情和检查情况，给予患者信心）

患者：医生，谢谢您！我听您的安排。

（2）查体：结膜颜色（有无贫血情况）、心肺情况，腹部查体是重点，要视触叩听，通过查体除外全身系统疾病所致的腹痛。查体结果提示：体温36.7℃，脉搏80次/min，呼吸16次/min，血压130/70mmHg。身高165cm，体重67kg，神清语利，全身皮肤无皮疹、瘀斑及出血点，心肺（−），腹平坦，未见胃肠型蠕动波，腹软，剑突下和上腹部轻压痛，无反跳痛，未触及腹部包块，肝脾未触及，肠鸣音正常。

3．初步诊断是什么？需要完善哪些检查？

（1）初步诊断：慢性萎缩性胃炎。

（2）需要完善哪些辅助检查？

1）实验室检查：血常规、肝功能、肾功能、血糖、大便常规、便隐血检查等。

2）胃镜检查：通过胃镜检查，可对胃黏膜做病理活检与幽门螺杆菌（Hp）检测，辅助诊断慢性胃炎的类型。

3）其他检查：①Hp检测，临床常用核素标记^{13}C或^{14}C呼气试验；②必要时行血清学检查，血清抗壁细胞抗体、内因子抗体及维生素B$_{12}$水平测定有助于诊断自身免疫性胃炎；③针对相关伴随症状进行相应除外检查，如腹部CT、妇科超声、冠状动脉CT等。

4）精神心理评价：评估患者的心理状况和治疗需求，以辅助诊断是否有因腹痛、腹胀反复发作引起的广泛性焦虑、抑郁症。

检查结果：

Hp（++）；胃镜提示：慢性萎缩性胃炎，中−重度肠化、不典型增生；血常规、便常规、肝肾功能均未见明显异常。

4．诊断和诊断依据？

（1）诊断：

1）慢性萎缩性胃炎（chronic atrophic gastritis）。

2）幽门螺杆菌感染（helicobacter pylori infection）。

（2）诊断依据：①患者中年女性；②反复腹痛、腹胀2年余，加重1天；有不规律饮食习惯；③查体示剑突下和上腹部轻度压痛；④辅助检查：Hp（++）；胃镜示慢性萎缩性胃炎，中−重度肠化、不典型增生。

5．治疗方案和患者管理

（1）治疗方案

1）健康指导：向患者普及慢性胃炎的相关知识，缓解患者的紧张及担忧，提升其后续治疗的信心及配合度。

2）药物治疗：大多数成人都有轻度非萎缩性胃炎（浅表性胃炎），如Hp阴性且无糜烂及无症状，可不予药物治疗；若慢性胃炎波及黏膜全层或呈活动性，出现癌前病变，如肠上皮化生、假幽门腺化生、萎缩及异型增生，则可给予短期或长期间歇治疗。

①对因治疗：

a. Hp相关胃炎：标准抗Hp四联方案为1种PPI+1种铋剂+2种抗生素，疗程10～14天，停药1月后复查核素标记^{13}C或^{14}C呼气试验。由于各地抗生素耐药情况不同，抗生素及疗程的选择应视当地情况而定（表4-8-1）。

表4-8-1　具有杀灭和抑制幽门螺杆菌作用的药物

分类	药物
抗生素	克拉霉素、阿莫西林、甲硝唑、替硝唑、喹诺酮类抗生素、呋喃唑酮等
质子泵抑制剂（PPI）	埃索美拉唑、奥美拉唑、兰索拉唑、泮托拉唑、雷贝拉唑、艾普拉唑等
铋剂	枸橼酸铋钾、果胶铋等

b. 十二指肠或胃反流：应用胃黏膜保护剂及促胃肠动力药。

c. 胃黏膜营养因子缺乏：补充复合维生素，恶性贫血者需终生应用维生素B_{12}。

②对症治疗：

a. 针对胃酸分泌过盛：应用抑酸药，酌情应用胃酸中和药物及胃黏膜保护剂。

b. 针对腹胀：可给予促胃肠动力药或酶制剂。

c. 针对腹痛：若腹痛严重，难以耐受，可给予镇痛治疗。

③癌前病变的处理：在根除Hp的前提下，适量补充复合维生素和含硒药物及某些中药等。对药物不能逆转的局灶高级别上皮内瘤变（含重度异型增生和原位癌），可在胃镜下行黏膜下剥离术，并应视病情定期随访。

3）转诊指征：

①明显异常（胃黏膜糜烂、中-重度萎缩、中-重度肠化、不典型增生）的慢性胃炎者。

②可疑出血性胃炎者。

③严重糜烂性胃炎患者。

④消化不良症状经常规治疗疗效差者。

⑤可疑癌变者。

⑥因慢性胃炎出现贫血者。

（2）随访管理

1）生活指导：指导患者调整日常饮食习惯，包括避免进食易产气食物，如酸奶、黄豆、红薯、白萝卜等；食物应多样化，避免偏食，不吃霉变食物；少吃熏制、腌制、富含硝酸盐和亚硝酸盐的食物，多吃新鲜食品；避免过于粗糙、浓烈、辛辣食物及戒烟限酒。同时，保持良好心理状态及充足睡眠，尽量避免服用非甾体抗炎药物。该患者为Hp感染，Hp主要在家庭内传播，提倡分餐制。

2）嘱患者服用抗Hp药1个月后复查^{13}C或^{14}C呼气试验，3个月门诊复查胃镜。如果出现腹痛、腹胀加重，或伴呕吐、呕血或黑便等应立即就诊。

6. 启示

慢性胃炎是指由多种病因引起的慢性胃黏膜炎症病变，临床十分常见。其患病率随年龄增长而增加，中年以上尤为常见，Hp感染是最常见的病因。目前，胃镜及活检组织病理学检查是诊断和鉴别诊断慢性胃炎的主要手段。慢性腹部隐隐作痛、腹胀是其主要的临床表现。慢性胃炎患者也会出现恶心，也可伴有头晕、流涎、脉缓、血压降低等迷走神经兴奋症状，如出现食欲缺乏、上腹不适、贫血等则与胃癌颇为相似，全科医生接诊时需特别注意鉴别。

慢性胃炎患者通过询问病史，常规的胃镜加胃黏膜活检即可明确其类型与病理分型，在临床上，我们应积极利用胃镜等检查手段，尽早明确患者的胃炎类型与病理分型。再结合是否有Hp感染，给予正规治疗，防治病情进一步恶化。慢性胃炎患者除正规治疗外，还需养成健康的生活方式及饮食习惯，尽量避免服用非甾体抗炎药物，同时，需关注出现紧张、焦虑或抑郁等精神障碍的慢性胃炎患者。

7. 知识拓展

（1）慢性胃炎的病因

1）Hp感染是慢性胃炎最主要的病因，Hp胃炎是一种感染性疾病。

2）胆汁反流、长期服用非甾体消炎药（NSAIDs）（包括阿司匹林）等药物和乙醇摄入是慢性胃炎相对常见的病因。

3）自身免疫性胃炎在我国相对少见。

4）其他感染性、嗜酸性粒细胞性、淋巴细胞性、肉芽肿性胃炎和Ménétrier病相对少见。

（2）慢性胃炎的分类：慢性胃炎的分类尚未统一，一般基于病因、内镜所见、胃黏膜病理变化和胃炎分布范围等相关指标进行分类。基于病因可将慢性胃炎分成Hp胃炎和非Hp胃炎两大类；基于内镜和病理诊断可将慢性胃炎分萎缩性和非萎缩性两大类；基于胃炎分布可将慢性胃炎分为胃窦为主胃炎、胃体为主胃炎和全胃炎三大类。

（3）慢性胃炎的转归和胃癌预防：慢性胃炎，特别是慢性萎缩性胃炎的进展和演变受多种因素影响，伴有上皮内瘤变者发生胃癌的危险性有不同程度的增加。慢性萎缩性胃炎，尤其是伴有中、重度肠化生或上皮内瘤变者，应定期行内镜和组织病理学检查随访。

OLGA和OLGIM分级分期系统能反映慢性胃炎患者胃黏膜萎缩程度和范围，有利于胃癌风险分层。血清胃蛋白酶原（pepsinogen，PG）Ⅰ、PGⅡ以及胃泌素-17（gastrin-17）的检测可能有助于判断有无胃黏膜萎缩及其程度。血清PGⅠ、PGⅡ、PGⅠ/Ⅱ比值联合抗Hp抗体检测有助于风险分层管理。

根除Hp可减缓炎性反应向萎缩、肠化生甚至异型增生的进程和降低胃癌发生率，但最佳的干预时间为胃癌前变化（包括萎缩、肠化生和上皮内瘤变）发生前，某些维生素可能有助于延缓萎缩性胃炎的进程，从而降低癌变风险。

（王荣英　李　彤）

思考题

1. 腹痛的常见病因有哪些？
2. Hp相关胃炎的治疗方案是什么？
3. 腹痛患者的转诊指征是什么？

案例 **9**

黑便7天

患者，男，28岁，公司职员。

患者口述：大便墨黑色7天。

全科医生需要考虑的问题：

1. 如何构建全科医学整体性临床思维？

2. 如何问诊和查体？

3. 初步诊断是什么？需要完善哪些检查？

4. 诊断和诊断依据？

5. 治疗方案和患者管理。

6. 启示。

7. 知识拓展。

1．如何构建全科医学整体性临床思维？

（1）诊断思路：黑便即排出黑色柏油样大便，大多数上消化道出血的患者会出现黑便，产生黑便表明出血量在50ml以上。临床上，导致黑便的常见疾病包括消化性溃疡、食管胃底静脉曲张破裂、急性糜烂出血性胃炎、反流性食管炎、上消化道肿瘤、食管贲门黏膜撕裂伤（Mallory-Weiss tear）等。识别这些常见疾病时，要注意避免一些不能忽视的严重疾病的漏诊，如主动脉瘤破入食管、纵隔肿瘤破入食管、肝癌、肝脓肿或肝血管瘤破入胆道、胰腺癌或急性胰腺炎并发脓肿溃破、全身性疾病如白血病、霍奇金淋巴瘤、弥散性血管内凝血、血友病、原发性血小板减少性紫癜及其他凝血机制障碍等，还需要考虑到容易被遗漏的病因，如应用相关药物（阿司匹林等抗血小板药、肝素等抗凝药、非甾体抗炎药、糖皮质激素等）、长期饮酒、手术吻合口溃疡、过敏性紫癜、鼠药中毒等引起消化道出血所致的黑便。现从全科医学视角出发，采用约翰·莫塔的临床安全策略——临床5问对该患者进行分析（图4-9-1）。

（2）鉴别思维：临床上的黑便患者除了重要的不能被忽略的疾病，如食管/胃底静脉曲张破裂，胃、肠道溃疡和炎症，肿瘤（包括息肉和癌）导致的消化道出血，还需要考虑容易被遗漏的病因，如白血病、流行性出血热、肝病、中毒等引起的凝血功能异常、血小板减少。全科医生接诊合并心脑血管疾病或其他慢性病的黑便患者时，应注意询问患者是否服用阿司匹林、非甾体抗炎药等药物.此外，动物血、药物等有可能导致粪便颜色改变，应注意询问并鉴别之（图4-9-2）。

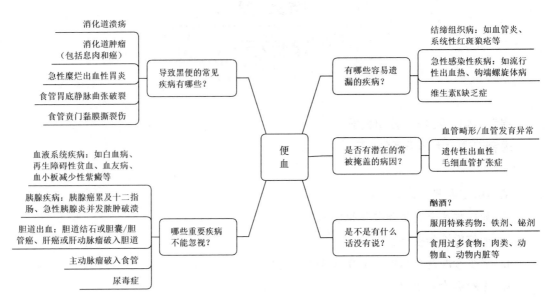

图4-9-1 黑便临床5问导图

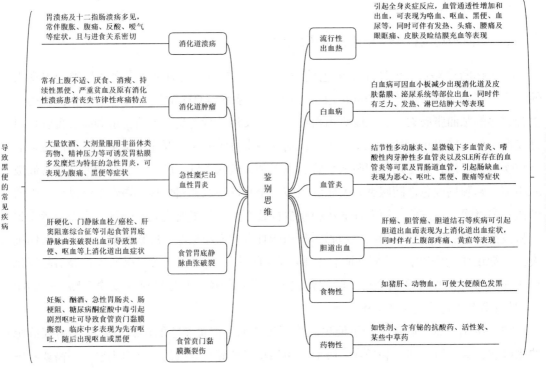

图4-9-2 黑便鉴别思维导图

2. 如何问诊和查体?

患者男性,28岁,发现黑便七天。患者7天前无明显诱因出现黑便,量不多,大便成型,1~2天一次,无鲜血,未予诊治;近3天黑便成糊状,每天2~3次,伴头晕、乏力,并逐渐加重,无腹痛、耳鸣、视物旋转或晕倒等现象。平素饮食规律,小便正常,有吸烟嗜好,每天1包,间断饮酒。既往体健,无肝病、手术、外伤史,无特殊用药史。

(1)问诊:详细询问黑便的次数、性状、伴随症状、诊疗经过,以及诱发因素、个人生活习惯、烟酒嗜好、患者既往史、家族史等,以判断是否为消化道出血,并评估出血量多少,并对出血的病因进行初步判断。此外,还要关注患者对黑便的看法、顾虑和对医生的期望。下面采用RICE问诊,进行深入访谈,找到病因,达到诊疗目的。

R(reason)——**患者就诊的原因**

0404 黑便 消化道溃疡(视频)

全科医生:小赵,您好!我是王医生,有什么可以帮助您的?(开放式提问,最好称呼患者的姓名)

患者:医生,我这一周排出的大便都是墨黑的,跟柏油一样,发黑发亮的。

全科医生:每天排出的黑便量和平时的大便量相比,有什么变化吗?有没有鲜血?(询问大便的特点和出血情况以判断是不是消化道出血)

患者:和平时排便量差不多,但大便很容易散开。没有看见鲜血。

全科医生:平时排便每日几次?排出的大便什么样子的,比如是条状成形的还是糊状的?(询问大便的性状和次数以评估出血量的多少)

患者:平时1~2天会排一次大便,都是条状成形的,不像这几天大便发黑发亮的,都是糊状的。

全科医生:除了大便发黑外,其他还有什么不舒服吗?(注意询问伴随症状以判断出血原因和出血量情况)

患者:刚开始,有黑便也没太在意,以为是吃了一些东西造成的。但是这3天里,感觉有点头晕,一天天在加重。

全科医生:这几天小便有变化吗?(询问小便以了解出血病因和全身血容量情况)

患者:小便正常,和往常一样。

全科医生:有无眼前发黑、乏力、耳鸣、视物旋转或晕倒等现象?(了解患者黑便的严重情况包括晕厥、休克、全身出血倾向等,以及对头晕鉴别意义的伴随症状)

患者:还好,没有您说的现象。

全科医生:平时有无腹痛、腹胀、恶心、呕吐等症状?以前有肝病、胃病和其他慢性病吗?平时服用什么药吗?(了解既往是否有消化道疾病症状和其他慢病以及用药史,以判断出血原因)

患者:没有您说的这些症状,也没有其他疾病,平时不用药。

全科医生:以前有出现过这样黑便的情况吗?(了解患者类似症状的病史)

患者：这是第一次。

全科医生：平时喜爱一些什么样的食物？喜欢喝浓茶、咖啡或饮料等？有无烟酒嗜好？（了解患者的生活饮食习惯判断患者出血的原因和诱因）

患者：不喝浓茶等饮料的，有吸烟，每天1包，朋友聚会会饮酒，每次2~3两。

I（idea）——患者对自己健康问题的看法

全科医生：你自己有考虑过黑便是什么原因吗？（开放式提问，了解患者的担心）

患者：自己知道黑便不正常，我想是不是吃了什么东西让大便变黑的吗？

全科医生：有这种可能，但我们需要做些相关检查以明确病因。

C（concern）——患者的担心

全科医生：发现黑便后，你看过医生吗？（了解患者的诊疗经过）

患者：开始未重视，这几天感觉头晕、无力，担心身体有什么严重问题，所以来看病了。

E（expectation）——患者的期望

全科医生：先别担心，我先给您查下体，并做一些相关辅助检查。看看到底有什么问题。您还有别的治疗需求吗？（表现出负责到底的态度，增强患者安全感）

患者：没有了。谢谢医生！

（2）查体：需注意腹部情况，若合并活动性出血，则密切观察生命体征。嘱患者低枕平卧，双上肢自然放置于身体两侧，充分暴露腹部，上至剑突，下至耻骨联合，边问诊，边检查。结果提示，患者体温36.6℃，脉搏76次/min，呼吸16次/min，血压110/70mmHg。身高170cm，体重65kg，神清语利。全身皮肤无皮疹、瘀斑及出血点。眼睑稍苍白，巩膜无黄染，心肺（－）。腹平坦，未见胃肠型蠕动波，腹软，中上腹轻压痛，无反跳痛，未触及腹部包块，肝脾未触及，肠鸣音8~9次/min，未闻及血管杂音和腹膜摩擦音，腹部叩诊为鼓音。

3．初步诊断是什么？需要完善哪些检查？

（1）初步诊断：消化道出血、消化性溃疡（peptic ulcer）？

（2）需要完善哪些检查？

1）大便常规+OB、血常规、尿素氮，判断是否存在消化道活动性出血及出血情况。

2）胃镜及胃黏膜活组织检查。

3）Hp检查。

4）X线钡餐造影。

检查结果示：大便OB（++++），血红蛋白98g/L，^{14}C呼气试验结果示阳性；转诊至上级医院行胃镜：十二指肠溃疡。

4．诊断和诊断依据？

（1）诊断

1）消化道出血（gastrointestinal bleeding）。

2）贫血（轻度）（anemia）。

3）消化性溃疡（peptic ulcer）。

（2）诊断依据：①患者青年男性；②黑便7天，伴有头晕、乏力；③有烟酒嗜好，无胃病肝病及特殊用药史；④眼睑稍苍白、巩膜无黄染，心肺（−），腹软，中上腹轻压痛，无反跳痛，肝脾未触及；⑤大便OB（++++），血红蛋白98g/L，^{14}C呼气试验结果示阳性；电子胃镜：十二指肠溃疡。

5. 治疗方案和患者管理

（1）治疗方案

1）一般治疗：监测生命体征，对消化性溃疡可能的病因进行针对性治疗。

2）药物治疗

①抑酸治疗：PPI是首选药物，是缓解消化性溃疡症状、愈合溃疡的最主要措施。消化性溃疡治疗通常采用标准剂量PPI，每日1次，早餐前0.5小时服用。进一步根据胃镜结果区别药物疗程，十二指肠溃疡的疗程为4~6周，胃溃疡为6~8周，通常，胃镜下溃疡愈合率均＞90%。对于存在高危因素和巨大溃疡患者，建议适当延长疗程。

其他抑酸药与抗酸药亦有助于缓解消化性溃疡的腹痛、反酸等症状，促进溃疡愈合。H_2受体拮抗剂的抑酸效果逊于PPI，常规采用标准剂量，每日2次，对十二指肠溃疡的疗程需要8周，用于治疗胃溃疡时疗程应更长。

②抗HP治疗：根除HP应成为HP阳性消化性溃疡的基本治疗，是促进溃疡愈合、降低溃疡复发率和并发症发生率的有效措施。推荐铋剂+PPI+2种抗菌药物组成的四联疗法。

根除Hp的疗程一般为10~14天。十二指肠溃疡如无并发症史、溃疡面积较小且抗Hp治疗后症状消失，可不再继续抗溃疡治疗；有溃疡并发症史、溃疡面积较大或抗Hp治疗结束时症状未缓解者，应在抗Hp治疗结束后继续使用抗酸分泌剂治疗2~3周，总疗程达到约4周。胃溃疡在根除Hp治疗后仍应继续抗酸分泌治疗4~6周。

近2次正规方案治疗失败时，应评估根除治疗的风险–获益比，对于根除治疗后可有明显获益的患者，建议由有经验的全科医生在全面评估已用药物、分析可能失败原因的基础上，谨慎选择治疗方案，如有条件可进行药物敏感试验。

在HP根除治疗结束至少4周后，进行复查评估，最好采用非侵入方法，包括尿素呼气试验和粪便抗原试验。残胃者用呼气试验检测HP的结果并不可靠，推荐至少采用两种检测方法来验证。

③其他药物治疗：联合应用胃黏膜保护剂，可提高消化性溃疡的愈合质量，有助于减少溃疡的复发。如胃镜结果发现难治性溃疡、巨大溃疡和复发性溃疡者，则建议在抑酸、抗HP治疗的同时，联合应用胃黏膜保护剂。

中医药治疗消化性溃疡也是一种有效的方法。其他还有营养支持治疗。

3）健康教育：通俗易懂地为患者讲解关于消化性溃疡的病因、临床表现、并发症、治疗、预后和预防治疗等情况，以预防消化性溃疡复发和消化道出血的发生。嘱患者要保持精神愉快，睡眠充足，因为焦虑、应激可以诱发消化性溃疡，该患者就诊时大便OB（++++），提示正处于消化道出血期，应先禁食，逐步过渡到流质、无渣半流质、软食。正常饮食后，应选择营养价值高且均衡的细软易消化食物，以恢复血红蛋白，建议少食多餐，定时定量，细嚼慢咽，预防便秘。睡前加餐，对十二指肠溃疡尤为适宜。

4）转诊指征：

①诊断为消化性溃疡者。

②消化性溃疡并发症患者包括出血、穿孔、幽门梗阻者。

③经内科治疗无效的难治性溃疡。

④不能排除恶性的胃溃疡。

（2）随访管理

1）告知患者正确的药物使用方法、服药时间：保护胃黏膜药宜餐前30分钟服用，如胶体、铋剂，胃动力药也在餐前服，如多潘立酮。乳剂给药前应充分摇匀，避免与奶制品同时服用。药物不良反应观察，如铋剂可引起便秘、黑便。溃疡患者禁用NSAID，否则可诱发或加重溃疡形成。

2）生活指导：该患者为Hp感染，且常外出聚餐，建议患者餐具要与他人分开，实行分餐制，避免口-口传播；休息与锻炼方面，工作宜劳逸结合，病变活动期或有并发症时需要绝对休息。另外，应戒烟限酒，使饮食、生活有规律。

3）嘱患者停药后1个月、6个月门诊复查：如果出现反复节律性和周期性的中上腹痛伴反酸，或黑便，或腹痛持续加重伴呕吐，或呕血等，应立即就诊。

6. 启示

（1）开放式问诊让全科医生了解患者消化性溃疡发生的致病因素和发病情况，提高患者对消化性溃疡发病的认识。临床上会遇见各种各样的情况，因不规律或不及时治疗，而以消化性溃疡并发症的症状来首诊，严重者会并发出血性休克、穿孔，应适时予以转诊。在针对消化性溃疡可能病因治疗的同时，还要注意戒烟、戒酒，注意饮食、休息等一般治疗。需告知患者及时就诊和定期复诊。

（2）Hp感染、长期服用NSAID是导致消化性溃疡及其复发的主要原因，其他原因尚有吸烟、饮酒、不良生活习惯等，使溃疡出血、穿孔等并发症发生的危险性增加，而老年人中消化性溃疡及其并发症发生率和病死率约25%与NSAID有关。PPI药物是首选的抑酸治疗，是缓解消化性溃疡症状、愈合溃疡的最主要措施；根除Hp应成为Hp阳性消化性溃疡的基本治疗，是促进溃疡愈合、降低溃疡复发率和并发症发生率的有效措施；联合应用胃黏膜保护剂可提高消化性溃疡的愈合质量，有助于减少溃疡的复发。

7. 知识拓展

（1）胃镜及胃黏膜活组织检查：是确诊消化性溃疡首选的检查方法。胃镜检查不仅可对胃及十二指肠黏膜直接观察、摄像，还可在直视下取活组织作病理检查及Hp检测，因此，胃镜检查对消化性溃疡的诊断及良、恶性溃疡的鉴别诊断准确性高于X线钡餐检查。内镜下消化性溃疡多呈圆形、椭圆形或线形，底部平整覆有白苔，边缘锐利光整无结节，周围黏膜充血水肿。溃疡可分为活动期、愈合期、瘢痕期，怀疑为恶性溃疡不易鉴别者应取活体组织行病理检查。

（2）Hp检查：Hp检测应列为消化性溃疡诊断的常规检查项目，因为有无Hp感染决定治疗方案的选择。常应用核素标记^{13}C或^{14}C呼气试验，准确性高，广泛应用于医院。但其缺点是，结果的判定易受抗生素、铋剂和抑酸药物的干扰。细菌培养一般不用于临床常规诊断，多用于科研。血清抗体检测只适用人群普查，因其不能分辨是否为现感染，故亦不能用于判断Hp根除治疗是否有效。国际共识认为，粪便抗原检测方法的准确性与呼气试验相似。

应用抗菌药物、铋剂和某些抗菌作用的中药者，应在停药至少4周后进行检测；应用抑酸剂者应在停药至少2周后进行检测。消化性溃疡活动性出血、严重萎缩性胃炎、胃恶性肿瘤可能会导致尿素酶依赖的试验呈假阴性。不同时间，采用多种方法或采用非尿素酶依赖试验的方法检测，可取得更可靠的结果。活动性出血在急性期检测Hp阴性的溃疡出血患者，建议出血停止4周后，可重复行Hp检测。

（3）X线钡餐造影：随着内镜技术的普及和发展，上消化道钡餐造影应用得越来越少，但钡餐造影有其特殊意义，适宜于：①了解胃的运动情况；②胃镜禁忌者；③不愿接受胃镜检查者和没有胃镜检查条件时。消化性溃疡的钡餐直接征象为龛影、黏膜聚集，间接征象为局部压痛、胃大弯侧痉挛性切迹、狭窄、十二指肠球部激惹及球部畸形等。本患者考虑活动性出血不适宜做钡餐造影。

（王荣英　李　彤）

思考题

1. 便血的常见病因有哪些？
2. 消化性溃疡并发出血的治疗方案是什么？
3. 便血患者的转诊指征是什么？

案例 ⑩

反复左侧脚趾关节肿痛10月余，加重1天

患者，男，52岁。

患者口述：左侧脚趾关节肿痛10个多月，近1天加重。

全科医生需要考虑的问题：

1. 如何构建全科医学整体性临床思维？
2. 如何问诊和查体？
3. 初步诊断是什么？需要完善哪些辅助检查？
4. 诊断和诊断依据？
5. 治疗方案和患者管理。
6. 启示。
7. 知识拓展。

1. 如何构建全科医学整体性临床思维？

具体见本书第三章案例7。

2. 如何问诊和查体？

患者男性，52岁，左侧脚趾关节肿痛10个多月，加重1天。10个多月前左侧脚趾关节于饮酒进食海鲜后出现肿痛，呈刀割一样，疼痛剧烈，未诊治，1天前加重。近期精神、饮食及睡眠尚可，大、小便正常。1个月前，体检时发现尿酸及血脂升高，未服药。否认外伤、肾结石、糖尿病、高血压病、冠心病、血液系统疾病等疾病史，否认服用糖皮质激素等药物，否认家族中有类似疾病史及遗传性疾病史。

（1）问诊：全科医生问诊时，除了关心患者脚趾关节肿痛等症状外，还要以患者为中心，了解患者对此次脚趾疼痛加重的想法、担心和期望。下面采用RICE问诊，进行深入访谈，找到病因，达到诊疗目的。

R（reason）——患者就诊的原因

全科医生：您好，我是王医生，您有什么不舒服吗？（开放式提问）

患者：王医生，我的左脚趾关节又肿又痛，也没磕到碰到，昨晚吃了海鲜、喝了酒，就这样了。跟刀割一样，痛了一个晚上了。（视诊可见左脚第一跖趾关节红肿）

全科医生：对侧脚趾关节和其他的关节痛吗？有没有全身乏力、长疹子、晨起时关节僵硬？（鉴别银屑病性关节炎、类风湿关节炎、系统性红斑狼疮）

患者：其他都不痛。也没有您刚刚说的那些情况。

全科医生：有畏寒、发热、多尿、多饮、腹痛、腹泻吗？（鉴别蜂窝织炎、甲状旁腺功能亢进、过敏性紫癜）

患者：没有。

全科医生：有服用药物吗？平时喝酒抽烟吗？（了解诊疗经过和相关不良嗜好）

患者：上个月体检时说我尿酸高，好像有500多，血脂也偏高。医生让我吃一种降尿酸药，少吃油脂。我觉得没什么不舒服，就没吃。平时一天半斤左右白酒，两包烟，有30多年了。

全科医生：平时运动吗？饮食上有什么偏好？（了解生活方式、危险因素）

患者：很少运动，特别喜欢吃海产品。

全科医生：最近睡眠好吗？心情怎样？（关注心理状态）

患者：最近脚痛，睡眠不好，心情也受点影响。

I（idea）——患者对自己健康问题的看法

全科医生：根据您的病情，目前考虑是痛风。您对痛风了解吗？（了解患者对自身问题的看法）

患者：我来之前查了一下，说尿酸高了就会痛，跟吃海鲜、喝酒和肥胖都有关！

全科医生：是的，海鲜是高嘌呤食物，除此之外，抽烟、喝酒、肥胖等都和尿酸高有很大的关系。（肯定患者，并抓住机会及时宣教）

C（concern）——患者的担心

患者：医生，这次痛得厉害，是不是恶化了啊？我现在连走路都很困难。

全科医生：您现在是痛风急性发作，确实比较痛，我给您开点止痛药物缓解症状。在急性发作时，应卧床休息，抬高患肢，避免负重。只要配合治疗是可以控制住的。（共情，同时让患者意识到，病情没有那么严重）

E（expectation）——患者的期望

患者：医生，我按时吃药，是不是以后就不会痛了。

全科医生：吃药只能短暂的控制症状，改善饮食习惯和戒烟限酒最重要。以后要以清淡、低脂、低嘌呤饮食为主，再制订一个运动计划，管住嘴、迈开腿，您就可以很好控制肥胖、血脂、痛风这些问题的。（了解患者对疾病的认识程度和需求，并引导患者进行生活方式干预，给予患者治疗的信心）

患者：好，我尽量按照您说的做，谢谢医生！

（2）查体：除生命体征及常规的心、肺、腹检查外，还要注意患者体质指数和腹围，观察全身皮肤及黏膜情况，全身关节，尤其是患处关节的外形、皮温、肿胀、活动度、压痛、波动感，查看患者全身关节周围及耳郭是否有赘生物。

查体结果：BP 120/80mmHg，腰围100cm，BMI 29.1kg/m²；全身皮肤无皮疹，口腔黏

膜无破损。耳郭无赘生物，心肺（－），腹软，无压痛、反跳痛，肝脾未触及，左脚第一跖趾关节红肿，触痛明显，足背动脉搏动存在。

3．初步诊断是什么？需要完善哪些辅助检查？

（1）初步诊断：痛风。

（2）需要完善哪些辅助检查？

1）血尿酸测定：成年男性血尿酸值在208～416μmol/L之间，女性在149～358μmol/L之间。血尿酸升高并伴特征性关节炎时有助于临床诊断痛风性关节炎。血尿酸波动较大，建议反复监测。

2）肝肾功能、血脂、血糖及尿常规：肝肾功能及尿常规有助于发现肝肾脏是否存在受损情况。血脂、血糖检查了解是否合并高脂血症及糖尿病。

3）X线：了解有无软组织肿胀、有无关节破坏、有无骨质改变等。

4）超声检查：双轨征或不均匀低回声及高回声混杂团块影是痛风性关节炎在关节超声下较特异性的改变，而泌尿系超声有助于了解肾脏受损情况。

5）双源CT检查：双源CT能特异性识别尿酸盐结晶，可作为影像学筛查手段之一，考虑价格等因素，建议仅在必要时进行检查。

6）尿酸盐检查：急性发作期关节滑液、发作间歇期曾受累关节的滑液、痛风石的偏振光显微镜下可见双折光的针状或杆状的单钠尿酸盐（monosodium urate，MSU）晶体，为诊断金标准。

7）精神心理评价：评估患者的心理状况和治疗需求。

检查结果提示，血尿酸588μmol/L，尿素氮6.1mmol/L，肌酐102μmol/L，甘油三酯2.4mmol/L，总胆固醇6.1mmol/L，低密度脂蛋白胆固醇3.5mmol/L，高密度脂蛋白胆固醇0.9mmol/L，尿蛋白（－），空腹血糖5.0mmol/L，餐后2小时血糖6.8mmol/L。左侧趾指关节X线示左侧趾指关节软组织肿胀，密度不均匀增高。

4．诊断和诊断依据？

（1）诊断：①痛风（gout）；②血脂异常（dyslipidemia）。

（2）诊断依据：①中年男性，有肥胖、高脂血症危险因素；②反复左侧脚趾关节肿痛10个月；③每次均在吃海鲜喝酒后发作；④查体左脚第一跖趾关节红肿痛；⑤血尿酸高，血脂异常。

5．治疗方案和患者管理

（1）治疗方案

痛风治疗目的：迅速有效地缓解和消除急性发作症状；预防急性关节炎复发；纠正高尿酸血症，促使组织中沉积的尿酸盐晶体溶解，并防止新的晶体形成，从而逆转和治愈痛风；治疗其他伴发的相关疾病。痛风最佳治疗方案应包括非药物治疗和药物治疗两方面。

必要时可选择剔除痛风石，对残毁关节进行矫形等手术治疗，以提高生活质量。

1）药物治疗：

①急性发作期治疗：应尽早治疗，以达到快速缓解症状的指标。控制急性关节炎发作，一线治疗药物包括非甾体抗炎药（NSAID）、秋水仙碱及糖皮质激素。根据禁忌证、患者的用药经验、痛风发作后用药时间以及受累关节的大小和数量选择相关药物。非甾体抗炎药常用药物有双氯芬酸、依托考昔等，此类药物常见不良反应有消化性溃疡及出血，同时，应警惕心血管系统的不良反应发生。秋水仙碱常见不良反应为腹泻、恶心、食欲减退等，但小剂量秋水仙碱（1.5mg/d）有效，且不良反应少。在NSAID和秋水仙碱有禁忌或治疗无效情况下，可考虑短期口服中等剂量糖皮质激素或关节腔注射。

②降尿酸治疗：是痛风性关节炎预防及治疗的关键。确诊痛风后，血尿酸的控制目标是要长期控制到＜360μmol/L。因此，痛风确诊患者在急性期抗炎治疗的基础上，要立即开始降尿酸治疗或待急性症状缓解后开始降尿酸治疗，维持血尿酸在目标范围内。降尿酸药物包括抑制尿酸生成药物（如别嘌醇或非布司他）和促进尿酸排泄药物（如苯溴马隆）。别嘌醇从50～100mg/d开始，最大剂量为600mg/d，不良反应为胃肠道症状、皮疹、肝损害及骨髓抑制等。非布司他从20～40mg/d开始，最大剂量为80mg/d，因其不完全依赖肾脏代谢。所以，可用于轻中度肾功能不全者，常见的不良反应为肝功能异常与腹泻等。苯溴马隆从25mg/d开始，最大剂量为100mg/d，常见的不良反应为胃肠道症状、皮疹、粒细胞减少、肾绞痛等，罕见严重肝毒性。

③伴发疾病治疗：积极治疗与血尿酸升高相关的代谢性疾病及心血管危险因素，如高血压、糖尿病、高脂血症、肥胖症等。

2）健康教育：讲解痛风防治知识，强调改善生活方式是治疗的核心。生活方式干预包括：

①饮食方面：控制总热量，低嘌呤饮食，减少富含果糖饮料的摄入，增加新鲜蔬菜的摄入及强调多饮水的重要性，保证每日饮水量＞2 000ml。

②戒烟、限酒：特别是啤酒、白酒和烈酒，急性发作期须戒酒。

③运动与体重管理方面：急性发作期防止剧烈运动或突然受凉，缓解期坚持规律运动、减重，BMI控制在18.5～24.0kg/m²之间。

④作息规律。

3）转诊指征：①经常规治疗效果不佳的患者；②伴有靶器官损害、合并复杂全身疾病或其他无法处理的急症；③肝功能明显异常；④治疗后出现严重不良反应；⑤妊娠及哺乳期妇女。

（2）随访管理：定期随访及健康评估，更新健康档案资料，指导家庭保健方法、指导正确理解病情，帮助患者保持良好心态，并告知观察病情变化的具体方法。随访监测具体内容见表4-10-1。

表4-10-1 痛风随访监测内容

项目	内容
症状及体征变化	身高，体重，体重指数，关节是否有红热肿痛，心、肺、神经系统检查等。
血尿酸	未达标，降尿酸药物使用过程中，每2~5周一次。 达标后每3~6月一次。
并发症及合并其他疾病	肾功能及其他合并疾病相关指标监测。
药物使用	是否坚持服用药物；药物不良反应。
关注心理	帮助患者保持良好心态，必要时进行焦虑与抑郁量表评估。

6. 启示

引起关节痛的病种繁多且病因复杂。痛风是常见病因之一，病因及发病机制尚不十分明确。通过问诊，得知该患者的有效信息：中年男性，发作前有进食高嘌呤食物，有特征性关节炎表现、高尿酸血症，应考虑痛风诊断，关节液检查可确诊。运用临床5问思维法，在问诊中突出重点问题，避免遗漏一些隐蔽的容易被掩盖的疾病。通过RICE问诊，为患者提供整体性服务，不仅关注疾病，还关注患者的心理问题，同时让患者了解疾病发生的原因，加强患者对疾病的认识，提高自我预防和自我监测的意识，从而更好地配合治疗与随访。

7. 知识拓展

临床上，5%~15%的高尿酸血症患者会进展为痛风。高尿酸血症是由于嘌呤代谢障碍引起的代谢性疾病。而尿酸是嘌呤代谢的产物，其来源主要是由细胞代谢分解的核酸及其他嘌呤类化合物和食物中嘌呤经酶分解，嘌呤和尿酸产生途径。人体内的血清尿酸浓度波动在一个较窄的范围内，如高于体内37℃时的饱和浓度（420μmol/L），则为高尿酸血症（图4-10-1）。

高尿酸血症形成的机制主要是，尿酸排泄减少和尿酸生成增多。前者是引起高尿酸血症的重要原因，包括肾小管重吸收增多、肾小球滤过减少，肾小管分泌减少等。其中，以肾小管分泌减少最为重要；后者主要是因为酶的缺陷所致，与磷酸核糖焦磷酸合成酶活性增高、磷酸核糖焦磷酸酰基转移酶浓度或活性增高、黄嘌呤氧化酶活性增加等相关。

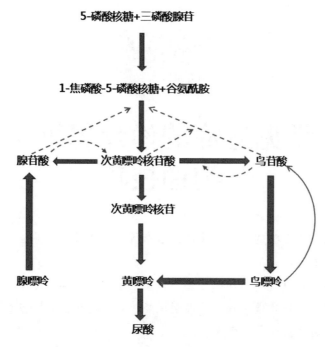

图4-10-1 嘌呤代谢和尿酸产生

（顾申红 王雅纯）

思考题

1. 痛风急性发作关节疼痛的特点是什么？
2. 如何预防痛风急性发作？

04章 课件

04章 自测题

第五章

常见急症的诊疗思维与
沟通技巧

❶ 掌握全科常见急症的识别和处理，培养科学的全科诊疗思维；掌握急症患者的照顾和管理。

❷ 熟悉全科急症如过度换气综合征、特发性面神经麻痹、良性前列腺增生、低血糖昏迷、一氧化碳中毒、急性阑尾炎、心肌梗死、急性肺水肿等疾病的临床表现、转诊指征和治疗方案。

❸ 了解全科常见急症的知识拓展。

案例 ❶

突发头晕、气促、手足痉挛十几分钟

患者，女，19岁，由同学用担架抬到军训医疗点。

同学口述：我们正在军训，教官发现她站不稳，让她休息一下。后来她想站起来走，但站不起来，她的手和脚在发抖，手指都变硬了，张着嘴，大口大口地喘气。

患者口述：感觉头晕，手脚发麻，脸和嘴巴边上特别厉害，像针刺一样。

追问病史：读中学时，发作过好多次，每次都是送到医院吸氧。

全科医生需要考虑的问题：

1. 如何构建全科医学整体性临床思维？

2. 是不是急危重症疾病？依据是什么？

3. 最可能的诊断是什么？应急措施有哪些？

4. 最后诊断是什么？依据是什么？

5. 治疗方案和患者管理。

6. 启示。

7. 知识拓展。

1. 如何构建全科医学整体性临床思维？

（1）诊断思路：头晕是一种头昏、头沉、头重脚轻、头脑不清醒，甚至晃晃悠悠、要摔倒的感觉，但没有真的摔倒，无旋转感，自觉疲乏无力，平卧后症状迅速缓解。人体在空间的平衡由视觉、本体感受器及前庭分析器的相互配合来维持，而前庭系统起主导作用，以上3个系统中任何一个系统的器质性或功能性改变均可引起头晕。气促是指呼吸急促、频率加快、气短而不均匀。气促常见的原因有：①各种心血管疾病导致的心功能不全；②呼吸系统疾病，如慢性阻塞性肺疾病、肺栓塞、肺气肿等影响肺功能；③全身性疾病，如贫血发热甲亢等。躯体发麻常见于神经受损或血清电解质紊乱（如低钾）引起的神经末梢感觉异常。手足痉挛是一种代谢失调所致的综合征，以腕、踝关节剧烈屈曲、肌肉痉挛为特征，可伴喉痉挛、惊厥。病因主要为细胞外液中离子化钙的浓度降低，神经肌肉兴奋性增高。另外，血镁过低、血钠过高亦可引起手足痉挛。现从全科医学视角出发，采用约翰·莫塔的临床安全策略——临床5问对该患者进行分析（图5-1-1）。

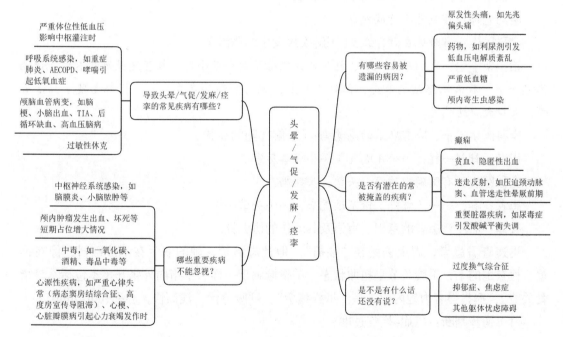

图5-1-1 头晕/气促/发麻/痉挛临床5问导图

（2）鉴别思维：

头晕的原因非常多，常见的头晕原因可以分为耳源性、中枢性、全身性、眼源性及精神性五种情况：①耳源性疾病常由于中耳前庭病变（如中耳炎引发迷路炎）、前庭神经元炎症、药物损害等原因引起，可表现为单侧性，伴耳鸣、听力下降、与头部位置相关等；②中枢性头晕，常伴有提示中枢神经系统病变的症状，如恶心、呕吐、语言障碍、复视、头痛、动作协调性平衡性障碍等；③全身性疾病引起的头晕，应详细了解患者既往血压、血糖情况，以及重要脏器（如心脏、血管、肝、肾等）病史，注意体检辨别有无贫血体征；④眼源性疾病引起的头晕在青少年中比较常见，如用眼不卫生、佩戴不合适的眼镜、屈光不正等均可引起；⑤精神性头晕较隐匿，患者有精神紧张、情绪不稳、睡眠不足等情况。如果缺乏良好的医患关系，很难发现患者发病的真正原因。该患者除头晕外，还伴随大口喘气、口唇发麻、手足痉挛，是器质性病变（如哮喘、心脏疾病、血管迷走性晕厥早期表现），还是功能性疾患？谜底还是要从病史着手。

全科医生在接诊头晕患者时一定要重视病史采集，特别是伴随症状的询问。追问到病史，该患者读中学时，发作过好多次。是否还存在别的健康问题呢？现把相关疾病和类似的病因进行鉴别（图5-1-2）。

2. 是不是急危重症疾病？依据是什么？

针对该患者，首先要进行急诊问诊和查体，排除致命性疾病。采用封闭式问诊，重点问患者的临床表现和可能的诱因。

抬担架学生：医生，她晕倒了，还抽筋。

陪同老师：可能是羊角风发作。

全科医生：当时她在做什么？（了解疾病发生的诱因）

抬担架学生：我们早上跑步、站队列，操练了两个多小时，教官发现她站不稳，让她休息一下。后来她想站起来走，但站不起来，她的手和脚在发抖，手指都变硬了，张着嘴，大口大口地喘气。

全科医生：手、脚有麻木的感觉吗？（了解伴随的症状）

患者：针刺一样，……（喘气）……嘴唇厉害。

全科医生：有胸闷、胸痛、头晕、头痛吗？

患者：有，……（喘气）透不过气来，……头晕……

查体：需注意患者的意识、言语及其动作的协调性。

迅速查看患者，看上去她在"抽搐"，但神志清楚，她的双手在不停颤抖，像在抽搐。检查她的手，手腕关节呈扭曲状态，手指像鸡爪一样，手指向外张开（不包括掌骨指骨关节），拇指强有力地内收，呈"爪样痉挛"。呼吸急促，浅而快，心率100次/min。

（1）初步判断：急症–换气过度。

（2）依据：呼吸浅而快，神志清楚，头晕，手、足、面部特别是口周麻木并有针刺样感觉，手腕关节呈扭曲状态，手指向外张开（不包括掌骨指骨关节），拇指强有力地内收，抽搐。

3. 最可能的诊断是什么？应急措施有哪些？

（1）最可能的诊断：过度换气综合征？

（2）应急措施：就地取材，用纸张卷成空杯状，指导患者放慢呼吸速度，由旁边同学

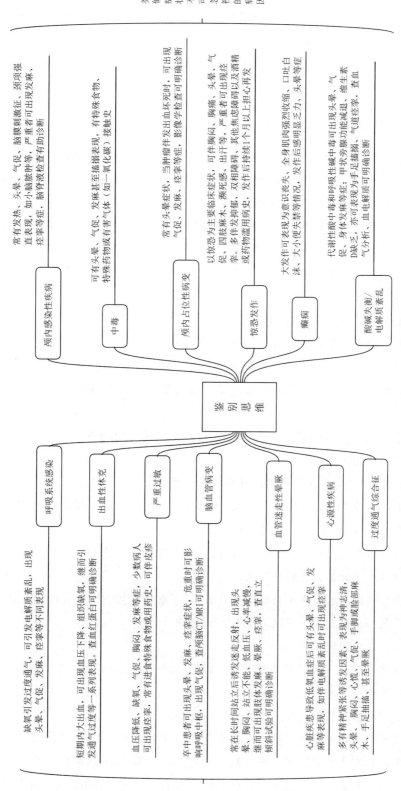

图5-1-2 头晕/气促/发麻/痉挛鉴别思导图

协助，让她对着纸袋深深吸一口气，再慢慢地呼出来，像吹口哨一样。也可以把手掌弯成杯形后对着手掌呼吸。5分钟后，患者呼吸逐渐平稳，手腕关节和手指开始变柔软，手、足、面部和口周的麻木感消失。

等患者呼吸平稳后，追问病史，得知读中学时，发作过好多次，每次都是送到医院吸氧。

4. 最后诊断是什么？依据是什么？

全科医学的核心理念是"全人照顾"，全科医生目光不能局限于疾病，更要关注患者，了解患者背后的故事。该患者读中学时，发作过好多次头晕、呼吸困难、肢体痉挛等情况，病因是什么？什么疾病导致患者承受多年的痛苦？为了寻找答案，军训结束一周后，通过辅导员通知患者来办公室，进一步了解情况。患者进门后，我看到她不好意思的表情，上前给她一个拥抱，取出香蕉给她吃，患者表现出很开心。

采用RICE问诊，详细了解患者的患病体验，倾听她内心的声音，涉及患者的躯体–心理–家庭–环境等层面。

R（reason）——患者就诊的原因

0501 过度换气综合征（视频）

全科医生：思儿，最近还好吗？（开放式提问）

患者：身体好多了，谢谢老师！后来又发了一次手脚发麻，我马上采用您教的方法，用手对着嘴巴，放慢呼吸速度，后来慢慢就好了。（患者露出愉快的表情）

全科医生：上次在军训时，听你说起之前也发生过类似的事情，能和我具体讲一下吗？（了解患者患病的经过）

患者：之前有3次发生在学校里，好多次在家里。

全科医生：一般在什么情况下会发生？当时你在做什么？（了解发病的诱因）

患者：感觉很孤独，心情不好的时候就会发病。

全科医生：你每次发病，是如何处理的？（了解处理的方法）

患者：老师和父母把我送到医院里。

全科医生：到医院后，医生为你做了什么？（了解之前接诊医生处理的方法）

患者：医生给我吸氧气，用机器检查心脏和脑袋。

全科医生：查出问题了吗？

患者：正常的，已经检查好多遍了，CT也做过好几次，都没有发现问题。医生说要在发作时做脑部检查，才会发现问题。

全科医生：在医院里吸氧后，会感觉好一些吗？

患者：没有好，有时会更难受。当我难受时，医生就把吸氧面罩拿掉了。

全科医生：你有兄弟姐妹吗？爸爸妈妈平时关心你吗？（了解家庭背景）

患者：有一个姐姐，大我11岁。爸爸妈妈从来不管我的，从小到大都是姐姐管我的。

I（idea）——患者对自己健康问题的看法

全科医生：按常理，爸妈应该喜欢小女儿呀？（了解父母不关心女儿的原因）

患者：他们希望生个儿子，结果是女儿，所以很失望。

全科医生：你认为，你的问题是什么原因呢？（让患者自己说出对问题的看法）

患者：可能与过度劳累和心情有关吧。第一次是体育测试，身体不舒服，但老师说我装病，从此我运动量大一些就会发病。他们（爸妈）无视我的存在，我的心情非常不好。医生，我感觉得的是富贵病，人不能太劳累。

C（concern）——患者的担心

全科医生：您还记得第一次发病的情况吗？（了解问题发生的过程和深层次的原因）

患者：记得。初三时，有一次体育测试，我感觉不舒服，但老师说我装病（说这事时，患者的眼泪溢满眼眶，开始哭泣，医生递上纸巾）。从此以后，我再也不想上体育课。中考时，我申请免考体育，但班主任故意拖延，到最后一天上午才给我审批表，导致我来不及审批免修。班主任说，你随便去考考吧。结果只考了12分，影响了中考成绩。

全科医生：当时你肯定很难过吧？（医生的同理心会让患者感动）

患者：是的，我感觉中学老师不理解我，还用异样的眼光看我，好像我故意装病。

全科医生：爸爸妈妈知道你不开心吗？事情发生后，你寻求过爸爸妈妈的帮助吗？

患者：他们从来不关心我。

医生：告诉姐姐吗？

患者：讲了，但她也不知道怎么办？

全科医生：思儿，能把你心里的担忧告诉我吗？也许我能帮到你？（拍拍她的手，按按她的肩，适当的肌肤接触，会给患者安全感。）

患者：医生，我的父母从来不管我，他们不关心我的时候，我的心情很不好。

全科医生：姐姐结婚了吗？你们俩的关系怎样？

患者：她结婚了，招个姐夫做上门女婿。姐姐对我特别好，比爸爸妈妈还要好。

全科医生：姐夫呢？

患者：姐夫也很好，我常常把心里的烦恼事告诉姐夫，姐夫会去和爸妈讲，现在爸妈对我的态度比以前好一点了。

E（expectation）——患者的期望

全科医生：得病了，对您意味着什么？（了解疾患对患者的特殊意义）

患者：只有生病了，他们（父母）才会管我。

全科医生：你有没有告诉爸爸妈妈，希望他们关心你？

患者：没有。我有什么事情都是和姐姐讲的，他们从来不管我的。

全科医生：你有没有想过，爸爸妈妈忽略你，除了你不是他们所盼望的儿子，还有没有别的原因呢？（引导患者开阔思路，从多方面去想父母忽略她的原因）

患者：他们总是忙生意上的事，只想着赚钱。

全科医生：喔，那爸爸妈妈赚钱了，你应该开心啊？

患者：我希望他们关心我，不要总是想着赚钱。

全科医生：爸爸妈妈赚多了钱，会怎么样呢？（引导患者开阔思路）

患者：爸妈说，赚了钱，可以让我和姐姐生活得好一些，可以买大房子，买高级汽车。

全科医生：是这样啊。那听你说起来，爸爸妈妈平时少关心你，不仅仅因为你不是他们渴望想要的儿子，还有忙着生意赚钱，对吗？（引导患者往多方面去思考问题。）

患者：那倒是的。我从小到大，上的都是高级私立学校，学费很贵的。

全科医生：嗯，思儿，如果爸爸妈妈不做生意，不赚钱，你和姐姐的生活会怎么样呢？

患者：那我们的生活条件肯定比现在差，没有好房子住，我也上不了私立学校。（这些话让患者自己讲出来，比医生或者旁人对她讲，效果会更好）

全科医生：思儿，你很希望受到爸爸妈妈的重视，对吗？（患者内心的渴望）

患者：嗯。

全科医生：那现在我们一块儿来想想，接下来，怎样才能让爸爸妈妈重视你，你就可以在大学里开心地学习，好吗？（站在患者的角度，同理心）

患者：医生，那我应该怎样做才能让爸爸妈妈喜欢我？

全科医生：可不可以这样，你先试着和爸爸妈妈通一次电话，沟通一次，表达你在大学里，非常想念他们，希望他们平时保重身体，可以吗？

患者：嗯。

全科医生：另外，叫你爸爸妈妈抽个时间来大学看你，看看你的学习和生活的环境，让爸爸妈妈看到自己的女儿在大学里各方面都很好，让爸爸妈妈放心，好吗？

患者：好。

全科医生：爸爸妈妈来时，你把他们介绍给我，我也和他们谈谈，好吗？

患者：好。谢谢医生！

全科医生：思儿，我这儿有一张帮助我们分析您存在问题的量表，您愿意做一下吗？

患者：好的。

经患者自评，Nijmegen症状学问卷总分25分。

（1）最后诊断：过度换气综合征（hyperventilation syndrome，HVS）

（2）依据：①常因心理受伤、紧张、心理压力大、疲劳等心理因素诱发；②有特殊典型的临床表现：呼吸急促、头晕、口唇发麻、手足搐搦等；③没有其他器质性或严重精神疾病史；④Nijmegen症状学问卷总分25分。

5. 治疗方案和患者管理

（1）治疗方案

1）指导患者呼吸：告诉这位学生，以后感觉紧张焦虑、呼吸加快、手脚发麻时，立即放慢呼吸速度，对着纸袋呼吸，或者把手掌弯成杯形后对着手掌呼吸，以减少二氧化碳呼出，纠正呼吸性碱中毒。给她联系方式，告诉她有什么担忧或想法随时联系。

2）情绪放松疗法：对于各种有焦虑、恐惧情绪的患者，给予情绪释放的机会，常常有较好的疗效。针对这个案例，当全科医生发现患者的眼泪在眼眶里转时，适时递上纸巾，就会让患者哭出来。患者哭时，医生可以拍拍她的肩，按按她的手，她会慢慢停止哭泣。对于焦虑恐慌症患者，哭能释放情绪，减轻压力，有一定的治疗效果。

3）如患者手足搐搦症状持续时间长，短时间通过呼吸指导未能纠正的，或心电图出现低钾血症表现，可适当补充电解质（补钙、补钾等）治疗。

4）必要时，可使用抗焦虑药、抗忧郁药、镇静剂等，改善患者的精神状况。

（2）患者管理

1）针对学生父母：应向其解释孩子发病的原因，要求父母改变与女儿的交往方式，经常主动关心女儿，增加父母女之间的感情交流，直接表达感情，满足女儿潜在的感情需要。并且当女儿出现气促、头晕症状时，对其作出适当的反应，避免负面情绪带来不良影响。

2）针对学生：医生应接受其症状和痛苦体验的真实性，通过交往取得患者的信任，与患者成为朋友，对患者进行教育，让其明白精神紧张影响躯体功能，只有解除了精神紧张，才能缓解躯体症状。而要解除精神紧张，必须改变自己的个性，培养阳光开朗的性格，改变与父母的交往方式，学会直接表达感情需要。并学会与人积极地交往，平时生活要有规律，要积极参加各类活动，改善情绪，提高调控自我情绪的能力。

后来全科医生多次联系患者进行心理疏导，并和她的辅导员、班主任保持联系。目前患者几乎不发病，各大方面表现良好。

6. 该案例给我们的启示是什么？

（1）过度通气：器质性或心理因素均可引起过度通气，我们将单纯心理因素引起的过度换气称之为"过度通气综合征（HVS）"。在诊断过度通气综合征时，应排除器质性疾病引起的过度通气，以免延误病情处理。常见的器质性疾病引发的过度通气情况有：重症肺炎、低氧血症、代谢性酸中毒、急性心衰、肺栓塞、甲亢、中毒等。HVS发病女性多于男性，尤其多见于容易紧张、恐惧等性格的女性，年龄多在15～55岁之间。发作的时候，患者呼吸加快，排出过多二氧化碳，引发呼吸性碱中毒，碱中毒导致脑血管收缩，脑供血下降，组织缺氧，故出现头晕症状。血pH升高，导致游离钙向结合钙转化，血清游离钙降低，神经肌肉兴奋性增加，出现手足搐搦。"呼吸性碱中毒"导致细胞内外钾离子与氢离子交换增加，大量钾离子被转移到细胞内，从而引起短时间内转移性低钾血症，患者会出现口周和四肢的麻木及针刺感、四肢无力、站立不稳等症状。

（2）纠正呼吸性碱中毒：全科医生在接诊过度换气的患者时，首先，要指导患者呼吸，对着纸袋呼吸，可增加二氧化碳吸入，逐步纠正呼吸性碱中毒。同时，告知患者及家属（或陪同人员）症状与高通气之间的关系，放松患者和家属的心情，提高患者依从性，从而在医生的呼吸指导下尽快缓解症状。

（3）谨慎吸氧：在遇到紧急情况时，医务人员应该具有快速识别和正确处理紧急情况的能力。所谓的紧急情况并非都是复杂的或难以处理的，往往紧急情况的诊断很简单，而且处置方法也很简单，了解和把握这个情况的含义非常关键。全科医生以"人"为中心的整体诊治原则，恰好适合这种紧急情况。这个案例提示我们，给急症患者吸氧似乎是医学常识，但并非真理。换气过度或腕足痉挛的患者，是因为二氧化碳排出过多，不是吸入氧气不够，患者通过过度换气，氧分压通常已处于饱和状态，过度吸氧可能会加重症状甚至导致患者失去知觉。如若吸氧，一定要注意"低流量面罩"吸氧，"低流量"说明患者其实并不需要吸氧，仅仅起到一定的心理安慰作用。

（4）可以采用Nijmegen症状学问卷或过度通气激发试验来帮助诊断：在临床诊断中，要注意辨识精神疾患导致的过度通气（如焦虑障碍伴发的过度通气），必要时请精神心理科医生会诊。

（5）功能性躯体综合征（functional somatic syndromes）：功能性躯体症状在临床中比较常见，在不同专科，常有不同表现，如消化系统的肠易激综合征、呼吸系统的过度通气综合征等。临床表现的特点往往存在着精神因素，无相应的躯体疾病可以解释症状的原因。躯体化症状虽然没有医学上的器质性病变基础，但患者确实因为身体症状而感到难受，所以，对患者的症状不能采取否认的态度，否则得不到患者的认同，并会导致产生抵触情绪。躯体化患者的特点是敏感、脆弱、多疑、内向、人际交往困难，常有人格缺陷、有得不到满足的感情需要、有潜在的精神紧张和不良的应付方式等。如果一个人被确定为患者，便可以得到许多额外利益，如得到家庭成员的关心、爱护和同情，缺勤或逃避上学，躲避责任或劳动，得到医生的关心和帮助，得到心理上产生依赖的药物，为能力缺乏找到借口等，那么，患者常常从病患角色中获益，并因此而得到强化。

过度通气综合征是功能性躯体综合征中的一个类型，因为有特殊的表现、有效的控制方法，所以，需要全科医生熟悉和掌握。当遇到难以用生物医学理论解释的症状时、当用常规的方法难以解决患者的"慢性问题"时或患者的"慢性问题"难以控制时、当患者对医生表现出依赖时、当患者因轻微的躯体症状或非特异性的躯体问题而反复就诊时，医生就应该对生活问题保持高度敏感。本病例中的学生，同时伴有躯体化症状，她在家里的每次发病，主要原因是父母忽略她，使其恋母或恋父情结没有得到释放，不能认同自己的父亲或母亲，亲密关系没有建立起来。她在家里的发病，实际上就是感情交往的一种手段，代表她要求得到父母关心的一种语言。

7. 知识拓展

（1）躯体忧虑障碍（bodily distress disorder，BDD）：以持续存在躯体症状为特征的精神障碍。其临床特点有：躯体症状通常为多个，复杂可变，不能用器质性病变解释；这些症状造成了患者痛苦的感受，还导致患者对这些症状过度关注、反复就医，严重影响了患者社会功能（家庭、社交、工作、学习等）；患者对这些器质问题的关注明显超过其本身的严重性，也不能通过适当的医学检查或医学解释所缓解，患者有明显的"疾病感"，病前多有心理事件诱发。ICD-10中的"躯体形式障碍"和"功能性躯体综合征（如心因性咳嗽、肌纤维痛、慢性疲劳综合征等）"在ICD-11中被统一命名为"躯体忧虑障碍"。

（2）过度通气综合征还应与惊恐发作相鉴别：过度通气综合征常常有一定的诱因（如本案患者军训劳累），发作的频率不高，间隙期无持续担心症状再发，往往在家人、同学陪伴下就诊，有一定的心理求"关注"情况，无强烈的濒死感。而惊恐发作常常无明显诱因，具有不可预测性，发作时有严重的濒死感，患者往往有强烈的求救欲望，主动就诊，发作间期有持续的担心，常常持续担心、焦虑达一个月以上。惊恐发作具体见本书第二章案例2。

Nijmengen症状学问卷16项常见症状包括胸痛、精神紧张、视物模糊、头晕、精神错乱或对周围的情况完全不加注意、呼吸深快、气短、胸部发紧或不适、腹胀、手指麻木或针刺感、呼吸困难、手指或上肢强直、口唇周围发紧、手脚冰冷、心悸或心慌、焦虑不安。（1分=0～3次/月；2分=1～2次/每周；3分=3～6次/每周；4分=每天1次或更频繁。总分≥23分为阳性）[5]

（王　静　柴栖晨）

思考题

1. 简述过度通气综合征的临床表现和处理措施？
2. 简述常见头晕的发病机制？

案例 ❷

口角歪斜1小时

患者，女，19岁，学生，独自来到校医务室就诊。

患者口述：早晨起床后发现嘴巴歪了，半边脸不能动，眉头皱不起来，眼睛无法闭合，喝水时，水从口角流出来。

全科医生需要考虑的问题：

1. 如何构建全科医学整体性临床思维？

2. 是不是急危重症？依据是什么？

3. 诊断和诊断依据是什么？

4. 治疗方案和患者管理。

5. 启示。

6. 知识拓展。

1．如何构建全科医学整体性临床思维？

（1）诊断思路：口角歪斜常见于面瘫，面神经是混合性神经，其主要成分为运动神经，司面部的表情运动。面神经的运动纤维发自于脑桥下部被盖腹外侧的面神经核，于脑桥下缘出脑后进入内耳孔，再经面神经管下行，沿途发出分支，最后经茎乳孔出颅，支配除了咀嚼肌和上睑提肌以外的面部诸表情肌。支配上部面肌（额肌、皱眉肌及眼轮匝肌）的神经元受双侧皮质脑干束控制，支配下部面肌（颊肌及口轮匝肌）的神经元受对侧皮质脑干束控制。在临床上，引起口角歪斜的原因很多，可以由面神经炎、脑血管疾病、肿瘤、颅内感染、外伤等因素引起，也可以由吉兰-巴雷综合征、耳源性面神经麻痹等因素引起。现从全科医学视角出发，采用约翰·莫塔的临床安全策略——临床5问对该患者进行分析（图5-2-1）。

（2）鉴别思维：临床上引起口角歪斜的原因大致分为中枢性面瘫和周围性面瘫两类。中枢性面瘫多数与脑血管病有关，主要表现为口角歪斜，皱额、皱眉、闭眼不受影响，而周围性面瘫多数与特发性面神经麻痹有关，除了有口角歪斜的症状，还有额纹消失和眼睑闭合不全的症状。口角歪斜，首先一定要看是否伴有上部面肌的瘫痪，即皱额、皱眉、闭眼是否受影响。如若只是口角歪斜，即中枢性面瘫，多是颅内疾病所致，其中以脑血管病最为常见，表现为病变对侧口角下垂，除此之外，常伴有病变对侧偏瘫和中枢性舌下瘫。

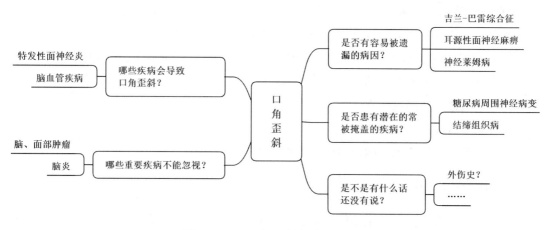

图5-2-1　口角歪斜临床5问导图

全科医生接诊面瘫患者时，首要任务是发现潜在危重急症口角歪斜患者，立即转专科处理。排除致命性口角歪斜病因后，再从口角歪斜的发生机制等多系统多器官寻找病因，不能仅局限于面神经炎，还要考虑肿瘤、耳源性面神经麻痹、神经莱姆病、糖尿病等多种病因。全面问诊、分析病史、仔细查体，做适当的辅助检查。现根据口角歪斜的临床表现和实用角度，将口角歪斜大致分为中枢性面瘫和周围性面瘫两大类进行鉴别（图5-2-2）。

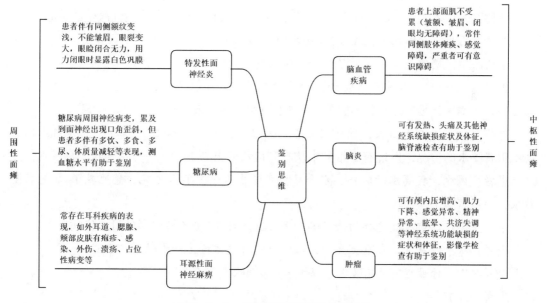

图5-2-2　口角歪斜鉴别思维导图

2．是不是急危重症？依据是什么？

（1）病史：患者女，19岁，学生，突发口角歪斜1小时。早晨起床后发现嘴巴歪了，半边脸不能动，眉头皱不起来，眼睛无法闭合，喝水时，水从口角流出来。既往体健，

3个月前入学体检，结果都很正常。否认"高血压、糖尿病"病史，否认"癫痫"发作病史，否认"脑膜炎"病史，否认头颅外伤史，否认吸烟、酗酒史。

（2）查体：神志清晰，言语顺畅，查体合作。患者右侧额纹消失、右侧闭目不全、右侧鼻唇沟下垂，口角向左侧歪斜，右侧鼓腮无力。生命体征平稳，双手平举时无明显颤动，心肺腹查体未见明显异常。

（3）初步排除急危重症。

依据：19岁女性，无引起口角歪斜的相关疾病史。

3．诊断和诊断依据是什么？

为了找到答案，全科医生不能局限于以医生为中心的问诊方式，还要结合以患者为中心的问诊，详细地了解疾病的发生，尤其需要了解患者自己内心的看法、顾虑和期望。下面采用RICE问诊，进行深入访谈，找到病因，让患者有愉悦的就医体验，增进医患关系，达到诊断目的。

R（reason）——患者就诊的原因

0502 口角歪斜
（视频）

全科医生：你好！我是黄医生，请坐！看你皱着眉头不开心的样子，发生什么事情了吗？有什么可以帮你吗？（自我介绍和同理心，让患者感觉到来自医生的情感上支持）

患者：医生，快救救我！

全科医生：不要着急，慢慢说。（医生拍了拍她的肩，让患者感受到医生的关心）

患者：医生，我嘴巴突然歪了。（患者拿下口罩）

全科医生：确实是有一点歪了，什么时候发现的？

患者：1小时前，起床刷牙洗脸照镜子的时候，发现自己嘴巴歪了。怎么会这样呢？我会一辈子都这样吗？（患者一边说，一边眼泪就掉落下来）

全科医生：我看得出来，你现在又着急又难过，先喝点水吧。（递上一杯水和纸巾，观察患者喝水的情况，发现有少量的水从右侧口角流出来）

患者：医生，我喝水的时候，水会从口角流出来……怎么办呢，愁死我了。（患者喝着水，哭丧着脸）

全科医生：以前有过这样的情况吗？平日身体好吗？（了解患者的过去疾病史）

患者：从来没有过。我刚上大学，入学前进行过体检，检查结果都很正常。

全科医生：你最近有没有发热、头痛？（鉴别脑炎）

患者：没有。

全科医生：你有没有哪一侧的肢体没有力气？走路不稳、眼睛看东西一个变两个？（鉴别脑血管病）

患者：没有。

全科医生：有没有听力下降、耳部疼痛等不适？（鉴别耳源性面神经麻痹）

患者：没有。

I（idea）——**患者对自己健康问题的想法**？

全科医生：你认为是什么原因引起的呢？（了解患者对自身问题的理解）

患者：会不会和吹冷风有关系？

全科医师：你说得对！寒冷刺激、病毒感染可能会诱发该病的发生。（肯定患者的想法）

C（concern）——**患者的担心**？

患者：医生，能不能治好？歪着嘴巴，很丑。我都觉得没法见人了。

全科医生：你发现及时，年纪又轻，一般不会有后遗症。（给患者信心）

患者：医生，要不要给我的头做个CT？

全科医生：做CT？你有担忧？（了解患者到底担心什么呢？）

患者：我爷爷50岁的时候得了脑卒中，嘴巴就是歪的。有的时候口角也会流口水，还有他的左手很笨拙，看上去像鸡爪，拿东西都是用右手，左脚走路也不方便，都是用拐杖。我的嘴巴也是突然歪的，是不是得了和我爷爷一样的病？

全科医生：原来你爷爷有这样的病史，怪不得你这么紧张。你知道脑卒中是怎么回事吗？（了解患者对脑卒中的认识）

患者：我听父母说，爷爷是因为头脑里有一根血管堵塞，所以那根血管营养的脑细胞出现坏死，才会出现嘴巴歪、手脚活动不灵活。

全科医生：你觉得你和爷爷的情况一样吗？（引导患者正确认识自己的疾病）

患者：我感觉不大一样，爷爷是在早晨醒来，突然感觉左半边身体不能动，说话不利索，嘴巴歪斜、流口水……好像比我更严重。我说话很清楚，手脚也都很灵活，应该和爷爷的情况是不一样的。

全科医生：你说的很对。你和爷爷虽然都存在嘴巴歪，但不是同一个病，爷爷得的是脑卒中，是脑组织细胞的坏死，需要通过颅脑CT等检查判断病情严重程度。而你是面神经麻痹，只是一根神经的功能受影响。这个面神经支配同侧眼周、口角的肌肉，功能缺失会出现同侧的眼睛无法闭合，同侧的口角不能上扬，同侧的脸部不能鼓腮，吹口哨时同侧的嘴巴漏气，但不会影响到脑组织，所以你说话、手脚活动并不受影响。（解释疾病，消除患者的顾虑）

患者：医生，听您这么说，我放心多了。

E（expectation）——**患者的期望**？

患者：医生，我需要注意什么？

全科医生：人体的角膜需要泪液的滋润，就像平时用的隐形眼镜，不用的时候需要泡在液体里，不然容易干裂变形。通常人醒着的时候会因为眨眼睛促进泪液的分泌，睡着的时候通过眼睑闭合避免泪液的蒸发。所以当眼睛无法闭合的时候，我们就要通过戴眼罩、涂眼膏等措施保护角膜。你现在眼睛闭不起来，睡觉的时候一定要使用滴眼液或膏剂，还可以加上眼罩保护，防止眼部干燥，损伤角膜。（使用通俗易懂的语言，向患者说明注意事项）

患者：医生，我怎样做才能早点康复呢？

全科医生：嘴巴歪、眼睛无法闭合、喝水从口角漏出来都是因为面神经麻痹导致的面部表情肌肉瘫痪。瘫痪最好的康复方法就是让它运动起来，包括主动运动和被动运动。你可以对着镜子用力吹气、鼓腮、闭眼睛，使肌肉主动运动，也可以通过手指按摩面部的肌肉使其被动运动促进肌力恢复。

患者：好的，谢谢医生！

（1）诊断：特发性面神经麻痹（idiopathic facial palsy）。

（2）诊断依据：右侧额纹消失、右侧闭目不全、右侧鼻唇沟变浅，口角向左侧歪斜，右侧鼓腮无力。

4．治疗方案和患者管理

（1）治疗方案：①糖皮质激素。患者无使用激素的禁忌证，予泼尼松龙口服，60mg/d，连用5天，之后于5天内逐步减量至停用。②神经营养剂。予甲钴胺片，0.5mg，每天3次。③眼部保护。予红霉素眼膏防止眼部干燥，嘱患者配合使用眼罩。④神经康复治疗。嘱患者多给面部肌肉按摩运动。⑤其他治疗。配合使用保胃药、钙剂。

（2）患者管理：给患者联系方式，有什么问题来找全科医生。

5．启示

面瘫常急性起病，临床上虽然主要表现为躯体功能障碍，却因其会影响患者的容貌，而对患者的情感有很大影响。全科医生作为首诊医生，接诊面瘫患者时，需要注意患者是否伴有其他神经系统症状和体征，查体时需详细检查面神经的各种感觉、运动功能，同时，注意是不是危重急症，如果是，立即转专科处理。该患者临床表现为突发口角歪斜，体格检查符合单侧周围性面瘫的体征，无其他症状、体征，诊断首先考虑特发性面神经麻痹。多数面神经麻痹患者会产生不敢见人、怕别人嘲笑、焦虑、恐惧、无助、生活没乐趣等负面情绪，这种体验会对治疗构成一定的负面影响。全科医生通过RICE问诊，表达同理心，耐心解释病情，消除患者不必要的担心，使患者更愿意积极配合治疗、坚持治疗及功能锻炼，更有利于病情的康复。

全科医生看的不只是疾病，而是患病的人。通过RICE问诊，不但可以了解到有关疾病发生、发展的前后情况；还可以了解患者就诊的原因，了解患者对疾病的看法和理解，担心和忧虑，了解其对就诊结果的期望。本文全科医生接诊面瘫患者时，运用临床5问思维法和RICE问诊，鼓励患者自由表达，体现全科医生的同理心，达到治病治人的效果。

6．知识拓展

（1）脑干病变：由于面神经核位于脑干，因此，脑干病变的患者可以表现为周围性面瘫，即除了有口角歪斜的症状，还有额纹消失和眼睑闭合不全的症状。除此之外，脑干病变的患者常伴有展神经麻痹，及对侧锥体束征，可见于脑干肿瘤及血管病。

（2）吉兰-巴雷综合征：是一种自身免疫介导的周围神经病，主要损害多数脊神经根和周围神经，也常累及脑神经，其中面神经最常受累，多为双侧周围性面瘫。患者多急性起病，症状在2周左右达峰，常有对称性四肢弛缓性瘫和感觉障碍，脑脊液检查有特征性的蛋白-细胞分离。

（3）耳源性面神经麻痹：中耳炎、迷路炎、乳突炎常并发耳源性面神经麻痹，也可见于腮腺炎、肿瘤和化脓性下颌淋巴结炎等，患者除有面神经麻痹的表现外，常有明确的原发病史及特殊症状[6]。

（黄素素　王　静）

思考题

1. 口角歪斜可见于哪些疾病？
2. 特发性面神经炎口角歪斜的特点有哪些？

案例 ❸

排尿困难1年余

患者，男，63岁，独自来全科诊室就诊。

患者口述：1年前无明显诱因出现排尿费力，夜尿次数增多、排尿等待、尿线变细、排尿中断、尿不尽，并不断加重。昨晚夜间10点曾起床解小便一次，今晨被尿憋醒，排尿不出伴下腹部胀痛不适11小时。

全科医生需要考虑的问题：

1. 如何构建全科医学整体性临床思维？
2. 是不是急危重症疾病？最可能的诊断是什么？
3. 应急措施有哪些？补充哪些辅助检查？
4. 最后诊断是什么？诊断依据是什么？
5. 治疗方案和患者管理。
6. 启示。
7. 知识拓展。

1. 如何构建全科医学整体性临床思维？

（1）诊断思路：排尿困难是指排尿时需增加腹压才能排出尿液，严重者可导致尿潴留。正常人体排尿时，首先由排尿中枢发出冲动使膀胱逼尿肌收缩，同时内括约肌松弛，尿道内口开放，尿液流出。因此，当各种因素导致尿液排出道机械性阻塞或膀胱收缩能力缺乏均可引起排尿困难。造成排尿困难的主要原因是由于尿道机械性阻塞抑或是膀胱收缩能力缺乏。根据其发病原因可分为两大类：①梗阻性排尿困难，属膀胱颈部疾病，如膀胱颈部肿瘤，被膀胱颈结石、血块等阻塞，膀胱颈部狭窄或因子宫肌瘤压迫等；尿道疾病，如前列腺疾病、尿道炎症、狭窄、结石、肿瘤、异物等阻塞尿道。②功能性排尿困难，可见于脑梗后遗症、脊髓损伤、糖尿病神经源性膀胱、精神紧张、药物等。功能性排尿困难的患者，相关因素解除后，排尿困难症状随即消失。了解排尿困难的发病机制，有助于拓宽全科医生的临床思维。现采用约翰·莫塔的临床安全策略——临床5问对该患者进行分析（图5-3-1）。

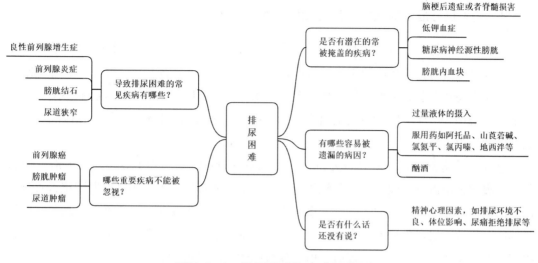

图5-3-1 排尿困难临床5问导图

（2）鉴别思维：临床上，排尿困难的患者除了重要的不能被忽略的疾病，如前列腺癌、膀胱癌外，还需要考虑容易被遗漏的病因，如过量液体摄入、饮酒过量及特殊药物服用史等。全科医生接诊年长的排尿困难患者时，首先需要考虑的是良性前列腺增生、膀胱结石、尿道狭窄、神经源性膀胱等问题；其次再考虑前列腺癌、脑梗后遗症、脊髓损伤等问题。而良性前列腺增生症是引起老年男性排尿困难最常见的疾病。下面对排尿困难的常见疾病和不可忽略疾病进行鉴别（图5-3-2）。

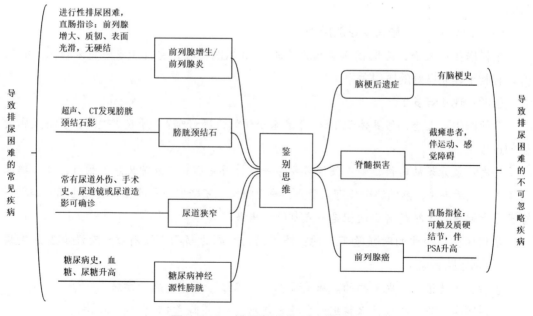

图5-3-2 排尿困难鉴别思维导图

2．是不是急危重症疾病？最可能的诊断是什么？

病史：患者男，63岁，已婚，排尿困难1年余，加重伴不能排尿11小时。1年前无明显诱因出现排尿费力，夜尿次数增多、排尿等待、尿线变细、排尿中断、尿不尽，并不断加重。昨晚夜间10点曾起床解小便一次，今晨被尿憋醒，排尿不出伴下腹部胀痛不适。患者不抽烟，喝酒10多年，每天喝2两白酒。否认尿道外伤史。既往无高血压、糖尿病、高血脂等慢性病史。

查体：体温36.8℃，脉搏89次/min，血压135/85mmHg，呼吸16次/min，神清，痛苦貌，下腹部正中可见一圆形膨隆，触压痛，叩诊膀胱浊音界扩大。患者取肘膝位，直肠指诊：前列腺Ⅲ度增大，质韧，表面光滑，边缘清楚，中央沟变浅，未扪及异常结节，肛门括约肌不松弛。尿道外口无狭窄或畸形。神经系统体格检查：会阴部、双下肢感觉正常，提睾反射及腹壁反射正常，肛提肌反射、球海绵体肌反射正常。

（1）初步判断：急症–急性尿潴留。

（2）最可能的诊断：良性前列腺增生症？急性尿潴留。

3．应急措施有哪些？补充哪些辅助检查？

（1）应急措施：对于任何不能排空膀胱的患者，无论其病史和检查如何，应急处置均是排除各项导尿禁忌证后，予以留置导尿管，引流膀胱尿液，尽快缓解患者的痛苦。

全科医学不仅局限于器质性疾病的诊断和治疗，还要了解患者对疾病的看法、担忧和期望，将全人照顾的核心理念贯彻于疾病的诊疗和健康服务的整个过程。待患者解除尿潴留症状，全科医生采用以患者为中心的问诊（RICE）方法和完善相关的辅助检查，明确诊断。

R（reason）——**患者就诊的原因**

全科医生：大爷，您现在感觉好点了么？（尊敬的称呼，会让患者感觉来自医生的关心，有利于建立良好的医患关系）

患者：现在好多了。

全科医生：大爷，您具体说下这1年多来小便的情况好吗？（开放式提问，了解疾病发生的过程）

患者：最开始的时候，解小便经常要等一下，解完后3~5分钟又想上厕所，每次都尿得不多。最近半年，感觉解小便有点费力，晚上睡觉也不踏实，一晚上得去卫生间3~4次。今天早上起床后，很想解小便但是一点都解不出来。

全科医生：小便的时候急不急的？痛不痛的？尿的颜色有没有红？有没有发热或腰痛？（鉴别尿路感染）

患者：不是很急，也不痛的。尿是黄色的，不红。没有发热、腰痛。

全科医生：昨天吃过什么特别的食物或药物吗？（排除食物或药物等诱因）

患者：昨天晚饭的时候喝多了，差不多4两白酒吧。晚上11点多，我还起床解过小便的，今天早上被尿憋醒就解不出来了，肚子很胀。

全科医生：最近饭量有没有变化？体重有没有下降呢？（鉴别糖尿病、前列腺癌）

患者：最近胃口跟平时差不多，没有特别的变化，感觉体重没什么改变。

全科医生：那你会不会觉得手脚没力、心慌呢？（鉴别低钾血症）

患者：没有。

I（idea）——患者对自己健康问题的看法

全科医生：大爷，您觉得自己是什么问题？（了解患者对自身问题的看法）

患者：是不是与前列腺有关？我听到周围的人或多或少都有这样的情况。

C（concern）——患者的担心

全科医生：您了解前列腺疾病吗?

患者：年龄大了，一般都有前列腺的问题，我就担心得癌症。头一次遇到完全解不出来的情况，万一以后要一直插着这根管子，那就完了。

E（expectation）——患者的期望

全科医生：根据您的病情和体格检查情况，目前还是首先考虑良性前列腺增生症。我们还需要完善一些检查排除其他可能的疾病。如果确定是良性前列腺增生症，经过正规的治疗，症状是可以控制住的。（给予患者治疗的信心）

患者：医生，谢谢你！祈祷我不是癌症！

（2）补充哪些辅助检查?

通过问诊，支持良性前列腺增生症的诊断，但需进行相关检查排除其他严重的或不能遗漏的疾病，以免贻误患者病情。

1）症状评估：等患者尿潴留缓解、情绪平复后，指导患者完成前列腺症状评分I-PSS评分（见表5-3-1）及生活质量评分QOL（见表5-3-2），用于评估下尿路症状的严重程度。

表5-3-1 国际前列腺症状评分表（I-PSS）

在过去一个月，您是否有以下症状?	在5次中					
	无	少于1次	少于半数	大约半数	多于半数	几乎每次
1. 是否经常有尿不尽感?	0	1	2	3 √	4	5
2. 两次排尿时间是否经常小于2h?	0	1	2 √	3	4	5
3. 是否曾经有间断性排尿?	0	1	2 √	3	4	5
4. 是否有排尿不能等待现象?	0	1	2	3 √	4	5
5. 是否有尿线变细现象?	0	1	2 √	3	4	5
6. 是否需要用力及使劲才能开始排尿?	0	1	2 √	3	4	5

续表

在过去一个月，您是否有以下症状？	在5次中					
	无	少于1次	少于半数	大约半数	多于半数	几乎每次
7. 从入睡到早期一般需要起来排尿几次？	没有	1次	2次	3次	4次	5次或以上
	0	1	2	3	4 √	5

症状评分（S）=18

注：

评分标准：轻度症状0～7分、中度症状8～19、重度症状20～35分（重度），8分以上者应引起注意。

表5-3-2 生活质量指数（QOL）评分表

	高兴	满意	大致满意	还可以	不太满意	苦恼	很糟
如果在您的后半生始终伴有现在的排尿症状，您认为如何？	0	1	2	3 √	4	5	6

生活质量评分（L）=3

2）实验室检查：电解质、肾功能（–）；尿常规：白细胞2个/HP，红细胞2个/HP；血清前列腺特异性抗原（PSA）检查：t–PSA 2.1ng/ml，f–PSA0.67ng/ml。

3）泌尿系超声：前列腺大小约4.2cm×3.5cm×4.3cm，内可见钙化灶形成，双肾、输尿管、膀胱未见明显异常。

4. 最后诊断是什么？诊断依据是什么？

（1）最后诊断

1）良性前列腺增生症（benign prostatic hyperplasia，BPH）。

2）急性尿潴留（acute urinary retention，AUR）。

（2）诊断依据：老年男性，63岁，排尿困难1年，存在典型的排尿困难症状，如夜尿次数增多、排尿费力、排尿等待、尿线变细、排尿中断、尿不尽。此次，由于突发排尿不出11小时伴下腹胀痛就诊。查体示下腹部正中可见一圆形膨隆，触压痛，叩诊膀胱浊音界扩大。实验室检查：PSA<4ng/ml，直肠指检及泌尿系B超均未发现前列腺异常结节。神经系统检查无异常。

5. 治疗方案和患者管理

向患者解释良性前列腺增生症的病因、疾病特点及治疗方法，帮助患者正确认识疾病，同时给予适当的安慰，有助于增进医患关系。

（1）留置导尿期间的健康指导：嘱患者保持导尿管通畅以及尿道口清洁，多饮水，保持一定尿量，有助于预防尿路感染；若出现长时间没有尿液引流出、下腹部胀痛、严重的血尿等情况，需及时就诊。

（2）生活方式指导：减少酒精、咖啡因、辛辣食物的摄入，合理的液体摄入（每日不少于1 500ml），注意劳逸结合。

（3）用药指导：患者良性前列腺增生症诊断明确，此次突发急性尿潴留予以留置导尿，IPSS评分18分，生活质量评分3分，考虑为中度症状。患者此前未行规范的药物治疗，建议首选药物治疗，若症状未改善，再考虑手术治疗。以上情况告知患者，全科医生与患者充分沟通后共同制订用药方案：α受体阻滞剂（盐酸坦索罗辛缓释胶囊）联合5α还原酶抑制剂（保列治）。嘱患者睡前服用盐酸坦索罗辛缓释胶囊，以减少直立性低血压的发生。

（4）安排随访：与患者约定1周后返院复诊，视情况予以拔除导尿管。

（5）随访管理：对于45岁以上男性，应每年行1次前列腺检查，其中包括直肠指检及前列腺超声，而有良性前列腺增生家族史的人群年龄应提前至40岁。对于确诊良性前列腺增生的患者，应建立健康档案并进行定期随访（图5-3-3）。

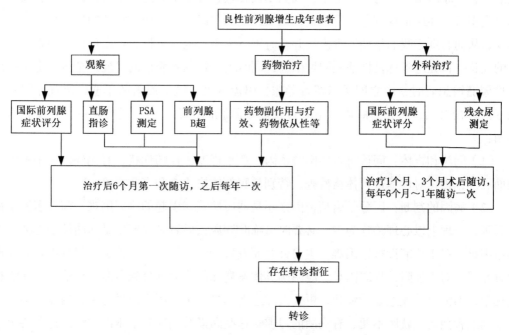

图5-3-3　良性前列腺增生者社区随访管理流程图

第2次就诊：

1周后，患者在儿子的陪同下复诊。自诉1周以来按时服药，导尿管引流通畅，尿液清亮，无血尿，留置导尿后睡眠情况明显改善，感觉精神也好了很多，未出现头晕、头痛等药物不良反应。全科医生予以拔除导尿管，嘱患者继续规律服药，同时注意观察排尿情况，若再次出现排尿困难的情况，及时就诊。

第3次就诊：

又过了2周，患者来复诊。与患者深入交流，了解到根据前期就诊时医生的建议，患者已经成功戒酒，饮食也比较清淡，每天饮水量保持在1 500ml以上，规律服药，但拔管后排尿困难仍存在。全科医生建议其至泌尿外科专科就诊，进一步评估病情，明确下一步治疗方案，患者表示同意。全科医生当即帮患者联系了一位泌尿外科专家，并简单介绍了病情，专家同意接受并预约就诊日期，患者对全科医生的帮助表示感谢。

患者至专科就诊后，完善膀胱尿道镜检查和尿流动力学检查，诊断为良性前列腺增生症，并择期行"经尿道前列腺电切术"，手术过程顺利，术后定期至全科门诊行常规随访。主要包括I-PSS评分、残余尿量测定、直肠指诊及血清PSA检查。

6. 该案例给我们的启示是什么？

排尿困难是老龄化社区中患者较为常见的症状之一，但是很多老年人都认为排尿慢是正常的生理衰老现象，无须就诊，这就导致很多排尿困难的患者无法得到及时治疗，进而发展为急性尿潴留。作为全科医生，我们不仅要熟悉排尿困难的诊断流程，正确有效地处理该类患者，还应重视高危人群筛查，比如鼓励50岁以上有下尿路症状的男性每年行常规体检，从而有助于我们早期发现疾病并及时进行干预。老年男性患者出现排尿困难、尿潴留的症状，首先应考虑良性前列腺增生症，同时需警惕前列腺癌的可能。全科医生在接诊急性尿潴留患者时，应立即予以留置导尿，引流尿液，缓解患者的不适。留置导尿时注意尿液缓慢排出，防止膀胱内压下降过快而致膀胱内出血。然后进行问诊、查体和病因判断：

（1）问诊和查体：问诊重点要围绕诱因、严重程度、伴随症状、有无外伤、手术史等方面展开，再针对性地进行体格检查，特别是腹部体格检查和直肠指诊。

（2）病因的判断：区分是由精神因素还是器质性疾病引起的排尿困难。前者多源于精神紧张，处理上以心理治疗为主，必要时可临时导尿；后者则要鉴别是功能性还是梗阻性排尿困难。对于功能性排尿困难，主要针对原发病治疗，结合膀胱训练，部分患者需长期留置导尿。对于梗阻性排尿困难，应明确具体发病部位，大部分患者需外科治疗。在诊疗过程中，不但要关注患者的症状，更要关注患者本身。全科医生通过与患者的深入沟通，了解到患者独居、就医不便、有喝酒的习惯，这些因素共同导致了本次发病。这需要全科医生通过健康宣教和正面引导，帮助患者正确认识疾病，改变不良的生活习惯，消除对疾病的恐慌和焦虑，从而增加患者战胜疾病的信心。

7. 知识拓展

（1）急性尿潴留（AUR）：是指急性发生的无法排尿，导致尿液滞留于膀胱内的一种综合征，常伴随明显尿意、疼痛和焦虑等症状。AUR多见于老年男性，其中70~79岁老年男性10%在5年内发生AUR，80~89岁老年男性30%在5年内发生AUR。临床上，AUR的诊断并不困难，根据典型症状和体征：尿量明显减少或无尿，伴耻骨上区胀痛不适，查体耻骨上叩诊浊音即可诊断。AUR是临床急诊，必须立即处理，若处理不及时会导致膀胱破裂、肾衰竭等严重后果。

（2）良性前列腺增生症（BPH）：是引起中老年男性排尿困难最常见的一种良性疾病。据统计，至少有50%超过50岁的中老年男性患有BPH，并且明显降低了他们的生活质量。该疾病的发生是由于前列腺间质和腺体增生、体积增大，从而导致膀胱出口梗阻和以下尿路症状为主的一系列临床症状。在BPH导致的严重并发症中，AUR的发生率最高，AUR的发生预示着膀胱功能失代偿，是进行手术治疗的首要原因。BPH患者发生AUR时，首选的处理措施是留置导尿管，导尿管置入失败者可行耻骨上膀胱穿刺造瘘以达到引流膀胱内尿液的目的。一般留置导尿管3～7天，同时服用α受体阻滞剂3～7天可提高拔管成功率。拔管成功者可继续选择药物治疗，若拔管后再次发生尿潴留者，应择期行外科手术治疗[7]。

（周　雅　王　静　顾申红）

思考题

1. 简述前列腺增生的手术指征。
2. 诊断前列腺增生需要鉴别的疾病有哪些？

案例 ❹

意识不清约20分钟

患者，男，30岁，计算机工程师，上午10:00由同事抬进全科诊室。

同事口述：患者上班时突然晕倒在地，伴有面色苍白，手发抖，出冷汗，呼之不应，急忙把他抬到最近的医院。

全科医生需要考虑的问题：

1. 如何构建全科医学整体性临床思维？
2. 最可能的诊断是什么？应急措施有哪些？
3. 诊断是什么？依据是什么？
4. 治疗方案和患者管理。
5. 启示。
6. 意识不清的诊疗流程图。

1. 如何构建全科医学整体性临床思维？

（1）诊断思路：导致意识不清的原因较多，其中常见的原因有血管迷走神经性晕厥、直立性低血压、心源性疾病、脑血管疾病以及心理疾病等。癫痫患者在发作时有特征性的临床表现，如强直、抽搐、失神等神经功能障碍和精神障碍；脑震荡引起的意识不清患者有明确脑部受伤病史；低血糖症可通过发作时症状表现及快速血糖测定来判断，常见于糖尿病患者。因此，全科医生在接诊意识不清患者时，全面的临床诊疗思维尤为重要。下面从全科医学视角出发，采用约翰·莫塔的临床安全策略——临床5问对该患者进行分析（图5-4-1）。

（2）鉴别思维：在全科临床中，意识不清是一种比较容易混淆的症状，因为患者的描述会有很多种，比如"晕厥""昏倒""头晕""突然摔倒"。晕厥是一种突然的、短暂的意识丧失和自发的姿势张力的症状，源于短暂性脑血流灌注不足，晕厥常要与头晕、眩晕鉴别，头晕、眩晕不会存在意识丧失，晕厥的终生患病率大约为20%。而低血糖、癫痫、脑震荡引起的意识不清不会源于临时全脑灌注不足。

一般而言，最常见的意识不清是血管迷走性晕厥，常为良性，其特点是通常有诱因，如拥挤、环境过热等，发作快速，常为10~20秒，发作时突然跌倒，面色苍白。最危险的意识不清是心源性晕厥，要识别常用报警症状，如胸痛、劳力性呼吸困难、心悸等，对于

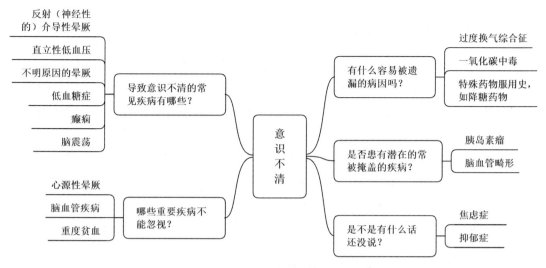

图5-4-1 意识不清临床5问导图

有心脏病家族史的患者更应注意，一旦确诊，应尽快转诊心内科。而低血糖症发作时往往伴有出汗、心悸、手抖、头晕等自主神经功能障碍和神经低糖症状，通过快速血糖测定可以确诊。严重、长时间的低血糖状态对神经系统造成严重损伤，是急危重症。全科医生应及时识别并予以正确处理。癫痫发作的患者在意识不清的同时伴有运动、自主神经功能紊乱和精神障碍（按发作类型区分），而脑震荡患者有明确外伤史，表现为伤后即时出现的短暂意识障碍和近事遗忘，伴头晕头痛等。同时，全科医生亦不能遗漏隐蔽的不易发现的疾病，如精神性疾病、过度通气等，这些需要全科医生在问诊过程中仔细询问分析（图5-4-2）。

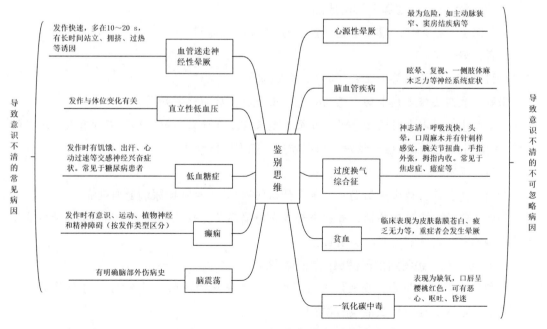

图5-4-2 意识不清鉴别思维导图

2．是不是急危重症疾病？

急诊病史：患者男，30岁，意识消失约20分钟。工作中起身取饮用水时突然晕倒，面色苍白，手部发抖，晕倒时没有磕碰到头部，当时无口吐白沫、无四肢抽搐、无过度换气等表现。其陪同的同事告知有服用不明药物史，经查看药品后确认为"消渴丸"。

查体：体温37.1℃，脉搏96次/min，呼吸18次/min，血压90/60mmHg，面色苍白，呼吸平稳，皮肤略潮湿。意识不清，精神软，双侧瞳孔等大等圆，对光反射灵敏。肌张力无增高减退。辅助检查：快速法测指尖血糖为2.5mmol/L。

结合病史和体检及指尖血糖，判断为低血糖昏迷，属于急危重症疾病。

3．最可能的诊断是什么？应急措施有哪些？

（1）最可能的诊断：低血糖症。

（2）诊断依据：指尖血糖2.5mmol/L；意识不清、面色苍白、出汗等低血糖"报警症状"。

（3）应急措施：50%左旋葡萄糖25ml静脉注射，患者逐渐恢复意识。

4．最后诊断是什么？依据是什么？

（1）全科医学的核心理念是"全人照顾"，全科医生目光不能局限于疾病，更要关注患者，了解患者背后的故事。等到患者意识逐渐恢复后，让我们以患者为中心，倾听他内心的声音，详细了解患者的生活背景、看法、顾虑和期望。

R（reason）——**患者就诊的原因**

全科医生：张先生，现在感觉好些了吗？（开放式提问）

患者：好多了。

全科医生：您晕倒前，在做什么？（了解诱因）

患者：我想去接点热水喝，感到心慌、出冷汗，后面就不知道了。

全科医生：站起来时候着急吗？耳朵听起来有没有什么不一样吗？有没有天旋地转的感觉？（鉴别直立性低血压、眩晕、梅尼埃症、脑血管疾病）

患者：没有。

全科医生：您身边带着消渴丸，是有什么问题吗？（鉴别糖尿病低血糖症）

患者：最近一次健康体检，查出来说我血糖偏高了，我就向家里患糖尿病的亲戚要了点降血糖的药，打算有空了再去看医生。

I（idea）——**患者对自己健康问题的看法**

全科医生：我很好奇，您还没有看过病，自己吃药的理由是什么呢？（了解患者自行用药背后的原因，还有什么话没有说？）

患者：唉，公司里面最近比较忙，要是让公司知道自己生病了不太好的。我家里亲戚也有得糖尿病的，我看他一边吃药一边工作、生活，没有什么大碍，所以就问他要了点降糖药。想先把血糖降下来，等到空一点再去看医生。

C（concern）——患者的担心

全科医生：根据您刚才所说，我初步判断您是因为没有正确服用降糖药从而导致的低血糖。低血糖是很危险的，您了解低血糖发作吗？（了解患者对病情的理解程度）

患者：我在吃药之前看了说明书，上面确实提到过会出现低血糖。医生，我的病情严重吗？低血糖发作是不是很危险？家里就我一个人赚钱养家，万一我的身体不行了，那家里人怎么办呀？

全科医生：糖尿病患者发生低血糖是很危险的，甚至会威胁生命。降糖药物一定要在医生的指导下服用，才比较安全。为了自己和家人，您一定要保重身体呀！（同理心，让患者意识到医生是站在他的角度考虑）

E（expectation）——患者的期望

患者：医生，那我接下去应该怎样做，才能不耽误工作，又治好我的病呢？

全科医生：我先把您转诊到上级医院的内分泌专科全面检查一下，了解病情后制订治疗方案。后续的复查和监测，可以到我这里来。糖尿病经过正规的治疗，是可以控制得跟正常人一样生活和工作的。（给予患者治疗的信心）

患者：好的。医生，我平时应该注意什么？

全科医生：饮食和运动很重要，您知道饮食和运动应注意哪些方面吗？（了解患者对糖尿病治疗的了解程度）

患者：就是不要吃太多，尤其是含糖量高的食物，然后加强锻炼。

全科医生：您说得对。我相信，您只要养成良好的生活方式，糖尿病会控制好的。我这里有糖尿病的小单张，您先拿回去看看，如果有不清楚的地方，下次来复诊时，我给您好好解释一下，好吗？（适当鼓励患者，表现出负责到底的态度，增强患者的安全感）

患者：好。要不是这次晕倒了，我可能还不重视呢。谢谢医生！

患者2天后到上级医院内分泌科就诊，结果如下：

内分泌专科体检：体温36.2℃，呼吸19次/min，心率82次/min，律齐，血压134/82mmHg，身高174cm，体重78kg，BMI 25.8kg/m²。双侧足背动脉搏动良好，双下肢皮温正常，双上肢双下肢触觉正常，双侧足趾位置觉振动觉正常。

辅助检查结果：空腹血糖9.2mmol/L，餐后2小时血糖12.1mmol/L，空腹胰岛素2.03μIU/ml，餐后0.5、1、2、3小时胰岛素分别为4.62、7.51、10.14、7.81μIU/ml。空腹C肽0.61ng/ml，餐后0.5、1、2、3小时C肽分别为1.12、2.13、2.81、1.95ng/ml；胰岛素抗体、胰岛细胞抗体、谷氨酸脱羧酶抗体均阴性。糖化血红蛋白HbA1c 9%。肝肾功能正常。尿常规：白蛋白（-），葡萄糖（++），尿酮体（-）。心电图：窦性心律，正常范围心电图。

（2）最后诊断：①药源性低血糖昏迷（pharmacogenic hypoglycemic coma）。

②2型糖尿病（type 2 diabetes）。

（3）诊断依据：①结合患者的病史、血糖检测结果和携带的药物等，支持药源性低血糖的诊断；②经内分泌专科检查，空腹血糖、餐后2小时血糖偏高，糖化血红蛋白偏高，胰岛功能检查提示胰岛素、C肽高峰延迟出现，支持2型糖尿病的诊断。

5. 治疗方案和患者管理

（1）嘱患者停用消渴丸（含格列本脲，易诱发低血糖）。

（2）与糖尿病专科医生保持联系，根据血糖控制情况，调整用药。

（3）建立患者健康档案，按时随访。

患者2周后复诊，已经完善胰岛功能检查和并发症评估，现使用二甲双胍片和阿卡波糖片治疗，空腹血糖控制在6mmol/L，餐后2小时血糖控制在7mmol/L左右。继续向患者进行糖尿病健康教育，叮嘱患者配备血糖仪自测血糖，进行饮食和运动治疗宣教。

6. 该案例给我们的启示

（1）全科医生接诊意识不清患者时，获取有效信息非常重要。低血糖症是指血葡萄糖水平低于2.8mmol/L（糖尿病患者为3.9mmol/L），并出现自主神经系统和神经低糖症状，如出汗、心悸、乏力、头晕、认知障碍等。如没有经过血糖纠正，低血糖发作往往时间较长，不会自行恢复，称低血糖昏迷。本例患者在抢救阶段问诊得知有服用降糖药物史，因此首先考虑低血糖问题，速查血糖，证实诊断，为抢救低血糖患者赢得宝贵的时间。当患者恢复血糖水平后，运用临床5问思维法和RICE问诊，可以避免遗漏一些重要的疾病和容易被掩盖的疾病。

（2）意识不清的紧急处理方法：意识不清发生现场，应将患者置于平卧位，取头低脚高位，松开腰带，促使血液流向脑部。有条件可立即测量血压和血糖，同时，可适当通过疼痛刺激使患者清醒，患者清醒后不要急于起身，以避免引起再次发作。如考虑患者有器质性疾病，在进行现场处理如低血糖患者给予补充糖后，要及时到医院针对引起意识不清的病因进行治疗[8]。

7. 意识不清的诊疗流程图

全科医生在接诊意识不清为主要症状的患者时，可参考以下流程图进行接诊和处置（图5-4-3）。

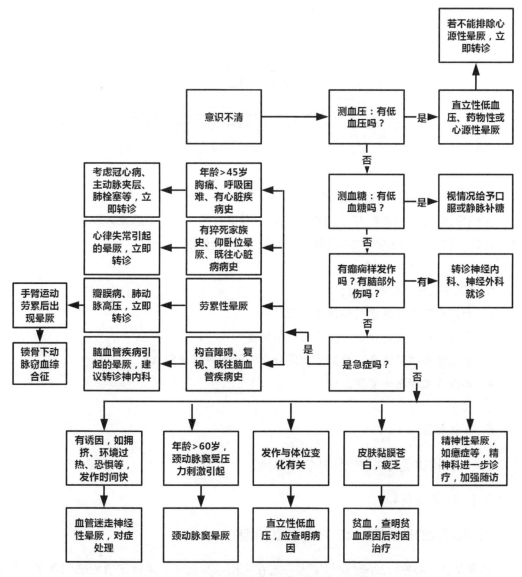

图5-4-3 意识不清患者全科接诊流程图

（王 力 王 静）

思考题

1. 常见会引起意识不清的疾病有哪些？

2. 低血糖症的抢救措施？

案例 ❺

头晕、乏力、意识不清2小时

患者，女，45岁，由家属送来急诊。

家属口述：2小时前吃午饭时感到头晕、没有力气，呕吐，后来人就不清楚了，叫她也不答应。发病前曾在家用木炭烧烤，同时家人有类似症状。

全科医生需要考虑的问题：

1. 如何构建全科医学整体性临床思维？

2. 最可能的诊断是什么？应急措施有哪些？

3. 补充哪些辅助检查？最后诊断是什么？诊断依据是什么？

4. 治疗方案和患者管理。

5. 启示。

6. 知识拓展。

1. 如何构建全科医学整体性临床思维？

见本书本章案例4。

2. 最可能的诊断是什么？应急措施有哪些？

患者女性，45岁，2小时前与家人一起在家用木炭烧烤、进食午餐时感到头晕、没有力气，出现恶心呕吐，后出现意识不清，呼之不应。同时家人亦有头晕不适。既往体健，否认高血压病、糖尿病、心脏病、脑血管病、慢性肺病等基础疾病史。

查体：T36.8℃，脉搏88次/min，血压138/76mmHg，略嗜睡，呼之能应，精神略软，无明显贫血貌，颈无抵抗，口唇略呈樱桃红色，呼吸平稳，听诊双肺呼吸音清，心率88次/min，律齐，腹软，无压痛，四肢肌力V级，双侧巴宾斯基征阴性。

（1）最可能的诊断是急性一氧化碳中毒。

（2）应急措施：

1）给予吸氧，并安抚情绪。

2）密切观察患者意识状态，意识不清者注意保护气道，预防窒息。

3）一旦出现心跳呼吸停止者应立即进行现场心肺复苏，同时呼叫急救系统。

3. 补充哪些辅助检查？诊断是什么？依据是什么？

全科医生不能局限于以医生为中心的问诊方式，还要结合以患者为中心的问诊，全面、深度、多角度地了解疾病的发生、发展和结局。重点了解意识不清的可能诱因、发病过程、伴随症状以及以前是否有类似发作史，同时了解患者自己内心的看法、顾虑和期望。等到患者神志转清、精神好转后，采用RICE问诊，进行深入访谈，找到病因，达到诊治目的。

R（reason）——**患者就诊的原因**

全科医生：大姐，您现在感觉如何？（开放式提问）

患者：好一点了，谢谢医生！

全科医生：刚才怎么回事？还记得吗？

患者：记得。刚吃午饭没多久，就觉得头晕、没力气。（进食后出现症状，低血糖的可能性相对较低）

全科医生：午饭吃什么？食物新鲜吗？（排查食物中毒）

家属：我们在家弄烤肉吃的，肉是早上新鲜买的。

全科医生：烤肉？用烤箱烤的？（排查一氧化碳中毒）

家属：不是用烤箱，是用炉子烤的。

全科医生：炉子？是用木炭烤的？门窗有没有打开？

家属：是的。我们一开始在阳台上烤的，后来风大，就挪到客厅里，门窗差不多都关好的。（密闭环境中烧烤，一氧化碳中毒的可能性很大）

全科医生：她当时有抽搐吗？（排查癫痫可能）

家属：这倒没有。

全科医生：还有其他不舒服吗？

患者：非常恶心，吐了一大堆东西，还想吐。

全科医生：两边手脚有没有感觉不一样或者没有劲？（鉴别急性脑血管意外）

患者：现在浑身没有力气，但是两边没有什么不一样的感觉。

I（idea）——**患者对自己健康问题的看法**

全科医生：一起午餐的人有不舒服吗？（确认是否存在聚集性发病的特点）

家属：我也有点头晕，不舒服。

全科医生：你们认为可能是什么原因？

患者及家属：医生，会不会食物中毒呀？

C（concern）——**患者的担心**

全科医生：很有可能是一氧化碳中毒。

患者：一氧化碳中毒？医生，严重吗？会有什么后遗症吗？

全科医生：轻中度一氧化碳中毒及时治疗后一般不会遗留什么后遗症；少数重度中毒的患者在苏醒后2个月内可能会发生迟发性脑病。（向患者解释疾病发展与转归）

E（expectation）——**患者的期望**

患者：那怎么办？不会变傻了吧？能不能恢复啊？

全科医生：你们还好及时送医院了，脱离了一氧化碳中毒的环境，目前已经清醒，只要积极配合，坚持高压氧治疗，发生迟发性脑病的可能性不大。（肯定患者家属及时帮助患者脱离中毒环境的行为，强调正规治疗的重要性）

患者及家属：嗯，我们一定配合治疗。

全科医生：以后不要在室内烧烤。另外，燃气热水器泄漏也会引起一氧化碳中毒，要定期让专业人员上门检查。（及时跟上健康宣教）

家属：我们一定注意，谢谢医生提醒。

全科医生：高压氧治疗结束后，可以定期到我这里来复诊，以后有什么问题和困难，可以联系我。（承诺会一如既往地关心患者）

家属：好的，谢谢医生！

（1）完善相关检查：血气分析、血常规+C反应蛋白。必要时转上级医院查颅脑CT排查颅内疾病。

该患者检查结果回报：

1）血气分析：酸碱度7.35，氧分压65mmHg，碳氧血红蛋白分数（HbCO）31%，葡萄糖8.6mmol/L。

2）血常规+C反应蛋白：白细胞$10.5×10^9$/L，中性粒细胞百分比78%，血红蛋白126g/L，血小板$186×10^9$/L，C反应蛋白5.8mg/L。

（2）诊断：急性一氧化碳中毒（acute carbon monoxide poisoning）。

（3）依据

1）患者中年女性，因头晕、乏力伴意识不清2小时来院急诊，现神志已较前转清，既往体健，否认心脑血管基础疾病。通过RICE问诊可基本可排除低血糖意识不清、休克、急性脑血管意外、癫痫、外伤、药物中毒等可能性。

2）查体可见神志已转清，略嗜睡，生命体征基本平稳，口唇略呈樱桃红色。

3）实验室检查提示碳氧血红蛋白分数升高达31%，未见贫血及低血糖。

4．治疗方案和患者管理

（1）治疗方案

1）给予面罩吸氧，监测生命体征。

2）密切观察意识状态，意识不清者注意保护气道，预防窒息。

3）一旦出现心跳呼吸停止，应立即进行现场心肺复苏。

4）积极防治脑水肿，可予甘露醇、呋塞米脱水，糖皮质激素减轻脑水肿。

5）促进脑细胞功能恢复，补充能量及维生素改善脑代谢。

6）尽快转上级医院进行高压氧治疗。

（2）患者管理

1）急性一氧化碳中毒患者清醒后往往容易轻视疾病的严重程度，对后续治疗不够重视。在疾病后期的随访中，一定要跟患者及家属强调：按规定疗程的高压氧等治疗的必要性，以尽可能预防迟发性脑病的发生。

2）发生一氧化碳中毒的患者中很大一部分为低收入或者低文化程度者，因经济条件的限制或者防范意识薄弱，极易发生意外，一旦发生意外又让贫困的家庭雪上加霜。秋冬高发季节，全科医生在这部分居民中一定要多做健康宣教，加强居民的防范意识，尽可能避免意外伤害的发生，一旦发现中毒可能，尽快协助患者脱离中毒现场。

5. 该案例给我们的启示是什么？

意识不清的病因很多，全科医生在接诊意识不清患者时，要从意识不清的机制入手，思维广阔地寻找意识不清的原因，务必排除致命性意识不清。本病例患者为一过性意识不清，结合患者的基础情况（中年女性，否认心脑血管、肝肾等基础疾病）及环境因素，快速做出初步判断，通过血气分析确诊，如有必要可转上级医院进一步行颅脑CT检查排除急性脑血管意外可能。全科医学的核心是"全人照顾""以人为中心"。在诊疗中，应积极了解患者的想法、顾虑、担忧及期望，尽量消除患者的紧张和焦虑。针对患者及家属对一氧化碳中毒认识不足，缺乏防范意识，给自身造成了一定的损害，全科医生在进行防治疾病宣教的同时，对其及时送医行为给予肯定，为患者及家属树立战胜疾病的信心和信念。

6. 知识拓展

（1）一氧化碳是含碳物质在工业生产和日常生活中不完全燃烧时产生的一种无色、无味、无刺激性气体，比空气轻。急性一氧化碳中毒，即人们通常说的煤气中毒，是由一氧化碳大量聚集并被机体吸入所致。吸入的一氧化碳可与血液中的血红蛋白结合，形成碳氧血红蛋白，既不能携带氧气又不能解离，致使血携氧能力下降，阻碍了氧的释放，导致低氧血症，引起组织缺氧，最易遭受损害的是大脑和心脏。

（2）一氧化碳中毒按中毒程度可分为三级：

1）轻度中毒：HbCO分数在10%～30%，有头晕、头重感、头痛、四肢无力、视物不清、感觉迟钝、恶心呕吐、心悸，甚至短暂晕厥，若能及时脱离中毒现场，吸新鲜空气后，症状可迅速好转。

2）中度中毒：HbCO分数在30%～40%，除上述症状加重外，患者呼吸困难、面色潮红、口唇、指甲、皮肤、黏膜呈樱桃红色、出汗多、心率快、烦躁、昏睡，常有意识不清与虚脱，如能及时抢救，脱离中毒环境吸入新鲜空气或氧气后，亦能苏醒，数日后恢复，一般无并发症与后遗症。

3）重度中毒：HbCO分数在40%～60%，除上述症状外，迅速出现深度昏迷或呈去大脑皮质状态，出现惊厥，呼吸困难或呼吸衰竭，可并发脑水肿、肺水肿、心肌损害、休克等严重并发症，死亡率高，抢救后存活者，常有不同程度的后遗症。

（陈　环　王　静）

思考题

1. 急性一氧化碳中毒的分级及相应的临床表现。
2. 简述急性一氧化碳中毒的治疗方案。

案例 ❻

腹痛伴恶心1天

患者，女，28岁，由家属陪同搀扶就诊。

患者口述：昨天晚餐进食火锅和冷饮后出现腹痛，大便了3次，都不成形，用热水袋热敷后稍有缓解，去药店买了蒙脱石散口服，没有再排。今天吃过早餐后疼痛加重了，感觉右下腹痛感明显，呈持续性，伴有恶心，有便意，无腹泻。

全科医生需要考虑的问题：

1. 如何构建全科医学整体性临床思维？
2. 是不是急危重症疾病？最可能的诊断是什么？
3. 应急措施有哪些？补充哪些辅助检查？
4. 最后诊断是什么？诊断依据是什么？
5. 治疗方案和患者管理。
6. 启示。
7. 知识拓展。

1. 如何构建全科整体性临床思维？

（1）临床5问思维法

具体见本书第三章案例4。

（2）鉴别思维：急性腹痛最常见的病因是急性阑尾炎、急性胃肠炎、肠易激综合征、肾绞痛、排卵痛等，肠系膜淋巴结炎在儿童中较常见。大多数急腹症病情严重，早期诊断可以减少病残率和死亡率。不能忽视的严重疾病，包括消化道穿孔、肠梗阻、急性胰腺炎、肠系膜血管闭塞、肠扭转、主动脉夹层等。全科医生接诊女性的腹痛患者时，千万不能漏掉异位妊娠破裂、卵巢滤泡或黄体囊肿破裂等。全科医生要注意常被遗漏的疾病，比如急性阑尾炎在老年人、儿童、孕妇以及服用非甾体类药物的人，表现可能不典型，尤其在早期极易误诊；糖尿病痛症酸中毒、泌尿系结石等所致腹痛表现不典型，易漏诊；有些反复发作的急性腹痛可能由精神因素所致，要注意鉴别（图5-6-1）。

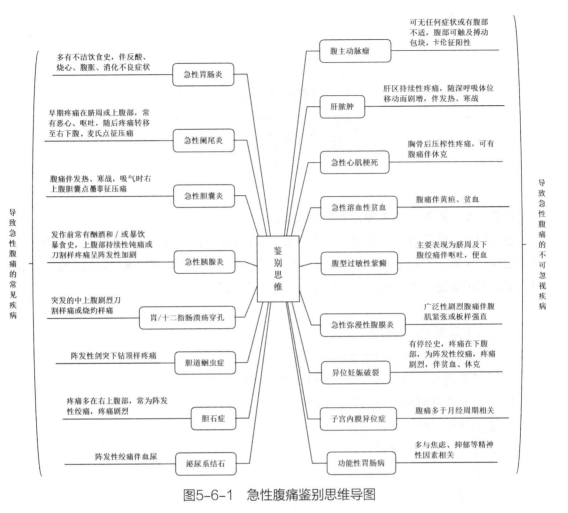

图5-6-1　急性腹痛鉴别思维导图

2. 是不是急危重症疾病？最可能的诊断是什么？

病史：患者女，28岁，腹痛伴恶心1天。患者于1天前进食火锅和冷饮后出现上腹部疼痛，腹泻3次，无发热，初始经热敷疼痛稍缓解。今天早餐后腹痛加重，为右下腹疼痛，并呈持续性，伴恶心、里急后重感。患者既往体健，无高血压、糖尿病等慢性病史，已婚，月经规律，无生育史。

查体：体温36.8℃，脉搏90次/min，血压120/85mmHg，呼吸18次/min。神清，痛苦貌，全身皮肤黏膜及巩膜无皮疹，眼睑无苍白，巩膜无黄染。两肺呼吸音清晰，心率90次/min，律齐，心尖部及各听诊区无杂音。腹软，墨菲征（-），脐周及麦氏点有压痛，无反跳痛及肌紧张，肝脾未触及，病理反射（-）。

（1）初步判断：急症。

（2）最可能的诊断：急性阑尾炎？

3. 应急措施有哪些？补充哪些辅助检查？

（1）应急措施：卧床休息，并静脉给予抗生素治疗，疼痛剧烈给予解痉止痛对症处理。

（2）补充哪些辅助检查？

全科医学不仅局限于对疾病的诊断和治疗，还要了解患者对疾病的看法、担忧和期望，以及心理状况、家庭、生活、工作等，将全人照顾的核心理念贯彻于疾病的诊疗和健康服务的整个过程。待患者腹痛症状稳定后，全科医生采用以患者为中心的问诊（RICE）方法和完善相关的辅助检查，明确诊断。

R（reason）——患者就诊的原因

全科医生：您好，我是今天的值班医生王大夫，您现在好些吗？（医生进行自我介绍，会让患者感觉很亲切，有利于建立良好的医患关系）

患者：略好些。

全科医生：昨天晚餐吃的什么？详细讲下腹痛发生时是什么样感觉，到目前为止疼痛有什么变化？（开放性提问，了解疾病发生的诱因及腹痛特点）

患者：昨天晚上跟朋友聚餐吃的火锅，喝了冷饮，回到家后10点左右开始有点不舒服，觉得上腹部有点隐隐作痛，拉肚子3次。想着可能是吃坏肚子了，吃了蒙脱石散，不拉肚子了，热敷后疼痛也好一些，但是今天吃过早餐后疼痛加重了，以右下腹为重。

全科医生：早餐吃的什么？（了解腹痛加重的原因）

患者：豆浆和包子。

全科医生：除了腹痛，有无呕吐、腹胀、腹泻？有排气吗？有无尿频、尿急、尿痛？（了解患者的伴随症状，除外胃肠炎、胰腺炎、肠梗阻、泌尿系疾病所致腹痛）

患者：今天上午感觉恶心，没有吐。大便想解解不出，有排气，无腹泻，小便正常。

全科医生：您以前这样痛过吗？您有没有胃溃疡？平时服用药物吗？（排除胃/十二指肠穿孔、药物影响等）

患者：没有。

全科医生：月经规律吗？有没有痛经？最近一次月经是什么时候？（了解患者月经情况，除外子宫内膜异位症、异位妊娠破裂等妇产科疾病所致的腹痛）

患者：月经都正常的，来的时候小腹轻微不适，这次月经刚结束3天。

全科医生：平常有什么饮食习惯？家庭关系还和谐吧？（了解患者个人生活习惯和家庭状况，除外精神心理问题所致的功能性腹痛）

患者：我平常工作比较忙，饮食也不规律，喜欢吃辛辣食物，还有冷饮之类的。家庭关系很好。

全科医生：您的饮食习惯不是太好，三餐饮食要规律，辛辣刺激和生冷食物要少吃。（问诊同时注意进行健康教育，使患者培养良好的生活习惯）

患者：好的，我以后注意。

I（idea）——患者对自己健康问题的想法

全科医生：您觉得自己是什么原因导致的腹痛？（开放式提问，了解患者的担心）

患者：我昨天晚上从吃火锅和冷饮后不舒服的，是不是与饮食有关？是胃肠炎吗？

全科医生：不洁饮食和生冷饮食可能会导致胃肠炎症状，但是您这次腹痛的原因是什

么，还需要进一步检查才能明确。（向患者解释症状和疾病，并提出进一步检查的需要）

C（concern）——**患者的担心**

患者：医生，因为这次腹痛厉害，加上我正在备孕，所以我很担心患有其他疾病。

全科医生：您别着急，我先给您检查一下。（注意拉好围帘，保护好患者隐私；对异性患者，注意请家属陪同在旁检查）

E（expectation）——**患者的期望**

全科医生：根据您的病情和体格检查情况，目前还是首先考虑急性阑尾炎，我们还需要完善一些检查，比如腹超、抽血化验检查，排除其他可能的疾病。如果确定是急性阑尾炎，轻症、单纯性阑尾炎可以保守治疗好转，重症、化脓性阑尾炎和阑尾穿孔都应转上级医院手术治疗，但手术也是小手术，不用太担心。（向患者解释检查和治疗，给予患者信心）

患者：好的医生，谢谢您！我听您的安排。

根据问诊，支持急性阑尾炎的诊断，但在确诊急性阑尾炎之前，需进行相关检查排除其他严重的或不能遗漏的疾病，以免贻误患者病情。

1）实验室检查：

血常规：白细胞计数15×10^9/L，中性粒细胞百分比80%，血红蛋白浓度120g/L，血小板计数100×10^9/L。尿常规：（－）。

2）阑尾B超检查：阑尾充血、水肿、渗出，呈低回声管状结构，提示急性阑尾炎可能。

4．最后诊断是什么？诊断依据是什么？

（1）最后诊断：急性阑尾炎（acute appendicitis）。

（2）诊断依据：患者女，28岁 腹痛伴恶心1天。查体示，脐周及麦氏点有压痛，无反跳痛。既往无基础疾病，无停经史，阑尾超声检查提示：急性阑尾炎可能。血常规：白细胞总数和中性粒细胞比例均升高。

5．治疗方案和患者管理

向患者解释急性阑尾炎的病因、疾病特点及治疗方法，帮助患者正确认识疾病，同时，给予适当的安慰，有助于增进医患关系。

（1）生活方式指导：急性阶段卧床休息、禁食，给予水、电解质静脉输入等。

（2）可用抗生素抗感染治疗：阑尾炎绝大多数属混合感染，应用氨苄西林庆大霉素与甲硝唑联合，疗效较好。一旦炎症吸收消退，阑尾能恢复正常。当急性阑尾炎诊断明确，有手术指征，但因患者周身情况或客观条件不允许，也可先采取非手术治疗，延缓手术。若急性阑尾炎已合并局限性腹膜炎，形成炎性肿块，也应采用非手术治疗，使炎性肿块吸收，再考虑择期阑尾切除。

（3）对症处理：如镇静、止吐、解痉止痛，必要时放置胃减压管等。

（4）转诊指征：

1）生命体征不稳定，出现低血压休克、意识状态改变等脓毒血症症状者需立即转诊。

2）出现急性腹膜炎，考虑急性化脓性阑尾炎者需立即转诊上级医院手术治疗。

3）腹痛原因不明，需进一步完善相关检查者建议转诊。

6．该案例给我们的启示是什么？

急性阑尾炎是各种急腹症的首位。转移性右下腹痛及麦氏点压痛、反跳痛为其典型的临床表现。急性阑尾炎的病情变化快，不仅会造成消化系统损害，严重者会造成感染中毒性休克，危及生命。在阑尾破裂穿孔后，会出现临床症状好转一段时间的假象，因此要在早期及时识别并转诊上级医院行手术治疗。在腹痛的诊断过程中，需先注意排除常见病及多发病，再考虑少见病、罕见病；先从考虑外科急腹症，再到内科急腹症，最后是功能性腹痛。还需要警惕老年人腹痛、小儿腹痛或育龄期妇女腹痛等特殊类型的腹痛。遇到育龄女性腹痛时需要询问性生活史、月经史，警惕异位妊娠破裂、卵巢滤泡或黄体囊肿破裂、卵巢囊肿蒂扭转等急腹症可能。老年人有剧烈急性腹痛，不恰当应用强力镇痛药，一是容易延误病情，二可能会导致肠系膜动脉闭塞、急性胰腺炎等不良后果，需要引起注意。

7．知识拓展

急性阑尾炎的腹痛涉及多种机制，早期疼痛在脐周或上腹部，常有恶心、呕吐，为内脏性疼痛。随着疾病进展，持续而强烈的炎症刺激影响相应脊髓节段的躯体传入纤维，出现牵涉痛，疼痛转移至右下腹麦氏（McBurney）点。当炎症进一步发展波及腹膜壁层，则出现躯体性疼痛，程度剧烈，伴压痛、肌紧张及反跳痛。

急性阑尾炎一般分四种类型：急性单纯性阑尾炎、急性化脓性阑尾炎、坏疽及穿孔性阑尾炎和阑尾周围脓肿。并发症包括：①腹膜炎；②脓肿形成，是阑尾炎未经及时治疗的后果，在阑尾周围形成的阑尾脓肿最常见；③内、外瘘形成，阑尾周围脓肿如未及时引流，则可向肠道、膀胱或腹壁突破，形成各种内瘘或外瘘；④化脓性门静脉炎，阑尾静脉内的感染性血栓可沿肠系膜上静脉至门静脉，导致门静脉炎，进而可形成肝脓肿。

（张雅丽　王荣英）

思考题

1．腹痛的发病机制有哪些？

2．急性阑尾炎并发症有哪些？

3．急性阑尾炎的转诊指征是什么？

案例 ❼

胸痛2小时

患者，男，66岁，家属陪伴来全科诊室就诊。

患者口述：今日晨起与家人争吵后突然出现胸部疼痛，出汗、恶心，无呕吐，感觉很烦躁，休息一会儿不见好转，含服了一片硝酸甘油疼痛也不减轻，持续性疼痛，颈部也感觉疼，痛有2个小时。

全科医生需要考虑的问题：

1. 如何构建全科医学整体性临床思维？
2. 是不是急危重症疾病？最可能的诊断是什么？
3. 应急措施有哪些？补充哪些辅助检查？
4. 最后诊断是什么？诊断依据是什么？
5. 治疗方案和患者管理。
6. 启示。
7. 知识拓展。

1．如何构建全科医学整体性临床思维？

具体见本书第二章案例2。

2．是不是急危重症疾病？最可能的诊断是什么？

病史：患者男，65岁，已婚，持续胸痛2小时。患者于2小时前与家人争吵后出现胸骨后闷痛伴颈部不适，伴大汗、恶心，无呕吐，无头晕，疼痛呈持续性，含服"硝酸甘油"和休息不能缓解。近期无外伤史，既往有高血压病史10年，有吸烟史，每天1包，有饮酒史，每天2两，有高血压家族史。

查体：体温36.5℃，脉搏78次/min，血压172/82mmHg（右上肢血压），BP 165/78mmHg（左上肢血压），呼吸16次/min，SPO$_2$98%。神志清，急性病容，胸廓无畸形，局部无水疱及皮疹，局部无压痛。双肺听诊呼吸音清，未闻及啰音，心率78次/min，律齐，各心脏瓣膜区未闻及病理性杂音。腹软，肝脾肋下未触及，全腹无压痛，双下肢无水肿。

急查心电图示：窦性心律，Ⅱ、Ⅲ、AVF ST段抬高＞0.1mV，T波高耸。

（1）初步判断：急危重症-急性下壁ST段抬高型心肌梗死。

（2）最可能的诊断：

1）冠心病 急性下壁ST段抬高型心肌梗死。

2）高血压2级 很高危。

3．应急措施有哪些？补充哪些辅助检查？

（1）应急措施：卧床休息，保持气道通畅、心电监护、建立静脉通道，解除疼痛，抗血小板及抗凝治疗。

（2）补充哪些辅助检查？

全科医学的核心是"全人照顾""以人为中心"，遵循生物—心理—社会医学模式。在诊疗过程中，全科医生不仅要关注胸痛，更要关注发生胸痛的"人"。也就是说，要积极了解患者的想法、顾虑、担忧及期望，帮助患者正确认识疾病，尽量消除恐慌和焦虑，树立战胜疾病的信心。待患者胸痛症状好转，全科医生采用以患者为中心的问诊（RICE）方法和完善相关的辅助检查，以明确诊断。

R（reason）——**患者就诊的原因**

全科医生：大爷，您现在感觉好点了吗？（尊敬的称呼，会让患者感觉来自医生的关心，有利于建立良好的医患关系）

患者：现在稍好些。

全科医生：大爷，这次是怎么不舒服啊？（开放式提问，了解疾病发生的过程）

患者：今天早晨跟家里人吵架后就觉得胸口部位痛，出汗、恶心、烦躁，颈部也疼（患者指示部位为胸骨体中下段偏左侧，心前区，手掌大小），到现在已经2个小时了。

全科医生：疼痛是闷痛、压迫感、针刺感、烧灼感还是撕裂样疼痛？其他部位有类似的疼痛吗？（明确胸痛性质及是否存在放射痛）

患者：感觉是闷痛，颈部也感觉疼。

全科医生：胸痛是持续存在还是一阵一阵的？（明确胸痛持续时间，鉴别心绞痛、心肌梗死）

患者：疼痛一直存在，开始还可以忍受，休息一会儿还是疼，含服了硝酸甘油也不见好转，后来疼得越来越厉害了，出虚汗，还恶心。（提示：如患者有难以缓解的胸痛时，需第一时间做心电图，或者边行心电图边问诊，切记！）

全科医生：胸痛时后背正中有撕裂一样的疼痛感吗？（鉴别主动脉夹层）

患者：没有。

全科医生：有没有发热、胸闷、呼吸困难、咯血、反酸、胃灼热？（鉴别肺栓塞、气胸、胸膜炎、肺炎等呼吸系统疾病及胃食管反流等）

患者：没有。

全科医生：胸部受过外伤吗？疼痛与体位变化有没有关系？皮肤上有没有水疱？（鉴别胸部肌群筋膜炎、肋软骨炎及带状疱疹）

患者：没有。

全科医生：您自己有用什么药了吗？疼痛有没有缓解？（询问药物应用情况，了解疾病变化）

患者：除了含服了一片硝酸甘油，没用其他药物，疼痛也没有减轻。

I（idea）——患者对自己健康问题的看法

全科医生：大爷，您觉得自己是什么问题？（了解患者对自身问题的看法）

患者：是不是还是心绞痛？以前社区医生说我是心绞痛。

C（concern）——患者（或家属）的担心

家属：我父亲以前胸疼一会就缓解了，这次疼的时间长，还出汗，我们子女有点害怕，是不是发生心梗了？是否有生命危险？

全科医生：心电图提示是急性心肌梗死，但需要观察心电图变化和抽血化验进一步确诊，患者确实存在生命危险，但您也不用过于担心，现在治疗方法很多，包括溶栓经皮冠状动脉介入治疗（PCI），一定能很快好转的。（为防止患者听到心梗产生紧张情绪，进一步改为向家属问诊和解释病情，并交代治疗方法，增强家属治疗的信心）

E（expectation）——患者的期望

家属：我们能否尽快转诊大医院治疗？但愿能尽快手术。

全科医生：我已经联系某医院心内科某主任，他们已做好接收准备。（给予患者信心）

患者：好的，谢谢医生！

通过问诊，支持急性下壁ST段抬高心肌梗死的诊断。需要立即转上级医院进一步诊治。上级医院检查回报如下：①心电图复查：窦性心Ⅱ、Ⅲ、AVF ST段明显抬高＞0.2mV，弓背向上，与直立的T波连接，形成单相曲线；②肌钙蛋白Ⅰ升高，肌酸激酶同工酶CK-MB升高。

4. 最后诊断是什么？诊断依据是什么？

（1）最后诊断：

1）冠心病（coronary heart disease）。

急性下壁ST段抬高型心肌梗死（ST-segment myocardial infarction，STEMI）。

2）高血压（hypertension）2级 很高危。

（2）诊断依据：老年男性患者，典型的胸骨后疼痛伴后背放射性，持续胸痛2小时，含服"硝酸甘油"和休息不能缓解。既往有心绞痛发作和高血压病史及吸烟饮酒史，并有高血压家族史，查体：BP 172/82mmHg（右上肢血压），BP 165/78mmHg（左上肢血压），心肺（-），心电图示：窦性心律，Ⅱ、Ⅲ、AVF ST段抬高，肌钙蛋白Ⅰ和肌酸激酶同工酶CK-MB升高。

5. 治疗方案和患者管理

（1）急性心梗患者健康指导：患者发病初期应绝对卧床休息，保持环境安静，防止不良刺激，解除焦虑，患者的翻身、洗漱、饮食、大小便等，均由护理人员或家人协助，并作肢体被动运动，以防血栓形成。

（2）生活方式指导：戒烟、减少酒精摄入。饮食上，宜遵循清淡、富有营养且易消化、少食多餐不宜过饱的原则，保持大便通畅，防止便秘。病情稳定后可逐步作适当的体育锻炼，有利于体力和工作能力的增进，注意避免过重体力劳动或精神过度紧张。

（3）用药指导：急性下壁ST段抬高心肌梗死诊断明确，此次突发胸痛持续3小时，建议尽快转至上级医院行介入治疗，以挽救濒死的心肌。以上情况告知患者，介入治疗前，全科医生与患者患充分沟通后共同制订用药方案：阿片类药物（吗啡）、硝酸酯类（硝酸甘油）、β受体拮抗剂（美托洛尔）、抗血小板药物（阿司匹林+氯吡格雷）、抗凝（低分子肝素）及血管紧张素转化酶抑制剂/血管紧张素Ⅱ受体阻滞剂（贝那普利）。告知家属病情及相关风险，疏导患者紧张情绪，建议立即转诊至有PCI条件的医院。

（4）安排随访：与上级医院心内科医生保持联系，关注患者的病情，有问题随时联系。患者在医院行PCI治疗，出院1周后于社区进行复诊。

第2次就诊：

患者出院1周后于社区进行复诊，无明显不适症状，监测血压、血脂、血糖、肝功均正常。嘱患者继续规律服药，培养良好的生活方式，戒烟戒酒，饮食清淡，心态放松，坚持适量的运动，控制好血压，继续监测血脂、血糖等。若出现再次胸痛等症状，及时就诊。

第3次就诊：

患者出院1月后于社区进行复诊，无明显不适症状，监测血压、血脂、血糖、肝功均正常。嘱其适度运动，经2～4个月的体力活动锻炼后，酌情恢复部分或轻工作或正常生活，但应避免过重体力劳动或精神过度紧张。

6. 该案例给我们的启示是什么？

（1）胸痛发病率随年龄增加而增长，且在老年人群中高发，以男性为主。在社区全科诊疗中，胸痛的常见病因包括肌肉骨骼、心血管、呼吸道、胃肠道疾病等。不同病因的胸痛表现多样复杂，风险各不相同，处理也因病而异，若处理不当会延误治疗导致严重后果。因此，基层医生需迅速辨别胸痛性质、准确评估风险，以确保高危胸痛患者得到及时有效的治疗。

（2）患者如出现以下征象提示为高危胸痛，需马上紧急处理：神志模糊或意识丧失、面色苍白、大汗及四肢厥冷、低血压（血压<90/60mmHg，1mmHg=0.133kPa）、呼吸急促或困难、低氧血症（血氧饱和度<90%）。在抢救的同时，积极明确病因，并在条件允许的情况下迅速转诊。对于无上述高危临床特征的胸痛患者，需警惕可能潜在的危险性。诊治每例胸痛患者，均需优先排查致命性胸痛。对于生命体征稳定的胸痛患者，详细询问病史是病因诊断的关键。急性胸痛中ACS高居致命性胸痛病因首位，要引起全科医生特别注意，急性肺栓塞与主动脉夹层虽发生率较低，但临床上易漏诊及误诊。

7．知识拓展

（1）首次医疗接触（first medical contact，FMC）进行了清晰定义：医生、护理人员、护士或急救人员首次接触患者的时间，并更加强调STEMI的诊断时间，提出"time 0"的概念，即患者心电图提示ST段抬高或其他同等征象的时间，优化STEMI患者的救治流程，强调在FMC的10分钟内应获取患者心电图、并作出STEMI的诊断。

（2）下壁心梗容易合并右心室心肌梗死，右心室心肌梗死治疗措施与左心室梗死略有不同。右心室心肌梗死引起右心衰竭伴低血压，而无左心衰竭的表现时，宜扩张血容量。在血流动力学监测下静脉滴注输液，直到低血压得到纠正或PCWP达15mmHg。如输液1~2L低血压仍未能纠正者可用正性肌力药，以多巴酚丁胺为优，不宜用利尿药。伴有房室传导阻滞者可予以临时起搏。

（3）冠心病二级预防的主要措施可总结为ABCDE方案。A：阿司匹林和ACEI；B：β-受体阻滞剂和控制血压；C：控制胆固醇和吸烟；D：控制饮食和糖尿病；E：健康教育和运动。提倡AMI恢复后进行康复治疗，逐步作适当的体育锻炼，有利于体力和工作能力的增进。

（张雅丽　王荣英）

思考题

1．什么是高危胸痛？

2．右心室心肌梗死治疗措施与左心室梗死有什么不同？

案例 **8**

淹溺1小时

患者，女，32岁，因淹溺1小时由朋友送来医院。

朋友口述：患者1小时前因轻生跳入河中时淹溺，出现呼吸困难，咯粉红色泡沫痰，口唇发绀，神志不清。

全科医生需要考虑的问题：

1. 如何构建全科医学整体性临床思维？

2. 是不是急危重症疾病？ 依据是什么？

3. 最可能的诊断是什么？应急措施有哪些？

4. 补充哪些辅助检查？

5. 诊断和诊断依据是什么？

6. 治疗方案、转诊指征和患者管理。

7. 启示。

8. 知识拓展。

1．如何构建全科医学整体性临床思维？

（1）诊断思路：人体浸没于水或其他液体后，反射性引起喉痉挛和/或呼吸衰竭，发生窒息性缺氧的临床死亡状态称淹溺。突然浸没至少低于体温5℃的水后出现心脏停搏或猝死为淹溺综合征。淹没后综合征指淹溺一段时间恢复后因肺泡毛细血管内皮损伤和渗漏引起肺部炎症反应、肺泡表面活性物质减少或灭活出现的呼吸窘迫，是急性呼吸窘迫综合征（acute respiratory distress syndrome，ARDS）的一种类型。患者淹溺后会出现各种心律失常，甚至心室颤动、心力衰竭和肺水肿。24~48小时后出现脑水肿、急性呼吸窘迫综合征、溶血性贫血、急性肾功能衰竭或弥散性血管内凝血等各种疾病，可有恶心、呕吐、胃肠道出血、呼吸困难、咳嗽、胸痛、高血压、心力衰竭、嗜睡、神志混乱、震颤和癫痫样发作、贫血和出血倾向等表现。

全科医生在接诊这类患者的时候，应首先判断是否危及生命，根据病情采取必要的应急措施。待病情相对平稳后，进一步了解病史、仔细查体，做适当的辅助检查，同时结合患者的精神状况、生活环境、文化水平、心理因素等。现从全科医学视角出发，采用约翰·莫塔的临床安全策略——临床5问对该患者进行分析（图5-8-1）。

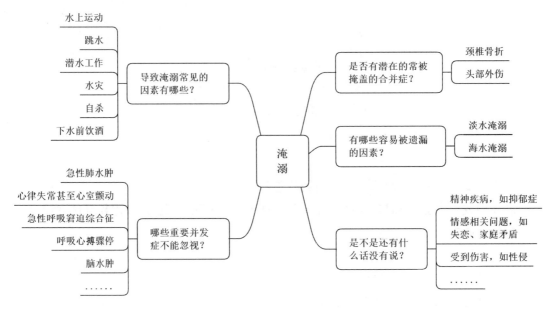

图5-8-1　淹溺综合征临床5问导图

（2）鉴别思维：人类可发生下列两类性质根本不同的肺水肿：心源性肺水肿（亦称流体静力学或血流动力学肺水肿）和非心源性肺水肿（亦称通透性增高肺水肿或急性呼吸窘迫综合征），而淹溺引起的肺水肿属于非心源性肺水肿。尽管二者病因明显不同，但由于其临床表现相似，心源性和非心源性肺水肿的鉴别有一定困难。心源性肺水肿是指回心血量及右心排出血量急剧增多或者左心室排出血量突然减少，而造成大量血液积聚在肺循环中，使得肺毛细血管静脉压上升，超过肺毛细血管内胶体渗透压，导致肺循环淤血，肺毛细血管壁渗透性增高，液体通过毛细血管壁滤出，形成肺水肿。常见原因有冠心病、心力衰竭、急性左心衰竭、高血压性心脏病、风湿性心脏病、心肌炎、心肌病、先天性心脏病，以及快速性的心律失常等。非心源性肺水肿是指肺血管内液体渗入肺间质和肺泡，使肺血管外液量增多的病理状态，除心源性以外的病因导致的肺水肿。非心源性肺水肿病因较复杂，包括急性呼吸窘迫综合征、复张后肺水肿、神经源性肺水肿、药物性肺水肿、高原性肺水肿等（图5-8-2）。

明确急性肺水肿的病因对其治疗有重要意义。虽然心源性肺水肿的基础病因可能需其他治疗（包括冠状动脉血运重建），但该类肺水肿患者通常接受利尿药和降低后负荷治疗。非心源性肺水肿患者如需机械通气，应采用低潮气量（6ml/kg预计体重）和低气道压（<30cmH$_2$O）通气，这种肺保护性通气策略可降低急性肺损伤患者的死亡率。依据急性肺水肿的发病机制和病因的不同，可将急性肺水肿从病理生理和相关病因或疾病引起的肺水肿两方面进行鉴别（表5-8-1）。

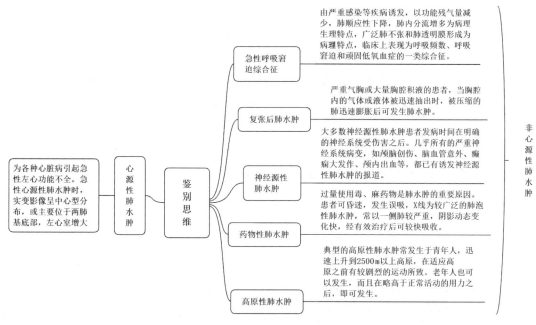

图5-8-2 急性肺水肿鉴别诊断图

表5-8-1 心源性和非心源性肺水肿的鉴别诊断流程图

项目	心源性肺水肿	非心源性肺水肿
病史	有心脏病史	无心脏病史，有其他基础疾病史
体征	有心脏病体征	无心脏病异常体征
X线表现	自肺门向周围蝶状浸润， 肺门血管影增深	肺门不大， 两肺周围弥漫性小片阴影
水肿液蛋白含量	蛋白含量低	蛋白含量高
水肿液胶体渗透压 / 血液胶体渗透压	< 60%	> 75%
肺小动脉楔压	> 1.3kPa（10mmHg）	< 1.3kPa（10mmHg）
肺动脉舒张压 – 肺小动脉楔压差	< 0.7kPa（5mmHg）	> 0.7kPa（5mmHg）

2．是不是急危重症疾病？依据是什么？

（1）急症问诊

全科医生：她怎么啦？（开放式提问）

患者朋友：医生，1小时前，她轻生跳入河中，被朋友救上岸后动都不动。

全科医生：叫她答应吗？有大小便失禁等情况吗？（了解疾病发生的过程和伴随症状，初步判断是否有脑缺氧？）

患者朋友：当时她口唇、面色都青紫的，小便解出来了。

全科医生：痰多不多，有没有呕吐、抽搐？（了解有没有肺水肿及缺氧性脑病的情

况，认识疾病的严重程度）

患者朋友：痰很多，多是泡沫样的、粉红色，不断地咳出。没有呕吐，也没有抽搐。

全科医生：有没有家里人在？以前身体健康吗？（了解疾病史）

患者朋友：她家人都不在，但已通知她父母，正在赶过来。以前身体好像健康的。

全科医生：跳入后有没有头部不小心被东西砸中或者自己碰到？（确认是否存在外伤问题）

患者朋友：不是很清楚，应该没有。

全科医生：你认为可能是什么原因引起轻生？

患者朋友：不是很清楚，可能是感情上出了问题。

全科医生：根据目前的检查结果，诊断是淹溺，急性肺水肿。

患者朋友：那怎么办？有没有危险？能不能恢复啊？

全科医生：一部分淹溺患者当时就会出现心搏骤停，难以救活；一部分出现急性肺水肿，与水质密切相关。现在她没有出现心搏骤停，只要没有缺氧性脑病及严重感染，一般能恢复的。等她醒后，注意她的情绪，我可以帮你们联系心理卫生科进一步治疗。现在先给她吸氧、监护、验血、查CT，看看验血结果再讲，好吗？

患者朋友：好的好的，谢谢医生提醒。

（2）患者表现为急性肺水肿，属于急危重疾病。

（3）依据：淹溺，出现呼吸困难，咯粉红色泡沫痰，口唇发绀，神志不清。

3. 最可能的诊断是什么？应急措施有哪些？

（1）最可能的诊断：淹溺，急性肺水肿？

（2）应急措施：

1）患者取坐位，双腿下垂，以减少静脉回流，必要时四肢轮扎。

2）意识清的轻症用酒精吸氧，流量10~20L/min，血氧饱和度持续低于90%或意识障碍者宜尽快建立人工气道，给予正压呼吸（若条件限制，尽快转上级医院）；间断吸除气道内分泌物，患者意识障碍伴肌张力增高者必须头部用降温措施，以减少脑耗氧量，保护脑组织。

3）快速建立有效静脉通路，病情允许时，用吗啡3~5mg静脉注射，于3分钟内推完，注意患者疗效和不良反应。

4）使用利尿剂呋塞米针20mg或40mg静脉注射，用血管扩张剂硝普钠或硝酸甘油，注意测血压。运用强心药及解除支气管痉挛药氨茶碱。

5）严密观察患者生命体征及血氧饱和度。

6）应用静脉输液时，限制液体量及速度，一般24小时小于1 500ml液体。

7）有条件者宜输入白蛋白以减轻肺水肿，增加组织渗透压。

4．补充哪些辅助检查?

转上级医院急诊科进一步检查。血常规+CRP、急诊生化（包括血糖、钾、肌酐等）、血气分析、痰培养+药敏、肺部CT平扫。检查结果回报如下:

（1）实验室检查:

1）血气检测（动脉血）:体温35.8℃、吸入氧浓度50%、钠131.0mmol/L、氯85.0mmol/L、酸碱度7.300、血氧分压65.0mmHg、二氧化碳分压45.8mmHg、血氧饱和度90.1%、实际碱剩余-6.00mmol/L、标准碱剩余-5.80mmol/L、乳酸1.60mmol/L;

2）血常规+超敏CRP（全血）:白细胞计数15.69×10⁹/L、中性粒细胞百分比90.2%、血红蛋白浓度115g/L、血小板计数108×10⁹/L、超敏C反应蛋白56.5mg/L。

3）急诊生化:钾5.79mmol/L、钠130.6mmol/L、氯84.4mmol/L、葡萄糖6.82mmol/L、尿素15.55mmol/L、肌酐86.3μmol/L。

（2）影像学检查结果:胸部CT平扫提示两肺可见多发斑片状磨玻璃影及片状影，边界模糊，密度欠均匀（图5-8-3）。

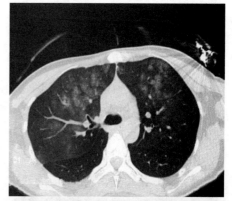
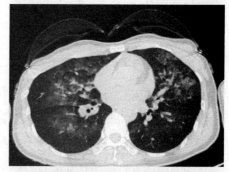
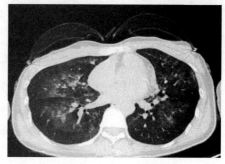

5．诊断和诊断依据是什么?

（1）诊断:1）淹溺（drowning）。

2）急性肺水肿（acute pulmonary edema）。

（2）诊断依据:

1）病史:患者女，32岁，既往体健。患者1小时前因轻生跳入河中时淹溺，出现呼吸困难，咯粉红色泡沫痰，口唇发绀，神志不清。

2）查体:T 35.8℃，脉搏125次/min，呼吸28次/min，血压100/60mmHg。神志不清，浅昏迷状态。颈软，颈静脉无怒张，双眼球等大等圆，双侧瞳孔直径0.2cm，对光反射略迟钝，角膜反射存。气管居中，口唇发绀，两肺呼吸音粗，两肺可闻及大量湿性啰音，心率125次/min，律齐。腹平软，四肢肌张力正常，肌力检查不能配合，双侧腱反射++，克尼格（Kernig Sign）征、布鲁津斯基（Brudzinski Sign）征、巴宾斯基征（Babinski sign）阴性、奥本海姆征（Oppenheim sign）阴性、戈登征（Gordon sign）阴性、查多克征（Chaddock sign）阴性，双侧痛觉反射存在。

图5-8-3 淹溺（肺水肿）

3）胸部CT平扫：两肺可见多发斑片状磨玻璃影及片状影，边界模糊，密度欠均匀。

6. 治疗方案、转诊指征和患者管理

（1）治疗方案：

1）病因治疗，是缓解和根本消除肺水肿的基本措施。

2）维持气道通畅，充分供氧和机械通气治疗，纠正低氧血症。

3）降低肺血管静水压，提高血浆胶体渗透压，改善肺毛细血管通透性。

4）保持患者镇静，预防和控制感染。

（2）转诊指征：

1）淹溺引起心搏骤停者，经心肺复苏者。

2）淹溺致神志不清。

3）血流动力学不稳定。

4）严重低氧血症。

5）急性肺水肿需要机械通气者。

6）吸入性肺炎。

（3）患者管理：全科医生不能局限于以疾病为中心，而是要以患者为中心，不仅要了解患者此次轻生跳水的直接原因，还要了解更深层次的原因。等到患者症状有所缓解后，可以采用RICE问诊，进行深入访谈，找到病因，明确是否存在抑郁、焦虑等精神因素，从根本上达到诊治目的。

1）向患者及家属进行相应的健康宣教，包括改变不良生活习惯、进行适宜的康复锻炼。

2）对于精神异常、情绪不稳定者，应特别对家属进行宣教，关注患者的情绪、精神状态、心理变化等，必要时寻求专业的心理疏导。

7. 该案例给我们的启示是什么？

针对淹溺所致的急性肺水肿，全科医生应首先评估患者是否存在紧急症状及生命体征是否平稳。以下情况应视为患者病情紧急，应立即给予相应处理：

（1）严重低氧、心动过速、意识障碍等。

（2）血气分析提示存在急性呼吸衰竭者。

（3）常规氧疗效果不佳，病情反复或加重者。

（4）可能合并存在多发伤并发症者。必要时及时转诊。

另外，请注意以下几点：①对于淹溺者，抢救要迅速，淹溺的进程很快，一般4～6分钟就可因呼吸心跳停止而死亡；②告诫无能力自我保护者不要贸然跳入水中救人；③不要过分强调控水，吸入肺中的水不易压出，而进入胃部的水，却与呼吸无关；④切不可未经处理急于往医院送而延误宝贵的抢救时机。

8．知识拓展

（1）根据淹溺水的性质，分为淡水淹溺和海水淹溺：

1）淡水淹溺：江、河、湖、池中的水一般属于低渗，统称淡水。水进入呼吸道后影响通气和气体交换。水损伤气管、支气管和肺泡壁的上皮细胞，并使肺泡表面活性物质减少，引起肺泡塌陷，进一步阻滞气体交换，造成全身严重缺氧。淡水进入血液循环，稀释血液，引起低钠、低氯和低蛋白血症。血中的红细胞在低渗血浆中破碎，引起血管内溶血，导致高钾血症，导致心室颤动而致心搏骤停。溶血后过量的游离血红蛋白堵塞肾小管，引起急性肾功能衰竭。

2）海水淹溺：海水含3.5%氯化钠及大量钙盐和镁盐。海水对呼吸道和肺泡有化学性刺激作用。肺泡上皮细胞和肺毛细血管内皮细胞受海水损伤后，大量蛋白质及水分向肺间质和肺泡腔内渗出，引起急性非心源性肺水肿。高钙血症可导致心律失常，甚至心搏骤停；高镁血症可抑制中枢和周围神经，导致横纹肌无力、扩张血管和降低血压。

（2）淹溺又分干性淹溺及湿性淹溺：干性淹溺人入水后，因受强烈刺激（惊慌、恐惧、骤然寒冷等），引起喉头痉挛，以致呼吸道完全梗阻，造成窒息死亡。当喉头痉挛时，心搏可反射性地停止，也可因窒息并致心肌缺氧而停止。所有溺水者10%～40%可能为干性淹溺（尸检发现溺死者中仅约10%吸入相当量的水）。

湿性淹溺人淹没于水中，本能地引起反应性屏气。由于缺氧，被迫深呼吸，从而使大量水进入呼吸道和肺泡，阻滞气体交换，引起全身缺氧和二氧化碳潴留。呼吸道内的水迅速经肺泡吸收到血循环。由于淹溺的水所含的成份不同，引起的病变也有差异。

（3）发生淹溺时要做好病情评估：

1）清醒，有呼吸有脉搏：保暖后送医院观察。

2）昏迷（呼叫无反应），有呼吸有脉搏：清理口鼻异物，稳定侧卧位，密切观察呼吸脉搏情况，立即送医院留观。

3）昏迷，无呼吸有脉搏：类似"假死"状态，患者喉痉挛，无呼吸，脉搏微弱濒临停止，此时仅仅给予开放气道、人工呼吸，脉搏心跳即可迅速增强。恢复呼吸后，侧卧位，立即转送医院住院治疗。

4）昏迷，无呼吸无脉搏：即刻清理口鼻异物，开放气道（airway）、人工呼吸（breathing）、胸外按压（compression），即采用传统的A-B-C心肺复苏急救顺序（窒息性心脏骤停，人工呼吸供氧优先）。

（南　勇　王　静）

思考题

1. 简述淹溺的概念。

2. 淹溺患者救治原则有哪些?

05 章 课件　　05 章 自测题

第六章

常见传染性疾病的诊疗思维与沟通技巧

① 掌握全科常见传染性疾病的识别和处理，培养科学的全科诊疗思维。

② 熟悉全科常见传染性疾病如流感、登革热、肺结核、水痘、乙肝、艾滋病、淋病和梅毒等疾病的临床表现、转诊指征和治疗方案。

③ 了解全科常见传染性疾病的知识拓展。

案例 ❶

发热伴头痛、四肢肌肉酸痛2天

患儿，女，13岁，初中生，妈妈陪同前来就诊。

家长口述：2天来，发热、头痛，胳膊和腿都酸痛。

全科医生需要考虑的问题：

1. 如何构建全科医学整体性临床思维？

2. 如何问诊和查体？

3. 初步诊断是什么？需要完善哪些检查？

4. 诊断和诊断依据？

5. 治疗方案和患者管理？

6. 启示。

7. 知识拓展。

1. 如何构建全科医学整体性临床思维？

（1）诊断思路：发热是临床常见的症状。正常人在体温调节中枢的调控下，机体的产热和散热过程经常保持动态平衡。当机体在致热原作用下或体温中枢的功能障碍时，机体产热增加，而散热不能相应地随之增加或散热减少，体温便升高超过正常。头痛因素繁多，神经痛、颅内感染、颅内占位病变、脑血管疾病、颅外头面部疾病，以及全身疾病如急性感染、中毒等均可导致头痛。全身酸痛是由于病毒或者细菌感染释放的毒素，使患者体内致痛物质前列腺素明显增高等因素导致。所以，患者在发烧的时候，会出现关节疼痛，肌肉酸痛等症状。现从全科医学视角出发，采用约翰·莫塔的临床安全策略——临床5问对该患者进行分析（图6-1-1）。

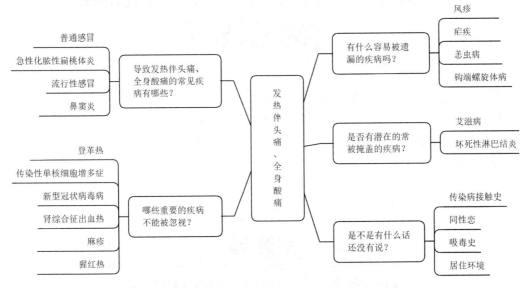

图6-1-1　发热临床5问导图

（2）鉴别思维：全科医生在接诊急性发热伴头痛、肌肉酸痛的患者时，首先需要考虑的病因是感染性疾病，如细菌感染和病毒感染等，包括常见病原体引起的传染病、全身性或局灶性感染，还要考虑非感染性疾病，包括恶性肿瘤、结缔组织-血管性疾病以及少见原因如亚急性甲状腺炎、坏死性淋巴结炎等。起病急一般首先考虑感染性疾病，如流行性感冒、猩红热、登革热、麻疹、风疹等。排除上述疾病后，进一步与钩端螺旋体病、寨卡病毒病、恙虫病和肾综合征出血热等疾病进行鉴别（图6-1-2）。

2. 如何问诊和查体？

（1）问诊：需注意询问发热的诱因，有无发热和/或呼吸道症状患者接触史，有无伴随症状，如头晕头痛、咽痛、咳嗽咳痰、肌肉酸痛等情况。开放式问诊和封闭式问诊并用。

R（reason）——**患者就诊的原因**

全科医生：您好，我是黄医生，请问孩子有什么问题？（了解病家主诉）

患儿母亲：医生，她2天前开始发热，头疼得厉害。

全科医生：说说孩子的具体情况，好吗？（了解患者的发病情况）

患儿母亲：昨天放学回来，她说身体不舒服，很累，想休息，晚饭吃得很少。我一摸她的额头，感觉很烫，给她测体温39℃。

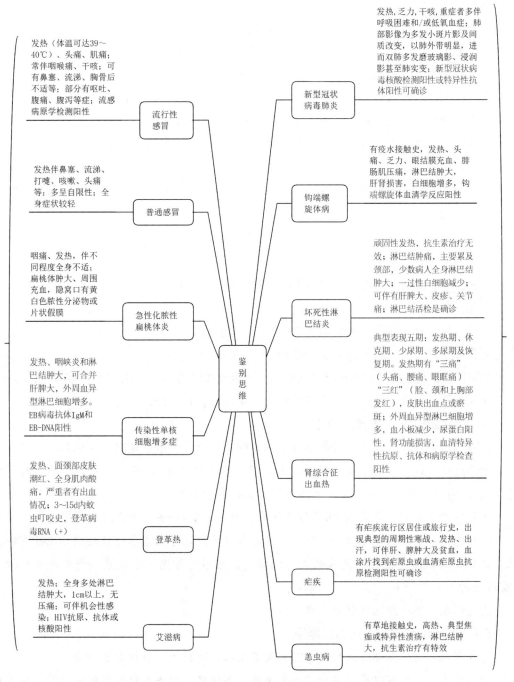

图6-1-2 发热伴头痛或肌肉酸痛鉴别思维导图

全科医生：孩子发烧后，您如何处理？（了解诊治经过）

患者母亲：当时我赶紧给她吃了退烧药，但体温还是38℃多。

全科医生：您女儿班上的同学，最近有没有发热的？（了解流行病学史）

患儿母亲：有的，今天去给孩子请假，老师说班上有好几个学生都发热了。

I（idea）——患者对自己健康问题的看法

全科医生：小姑娘，告诉我你有哪些不舒服，好吗？（了解患者的症状）

患儿：头疼，手脚肌肉疼，还酸酸的，喉咙也疼。

全科医生：有咳嗽咳痰、流鼻涕吗？有没有胸闷胸痛？（鉴别上下呼吸道感染）

患儿：咳的，痰咳不出来，鼻子有点塞，没有胸闷胸痛。

全科医生：脖子等部位身体上有摸到肿块吗？（了解有没有淋巴结肿大）

患儿：没有。

全科医生：解小便时有不舒服吗？小便颜色和平时有不同吗？（了解有无尿路刺激征）

患儿：都没有。

全科医生：全身有关节痛吗？（鉴别关节炎）

患儿：全身肌肉酸痛，关节不痛。

全科医生：皮肤有出现皮疹过吗？（鉴别出疹性疾病）

患儿：也没有。

全科医生：以前有发生过敏的情况吗？（了解过敏史）

患儿母亲：没有，原来身体挺健康的。

全科医生：发热前吃过不干净的食物吗？有腹痛腹泻吗？（与消化系统发热疾病的鉴别）

患儿母亲：没有，孩子都是在家里吃的，发烧后胃口不好，吃得很少。

C（concern）——患者的担心

患者母亲：听说最近外省有新型冠状病毒肺炎流行，会不会是这个毛病？

全科医生：我们省还未发现这种患者。孩子和你们最近2周有去过外地尤其是有新型冠状病毒肺炎流行的地方吗？（了解传染病的流行病学史）

患儿母亲：没有。自从孩子9月份开学后，我们全家4个多月没去过外地了。

全科医生：虽然新型冠状病毒肺炎的症状和其他急性呼吸道感染性疾病相比没有特异性，但你们目前没有这种传染病的流行病学史，还不能考虑这个疾病。您不要太担心。（安抚患者）

患儿母亲：医生您这样解释，我放心多了。

E（expectation）——患者的期望

患儿母亲：有什么办法能预防呢？家里有老人，有孩子，挺担心受传染。

全科医生：我们可以采取戴口罩、勤洗手、多通风、少去人群聚集的地方等措施来预防，预防包括新型冠状病毒肺炎、流感在内的各种呼吸道传染病，疫苗接种根据学校和社区的通知进行。（指导患者预防措施）

患儿：黄医生，我记住您的话了。

全科医生：真是聪明的孩子。现在我给你体检一下，再做些检查，好吗？（获取患者的信任和配合）

患儿母亲：好的，小孩子平时吃饭不好，人很瘦，希望医生能少抽点血。

全科医生：请放心，我们都是针对性检查，不会随意化验抽血。（向患者承诺规范诊疗）

患儿母亲：谢谢医生！

（2）查体：注意扁桃体是否肿大、浅表淋巴结肿大情况及肺部干湿啰音等。手消毒后，将患者置检查床上，边问诊边检查。

查体结果：T 39℃，咽充血，扁桃体无肿大。皮肤巩膜无黄染，浅表淋巴结未触及，胸骨无压痛，心率100次/min，律齐，未闻及杂音，双肺呼吸音清，未闻及啰音。腹软，肝脾肋下未触及，神经系统检查无异常发现。

3．初步诊断是什么？需要完善哪些检查？

（1）初步诊断：流行性感冒？

（2）需要完善哪些检查？

血常规、C反应蛋白、血生化、鼻咽拭子流感病毒抗原检测。必要时对呼吸道标本、血液标本进行新型冠状病毒抗原、抗体和核酸检测以及肺部CT检查。

血常规：白细胞总数降低，淋巴细胞增高；血生化检查：肌酸激酶、天门冬氨酸氨基转移酶、丙氨酸氨基转移酶、乳酸脱氢酶偏高；鼻咽拭子甲型流感病毒抗原检测阳性。

4．诊断和诊断依据？

（1）诊断：流行性感冒（influenza）。

（2）诊断依据：聚集性发病特点，与发热患者有接触史；有高热，头痛伴四肢酸痛等全身症状明显；咽喉有充血；白细胞总数降低，淋巴细胞增高；血生化检查：肌酸激酶、天门冬氨酸氨基转移酶、丙氨酸氨基转移酶、乳酸脱氢酶升高；鼻咽拭子甲型流感病毒抗原检测阳性。

5．治疗方案和患者管理

（1）治疗原则：坚持预防隔离与药物治疗并重、对因治疗与对症治疗并重的原则。基本原则包括在发病48小时内及早应用抗流感病毒药物，避免盲目或不恰当使用抗菌药物，加强支持治疗，预防和治疗并发症，以及合理应用对症治疗等。

（2）一般对症疗法：卧床休息，多饮水，给予流质或半流质饮食，适宜营养，补充维生素，进食后以温开水或温盐水漱口，保持口鼻清洁，全身症状明显时予抗感染治疗。

（3）抗病毒治疗

1）抗病毒药物：①神经氨酸酶抑制剂，作用机制是阻止病毒由被感染细胞释放和入侵邻近细胞，减少病毒在体内的复制，对甲、乙型流感均有效。可选择奥司他韦、扎那米韦或帕拉米韦。②血凝素抑制剂，现有阿比多尔可选。其通过抑制流感病毒脂膜与宿主细胞的融合而阻断病毒的复制，还有干扰素诱导作用。可用于甲、乙型流感的治疗，我国目前只推荐用于成人流感，且临床应用数据有限，需密切观察疗效和不良反应。③M_2离子通道阻滞剂，阻断流感病毒M_2蛋白的离子通道，从而抑制病毒复制，但仅对甲型流感病毒有抑制作用。包括金刚烷胺和金刚乙胺。对耐药的流感病毒流行株不适合使用。

2）抗病毒治疗时机：①对重症或有重症流感高危因素的患者，应尽早给予经验性抗流感病毒治疗，不必等待病毒检测结果。②发病48小时内抗病毒治疗可减少并发症，降低病死率，缩短住院时间；对发病时间超过48小时的重症患者，抗病毒治疗依然获益。③非重症、也无重症流感高危因素的患者，在发病48小时内，充分评价风险和收益后，再考虑是否给予抗病毒治疗。

（4）转诊指征

1）符合以下重症诊断标准之一的患者：①持续高热＞3天，伴有剧烈咳嗽，咳脓痰、血痰，或胸痛；②呼吸频率快，呼吸困难，口唇发绀；③神志改变：反应迟钝、嗜睡、躁动、惊厥等；④严重呕吐、腹泻，出现脱水表现；⑤合并肺炎；⑥原有基础疾病明显加重；⑦需住院治疗的其他临床情况。

2）符合以下情况之一的危重病例：①呼吸衰竭；②急性坏死性脑病；③脓毒性休克；④多器官功能不全；⑤出现其他需进行监护治疗的严重临床情况。

3）对于有重症高危因素的患者也宜考虑转诊：①年龄＜5岁的儿童；②年龄≥65岁的老年人；③伴有以下疾病或状况者：慢性呼吸系统疾病、心血管系统疾病（高血压除外）、肾病肝病、血液系统疾病、神经系统及神经肌肉疾病、代谢及内分泌系统疾病、恶性肿瘤、免疫功能抑制等；④肥胖者［体重指数（BMI）＞30］；⑤妊娠及围产期妇女。

（5）对患者进行健康教育：保持良好的个人卫生习惯是预防流感等呼吸道传染病的重要手段，主要措施包括：增强体质；勤洗手；保持环境清洁和通风；在流感流行季节尽量减少去人群密集的场所，避免接触呼吸道感染患者；保持良好的呼吸道卫生习惯，咳嗽或打喷嚏时，用上臂或纸巾、毛巾等遮住口鼻，勤洗手，尽量避免触摸眼睛和口鼻；出现流感样症状时应注意休息及自我隔离，前往公共场所或就医过程中需戴口罩。

流行性感冒大多是自限性的，患者应卧床休息，多饮水，饮食要易于消化和富有营养。发热者可进行物理降温，合理选用退热药物，儿童忌用阿司匹林或含阿司匹林药物以及其他水杨酸制剂。如果出现高热、咳嗽咳痰加重、呼吸困难等情况立即就诊。接种流感疫苗是预防流感最有效的手段，推荐60岁及以上老年人、6月龄至5岁儿童、孕妇、6月龄以下儿童的家庭成员和看护人员、慢性病患者和医务人员等重点人群，每年优先接种流感疫苗。

6. 该案例给我们的启示

季节性流行性感冒在人与人之间的传播能力很强，与有限的治疗措施相比，积极防控更为重要。在问诊过程中，流感接触史的询问有助于诊断。开放式问诊让医生了解流行性感冒的流行特点，注意询问伴发症状，有助于疾病的识别和诊断。流行性感冒若无并发症常呈自限性过程。需告知患者隔离、注意休息、多饮水、增加营养，给予易消化的饮食。

7. 知识拓展

新型冠状病毒肺炎（corona virus disease 2019，COVID-19）

（1）流行病学特点：本病的病原体是新型冠状病毒（2019-nCoV）。传染源主要是感染了新型冠状病毒的患者和无症状感染者。主要传播途径是呼吸道飞沫和密切接触传播，需警惕气溶胶传播和接触病毒污染的物品造成感染。人群普遍易感。

（2）临床表现：潜伏期为1～14天，多为3～7天。以发热、干咳、乏力为主要表现，部分患者以嗅觉、味觉减退或丧失等为首发症状，少数患者伴有鼻塞、流涕、咽痛、结膜炎、肌痛和腹泻等症状。重症患者多在发病后一周出现病情加重。

（3）辅助检查：发病早期白细胞总数正常或降低，淋巴细胞计数正常或减少。病毒核酸检测和特异性抗体血清学检测确定病原体。肺部CT早期呈多发小斑片影及间质改变，以肺外带明显。进而发展为双肺多发磨玻璃影、浸润影，严重者出现肺实变，胸腔积液少见。

（4）临床分型

1）轻型：临床症状轻微，影像学未见肺炎表现。

2）普通型：具有发热、呼吸道等症状，影像学可见肺炎表现。

3）重型：成人符合下列任何一条。①出现气促：RR≥30次/min；②静息状态下，指氧饱和度≤93%；③氧合指数≤300mmHg。④临床症状进行性加重，肺部影像学显示24～48小时内病灶明显进展＞50%者。儿童符合下列任何一条：①持续高热超过3天；②出现气促（＜2月龄，RR≥60次/min；2～12月龄，RR≥50次/min；1～5岁，RR≥40次/min；＞5岁，RR≥30次/min），除外发热和哭闹的影响；③静息状态下，吸空气时指氧饱和度≤93%；④辅助呼吸（鼻翼扇动、三凹征）；⑤出现嗜睡、惊厥；⑥拒食或喂养困难，有脱水征。

4）危重型：符合以下情况之一者。①出现呼吸衰竭，且需要机械通气；②出现休克；③合并其他器官功能衰竭需ICU监护治疗。

（5）诊断标准

1）疑似病例：有流行病学史中的任何1条，同时符合以下临床表现中的任意2条：①有发热和/或呼吸道症状等新冠肺炎相关临床表现；②具有新型冠状病毒肺炎影像学特征；③发病早期白细胞总数正常或降低，淋巴细胞计数正常或减少。无明确流行病学史的，符合临床表现中任意2条，同时新型冠状病毒特异性IgM抗体阳性；或符合临床表现中的3条。

2）确诊病例：疑似病例同时具备2019-nCoV病原学或血清学证据之一者。

（6）治疗：隔离治疗。目前尚无特效药物，一般采取对症支持治疗、抗病毒治疗、免疫治疗、糖皮质激素治疗等综合措施。

（黄益澄　潘红英　王　静）

思考题

试述流感的重症和危重症病例诊断标准是什么？

案例 ❷

发热伴全身酸痛2天

患者，女，69岁，退休，独自前来就诊。

患者口述：2天来发热，无力，感觉全身酸痛，脸和脖子发红。

全科医生需要考虑的问题：

1. 如何构建全科医学整体性临床思维？
2. 如何问诊和查体？
3. 初步诊断是什么？需要完善哪些检查？
4. 诊断和诊断依据？
5. 治疗方案和患者管理。
6. 启示。
7. 知识拓展。

1. 如何构建全科医学整体性临床思维？

具体见本书本章案例1。

2. 如何问诊和查体？

（1）问诊要点：本病的问诊需要注意发热的具体经过，伴随症状有哪些，急性发热性传染病的流行病学史，患者的基础疾病情况和既往过敏史。

第1次就诊：

R（reason）——**患者就诊的原因**

全科医生：大妈，请坐，看您不舒服的，感觉自己怎么啦？（了解就诊原因）

患者：医生，我前天开始发烧，浑身没力气。

全科医生：测过体温吗？除了发烧、没力气，还有其他不舒服吗？（了解体温和伴随症状）

患者：38℃多，感觉全身都酸痛，还有脸和脖子很红，像喝了老酒。

全科医生：您最近去过什么地方？有没有着凉或吃了不干净的东西？（了解起病情况）

患者：我没去过其他地方，也没有受凉。早上去菜场买菜，白天带小孙子，晚上去跳下广场舞。

全科医生：您有没有咳嗽、流鼻涕、喉咙痛、出皮疹等其他情况？（了解伴随症状）

患者：都没有。

全科医生：您周围有和您一样不舒服的人吗？（了解流行病学史）

患者：听说和我一起跳广场舞的好几个老太太生病了，说是登革热。

全科医生：你们跳舞的地方蚊子多吗？您有被蚊子叮咬过吗？（了解流行病学史）

患者：我们每天晚上在公园里跳广场舞，蚊子肯定多，跳舞时不会咬，停下来就难免了，我一个星期前被咬过，后来涂防蚊油了，就没再咬过。（了解流行病学史）

全科医生：您有没有出血的情况？比如：嘴巴里或鼻子出血，或大、小便里有血？（了解伴随症状）

患者：没有。

全科医生：饮食方面与以前一样吗？（了解一般状况）

患者：吃一点就想吐，全身没力气。

全科医生：以前您的身体情况好吗？（了解有无基础疾病）

患者：我什么病都没有。

I（idea）——患者对自己健康问题的看法

患者：医生，我会不会也得了登革热？

全科医生：还不一定，要做进一步检查。现在我来给您安排一些检查好吗？（沟通安慰患者）

患者：好。

（2）查体：T 37.8℃，BP 126/78mmHg，P 86次/min，R 18次/min；神志清，精神可，颈、面部皮肤充血潮红，未见皮疹和瘀斑瘀点，全身浅表淋巴结未及肿大，咽稍红，口腔黏膜无糜烂出血；双肺呼吸音清，未闻及啰音，心律齐，未闻及杂音，腹平软，全腹无压痛及反跳痛，肝脾肋下未及，肝区无叩痛，移动性浊音阴性，肠鸣音4次/min，双下肢无水肿。神经系统病理征阴性。

3．初步诊断是什么？需要完善哪些检查？

（1）初步诊断：登革热？上呼吸道感染？

（2）需要完善哪些检查？

1）实验室检查：血常规、尿常规、大便常规+隐血试验、超敏C反应蛋白、凝血功能、血生化全套、登革热核酸RNA检查、鼻咽拭子流感病毒抗原检测。

2）辅助检查：心电图，胸腔和腹部超声，必要时心脏超声。

血常规：白细胞计数3.32×10^9/L，中性粒细胞百分比49.7%，血红蛋白浓度159.0g/L，红细胞比容0.459，血小板计数81×10^9/L；肝肾功能、凝血功能、尿便检查均正常；登革热病毒RNA（+）。

患者再次进入诊室。

C（concern）——**患者的担心**

患者：医生，我的报告都出来了吧？

全科医生：是的，您确实得了登革热。不过目前症状不重，您别太担心。（知情告知和安慰患者）

患者：真的是登革热呀！我会传染家里人吗？

医生：登革热是通过蚊子叮咬传播的，登革热患者需要隔离，防止通过蚊子叮咬传播其他人。

患者：这个病会不会死人啊？

全科医生：您别太担心。即使是登革热，只要经过休息和合理治疗，一般也能顺利康复的。（沟通安慰）

E（expectation）——**患者的期望**

患者：医生，您一定要给我用最好的药，好吗？

全科医生：放心，您现在症状不重，不过年龄偏大了，属于重症的高危人群，还是住院治疗更适合您。我会为您开转诊单，把您转到我们的上级医院去住院。那里的住院床位我都会替您联系好。（沟通进一步诊治）

患者：太好了，谢谢医生！

4．诊断和诊断依据？

（1）诊断：登革热（dengue fever）。

（2）诊断依据：69岁女性，发热伴乏力、全身酸痛2天，颈、面部皮肤发红，有蚊虫叮咬史，本地有登革热病例。查体：T 37.8℃，颈、面部皮肤充血潮红，外周血象白细胞减少，血小板降低，登革热病毒RNA（＋）。

鉴别诊断请参见图6-1-2。

5．治疗方案和患者管理

目前，针对登革热尚无特效的抗病毒药物，主要采取支持及对症治疗措施。治疗原则是早发现、早诊断、早治疗、早防蚊隔离。

（1）一般治疗：卧床休息；清淡并容易消化的饮食。

（2）对症治疗：根据病情给予退热、补液等处理。

（3）使用蚊帐隔离，解除防蚊隔离的标准是病程超过5天，且热退大于24小时。

（4）转诊指征：

1）重症登革热患者。有下列情况之一者：①皮下血肿、肉眼血尿、咯血、消化道出血、阴道出血及颅内出血等；②休克：心动过速、肢端湿冷、毛细血管充盈时间延长＞3秒、脉搏细弱或测不到、脉压差减小，血压下降；③严重器官损伤：包括ARDS或呼吸衰竭，急性心肌炎或急性心力衰竭，急性肝损伤（ALT和/或AST＞1 000IU/L），急性肾功能不全，脑病或脑炎等。

2）重症登革热的高危人群：①老人、婴幼儿和孕妇；②伴有糖尿病、高血压、冠心病、消化性溃疡、哮喘、慢性肾脏疾病及慢性肝病等基础疾病者；③伴有免疫缺陷病者。

3）有重症病例预警指征的患者，包括：①退热后病情恶化或持续高热1周不退；②严重腹部疼痛；③持续呕吐；④胸闷、心悸；⑤昏睡或烦躁不安；⑥明显出血倾向（黏膜出血或皮肤淤斑等）；⑦少尿；⑧发病早期血小板快速下降；⑨血清白蛋白降低；⑩HCT升高；⑪心律失常；⑫胸腔积液、腹水或胆囊壁增厚等。

本例为69岁老人，属于重症登革热的高危人群，因此虽然目前症状不重，仍以转诊住院治疗和观察为宜。需为患者联系好住院医院的床位，妥善安排，避免患者因自行奔波加重病情。

（5）健康教育：在登革热流行期间，积极防蚊灭蚊是预防登革热最主要的措施，对患者应进行做好防蚊保护及隔离措施的教育指导，防止疫情播散。同时，也要做好疾病知识宣讲，消除患者不必要的担忧和恐慌。

6．启示

登革热是由登革病毒（dengue virus，DENV）引起的急性传染病，是全球传播最广泛的蚊媒传染病之一。临床特点为突起发热，全身肌肉骨关节疼痛，疲乏，皮疹，淋巴结肿大，外周血白细胞、血小板减少。全科医生在接诊这类患者时，全面的临床诊疗思维尤为重要，需要结合流行病学史、临床表现和实验室检查做出正确诊断。社区中常见基础疾病多的老年患者，病情变化快，需提高警惕，及时转入上级医院诊治。重症病例的早期识别和及时救治是降低病死率的关键。

7．知识拓展

详见2018年《中国登革热临床诊断和治疗指南》。

（潘红英　鲍素霞　王　静）

思考题

1．请简述登革热的治疗原则。

2．诊断登革热需要鉴别的疾病有哪些？

案例 ❸

咦嗽伴乏力、盗汗1个月

患者，男，42岁，建筑工人，独自前来就诊。

患者口述：1个月来，咳嗽，咳得胸口痛，痰不多，有时痰中会带一点血丝，夜里经常出汗，乏力，来医院想开止咳药。

全科医生需要考虑的问题：

1. 如何构建全科医学整体性临床思维？
2. 是不是肺部感染性疾病？依据是什么？
3. 最可能的诊断是什么？需要完善哪些辅助检查？
4. 诊断和诊断依据是什么？
5. 治疗方案和患者管理。
6. 启示。
7. 知识拓展。

1．如何构建全科医学整体性临床思维？

（1）诊断思路：咳嗽是一种呼吸道常见症状，由于气管、支气管黏膜或胸膜受炎症、异物、物理或化学性刺激引起，表现先是声门关闭、呼吸肌收缩、肺内压升高，然后声门张开，肺内空气喷射而出，通常伴随声音。乏力是临床上最常见的主诉症状之一，属非特异性疲惫感觉，表现为自觉疲劳、肢体软弱无力。生理状态下，乏力在休息或进食后可缓解，而病理性乏力则不能恢复正常。盗汗是中医的一个病症名，是以入睡后汗出异常，醒后汗泄即止为特征的一种病征。临床上导致咳嗽伴乏力、盗汗疾病常见于肺炎、慢阻肺、肺结核、支气管扩张、肺脓肿、尘肺等。现从全科医学视角出发，采用约翰·莫塔的临床安全策略——临床5问对该患者进行分析（图6-3-1）。

（2）鉴别思维：临床上，肺炎、支气管扩张、肺结核和慢性阻塞性肺疾病均常有咳嗽乏力伴盗汗的症状，排除这些疾病后，需要进一步与肺癌、肺脓肿进行鉴别。在鉴别诊断过程中，容易遗漏纵隔和肺门疾病及其他发热性疾病的鉴别，如淋巴系统肿瘤、畸胎瘤等纵隔和肺门占位性病变及伤寒、败血症、白血病等发热性疾病（图6-3-2）。

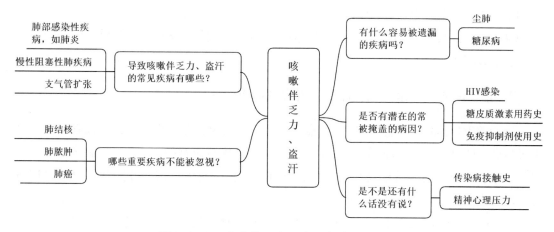

图6-3-1　咳嗽伴乏力、盗汗临床5问导图

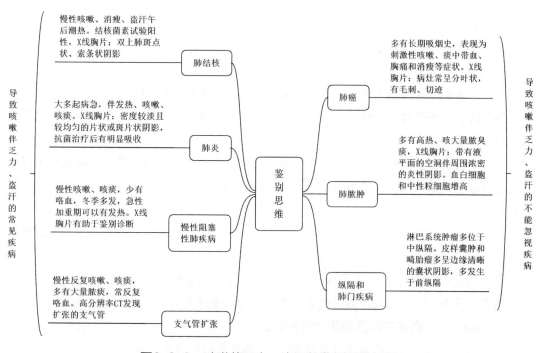

图6-3-2　咳嗽伴乏力、盗汗的鉴别思维导图

2. 是不是肺部感染性疾病？依据是什么？

（1）病史：患者男，42岁，建筑工人，咳嗽1月余，伴咳少量痰，痰中带少量血丝，有盗汗、乏力、消瘦。有反复低热。有吸烟史。无既往慢性肺病史，无放射线接触史，无传染病、家族性遗传病史。

（2）查体：体温37.4℃，精神差，皮肤巩膜无黄染，全身浅表淋巴结无肿大，咽部稍充血，扁桃体无肿大，双上肺可及细湿啰音，心律齐，未闻及杂音，腹软，全腹无压痛及反跳痛，肝脾肋下未及，移动性浊音（-），双下肢无水肿，神经系统病理征（-）。

（3）初步可以排除肺炎、慢性阻塞性肺疾病、支气管扩张等。

（4）依据：患者男，42岁，有反复低热，盗汗，消瘦等，无既往慢性肺病史，肺部听诊可及细湿啰音。

3. 最可能的诊断是什么? 需要完善哪些辅助检查?

患者咳嗽1月余，伴低热、咳痰、盗汗、乏力、消瘦，有吸烟史，无慢性肺病史。该患者咳嗽、咳痰、消瘦的原因是什么？如何帮助患者恢复正常的工作生活？临床上，遇到以"咳嗽、咳痰"为主诉的病例时，应详细询问病史，有无诱因，伴随症状以及诊疗情况，还应询问既往是否有类似情况发生。

全科医学强调以人为中心，要将全人照顾的核心理念贯彻于疾病的诊疗和健康服务的整个过程。不仅局限于器质性疾病的诊断和治疗，还要关注患者的心理，了解患者对疾病的看法、担忧和期望。在温馨的全科诊室，全科医生采用以患者为中心的问诊（RICE）方法，与患者进行深入交流。

R（reason）——**患者就诊的原因**

全科医生：您好，请坐，有什么可以帮你？（开放问诊）

患者：医生，最近一直咳嗽，反反复复好不了，已经咳了1个月。

全科医生：讲讲您咳的情况好吗？比如咳的程度、痰的颜色、有没有带血等（鉴别咳嗽咳痰的性质）。

患者：痰不多，白色的，有时候咳得厉害会有一点血丝。吃也吃不好，睡也睡不好。

全科医生：除了咳嗽还有什么问题吗，比如有没有发热、盗汗、变瘦、胸痛等？（了解伴随症状）

患者：人比较累，比较虚，感觉瘦了好多，夜里经常出好多汗，咳得厉害时有胸痛，没有发热。

全科医生：咳了1个月，您去医院检查过吗？（了解诊治情况）

患者：没有。我自己到药店买的止咳药吃，但好像没有好转。

I（idea）——**患者对自己健康问题的看法**

全科医生：您认为自己出了什么问题？（了解患者对自身疾病认知）

患者：我一直抽烟，可能是慢性咽炎吧，以前也时不时咳嗽的。最近干活挺累的，也有点着凉感冒，有时候感觉有点发烧，后来又自己好了，但咳得越来越厉害了。医生，您就给我开点药吧，只要不咳就可以。

全科医生：您接触过结核病患者吗？比如肺结核，您知道吧？（了解流行病学史）

患者：听说过这种病。但我没有接触过这种患者。我的工友身体都挺好的，我家人身体也很好。

C（concern）——**患者的担心**

全科医生：您现在有发热，反复咳嗽咳痰，甚至痰中带血丝，除慢性咽炎，您考虑过会有其他的问题吗？（了解患者心理状况）

患者：医生，我现在的情况很严重吗？

全科医生：您很担忧？（了解患者心理状况）

患者：是呀，如果我生病了，不能赚钱养家，3个小孩怎么办？现在咳嗽一直好不了，白天咳，晚上咳，有时候咳得无法睡觉，真的担心影响孩子。

E（expectation）——**患者的期望**

全科医生：您是家里的顶梁柱，一定要把身体保护好，才能赚钱养家啊!（同理心）

患者：是呀，医生，那我怎么才能把咳嗽治好呢？

全科医生：为了搞清楚您咳嗽的原因，您需要做一些相关的检查，比如痰液检查、胸部X线检查或CT检查，您看可以吗？（沟通下一步诊治方案）

患者：好。

全科医生：今天我先给您开一些止咳的药，等到检查结果出来后，我们再考虑下一步的治疗方案，好吗？（沟通治疗方案）

患者：好，谢谢医生!

查体：体温37.4℃，精神差，皮肤巩膜无黄染，全身浅表淋巴结无肿大，咽部稍充血，扁桃体无肿大；双上肺可及细湿啰音，心律齐，未闻及杂音，腹软，全腹无压痛及反跳痛，肝脾肋下未及，移动性浊音（﹣），双下肢无水肿，神经系统病理征（﹣）。

（1）最可能的诊断：肺结核。

（2）需要完善哪些检查？

1）常规结核筛查：①痰涂片，痰抗酸杆菌涂片镜检；②痰培养，分枝杆菌培养及菌种鉴定；③胸片；必要时肺部CT。

2）还可进行以下检查以协助诊断及鉴别诊断：①结核菌素实验（PPD）；②结核抗原、抗体检测；③结核感染T细胞斑点试验（T-SPOT）；④支气管镜检查（怀疑存在支气管结核或肿瘤）；⑤感染炎症指标。

该患者痰涂片结核分枝杆菌（+）；胸片提示双上肺斑点状、索条状阴影。

4．诊断和依据是什么？

（1）最后诊断：肺结核（tuberculosis，TB）。

（2）诊断依据：该患者痰涂片结核分枝杆菌（+）；胸片提示双上肺斑点状、索条状阴影。

5．治疗方案和患者管理

一旦确诊或疑似病例不具备诊断条件，应及时转诊至当地肺结核定点医疗机构诊治。

（1）化学治疗原则：早期、规律、全程、适量、联合。整个治疗方案分强化和巩固两个阶段：

1）每日用药方案：

①强化期：异烟肼（INH）、利福平（RFP）、吡嗪酰胺（PZA）和乙胺丁醇（EMB），顿服，2个月。

②巩固期：异烟肼、利福平，顿服，4个月，简写为2HRZE/4HR。

2）间歇用药方案：

①强化期：异烟肼、利福平、吡嗪酰胺和乙胺丁醇，隔日一次或每周3次，2个月。

②巩固期：异烟肼、利福平，隔日一次或每周3次，4个月。初治方案简写为2H3R3Z3E3/4H3R3。

（2）治疗过程中的监测项目：

1）血常规、肝肾功能（含胆红素）：治疗开始前检查1次，治疗开始后第2~4周检查1次，以后每1~2个月检查1次；结果异常者检查频率可适当增加。

2）尿常规（使用链霉素、卡那霉素、阿米卡星等注射剂者）：治疗开始前检查1次，治疗开始后每1~2月检查1次；结果异常者检查频率可适当增加。

3）电解质：治疗开始前检查1次，以后每1个月检查1次；结果异常者检查频率可适当增加。

4）痰涂片：治疗开始前检查1次，治疗第2个月、5个月、6个月各检查1次；耐多药结核患者注射期每1个月检查1次，以后每2个月检查1次。

5）听力（使用注射剂者，如链霉素、卡那霉素、阿米卡星等）、视力、视野（乙胺丁醇）：治疗开始前检查1次，治疗开始后第2~4周检查1次，以后每1~2个月检查1次。

6）胸片：治疗开始前检查1次，治疗开始后第4周检查1次，以后每3~6个月检查1次。治疗结束时检查1次。

7）心电图（使用喹诺酮类者）：治疗开始前检查1次，以后每1~2个月检查1次。

（3）健康教育：结核病是社区常见传染病，治疗关键是足量、全程，目前有定点医院负责专门诊治，医务人员需确保完成结核患者的健康教育及随访工作。

1）确保患者准确了解结核病作为传染病，对自身、家庭及周围健康人的危害：结核病是一种主要经呼吸道传播的传染病，传染期应尽量减少外出，与健康人密切接触时应当佩戴口罩。

2）确保患者了解结核病的治疗疗程、治疗方案、可能出现的不良反应以及按医嘱治疗的重要性。按时服药，不中断治疗是治愈的重要保证。出现药物不良反应时，应及时报告医师。结核病经过正确治疗后大部分患者可以治愈，但不规范治疗可演变为耐药结核病，有终身不能治愈的风险。

3）教育患者以健康积极的态度对待疾病，结核病作为慢性传染病，治疗周期长，需要耐心配合治疗，保持心情舒畅，完成规范化疗最终达到治愈。

6. 该案例给我们的启示

肺结核是指发生在肺组织、气管、支气管和胸膜的结核，包含肺实质的结核、气管支气管结核和结核性胸膜炎，占各器官结核病总数的80%～90%。根据病变部位及胸部影像学表现不同，肺结核分为原发性肺结核、血行播散性肺结核、继发性肺结核、气管支气管结核、结核性胸膜炎。

结核病是由结核分枝杆菌引起的乙类慢性传染病，可侵及许多脏器，以肺部结核感染最为常见。肺结核在我国古代被称为"痨病"，中医指积劳损削之病为痨，是难治之症。随着医疗水平和治疗药物的进展，目前给予结核患者合理治疗，大多可获临床痊愈。对于肺结核病及时、准确的诊断和彻底治愈，不仅可恢复患者健康，而且是消除传染源、控制结核病流行最重要的措施。

通过以上病例，可以总结肺结核的诊断程序：

（1）可疑症状患者的筛选：咳嗽、咳痰持续2周以上和咯血是主要可疑症状，其次是午后低热、乏力、盗汗有肺结核接触史或肺外结核。要进行痰抗酸杆菌和胸部X线检查。

（2）是否为肺结核：凡X线检查肺部有异常阴影者，须通过系统检查确定病变性质。

（3）有无活动性：活动性病变在胸片上表现为边缘模糊不清的斑片状阴影，可有中心溶解和空洞，或出现播散病灶。活动性病变必须给予治疗。

（4）是否排菌：是确定传染源的唯一方法。

（5）是否耐药：通过药物敏感性试验确定是否耐药。

（6）明确初、复治：病史询问，两者治疗方案完全不同。

治疗上，结核患者的化学治疗原则是早期、规律、全程、适量、联合。多数患者采用不住院治疗，在不住院条件下取得有效治疗，关键在于对肺结核患者实施有效治疗管理，确保患者在全疗程中规律、联合、足量、和不间断地实施规范化疗，减少耐药性的产生，同时注意监测并及时处理药物不良反应，最终获得治愈。

7. 知识拓展

详见《肺结核基层诊疗指南（2018年）》。

（潘红英　鲍素霞）

思考题

1. 肺结核化学治疗的原则是什么？
2. 诊断肺结核需要鉴别的疾病有哪些？

案例 ❹

发热伴皮疹2天

患儿，男，7岁，小学生，妈妈陪同前来就诊。

家长口述：2天前发热，接着身上出现红点点，现在有点像小水疱，很痒。

全科医生需要考虑的问题：

1. 如何构建全科医学整体性临床思维？

2. 如何问诊和查体？

3. 初步诊断是什么？需要完善哪些检查？

4. 诊断和诊断依据？

5. 治疗方案和患者管理。

6. 启示。

7. 知识拓展。

1．如何构建全科医学整体性临床思维？

具体见本书第八章案例4。

2．如何问诊和查体？

（1）问诊：本病的问诊需要注意症状、起病经过、时间、既往有无类似症状发作、既往体质情况、有无特殊药物服用史、有无其他伴随症状等，尤其需注意对患者隐私的保密，尤其需注意药物过敏史的询问。

R（reason）——**患者就诊的原因**

全科医生：您好！我是郑医生，请问需要什么帮助吗？（开放问诊）

患儿母亲：医生，我儿子2天前发热，接着身上出现红点点，现在有点像小水疱。

全科医生：发热前受凉过吗？体温有多高？（了解起病情况）

患儿母亲：他昨天放学回家，说喉咙有点痛。我摸了他的额头，有点烫，体温测出来38℃，就给他贴了退热贴降温。

全科医生：皮疹什么时候出来的？和发热同一天，还是什么时候才出现的？（了解发热和出疹的时间关系）

患儿母亲：皮疹在发热当天就出来了。

全科医生：以前有过这样的皮疹发作吗？有没有药物或者食物过敏的情况发生过？（鉴别过敏性皮疹出疹）

患儿母亲：都没有。

全科医生：这几天有给小孩吃过什么药物吗？（鉴别药物疹）

患儿母亲：没有。

全科医生：皮疹最先在哪个部位发现的？（了解出疹顺序）

患儿母亲：先在身上发现的，给他擦身体时看见胸部和背上有些红色的小点点，今天早晨，脸上、手上和腿上都有了。

全科医生：最初看到的皮疹和现在看到的有变化吗？（了解皮疹的性质）

患儿母亲：刚开始是红色小点点，现在看到起疱了。

全科医生：小朋友，这些皮疹痒吗？（了解皮疹的性质）

患儿：很痒很痒，我很想去抓。

全科医生：班上有同学和您儿子一样的情况吗？（了解流行病学史）

患儿母亲：昨天跟老师请假时，老师说班里已经有好几个孩子出水痘不来上学了。

I（idea）——患者对自己健康问题的看法

患儿母亲：医生，我儿子是不是也得了水痘？

全科医生：可能的。我先给孩子做一些检查，再进一步确诊，好吗？

（2）查体：体温37.9℃，精神可，皮疹外观有粉红色小斑疹、红色丘疹、圆形水疱疹，周围见红晕，皮疹呈向心性分布，以躯干为主，口咽部见红色黏膜疹，手掌、足掌未见皮疹；浅表淋巴结无肿大，心肺和神经系统检查无异常发现。

3. 初步诊断是什么？需要完善哪些检查？

（1）初步诊断：水痘？

（2）需要完善哪些检查？

完善检查：血常规、C反应蛋白、血清水痘-带状疱疹病毒抗体IgM测定。

该患者实验室检查结果如下：血常规、C反应蛋白均无异常，水痘-带状疱疹病毒抗体IgM阳性。

第2次就诊：

C（concern）——患者的担心

全科医生：您的孩子确实得了水痘。

患儿母亲：医生，那孩子这几天不能上学了？

全科医生：水痘传染性强，传播途径主要是呼吸道飞沫或直接接触传染。所以是需要隔离的，暂时不要上学，在家隔离直到疱疹全部结痂。（解释隔离的必要性，提高病家依从性）

患儿母亲：会不会传染给家里人？

全科医生：小朋友和家里人都要戴口罩，勤洗手。这段时间不要和其他小朋友接触，

也不要让其他人来家里串门。（指导预防传播的方法）

E（expectation）——**患者的期望**

患儿：医生，给我打止痒针好吗？我痒得受不了。

全科医生：没有止痒针，我给你上止痒药。记住不能抓哦，抓破了会留疤，以后就不帅气了。而且抓破了容易感染细菌，会更难受的。（对家长）妈妈一定要多留意孩子的手，避免他去抓。（指导病家注意事项）

患儿母亲：好的。我们还需要注意什么？

全科医生：水痘是病毒感染，目前还没有特效药。护理非常重要。过一两天这个水疱会结痂，千万不要弄破它，要注意保持水疱周围的清洁。另外，孩子在家注意休息，多喝水，吃容易消化的饭菜。（指导家庭护理）

患儿母亲：好。谢谢！

4. 诊断和诊断依据?

（1）诊断：水痘（varicella）。

（2）诊断依据：患者与水痘患者有密切接触史，发热与皮疹（斑丘疹、疱疹）相近时间发生，皮疹向心性分布，以躯干、头、腰处多见，不同期的皮疹同时存在。实验室检查提示血清水痘-带状疱疹病毒抗体IgM阳性。

5. 治疗方案和患者管理

（1）积极隔离患者，防止传染：患儿应早期隔离，直到全部皮疹结痂为止，一般不少于病后两周。与水痘患者接触过的儿童，应隔离观察3周。该病无特效治疗方法，主要是对症处理及预防皮肤继发感染，保持清洁，避免抓搔。加强护理，勤换衣服，勤剪指甲，防止抓破水疱继发感染。

（2）局部治疗：以止痒和防止感染为主，可外搽炉甘石洗剂，疱疹破溃或继发感染者可外用1%甲紫或抗生素软膏。继发感染全身症状严重时，可用抗生素。忌用皮质类固醇激素，以防止水痘泛发和加重。

（3）对免疫能力低下的播散性水痘患者、新生儿水痘或水痘性肺炎、脑炎等严重病例，应及早采用抗病毒药物治疗，阿昔洛韦是目前治疗水痘-带状疱疹的首选抗病毒药物，但须在发病后24小时内应用效果更佳。或加用α-干扰素，以抑制病毒复制，防止病毒扩散，促进皮损愈合，加速病情恢复，降低病死率。

（4）转诊指征

1）进行性播散型水痘患者。

2）水痘性肺炎、脑炎等严重病例。

破溃皮肤继发严重细菌感染。

（5）健康教育：隔离患儿至皮疹全部结痂为止，避免用手抓破疱疹。注意病情变化，如发现出疹后持续高热不退、咳喘，或呕吐、头痛、烦躁不安或嗜睡，惊厥时应及时转诊。

6．启示

水痘传染性强，问诊时需注意接触史的询问。问诊过程中注意发热和出疹的相关性。普通型水痘常呈自限性过程，但对于进行性播散型水痘、水痘性肺炎、脑炎等严重病例需要尽早转诊至上级医院。需告知患者隔离，隔离患儿至皮疹全部结痂为止。嘱注意休息，避免用手抓破疱疹。

7．知识拓展

水痘一般症状较轻，呈自限性，10天左右自愈，成人、免疫缺陷小儿和新生儿患水痘症状严重，常形成播散性和持续性水痘。较严重的并发症主要有以下几种：肺炎、水痘脑炎、水痘肝炎，其他还有心肌炎、肾炎、睾丸炎、关节炎和子宫内膜感染，眼部可并发角膜炎、葡萄膜炎、视网膜炎、白内障、视神经炎等。妊娠早期，患水痘可导致先天性水痘综合征，表现为胎儿畸形，如四肢萎缩、皮肤瘢痕形成、神经系统缺陷和眼部异常等。

（郑　伟　严　蓉　潘红英）

思考题

1．水痘的主要临床表现有哪些？
2．水痘皮疹特点有哪些？

案例 ❺
乏力伴体检肝功能异常3天

患者，女，26岁，公司职员，男朋友陪同前来就诊。

患者口述：3天前去进行婚前体检，报告显示乙肝表面抗原阳性，伴有肝功能异常，转氨酶偏高。

追问病史：高考体检时乙肝三系阳性，肝功能好的；大学毕业体检和入职体检肝功是正常的，一直没有治疗。妈妈是乙肝患者；舅舅得肝癌去世。

全科医生需要考虑的问题：

1. 如何构建全科医学整体性临床思维？
2. 如何问诊和查体？
3. 初步诊断是什么？需要完善哪些检查？
4. 诊断和诊断依据？
5. 治疗方案和患者管理。
6. 启示。
7. 知识拓展。

1. 如何构建全科医学整体性临床思维？

（1）诊断思路：广义的肝功能异常，指肝脏受某些致病因素损害所引起的肝组织损伤和肝脏功能不正常。狭义的肝功能异常，特指实验室生化检测中的肝功能项目异常，一般包括如下内容：

1）反映肝细胞损伤的酶：主要是谷丙转氨酶（ALT）和谷草转氨酶（AST），又称为肝酶，是催化氨基酸与酮酸之间氨基转移的一类酶。ALT主要来源于肝细胞的细胞质中，在其他脏器和组织里的含量较少；AST来源于心肌、肝脏，骨骼肌和肾脏等器官组织的细胞中，在细胞质和线粒体里。当肝细胞损伤时，这些酶就释放到血液内，使血液内肝酶活力明显地增加。

2）反映肝脏处理胆红素能力的指标：包括总胆红素及其分类直接胆红素和间接胆红素。胆红素来源于红细胞破损后释放出来的血红蛋白，经体内代谢为不溶于水的间接胆红素（又称非结合胆红素），再经肝脏代谢为可溶于水的直接胆红素（又称结合胆红素）后，随尿排出。总胆红素是判断黄疸的依据，直接胆红素和间接胆红素的比例是区分黄疸性质的重要参数。

3）γ-谷氨酰转肽酶（γ-GT，GGT）：广泛分布于人体组织中，在肝内主要分布于肝细胞胞浆和肝内胆管上皮中。所以，GGT增高能反映肝胆疾病，在胆道系统疾病和酒精性肝损伤时升高尤为明显。

肝功能异常是目前很多慢性乙型病毒性肝炎患者的就诊原因，除了HBV感染以外，许多其他疾病也可以导致肝功能异常。不同原因引起的肝功能异常治疗原则不尽相同，预后也可各异。现从全科医学视角出发，采用约翰·莫塔的临床安全策略——临床5问对该患者进行分析（图6-5-1）。

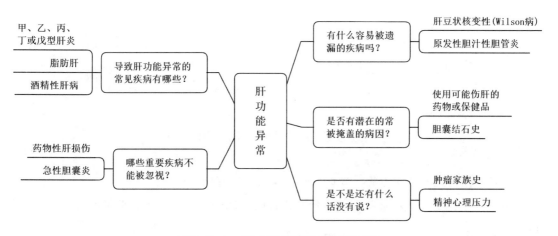

图6-5-1　肝功能异常临床5问导图

（2）鉴别思维：在我国，引起肝功能异常的主要原因为病毒性肝炎甲-戊型，尤其是乙肝，近年来丙肝也较为常见。其次，由于生活水平的提高，非酒精性脂肪肝的比例也在上升。另外，我国也是酒类消费大国，酒精性肝病的问题仍然突出。肝功能异常提示我们有肝组织损伤，关键需要发现背后的本质，寻找病因是诊治的关键（图6-5-2）。

2. 如何问诊和查体

（1）问诊要点：除了询问患者的具体症状，还要注意了解既往史、流行病学史和家族史。问诊时要有鉴别诊断思维，采用RICE问诊模式进行问诊。

第1次就诊：

R（reason）——患者就诊的原因

全科医生：您好，我是张医生，请坐！有什么问题吗？（开放性问诊）

患者：医生，前两天我和男朋友打算去领证，做了婚前检查，我查出患有乙肝大三阳，转氨酶很高。

全科医生：您最近感觉怎样？比如乏力、尿黄、饮食方面等。（了解有无肝炎的常见症状）

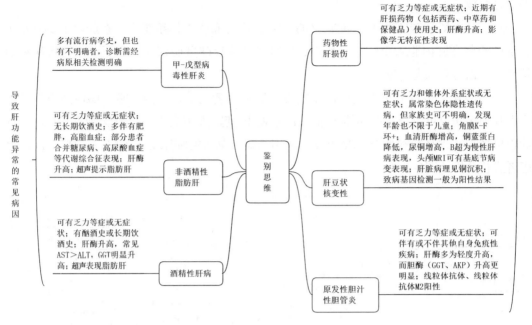

图6-5-2 肝功能异常鉴别思维导图

患者：这两天有点没力气，胃口还好，和之前没有什么区别。

全科医生：在您出现症状之前有什么诱因吗？比如有没有辛苦、劳累的情况？（了解诱因）

患者：上班倒是不辛苦的。这段时间为了筹备婚礼是比较劳累。

全科医生：哦。最近1个月内有服过什么药或者保健品之类吗？（鉴别药物性肝损伤）

患者：没有吃药。我平时身体一直很好，也不吃保健品。

全科医生：您平时喝酒吗？（鉴别酒精性肝病）

患者：我从不喝酒的。

全科医生：您以前得过肝炎吗？做过乙肝的检查吗？（了解既往史）

患者：记得高考体检时乙肝三系阳性，肝功能好的，医生说我是乙肝携带者。后来大学毕业体检和入职体检肝功能也都正常，也没感觉身体不舒服，所以一直没到医院看乙肝。

I（idea）——患者对自己健康问题的看法

全科医生：您觉得乙肝与什么因素有关？（了解患者对乙肝有什么了解）

患者：我妈也是乙肝，医生也说她是携带者，不用吃药。我会是遗传的吗？

全科医生：不是遗传，要考虑母婴传播。您家族里还有其他人得肝病吗？有肝硬化或者肝癌的患者吗？（了解家族史）

患者：我爸爸查过没乙肝，我舅舅是肝癌去世的，其他人我不知道。

全科医生：您男朋友有乙肝吗？

患者：我男朋友婚前检查是好的，医生说他乙肝疫苗打过后的免疫力还在，不会被传染。

C（concern）——**患者的担心**

患者：医生，我会不会像舅舅一样得肝癌？听说乙肝很难治，有的人会变成肝硬化、肝癌。

全科医生：您先别急，我先给您做检查，然后再评估您的情况，决定下一步的治疗方案，好吗？

患者：好，谢谢医生。

（2）查体：手消毒后，让患者平躺于检查床上，从上往下依次体检。查体结果为：皮肤巩膜无黄染，未见肝掌、蜘蛛痣。浅表淋巴结无肿大，心肺听诊无异常发现、腹软、无压痛，肝脾肋下未触及，肝区无叩击痛，腹部移动性浊音（－）。

3．初步诊断是什么？需要完善哪些检查？

（1）初步诊断：慢性乙型病毒性肝炎？

（2）需要完善哪些检查？

完善检查：血常规，血清肝肾功能，"乙肝三系"，HBV-DNA，甲胎蛋白，甲、丙、戊、丁肝抗体（以排除重叠感染），肝胆胰脾肾B超。

该患者检查结果：血清谷丙转氨酶105IU/L，谷草转氨酶82IU/L，谷氨酰转肽酶62IU/L，"乙肝三系"为HBsAg（＋），HBeAg（＋），HBcAb（＋）；HBV-DNA3.4×10^{7}IU/ml；肝胆胰脾肾超声未见异常。其余血化验指标均正常。

第2次就诊：

E（expectation）——**患者的期望**

全科医生：根据您的检查结果，您现在处于慢性乙型病毒性肝炎发作期，需要抗乙肝病毒治疗。（告知诊断和治疗原则）

患者：能治好吗？

全科医生：目前慢性乙肝还难以治愈，但有很好的药物来有效控制您的病情。（告知疗效）

患者：我快结婚了，我该怎么办呀？会影响结婚生孩子吗？会遗传给后代吗？

全科医生：别担心，只要正规治疗，等疾病控制好之后，不会影响结婚生孩子，也能避免传染给后代。乙肝不是遗传病，有办法预防您将来的宝宝得乙肝。（解答患者关心的问题）

患者：医生帮我想办法治疗吧，我一定配合。

全科医生：目前抗病毒治疗主要有两类方案，一类是口服抗病毒药，每天服1片，要长期、多年使用。另一类是干扰素针剂，疗程一般1年，疗程结束后可以停药，但有些患者需接着口服抗病毒药。（具体告知可选的治疗方案）

患者：医生，我们俩准备结婚后就要孩子，该怎么用药？

全科医生：那就不考虑干扰素了。口服抗病毒药中可选择富马酸替诺福韦酯，它不仅

效果好，而且适合孕妇服用，因为动物实验证明对后代没有不利影响。（帮助患者选择合适的药物）

患者：这个药要吃多久？有没有副作用？

全科医生：要用好几年。"大三阳"的患者，治疗最顺利的情况下，4年才达到允许停药的标准。很多患者会超过4年。会有一些副作用，但一般都能耐受的，我们也会给您定期检查，观察疗效和副作用。（告知疗程和复查的必要性）

患者：吃好几年药啊？医生，可以不用药吗？或者只用点保肝药？

全科医生：抗病毒治疗是针对病因治疗，能使肝功能稳定正常，真正延缓疾病进展，降低发生肝硬化、肝癌的风险，还能预防把乙肝病毒传染给胎儿。（解释抗病毒治疗的重要性）

患者：我用抗病毒药。服药有什么注意事项吗？

全科医生：要严格按照医嘱服药，不能擅自停药或改变用药剂量，还要按要求来定期复查。平时要避免劳累，目前肝功能不好，更要注意休息。（告知注意事项）

患者：吃什么菜或者营养品对肝脏好呢？

全科医生：营养要均衡的，不要偏食。现在肝功能不好，要吃容易消化的清淡饮食。做到滴酒不沾。（饮食指导）

4．诊断和诊断依据

（1）诊断：慢性乙型病毒性肝炎（chronic hepatitis B）。

（2）诊断依据：主诉"乏力3天"；婚检乙肝表面抗原阳性，肝功能异常；既往有乙肝三系阳性史；母亲有乙肝；舅舅因"肝癌"去世。辅助检查：谷丙转氨酶、谷草转氨酶等肝酶升高；乙肝三系"大三阳"；HBV–DNA3.4×10^7IU/ml。

5．治疗方案和患者管理

（1）药物治疗

1）抗乙肝病毒药物：富马酸替诺福韦酯300mg/次，每日1次，口服，需长期使用。

2）护肝药物：一般酌选一两种护肝药物即可，等肝功能正常稳定后可停用。如水飞蓟宾胶囊140mg，口服，每日3次。

（2）定期随访：目前，该患者肝功能异常，可2~4周复查肝功能，4周复查HBV–DNA。待肝功能正常且HBV–DNA阴转后每3~6月复查一次肝肾功能、乙肝三系、HBV–DNA、血常规，每6月（肝硬化者每3个月）复查AFP、肝胆脾B超。

（3）注意观察药物不良反应：使用富马酸替诺福韦酯者定期监测肾功能、尿常规、eGFR、血钙、血磷等指标，必要时测骨密度。

（4）健康教育：

1）严格忌酒，避免劳累。避免和他人共用牙刷，性伴侣如果"乙肝三系"全部阴性，应注射乙肝疫苗（本案例患者的男友已对乙肝有免疫力）。

2）尽可能避免使用肝损伤药物，不随意服用保健品。

3）按医嘱服药，不可擅自停药或改变用药剂量。

4）按医嘱定期随访，不适随诊。定期复查乙肝相关指标。

6. 该案例给我们的启示

我国人群乙肝病毒感染率较高，绝大多数症状不明显，常体检发现前来就诊，此类患者的管理尤为重要。

对于初诊患者，首先要明确诊断，排除其他原因引起肝病的可能；其次，做好抗病毒治疗指征的筛查。对于符合抗病毒治疗指征的患者，应根据具体情况制订个体化的抗病毒治疗方案，并确保患者能坚持执行。此外，还应向患者说明定期随访和复查的重要性，提高其依从性。同时做好健康宣教，包括预防传播他人的科普宣传等。

7. 知识拓展

参阅《慢性乙型肝炎防治指南（2019年版）》。

（张家杰　朱培芳　王　静）

思考题

1. 请简述慢性HBV感染的自然病史分期。

2. 请列举目前国内上市的常用抗HBV药物，目前指南推荐的一线药物有哪些？

案例 ❻

颈部淋巴结肿大近1个月

患者，男，21岁，在校大学生，独自前来就诊。

患者口述：和前男友无套做过几次，近期发现颈部淋巴结肿大，想查一下传染病。

全科医生需要考虑的问题：

1. 如何构建全科医学整体性临床思维？

2. 如何问诊和查体？

3. 初步诊断是什么？需要完善哪些检查？

4. 诊断和诊断依据？

5. 治疗方案和患者管理。

6. 启示。

7. 知识拓展。

1．如何构建全科医学整体性临床思维？

（1）诊断思路：淋巴结肿大是由多种原因引起的淋巴结内部细胞增生，或者从其他组织转移而来的肿瘤细胞浸润，导致的单个或多个淋巴结肿大。各种损伤和刺激以及炎症均可引起淋巴结肿大，按其发生机制可分为以下四类：

1）炎症性淋巴结肿大：通常是由各种病原体感染淋巴结导致的炎性肿大，细菌（包括结核分枝杆菌）、病毒、真菌等都可引起。

2）反应增生性淋巴结肿大：其他部位的病变刺激了淋巴结，导致淋巴结反应性增生肿大，如全身感染引起的败血症，可引起淋巴结的多发性肿大。

3）肿瘤性肿大：包括原发于淋巴结的肿瘤，如淋巴瘤、淋巴结癌等，或身体其他部位的恶性肿瘤转移到淋巴结造成淋巴结肿大。

4）组织细胞增生性淋巴结肿大：如组织细胞坏死性淋巴结炎，即朗格汉斯细胞组织细胞增生症等。

淋巴结肿大在临床上很常见，急慢性淋巴结炎、传染性单核细胞增多症、淋巴结结核、淋巴瘤、艾滋病、猫抓病等均可出现淋巴结肿大。现从全科医学视角出发，采用约翰·莫塔的临床安全策略——临床5问对该患者进行分析（图6-6-1）。

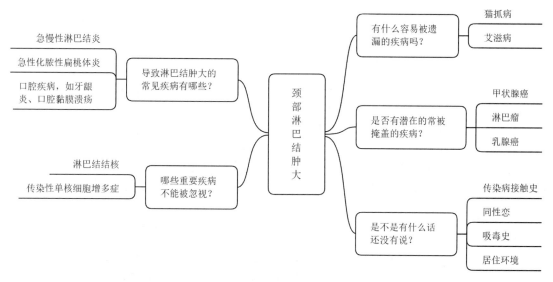

图6-6-1　淋巴结肿大临床5问导图

（2）鉴别思维：淋巴结肿大是临床常见症状，是由于多种原因引起的淋巴结内部细胞增生或者肿瘤细胞浸润淋巴结导致的一个或多个淋巴结肿大。按淋巴结肿大发生的机制可以分为炎症性肿大、反应增生性肿大、肿瘤性肿大和组织细胞增生性肿大等四大类。临床上，淋巴结肿大常见于急慢性淋巴炎、传染性单核细胞增多症、淋巴结结核、淋巴瘤、艾滋病、猫抓病等。

全科医生接诊年轻淋巴结肿大患者时应注意重点询问流行病学史、病程、起病方式、伴随症状、发展过程等，可为病因诊断提供重要线索。伴皮肤瘙痒应考虑霍奇金淋巴瘤或变态反应性疾病；伴周期性发热多见于淋巴瘤；伴低热、盗汗、消瘦，提示淋巴结结核、淋巴瘤或淋巴结转移瘤；伴贫血、出血、发热等，主要见于各种类型白血病、恶性组织细胞病、淋巴瘤，偶见于系统性红斑狼疮（图6-6-2）。

2．如何问诊和查体？

（1）问诊：注意询问常见性传播疾病症状，如淋病、尖锐湿疣、梅毒、乙肝、丙肝、艾滋病等。如怀疑艾滋病，应注意询问有无免疫缺陷表现。流行病学史应详细询问，同时，注意保护患者隐私，告知其问诊的必要时，获取患者信任。问诊时，不能以教育者自居，对患者的既往评头论足。

R（reason）——**患者就诊的原因**

全科医生：您好，我是张医生，请坐。

患者：医生，我想做个传染病的检查。

全科医生：传染病有很多种，您想查哪个方面呢？（了解患者的想法）

患者：我想查一下艾滋病。

全科医生：怎么会突然想到查艾滋病？（了解患者的想法）

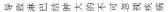
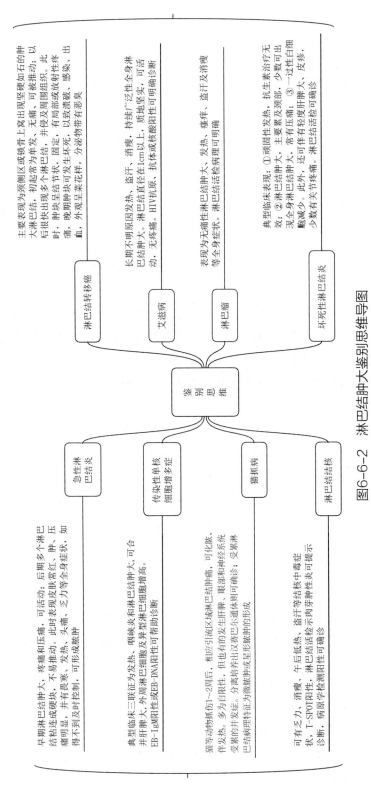

图6-6-2　淋巴结肿大鉴别思维导图

患者：医生，您能不能别问了？您帮我开个检查单就可以了。

全科医生：最近您的身体状况有什么问题吗？比如容易感冒、发烧、拉肚子、咳嗽、头痛等？（了解患者的免疫状态）

患者：没有，和平时一样，但近1个月我摸到颈部有数颗绿豆大小淋巴结，没有疼痛，所以想查一下。

全科医生：生殖器、肛门有没有流脓、皮疹等情况？（了解患者是否有其他性传播疾病）

患者：没有。

全科医生：体重有变化吗？晚上睡觉容易出汗吗？（了解患者是否有消瘦、盗汗）

患者：都没有。

医生：您身边的人有类似传染病吗？包括家族里、身边同学、朋友。（了解接触史）

患者：不知道，应该没有吧。

I（idea）——患者对自己健康问题的看法

全科医生：您认为什么情况下会得艾滋病？（开放式提问，了解患者对疾病认识程度）

患者：我和前男友无套做过几次，后来他出轨了，我们就分手了。我现在很担心。（可知该患者为男同性恋者）

全科医生：您前男友得了艾滋病？（了解流行病学史）

患者：我们一起时，我不清楚他是否有艾滋病。我们分手5个月后，有一天他突然打电话给我，让我去查一下艾滋病，估计他查出来是阳性，而且我查了艾滋病的症状有淋巴结肿大的，现在整夜睡不好。

全科医生：艾滋病的传播途径有很多，除了不洁性行为，尤其无保护性肛交，还有其他途经，比如不洁注射、文身等。（医生提出艾滋病多种传播途径，了解患者可能存在的问题）

患者：毒品不敢吸，文身也没有。

全科医生：有其他男朋友吗？（了解是否有多个性伴侣）

患者：没有。前男友是我的初恋，除了他，我没有找过别人。

C（concern）——患者的担心

全科医生：您很担心？（了解患者的心理状态）

患者：是的，我和前男友分手5个多月了，我在百度上查过，艾滋病的潜伏期很长，可以表现为淋巴结肿大，我担心和前男友一起时，他已经得了艾滋病。

全科医生：我先给您检查一下身体，然后再去做相关的化验检查，好吗？（获取患者的配合）

患者：医生我会不会真的感染上了艾滋病？

全科医生：你存在高危行为，存在风险，但需要做一些检查我们才能确定。（客观如实告知患者情况）

患者：要是得了艾滋病，我就完了。

全科医生：您先不要紧张，您现在还没有确诊艾滋病，先等结果出来好吗？（安抚患者）

（2）查体：注意检查脑膜刺激征，全身有无皮疹或新生物，颈部淋巴结触诊，包括数目、大小、硬度、压痛、活动度，其余浅表部位有无淋巴结肿大，仔细心肺听诊。检查口腔是否有白斑，同时，必须检查外阴及生殖器，包括肛门。

查体结果：口腔体温36.4℃（手消毒后，请患者躺于检查床上，边问诊边检查），皮肤巩膜无黄染，全身未见皮疹，颈部可触及2枚黄豆大小淋巴结，质韧，无压痛，活动度可，其余部位浅表淋巴结未及肿大，口腔黏膜正常，无白斑。心率88次/min，律齐，未闻及杂音，双肺呼吸音清，未闻及啰音，腹软，肝脾肋下未触及。神经系统检查：颈软，无抵抗；克氏征阴性，双侧病理征阴性。外生殖器及肛门未见明显异常。

3．初步诊断是什么？需要完善哪些检查？

（1）初步诊断：获得性免疫缺陷综合征（艾滋病）？

（2）需要完善哪些检查？

需要做血常规、C反应蛋白、HIV抗体、丙肝抗体、乙肝三系、梅毒抗体等实验室检查和浅表淋巴结超声。

该患者超声报告提示，颈部淋巴结肿大，形态未见明显异常；血HIV抗体初筛阳性。予送疾控中心做确诊试验，结果仍阳性。疾控中心已联系患者，告知病情。

患者前来复诊。

C（concern）——**患者的担心**

患者：医生，我真的得了艾滋病，怎么办啊？（患者开始哭泣，医生抽出纸巾递给患者。）

全科医生：艾滋病是可以控制的，给您再查一下病毒量和CD4$^+$细胞数，再决定如何处理，好吗？（安抚患者）

患者：医生，我拿到报告的时候感觉天都塌下来了，真不知道接下来该怎么办。

全科医生：您先不要着急，只要控制得好，可以像正常人一样生活工作。（安抚患者）

患者：医生，得了艾滋病，别人一定会像避瘟神一样躲避我，歧视我和我的父母家人，这才是我最怕的。

全科医生：对于艾滋病患者，我们会严格保护他们的隐私。我们这里也会有一群志愿者来帮助他们，传授他们面对生活的经验，如果您有困难可以随时向我们寻求帮助。（向患者承诺会保护其隐私，帮患者树立信心）

患者：好的，谢谢！

需进一步完善的检查：HIV-RNA、CD4$^+$细胞计数、血常规、C反应蛋白、胸片。

辅助检查结果：HIV-RNA 4.2×10^7copies/ml（参考范围：低于检测限），CD4$^+$T淋巴细胞计数680个/μl（参考范围：500～1 600个/μl），血常规、C反应蛋白、胸片均正常。

患者再次来复诊：

E（expectation）——患者的期望

患者：医生，救救我吧，我不想早死，我是爸爸妈妈唯一的孩子。（患者开始哭泣，医生抽出纸巾递给患者）

全科医生：艾滋病虽然无法治愈，但是目前的药物已经能很好控制病情，很多人服药期间都能像正常人一样生活。根据检查结果，病毒载量比较高，需要抗病毒治疗。（拍拍他的肩或手，帮患者增强信心）

患者：如果不吃药会怎么样啊？

全科医生：如果不治疗，您的免疫功能会逐渐下降，有可能出现很多机会性感染，甚至发生肿瘤，对您的生存期和生活质量都会有很大影响。（告知患者不积极治疗的危害）

患者：吃药有副作用吗？

全科医生：抗病毒治疗会有很多不良反应，比如恶心、呕吐、肌肉酸痛、头痛、皮疹、白细胞减少等，但一般都能耐受的。（告知患者药物的不良反应）

患者：医生，我还能活多久？

全科医生：别担心。很多艾滋病患者通过及时抗病毒治疗后大大延后了发病时间，预期寿命可以接近正常人。但您必须做到严格按照医嘱服药，随访监测，可以吗？（了解患者的依从性）

患者：能。谢谢医生。

4．诊断和诊断依据？

（1）诊断：获得性免疫缺陷综合征（acquired immunodeficiency syndrome，AIDS，艾滋病）无症状期。

（2）诊断依据：HIV抗体初筛及确诊试验阳性，HIV-RNA阳性，有流行病学史。

5．治疗方案和患者管理

（1）HARRT治疗：一旦确诊HIV感染，无论$CD4^+T$淋巴细胞水平高低，均建议立即开始治疗。如患者存在严重的机会性感染和既往慢性疾病急性发作期，应等机会性感染控制病情稳定后开始治疗。启动HAART后，需终身治疗。初治患者推荐方案为2种NRTIs类骨干药物联合第三类药物治疗（见表6-6-1）。

（2）抗病毒治疗监测：包括疗效评估、耐药监测及不良反应的评估及处理。

表6-6-1 成人及青少年初治患者抗反转录病毒治疗方案

2种 NRTIs	第三类药物
推荐方案	
TDF（ABCª）+3TC（FTC）	+NNRTI：EFV、RPV
FTC/TAF	或 +PI：LPV/r、DRV/c

2 种 NRTIs	第三类药物
	或 +INSTI：DTG、RAL
单片制剂方案	
TAF/FTC/EVG/c[b]	
ABC/3TC/DTG[b]	
替代方案	
AZT+3TC	+EFV 或 NVP[c] 或 RPV[d]
	或 +LPV/r

注：TDF.富马酸替诺福韦酯；ABC.阿巴卡韦；3TC.拉米夫定；FTC.恩曲他滨；TAF.丙酚替诺福韦；AZT.齐多夫定；NNRTI.非核苷类反转录酶抑制剂；EFV.依非韦伦；PI.蛋白酶抑制剂；INSTI.整合酶抑制剂；LPV/r.洛匹那韦/利托那韦；RAL.拉替拉韦；NVP.奈韦拉平；RPV.利匹韦林；[a]用于HLA-B*5 701阴性者；[b]单片复方制剂；[c]对于基线CD4[+]T淋巴细胞>250个/μl的患者要尽量避免使用含NVP的治疗方案，合并丙型肝炎病毒感染的患者避免使用含NVP的方案；[d]RPV仅用于病毒载量<105拷贝/ml和CD4[+]T淋巴细胞>200个/μl的患者。

（3）健康教育：正确使用安全套、采取安全性行为。避免与他人共用牙刷、剃须刀等用品。告知患者务必坚持抗病毒治疗，坚持随访监测。如出现发热、皮疹、新生物等应立即就诊。

（4）转诊指征：出现或疑似肺炎、颅内感染、卡波西肉瘤等并发症。

6. 该案例给我们的启示

HIV的高危人群主要有：男同性恋者、静脉注射毒品依赖者、与HIV经常有性接触者。本例是一位男同性恋者。因为肛门的内部结构比较薄弱，直肠的肠壁较阴道壁更容易损伤，精液里的病毒可通过这些小伤口，进入易感者体内。所以，接受肛交的人被艾滋病感染的风险特别高，正确管理好这些人群对艾滋病的防控具有重要意义。

目前，还有很多人认为自己离艾滋病很远，缺乏防范意识，抱有侥幸心理，不重视安全保护工作，导致艾滋病的防治形势严峻。社区医生除了要做好艾滋病的诊治工作，更要扮演起安全宣教员的角色。诊治过程中要积极取得患者信任，既要向其灌输健康科普知识，也要鼓励患者使其有信心战胜疾病。同时必须注意做好保密工作，防止患者隐私泄露。

7. 知识拓展

坏死性淋巴结炎是一种少见的非肿瘤性淋巴结疾病，由日本学者Kikuchi和Fujimoto于1972年首先报道，故又称Kikuchi-Fujimoto病（KFD）。HNL病因至今尚未明确，大多数学者认为与病毒感染有关，同时，可能与系统性红斑狼疮关系密切，且存在一定的遗传背景。NHL好发于青年女性及儿童，可呈亚急性或急性起病，临床症状表现为：①顽固性发热，个别报道发热持续1个月左右之久，抗生素治疗无效；②淋巴结肿大，主要累及颈部，其次为颌下、锁骨下，也可累及腋下、腹股沟，少数可出现全身淋巴结肿大，肿大程度多为轻中度，常有压痛，相互之间不融合；③一过性白细胞减少。此外，还可伴有轻度肝脾大、皮疹，少数有关节疼痛，甚至有报道可表现为多器官受累。淋巴结活检是确诊依据，病理检查示淋巴结广泛凝固性坏死，周围有反应性组织细胞增生，无中性粒细胞浸润。

HNL具有自限性，一般自然病程1~4个月，极少可达1年，但3%~7%的患者可反复发作，发热、乏力、淋巴结外受累（如皮肤）和ANA阳性已被确认为复发的预测因子。本病的治疗尚未有正式指南，一般不需要特殊的治疗，但发热、淋巴结肿痛时对症治疗是必要的，短期内使用糖皮质激素和非甾体抗炎药可能对有严重症状的患者有效。Honda等报道了一例42岁的日本女性HNL患者经历了4次激素减量后复发，最终使用羟氯喹与小剂量泼尼松龙治疗达到持续缓解，给我们提供了新的治疗思路。

（黄益澄　张家杰　朱培芳）

思考题

1. 请叙述免疫重建炎性反应综合征（IRIS）的定义。
2. 请叙述免疫重建炎性反应综合征（IRIS）的诊断标准。

案例 ❼

发现外生殖器肿物1天

患者男性，68岁，独自前来就诊。

患者口述：昨晚洗澡时发现下身一枚白色、质硬的肿物，不痛也不痒。

追问病史：有不洁性生活史。

全科医生需要考虑的问题：

1. 如何构建全科医学整体性临床诊疗思维？

2. 如何问诊和查体？

3. 初步诊断是什么？需要完善哪些检查？

4. 诊断和诊断依据？

5. 梅毒各期与相关疾病的鉴别。

6. 治疗方案和患者管理。

7. 启示。

8. 知识拓展。

1. 如何构建全科医学整体性临床诊疗思维？

（1）诊断思路：生殖器肿物是发生于生殖器的炎症性或增生性病变，由于发病部位的私密性，往往需要在临床医师与患者建立充分信任的基础上，通过全面问诊和仔细查体之后再进行判断。现从全科医学视角出发，采用临床5问对该患者进行分析（图6-7-1）。

（2）鉴别思维：男性生殖器肿物的原因颇多，可由性传播疾病引起，如梅毒、尖锐湿疣等，也常见于非性病性感染，如葡萄球菌感染引起的外生殖器毛囊炎、疖肿，阿米巴性龟头炎，结核性疮疡等。除了感染性疾病，过敏性皮损也可引起生殖器肿物，如服用磺胺类药物或者解热镇痛药后，外生殖器皮肤出现一至数个圆形或椭圆形红斑，不同不痒，停药后自行消退，即为固定性药疹。另外，昆虫蜇伤外生殖器引起的红肿水疱、粗暴性交引起的擦伤血肿等外伤性皮损，以及外生殖器的良性肿瘤和赘生物、癌前病变及恶性肿瘤，都需要全科医生逐一排查。

从生殖器肿物的病因和临床实用角度出发，可将其分为性传播疾病、非性病性感染性疾病、过敏性皮损、外伤性皮损和肿瘤性皮损五大类（图6-7-2）。

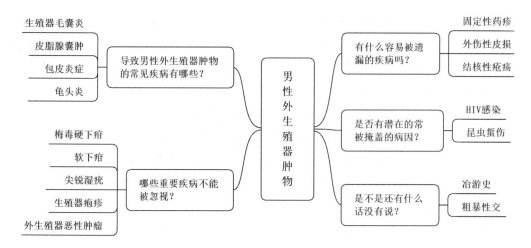

图6-7-1　生殖器肿物临床5问导图

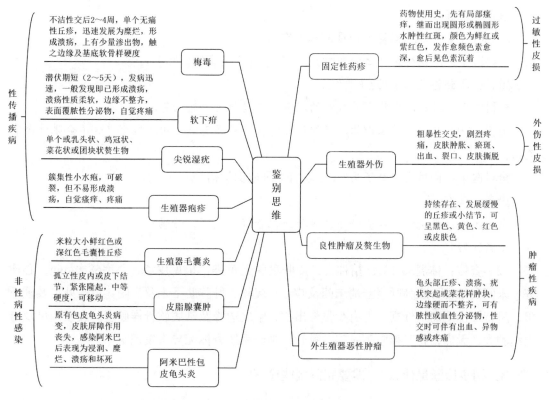

图6-7-2　外生殖器肿物鉴别思维导图

2．如何问诊和查体?

（1）问诊：注意阴性症状的询问，如有无他处皮肤黏膜疼痛与瘙痒、骨痛、视力受损、胸闷气急、头痛、神志改变等；注意对传播途径和病程的询问；注意有无不洁性生活史；注意的是对患者隐私的保护。

R（reason）——患者就诊的原因

全科医生：您好！有什么问题吗？

患者：医生，我洗澡的时候发现我下面长了个东西。（忧心忡忡）

全科医生：您是指生殖器吗？能否具体描述一下？（了解肿物部位和性质）

患者：就是生殖器上面有个白白的突起，摸上去硬硬的。

全科医生：发现多久了？有没有感觉痛或者痒？（了解起病时间）

患者：之前没太注意，昨天洗澡的时候无意中发现的，不痛也不痒。

全科医生：身上皮肤有什么变化？肛门口有没有异常？（鉴别皮肤梅毒等）

患者：好像都没有。

全科医生：有没有眼睛看不清、头痛、胸闷气急等？（鉴别神经梅毒、心脏梅毒）

患者：都没有。

全科医生：有无药物过敏史？（了解过敏史）

患者：没有。

I（idea）——患者对自己健康问题的看法

全科医生：您觉得是什么问题呢？（了解患者对疾病的认知）

患者：您会替我保密吗？（脸红）

全科医生：保护患者隐私是我们的职责，不过您要如实回答。

患者：一个月前，单位退休人员组织旅游，在外面有过一次。医生，会不会跟这个有关系？

全科医生：使用安全套了吗？（了解有无采取保护措施）

患者：没有。

全科医生：我先给您检查一下，再抽血化验确诊一下，好吗？

患者：好。

（2）查体：体温36.5℃，精神可，皮肤巩膜无黄染，未见皮疹，心率68次/min，心律齐，未闻及杂音，双肺呼吸音清未闻及啰音，腹软，肝脾肋下未及。阴茎龟头处可及硬下疳，呈特征性溃疡状外观，上有少量渗出物，触之边缘及基底软骨样硬度。腹股沟可及淋巴结肿大，无痛，相互孤立不粘连。颈软，神经系统查体无异常发现。

3．初步诊断是什么？ 需要完善哪些检查？

（1）初步诊断：梅毒（一期，获得性）？

（2）完善检查：梅毒抗体滴度、其他传染病检测（乙肝、丙肝、HIV等）、血尿常规、生化，必要时心脏彩超、肝胆脾胰肾B超、腰椎穿刺脑脊液检测等。

患者的主要阳性结果为梅毒特异性抗体（TP-Ab）及梅毒非特异性抗体（TRUST）。

第二天，患者来医院复诊。

C（concern）——患者的担心

全科医生：您得了一期梅毒，需要治疗。

患者：医生，我的病严重吗？

全科医生：您现在没有全身症状，通过及时的治疗，可以避免发展到心血管梅毒、神经梅毒等严重并发症。现在您需要做到：一是治疗期间禁止性生活，避免再感染或引起他人感染；二是治疗后要定期随访，至少坚持随访3年，防止梅毒复发；三是您的配偶或性伴侣也要接受检查，必要时要同时治疗。您需要和您的老婆进行一次沟通。

患者：医生，能不能不要告诉我老婆呀？

全科医生：您有担忧？（了解患者的家庭关系）

患者：是呀，老婆知道我得这种病，肯定很生气，也许会和我离婚的。

全科医生：看来您非常珍惜您的家庭。（同理心）

患者：当然。我和老婆风风雨雨过了大半辈子，受过很多苦。现在儿女都成家了，我做了这样的事情，真的很对不起家人。我真不知道该如何开口和老婆讲。

E（expectation）——患者的期望

全科医生：您希望我怎样帮您？（了解患者对疾病的认知）

患者：医生，能不能帮我做手术切掉它？

全科医生：做手术？（开放式反问，了解患者内心的期望）

患者：医生，您就帮帮我吧！

全科医生：您的问题是无法通过手术解决的。现在事情已经发生了，您最好面对，敢于承认错误，争取得到老婆的谅解。一期梅毒预后通常比较好，通过规范的用药完全可以治愈的。

患者：医生，您是说，我的病能治好？

全科医生：是的。（肯定的答复，给患者信心）

患者：医生，只要能治好我的病，我都听您的。

全科医生：明天您带老婆一起来，我先给她检查一下，您得有心理准备，这也是对您和家人负责，您认为呢？（建议配偶就诊筛查）

患者：好的。医生，冒昧地问问，这两个抗体（梅毒特异性抗体和梅毒非特异性抗体）分别代表什么？

医生：梅毒感染者一般至少会产生两种抗体，一种是非特异性抗体，敏感性非常高，随病情的发展而变化，像您这样的早期患者如果治疗充分，其滴度可以逐渐下降至完全消失；病情复发或再感染可由阴转阳或滴度逐渐上升。另一种是梅毒特异性抗体，这种抗体特异性强，一旦产生，在血清中可长期甚至终生存在。

患者：医生，谢谢您！

4．诊断和诊断依据？

（1）诊断：梅毒（syphilis）一期，获得性。

（2）诊断依据：根据典型临床表现和皮损特征，以及不洁性生活史。梅毒特异性抗体（TP-Ab）及梅毒非特异性抗体（TRUST）均为阳性。患者无其他系统并发症，诊断为一期梅毒。

5．梅毒各期与相关疾病的鉴别

（1）一期梅毒：梅毒硬下疳常发生于不洁性交后2~4周，好发于龟头、冠状沟和包皮，以及女性的阴唇、阴唇系带、尿道和会阴。硬下疳出现一周内，大部分患者还可有腹股沟或近患处的无痛性淋巴结肿大，相互孤立不粘连，质硬，不化脓破溃，表面皮肤无红肿，称为硬化性淋巴结炎。梅毒硬下疳主要与软下疳、生殖器疱疹、固定性药疹和白塞病等进行鉴别，部分鉴别已在上述导图2中阐述。

1）软下疳：也有性接触史，好发部位亦同，但潜伏期短（2~5天），发病迅速，一般发现即已形成溃疡，溃疡性质柔软，边缘不整齐，表面覆脓性分泌物，自觉疼痛，脓液中可查见嗜血性Ducrey链杆菌。

2）生殖器疱疹：为簇集性小水疱，可破裂，但不易形成溃疡，自觉瘙痒、疼痛，病程短促，附近淋巴结不肿大。

3）固定性药疹：有药物使用史，尤其是磺胺类药物、非甾体类解热镇痛药、安眠镇静药等，每次服同样药物后常在同一部位发生。好发部位除外生殖器，还常见于口唇和手背等处。其特点是先有局部瘙痒，继而出现圆形或椭圆形红斑，颜色为鲜红或紫红色，具有水肿性，发作越频色素越深，愈后可见遗留色素沉着。

4）白塞病：为全身性免疫系统疾病，表现为反复口腔和会阴部溃疡、皮疹、下肢结节红斑、眼部虹膜炎、食管溃疡、小肠或结肠溃疡及关节肿痛等。在反复发作的口腔溃疡基础之上，加上以下任何两条：反复生殖器溃疡、皮肤损害、眼部受累及针刺反应阳性，即可诊断白塞病，与本病鉴别不难。

（2）二期梅毒：主要表现为皮肤黏膜损害。应与玫瑰糠疹、寻常型银屑病、病毒疹、股癣等鉴别：

1）玫瑰糠疹：皮疹横列椭圆，长轴与肋骨平行，中央多呈橙黄色，边缘则呈玫瑰色，上覆糠状鳞屑，自觉瘙痒，淋巴结不肿大，无性病接触史，梅毒血清反应阴性。

2）寻常型银屑病：皮疹为帽针头大小淡红色扁平丘疹，表面有厚积多层银白色鳞屑，剥除鳞屑后有筛状出血点，散在发生，不呈簇集状。

3）病毒疹：由各种病毒感染引起的病毒性皮肤病，如麻疹、水痘、口手足疹等，有流行病学史，需隔离治疗，梅毒血清反应阴性。

4）股癣：常发生于阴囊对侧的大腿皮肤，一侧或双侧，多呈环状或半环状斑片。初于股上部内侧出现小片红斑，其上有脱屑，并逐渐扩展而向四周蔓延，边界清楚，其上有丘疹、水疱、结痂、瘙痒。中央部位可自愈，有色素沉着或脱屑，历久则于局部皮肤发生浸润增厚呈苔藓化，常伴痒感。

（3）神经梅毒：需鉴别其他中枢神经系统感染，如结核性脑膜炎、细菌性脑膜炎、病毒性脑膜炎等，可根据流行病学史、全身症状、脑脊液细胞学、生化、培养等指标鉴别。

（4）三期梅毒：其标志为梅毒瘤，需鉴别皮肤肿瘤、皮肤结核、麻风等疾病。

1）皮肤肿瘤：皮肤恶性肿瘤的境界不清楚，边缘不整齐，表面可发生溃疡、出血，瘤体不对称，组织学检查瘤细胞核的大小、形态不一致，排列不规则，肿瘤呈浸润性、破坏性的生长，最终将发生转移。

2）皮肤结核：发生于皮下组织，易侵犯淋巴结，以颈部淋巴结多见，也可见于四肢，经过缓慢，不易自愈。破溃后形成的溃疡边缘菲薄不整，如鼠咬状穿凿，常形成窦道，分泌物稀薄，混有颗粒，愈后形成条索状瘢痕，抗结核治疗有效。

3）麻风：有结核样型麻风、瘤型麻风等类型，由麻风杆菌引起，梅毒血清反应阴性。

6. 治疗方案和患者管理

（1）药物治疗：苄星青霉素G 240万IU，分两侧臀部肌内注射，1次/周，连续2~3次；或普鲁卡因青霉素G 80万IU/d，肌内注射，连续10~15天。如青霉素过敏，可选用头孢曲松钠1.0g/d静滴，连续10~14天，或连续口服四环素类药物或红霉素类药物15天。上述药物治疗方案针对早期梅毒，对晚期梅毒及二期复发梅毒，需延长疗程。

（2）治疗原则：本病应及早、足量、规则治疗。

（3）随访：治疗后定期随访，至少3年，一般第1年每3个月复查1次，第2年每半年复查1次，第3年在年末复查1次；神经梅毒每6个月进行脑脊液检查。复发患者应加倍剂量复治，同时，应考虑腰椎穿刺进行脑脊液检查。

（4）转诊指征：当梅毒引发多部位损害和多样病灶，侵犯皮肤、黏膜、骨骼、内脏、心血管、神经系统等，尤其是发生心血管梅毒、神经梅毒等并发症时，建议转诊上级医院。

（5）健康教育

1）告诫患者进行健康、卫生的性生活，不搞非婚性行为或其他不安全的性行为。

2）对患者的配偶或性伴侣进行检查，如梅毒阳性，需同时给予治疗，治疗期间禁止性生活。

3）嘱咐患者做好随访工作，进行体格检查、血清学检查及影像学检查以考察疗效。第一年内每3个月复查1次，第二年内每半年复查1次，第三年在年末复查1次。

7. 启示

全科医生是居民健康的守护者，常常第一时间收到患者的各种咨询，其中不乏类似于此例中涉及个人隐私的疑虑。生殖器病变的诊断应基于详细而全面的问诊，并结合皮损的特征和相关的辅助检查综合判断。及时识别传染性疾病，对患者进行必要的教育和引导，同时不应遗漏肿瘤性病变、非性病性感染、过敏性病变等。对于有可疑梅毒接触史的患者，应及时进行梅毒血清试验，及时发现、隔离和治疗。

以下总结本案例带来的该案例给我们的启示：

（1）问诊需要注意阴性症状的询问，以鉴别梅毒的临床分型与分期、有无器官的受累和并发症，注意对传播途径和病程的询问，以确定该患为早期梅毒还是晚期梅毒、是先天性梅毒还是获得性梅毒，注意有无不洁性生活史，如为患儿应询问其母亲的病史。需要特别注意的是对患者隐私的保护。

（2）梅毒患者是梅毒的唯一传染源，患者皮损、血液、精液、乳汁和唾液中均有梅毒螺旋体存在，因此，要对患者进行及时的诊断和治疗，避免其感染他人。

（3）梅毒的治疗需注意防治吉海反应，即患者接受高效抗梅毒药物治疗后梅毒螺旋体被迅速杀死并释放大量异种蛋白，引起机体发生的急性超敏反应，泼尼松可用于预防吉海反应。对心血管梅毒的治疗应从小剂量青霉素开始，逐渐增加剂量，疗程中如出现心动过速、胸痛、寒战发热、头痛、呼吸加快、心衰症状加剧等，应暂停治疗。

（4）患者的伴侣应接受相应的检查和必要的治疗，本例中患者对伴侣的知情存在困惑，应该加以开导。

8. 知识拓展

梅毒是梅毒螺旋体引起，主要以性传播为主的性传播疾病。梅毒的行为学预防是指避免危险性行为的发生，包括减少性伴数、不与感染者发生性行为、正确使用安全套等。梅毒的早期发现和规范治疗是有效控制梅毒进一步传播流行，减少并发症和不良结局的重要手段。青霉素仍然是治疗各期梅毒的主要药物。梅毒越早得到治疗，非梅毒螺旋体抗原血清学试验滴度下降得越快，发生阴转的机会越大。血清学治愈通常定义为非特异性抗体转阴，或滴度4倍下降。若治疗后血清学滴度长期保持不变或变化不足4倍，则称为血清学固定。

（戴伊宁　潘红英　王　静）

思考题

1. 性传播疾病引起的生殖器皮损有常见哪些疾病？

2. 若此患者治疗结束后，半年复查血清梅毒非特异性抗体滴度再次升高，应如何处理？

案例 ❽

白带异常2月余

患者，女，32岁，销售员，由其丈夫陪同前来就诊。

患者口述：2个多月来，白带量增多，为黄色脓性。曾经在药店，由药师推荐的外用药治疗，无明显效果。3个月前，参加单位年度体检，妇科检查和子宫附件B超正常，月经正常。

情绪低落，不停地哭泣……

全科医生需要考虑的问题：

1. 如何构建全科医学整体性临床思维？

2. 初步诊断是什么？需要完善哪些辅助检查？

3. 诊断是什么？依据是什么？

4. 治疗方案和患者管理。

5. 启示。

6. 知识拓展。

1. 如何构建全科医学整体性临床思维？

（1）诊断思路：白带是从女性阴道里流出来的一种带有黏性的白色液体，是由子宫颈腺体、子宫内膜腺体分泌物和阴道黏膜的渗出液混合而成，其形成与雌激素作用有关。正常的白带呈白色稀糊状或者蛋清样，高度黏稠，无腥臭味、量少，对妇女健康无不良影响，称之为生理性白带。当生殖道出现炎症，白带数量显著增多且性状亦有改变，称为病理性白带。患者发生病理性白带时，常以白带异常主诉来就诊。

女性阴道是一个复杂的微生态体系，健康女性阴道寄生着50多种微生物，如乳酸杆菌、双歧杆菌、乳杆菌、肠球菌等形成的健康生物膜。当感染破坏了阴道微生态，改变了阴道生物膜的平衡，就会出现白带异常。如外阴阴道假丝酵母菌病是由假丝酵母菌引起的常见外阴阴道炎症。白假丝酵母菌为条件致病菌，10%～20%非孕妇女及30%孕妇阴道中有此菌寄生，但菌量少，呈酵母相，并不引起炎症反应。只有在宿主全身及阴道局部免疫能力下降、假丝酵母菌大量繁殖并转变为菌丝相，才出现症状。现从全科医学视角出发，采用约翰·莫塔的临床安全策略——临床5问对该患者进行分析（图6-8-1）。

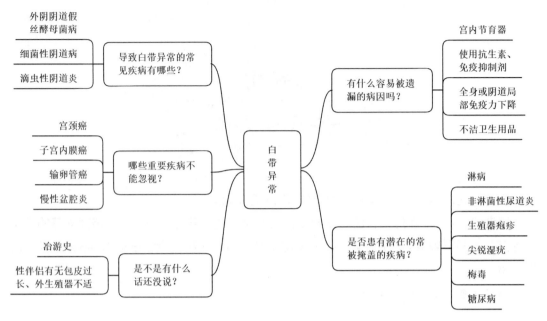

图6-8-1　白带异常临床5问导图

（2）鉴别思维：白带异常是妇科的常见症状，多见于感染性疾病，如滴虫阴道炎、细菌性阴道病、外阴阴道假丝酵母菌病等，也可能是妇科内分泌疾病的症状，或者是肿瘤性疾病的一个症状。另外，白带异常也常见于性传播疾病，如淋病、非淋菌性尿道炎等。白带异常临床上表现为量的改变，量多或量少；颜色的改变，黄色或咖啡色或灰色；气味的改变，腥臭味或酸臭味；性状的改变，水样、豆腐渣样、脓性或者泡沫状。在白带出现异常的情况下，了解诱因很重要。全科医生在接诊白带异常患者时，一定要问清病史，在考虑妇科常见感染性疾病的同时，要排除性传播疾病、肿瘤性疾病和妇科内分泌相关疾病等。该患者3个月前做过妇科系统的检查，无异常、月经规律，可以初步排除肿瘤性疾病和内分泌系统疾病引起的白带异常。目前，需要考虑的范围是妇科常见的感染性疾病和性传播疾病。接下来，根据白带的量、颜色、气味和性状等特点，并结合实验室检查，进行妇科常见感染性疾病和性传播疾病的鉴别（图6-8-2）。

2．初步诊断是什么？需要完善哪些辅助检查？

第1次就诊：

（1）病史：患者女性，32岁，2个月前无明显诱因出现白带增多，色黄、浓稠、无异味，无外阴瘙痒、无腰酸腹痛、无尿频尿急、无月经异常。进食可，二便如常，体重较2个月前减轻6kg，情绪低落，睡眠差。既往体健，否认重大疾病史，否认手术外伤史，否认食物药物过敏史，无不良嗜好，否认冶游史。月经初潮13岁，平素月经周期规律，30天左右，经期5天，经量中等，无痛经，末次月经：××××（半个月前）。5年前结婚，夫妻关系和睦，4年前足月顺产一健康男婴，目前体健，采用工具避孕。

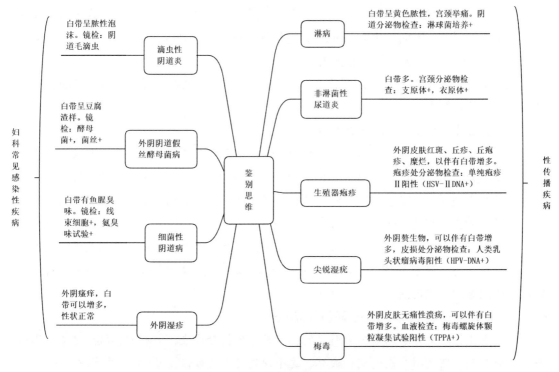

图6-8-2　白带异常鉴别思维导图

（2）查体：T 36.5℃，P 75次/min，R 16次/min，BP 137/80mmHg，身高165cm，体重50kg。外阴阴道口见较多的黄色分泌物，挤压尿道口见少量黄色脓性分泌物涌出，阴道壁充血明显，阴道内见黄色分泌物，量多，无臭味，子宫颈略充血，无明显触痛，下腹部无压痛。

（3）初步诊断：①淋病？

（4）需要完善哪些辅助检查？

送检白带，做淋球菌培养+药物敏感试验，淋球菌–RNA。从流行病学出发，对一位性病患者，需要考虑到其他重要的性传播传染病有无同时感染，这位淋病患者是初诊，还应作艾滋病、乙肝、丙肝和梅毒的筛查。

第2天化验回报：淋病奈瑟菌–RNA阳性，阴道微生态报告：评分8分（乳酸杆菌4分、阴道加德纳菌4分、pH＞4.5、H_2O_2+、白细胞脂酶+、细菌密集度+++、多样性+++）。第3天白带培养：淋病奈瑟菌阳性。药物敏感试验：头孢曲松S（敏感）。患者丈夫同时检测淋球菌，也是阳性。艾滋病、乙肝、丙肝和梅毒的筛查阴性。

3．诊断是什么？依据是什么？

第2次就诊：

患者来复诊，情绪低落，不停地哭泣……患者是不是还有什么话没有说？她需要医生提供什么帮助？全科医生不仅要关注患者的疾病，还要站在患者的角度，倾听患者的烦恼，重视患者的生活背景、情绪等，让患者感受到医生对她的支持，同时体现全科医疗的家庭为单位的服务。下面采用RICE问诊，进行深入访谈，达到诊治目的。

R（reason）——患者就诊的原因

全科医生：林女士，您好，有什么可以帮您吗？（看到患者不说话，泪流满面，不停地哭泣，递给她纸巾）

患者：医生，怎么办？我怎么会得淋病？

全科医生：不要着急，先喝口水，咱们慢慢说。白带化验是淋病奈瑟菌阳性，其他项目检查都是正常的。（起身给她倒一杯水，用手拍拍她的肩膀，身体稍前倾，目光同情，表示愿意倾听她诉说。复述检查项目，观察患者面部表情。遇到悲伤的患者，沟通时不要着急，给患者留一些缓冲的时间，有利于进一步交流）

患者：医生，我拿到化验单从网上查了一下，淋病就是性病，是性传播疾病！我怎么会有淋病？我怎么可能得性病！哪里传染来的啊？还有阴道微生态评分不好！（患者眼水流淌，嘴唇紧闭，痛苦面容）。

I（idea）——患者对自己健康问题的想法

全科医生：淋病是淋球菌感染引起的，多见于性接触传染，也有间接接触传染。因为感染了淋球菌，阴道微生态受到了破坏，这个通过治疗会慢慢恢复的。（适当解释）

患者：医生，我是清白的，真的！我没有乱七八糟的事情。这个病会不会是我老公传染给我的？（患者再三解释，希望得到医生的信任。又开始伤心地哭泣，慢慢向医生透露内心的想法）

全科医生：您怎么会有这样的想法？丈夫平时关心您吗？两人沟通多吗？（进一步了解患者内心的担忧）

患者：自从白带异常以来，我的心情一直不是很好，加上工作忙，感觉好累。我吃饭没有食欲，什么话也不想说。睡眠也不好，常常凌晨3～4点就醒了。（患者临床表现有抑郁状态，医生一定要重视）

全科医生：您有没有和丈夫谈起您身体的状况？他是如何看待这个问题的？（了解夫妻间的沟通情况）

患者：他平时回家很晚，总是加班。而我想着他会不会外面有人了？拿到化验单后，我确定他在外面乱搞。但他说，没有做出轨的事。（患者终于说出自己真正的想法）

全科医生：您每天凌晨就醒来，确实是辛苦的。我可以和您丈夫谈谈吗？（同理心）

患者：好。他之前说在路上，现在估计已经到医院了。

全科医生：您到外面等候，叫您丈夫进来，好吗？

患者出门把她丈夫叫进诊室。林女士丈夫张先生走进诊室。

全科医生：张先生，你们夫妻都得了淋病，这个经过治疗，会很快治愈的，请不要担心！（给患者建立治愈信心）

患者丈夫：太谢谢医生啦！

全科医生：找您来，主要想和您聊一下林女士，她的情绪不太好，您认为她是什么原

因引起的? 以前有没有类似这样的问题? (开放式提问, 让患者自己组织回忆, 了解心理精神疾病病史)

患者丈夫: 医生, 她之前都很好的。近1个多月来, 不知道是哪根神经出了问题, 总是疑神疑鬼的, 说我外面有人, 常常会凌晨4点来钟躲在被子里哭泣。弄得我心烦意乱, 第二天上班都没有精神, 真不想回家, 也不想和她交流。

全科医生: 林女士怀疑淋病是您传染给她的, 您怎么看这个问题? (开放式提问, 了解患者丈夫的想法)

患者丈夫: 医生, 真是冤枉呀! 我除了上班就是在家里, 从来不到外面应酬, 哪里有机会去感染这种病。(患者丈夫信誓旦旦, 从眼睛里让人感觉不像说谎)

全科医生: 嗯。我相信您! 现在我感觉林女士情绪有点问题, 有抑郁的迹象, 除了医生的帮助外, 家人的关心非常重要, 我们一起来帮助她, 好吗? (治疗精神心理疾病, 亲人的关爱支持很关键)

患者丈夫: 之前我不知道她抑郁, 一直以为她无理取闹, 医生, 我会配合的。

全科医生让患者丈夫把患者叫进诊室。

全科医生: 林女士, 我已经了解你们夫妻都没有婚外性生活的情况, 现在我们一起来想一想, 在生活中有没有使用过别人的清洁用品? (开放式提问, 让患者回忆可能的病因)

患者: 平时我们的卫生用具都是分开的, 经常清洗晒太阳。平时我出差比较多, 清洁用具也自带。只有一次, 我出差时因没有带洗漱用品, 就直接使用了酒店提供的毛巾。医生, 忘记带毛巾的那次出差, 是2个月前, 回来的约3天就感觉白带异常了, 会不会那个时候传染上的?

全科医生: 有可能的。淋病除了性接触传播之外, 不洁的清洁用品也会间接传染。

患者丈夫: 老婆, 听医生这样讲, 那应该是和你出差有关。

C (concern) ——患者的担心

全科医生: 既然确诊是淋病, 就要积极治疗。你们夫妻双方都要接受治疗! (与患者开始讨论治疗方案)

患者: 医生, 白带不正常已经2个月, 药物有效果吗? (患者袒露自己的忧虑)

全科医生: 白带异常是淋球菌感染后的临床表现, 您曾经用过外用药物, 效果不好。根据您的化验报告对头孢曲松是敏感的, 所以首选头孢曲松治疗。今天注射头孢曲松, 明天白带就会减少。您没有并发症, 一般预后是好的。治疗期间不能有性生活。淋病治疗后, 2周内复查。治愈的标准: ①没有不舒服症状和体征, 白带分泌物正常; ②治疗结束后4~7天淋球菌复查阴性。你们夫妻都治愈后, 可以有性生活。(告知治疗后判愈标准, 消除患者及家属的顾虑, 叮嘱治疗期间的注意事项)

患者: 一次头孢曲松肌内注射就可以? 能治疗好吗? 有效果吗? (患者用怀疑的目光)

全科医生: 现在头孢曲松治疗淋病, 效果还是很好的, 绝大部分患者肌内注射一次就可以! 淋病治疗后, 会给你们夫妻检查, 如果淋球菌阴性, 就是治愈了。以后不感染淋球菌, 就不会得淋病。(耐心解释正确的治疗方法和效果, 消除患者顾虑, 增加战胜疾病的

信心）

患者：医生，家里还有儿子，我担心他也传染上，网上说染上这种病，将来会生不出孩子的。我把他害了？一想起这些，我就担心。

全科医生：淋球菌离开人体后不易生长，42℃可存活15分钟，50℃只能存活5分钟，60℃中1分钟内死亡，在完全干燥的环境1~2小时死亡。您回家后，把卫生洁具、你们夫妻私用的物件与其他家人分开，认真消毒，保持干燥清洁，就不会传染给您儿子啦。当然，先带您儿子来排查一下。（科普知识，让患者和家属对疾病的传染性有充分的认识，减轻担忧）

患者丈夫：明白了。谢谢医生！

E（expectation）——**患者的期望**

全科医生：林女士，根据您睡眠的情况，我想把您转诊至心理科医生，他会帮助您改善睡眠，让您睡得好，可以吗？（与患者一起协商治疗的方案）

患者：好。（患者及家属同意心理咨询）

患者丈夫：医生，您一定要告诉我，我应该如何做？只要我能做的，我一定会尽力去做的。（家属态度积极，希望医生给予指导，帮助他）

全科医生：好的。我先给她做心理评估。

对于患者的情绪和睡眠问题，单独诊间进行心理评估，9条目患者健康问卷：9分；汉密尔顿抑郁量表（Hamilton's Depression Scale）：16分（总分<8分：正常；总分在8~20分：可能有抑郁症；总分在20~35分：肯定有抑郁症；总分>35分：严重抑郁症）。患者既往无心理疾病史。

（1）诊断

1）淋病（Gonorrhoea）。

2）应激相关生理反应（stress-related physiological response）。

（2）诊断依据

1）病史：患者女，32岁，2个月前无明显诱因下，出现白带增多，色黄，浓稠，无异味。

2）查体：外阴阴道口见较多的黄色分泌物，挤压尿道口见少量黄色脓性分泌物涌出，阴道内见黄色分泌物，量多，无臭味。

3）实验室检查：淋病奈瑟菌阳性。

4）9条目健康问卷9分，汉密尔顿抑郁量表评分16分，有情绪低落、睡眠欠佳、食欲缺乏等，无抑郁症等心理精神类病史，可能与本次疾病相关，出现心理应激反应，支持应激相关生理反应的诊断。

4．治疗方案和患者管理

（1）药物治疗：给予头孢曲松250mg，一次肌内注射（皮试后）。若考虑同时有衣原体或者支原体的感染，加用多西环素100mg，一天二次，连续7天。治疗后要进行检查，判断是否治愈：治疗后2周内，在无性接触史情况下，症状和体征全部消失；治疗结束后4-7天淋球菌涂片和培养。

（2）对患者的抑郁情绪，可给予心理辅导，同时转心理科进行评估，必要时给予药物治疗。

（3）患者教育：安慰患者不要过度地担忧，养成良好的卫生习惯，不使用消毒不彻底的公共清洁物品。

（4）如果发现有并发症-淋菌性盆腔炎，可以转上级医院皮肤科或妇科进行治疗。对家庭成员要进行淋球菌感染的排查。

（5）患者带儿子来排查，检查结果为淋病奈瑟菌（简称淋球菌）阴性。

第3次就诊：

一周后夫妻俩来复诊，淋病引起的症状和体征全部消失。妻子已经去看了一次心理医生，诊断应激相关生理反应，给予心理辅导。患者情绪明显好转，睡眠改善。

第4次就诊：

第15天，夫妻俩复诊，淋球菌复查涂片和培养均为阴性，淋病治愈。继续与患者深入交流，给患者心理疏导。交代患者丈夫多关心照顾患者、多沟通。化解患者的担忧与顾虑。

5．启示

淋病是淋球菌感染引起的泌尿生殖系统的化脓性感染，全球每年约有7 800万人新发感染。2012—2017年，淋病报告发病率年均增长5.90%。淋病潜伏期短，传染性强，可导致多种并发症和后遗症。大部分女性患者无明显症状，典型症状主要是白带增多，可有黏液和脓性分泌物或下腹隐痛，症状不特异，如未及时诊治，可导致尿道炎、宫颈炎、盆腔炎、异位妊娠、不孕、慢性盆腔痛等疾病，严重影响女性生殖健康。全科医生接诊白带异常患者时，要注意无症状或者不典型的淋球菌感染者，在给予药物治疗控制感染和恢复阴道微生态的同时，还要关注患者的家庭情况、情绪等，开展全方位的全科医疗服务。

应激是各种刺激作用于个体，使其生理和心理的内稳态受到干扰，个体努力维持内稳态的动态过程，是应激源到应激反应多种中介因素相互作用的过程。应激可发生相关的心理反应。心理应激分为三个阶段：第一阶段为唤醒阶段，第二阶段为抵抗阶段，第三阶段衰竭阶段。如果出现应激持续存在，个体会进入心理全面崩溃的阶段。应激是生活中的常见状态，与躯体健康和疾病的发生关系密切。应激时的生理反应变化，短期对机体有保护，长期会产生严重的应激相关疾病。应激反应超出一定强度或持续时间超过一定限度，构成应激相关障碍。该患者没有心理精神类病史，可能因白带异常问题出现了应激相关的生理反应。RICE问诊可以像听诊器一样听到人心的深层部分，把真实的问题提到表面。

了解患者的就医背景和最近的生活情况可以发现，患者处于焦虑状态。白带异常只不过是她就诊的原因而已，其背后是一个焦虑的人。全科医生在接诊时，做一个耐心的倾听者，了解患者的烦恼、生活背景，找出烦恼的深层次原因。本案患者常常凌晨醒来躲在被子里哭泣，被丈夫误解为是日常生活问题，实际上，生活问题是与健康问题密切相关的，既可以是健康问题的原因，也可以是健康问题的表现，全科医生只有全面了解患者的生活问题才能真正了解健康问题。对这位患者来说，药物治疗是远远不够的，需要注重心理咨询，发现病因，积极治疗。全科医生可以利用患者对医生的依赖来实施心理干预，缓解其心理应激反应，有利于促进患者康复[9]。

6．知识拓展

抑郁症是常见的精神障碍疾病，是世界疾病负担较重的疾病之一。据世界卫生组织估计，目前全世界有3亿多人患有抑郁症，到2020年，抑郁症将成为仅次于缺血性心脏病的第2位致残疾病。在临床上发现有心境低落的患者，可以通过健康问卷筛查，自评量表评估排查，及时排除抑郁症（表6-8-1、表6-8-2）。

表6-8-1　9条目患者健康问卷（PHQ—9）

根据下面9个问题回答，在符合您的选项数字上面"√"，将答案的相应评分进行总和，判断您是否存在抑郁状态，如总分达5分或5分以上，应警惕抑郁状态：

序号	在过去的两周内，以下情况烦扰您有多频繁？	评分			
		完全不会	好几天	一半以上的天数	几乎每天
1	做事时提不起劲或没有兴趣	0	1	2	3
2	感到心情低落，沮丧或绝望	0	1	2	3
3	入睡困难，睡不安稳或睡眠过多	0	1	2	3
4	感觉疲倦或没有活力	0	1	2	3
5	食欲缺乏或吃太多	0	1	2	3
6	觉得自己很糟或觉得自己很失败，或让自己或家人失望	0	1	2	3
7	对事物专注有困难，例如阅读报纸或看电视时	0	1	2	3
8	动作或说话速度缓慢到别人已经察觉？或正好相反 – 烦躁或坐立不安、动来动去的情况更胜于平常	0	1	2	3
9	有不如死掉或用某种方式伤害自己的念头	0	1	2	3
总分（最高分 =27，最低分 =0）： ＿＿＿ = 〔＿＿ + ＿＿ + ＿＿〕					

评分标准：

分值	没有抑郁	有抑郁症状	明显抑郁症状	重度抑郁
标准分（请在相应分值处打"√"）	0 ~ 4分	5 ~ 9分	10 ~ 14分	15 ~ 27分

表6-8-2　广泛性焦虑自评量表（GAD-7）

在过去的两周内，有多少时候您收到以下任何问题困扰？（在您的选择下打"√"）	完全不会	几天	一半以上的日子	几乎每天
1. 感觉紧张，焦虑或急切	0	1	2	3
2. 不能够停止或控制担忧	0	1	2	3
3. 对各种各样的事情担忧过多	0	1	2	3
4. 很难放松下来	0	1	2	3
5. 由于不安而无法静坐	0	1	2	3
6. 变得容易烦恼或急躁	0	1	2	3
7. 感到似乎将有可怕的事情发生而害怕	0	1	2	3
总分：_____ =〔____ + ____ + ____〕				

评分标准：

分值	正常	轻度焦虑	中度焦虑	重度焦虑
标准分（请在相应分值处打"√"）	0 ~ 4分	5 ~ 9分	10 ~ 14分	15 ~ 27分

（吴秋萍　王　静）

思考题

1. 在白带异常的病因中，常见的妇科感染性疾病有哪些？

2. 淋病的病原体是什么？传染源是什么？女性的淋病主要并发症有哪些？

06章 课件

06章 自测题

第七章

常见妇女健康问题的诊疗思维与沟通技巧

❶ 掌握全科常见妇女健康问题的识别和处理，培养科学的全科诊疗思维；掌握患者照顾和患者管理。

❷ 熟悉全科常见妇女健康问题如无排卵性异常子宫出血、滴虫阴道炎、子宫肌瘤、早孕、绝经综合征等疾病的临床表现、转诊指征和治疗方案；熟悉避孕咨询。

❸ 了解知识拓展。

案例 ❶

阴道流血10余天

患者，女，28岁，单独前来就诊。

患者口述：下身一直流血，10天没有干净。月经不规则近一年。

全科医生需要考虑的问题：

1. 如何构建全科医学整体性临床思维？

2. 是不是与妊娠相关的疾病？

3. 初步诊断是什么？需要完善哪些辅助检查？

4. 诊断是什么？依据是什么？

5. 治疗方案。

6. 该病例给我们的启示。

7. 知识拓展。

1．如何构建全科医学整体性临床思维？

（1）诊断思路：阴道流血是妇科最常见的主诉之一，女性生殖器的任何部位，包括阴道、宫颈、宫体及输卵管均可发生出血，虽然绝大多数出血来自宫体，但不论其源自何处，除正常月经外，均称为"阴道流血"。引起阴道流血的原因很多，妊娠、生殖器炎症、全身器质性病变、性激素类药物使用不当、宫内节育器或异物等都会引起阴道流血。因此，全科医生在接诊这类患者的时候，全面的临床诊疗思维尤为重要。现从全科医学视角出发，采用约翰·莫塔的临床安全策略——临床5问对该患者进行分析（图7-1-1）。

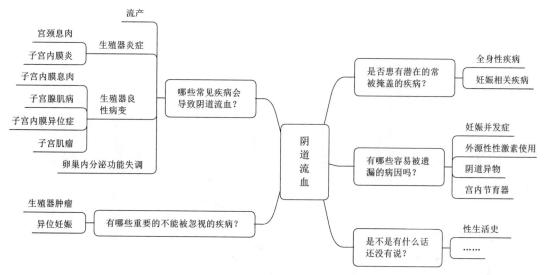

图7-1-1　阴道流血临床5问导图

（2）鉴别思维：常见阴道流血的鉴别诊断首先需排除妊娠相关疾病，如流产、异位妊娠等，确定非妊娠相关疾病后，需要进一步与生殖器器质性病变、生殖器炎症、卵巢内分泌功能失调等相鉴别。在鉴别诊断过程中，容易遗漏全身器质性病变的鉴别，如血液病、肝功能异常或甲状腺功能减退或亢进，和生殖器损伤相鉴别，最后，不能遗漏一些医源性因素，如性激素类药物使用不当、宫内节育器或异物引起的异常子宫出血（图7-1-2）。

2．是不是与妊娠相关的疾病？

（1）病史：患者女，28岁，已婚，未孕未产，因"阴道流血10余天"就诊。月经欠规则近一年，量正常。末次月经1个多月前，近10天出现阴道不规则流血，无腹痛、发热等不适，自测早孕试纸阴性。患者结婚两年，未避孕未孕，为备孕测基础体温呈单相。无重大脏器疾病史，无放射线接触史，无不良药物和激素类保健品服用史，无传染病、家族性遗传病史。

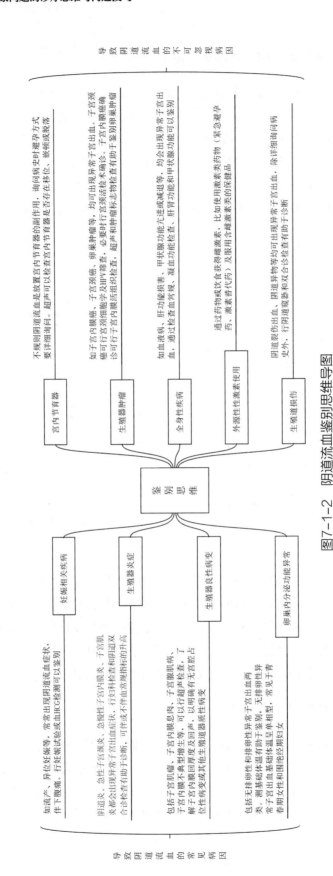

图7-1-2 阴道流血鉴别思维导图

（2）查体：

1）一般体格检查：生命体征平稳，身高160cm，体重68.5kg，体重指数26.75kg/m²，余体格检查无异常。

2）妇科检查：外阴已婚未产式，阴道通畅，见少量血液，子宫颈轻度糜烂，无接触性出血，无举痛；子宫前位，正常大小，质地中等，活动度可，无压痛，双附件区未及明显包块及压痛。

（3）初步可以排除妊娠相关疾病，如流产、异位妊娠等。

3．初步诊断是什么？需要完善哪些辅助检查？

患者月经不规则近一年，阴道流血10余天，其余无殊。该患者阴道流血的原因是什么？如何帮助患者恢复正常的月经？临床上遇到以"阴道流血"为主诉的病例时，应详细询问病史，包括阴道流血的开始及持续时间、阴道流血的特点（流血量及有无血块）、有无诱因（服用药物及外伤等）、伴随症状（腹痛、恶心、呕吐及发热等）以及诊疗情况，还应询问既往是否有类似情况发生。同时，需详细询问月经史。其他情况包括体重、睡眠、婚育史、避孕措施及家族史等也不能遗漏。

全科医学强调以人为中心，要将全人照顾的核心理念贯彻于疾病诊疗和健康服务的整个过程。不仅局限于器质性疾病的诊断和治疗，还要关注患者心理，了解患者对疾病的看法、担忧和期望。在温馨的全科诊室，全科医生采用以患者为中心的问诊（RICE）方法，与患者进行深入访谈。

R（reason）——**患者就诊的原因**

全科医生：您好，我是陈医生，请坐！看您愁眉苦脸的样子，有什么可以帮您吗？（自我介绍和同理心，让患者感觉到来自医生的情感上支持）

患者：医生，我下面流血，一直没法干净。

全科医生：以前发生过这种情况吗？平时月经规则吗？最近一次月经什么时候来的？（关注月经频率与规律性，鉴别有无排卵障碍，有排卵障碍的患者，可出现月经稀发及周期不规律）

患者：今年是第3次了。这一年多月经都不太规则，常常四五十天来一次，最近一次还是1个多月前来的，我有点记不清了。

全科医生：月经一般几天干净？经量有没有变化？（关注月经经期长度和经期出血量）

全科医生：有没有可能怀孕？您有自己做过早孕测试吗？（排除妊娠相关疾病）

患者：月经推迟10多天没来，又有出血，我怕自己是宫外孕，今天早上还测了一下，是一条杠，应该没有怀孕。

全科医生：有没有其他的不舒服？比如发热、肚子痛、呕吐恶心或者头晕等？下体有外伤过吗？（鉴别生殖器炎症，生殖器炎症可以出现发热和腹痛等症状；鉴别生殖器损伤）

患者：感觉人没力气。没有外伤过。

全科医生：一年来，您的体重有什么变化？（顺便问一下身高，计算体重指数）

患者：这两年重了10来斤，估计有130～140斤了吧，具体没有称过。

全科医生：您的妈妈或者姐妹有这种情况吗？（了解家族史）

患者：妈妈不清楚，我有一个姐姐，以前也有这种情况，后来她使用口服避孕药之后就好了。

I（idea）——患者对自己健康问题的想法

全科医生：您认为是什么原因引起阴道流血的？（了解患者对自身问题的理解）

患者：是不是内分泌异常导致的月经不调呀？我之前因为要怀孕，测过基础体温，我发现我的基础体温没有规律，很乱的曲线。

全科医生：您月经不太规则一年多，确实不排除这个可能性。（肯定患者的想法）

C（concern）——患者的担心

患者：医生，这个出血会影响我怀孕吗？

全科医生：您结婚几年了？平时使用什么方法避孕？（了解患者到底担心什么呢？）

患者：结婚两年了，没有采取避孕措施。

全科医生：您曾经怀孕过吗？

患者：从来没有过，所以很担心。

E（expectation）——患者的期望

全科医生：良好的生活习惯是保障月经规律、正常排卵的基础，这样才有可能怀上宝宝。所以，您平时要注意作息规律，合理饮食，降低体重，保证充足的睡眠时间。现在安排您做一些相关的检查，找出原因，早点解决问题，好吗？（适时健康教育）

患者：好的。医生，我希望能早点怀孕！

（1）初步诊断：无排卵性异常子宫出血和原发性不孕。

（2）需要完善哪些辅助检查？

1）实验室检查：尿妊娠试验，血常规、血凝、肝功能、肿瘤标志物、生殖激素、甲状腺功能、葡萄糖耐量试验（OGTT）及胰岛素抵抗等血液化验，辅助诊断引起阴道流血的病因。

2）细胞病理学检查：子宫颈TCT检查及高危HPV检测，排除宫颈病变引起的阴道流血。

3）影像学检查：超声检查，可以初步判断是否有子宫内膜息肉及生殖器肿瘤等情况。

检查结果如下：

1）实验室检查：生殖激素结果提示黄体生成素（LH）10.3IU/L，卵泡刺激素（FSH）6.2IU/L，睾酮（TTE）1.0mmol/L，雌二醇（E2）250.2pmol/L，孕酮（P）1.51nmol/L，催乳素（PRL）4.8ng/ml。其他实验室检查均在正常范围。

2）细胞病理学检查：子宫颈TCT提示未见上皮内病变或恶性病变（NILM），高危HPV检测阴性。

3）影像学检查：超声提示子宫正常大，单层子宫内膜厚0.8cm，回声不均匀，宫壁回声均匀，双卵巢正常大，回声无殊。

4．诊断是什么？依据是什么？

（1）诊断：

1）无排卵性异常子宫出血（anovulatory abnormal uterine bleeding）。

2）原发不孕（primary infertility）。

（2）诊断依据：

1）病史：生育期妇女，无生育史，阴道流血10余天；未服用性激素类药物；月经不规则1年多，四五十天来潮一次；自测尿妊娠试验阴性。

2）体格检查：体重指数26.75kg/m²，子宫及双附件无殊。

3）辅助检查：B超提示单层子宫内膜厚0.8cm，回声不均匀；生殖激素结果提示LH 10.3IU/L，FSH 6.2IU/L，E₂250.2pmol/L，P 1.51nmol/L。

5. 治疗方案?

无排卵性异常子宫出血的治疗原则是出血期止血，血止后调整周期预防子宫内膜增生和AUB复发，有生育要求的患者促排卵治疗。该患者为生育期女性，有生育要求，故全科医生接诊后应予以止血治疗，后续可转至妇科内分泌门诊调整月经周期，或转至生殖门诊促排卵治疗。

（1）止血：性激素为首选药物。雌孕激素联合用药或者单纯孕激素，如短效口服避孕药，用法为每次1～2片，每8～12小时一次，血止3天后逐渐减量至每天1片，维持至21天周期结束，或者炔诺酮片5mg，每8小时一次，2～3天血止后每隔3天递减1/3量，直至维持量每天2.5～5mg，持续用药至血止后21天停药。

（2）调整月经周期：可转至妇科内分泌门诊调整月经周期。常用的方法有孕激素治疗，口服避孕药和雌孕激素序贯法。

（3）促排卵：可转至生殖门诊进行促排卵治疗。常用的药物有氯米芬，人绒毛膜促性腺激素（hCG）和尿促性素（hMG）。

（4）调整生活方式：控制饮食和增加运动，降低体重，争取恢复排卵及生育功能。

（5）丈夫精液检查：在促排卵治疗前，应行丈夫精液常规检查，排除男性不育因素。

6. 该病例给我们的启示

年龄对诊断异常子宫出血（AUB）有重要参考价值，全科医师应掌握不同年龄段的妇女出现阴道流血的常见病因，在RICE问诊过程中，围绕月经临床评价的4个指标开展问诊。全科医生也应该鼓励患者积极面对病因开展治疗，嘱患者保持生活作息规律，合理饮食，适当运动，注意体重，保证充足的睡眠时间，保障良好的生活习惯。如平时出现阴道流血症状，需及时上医院就诊，排除相关疾病，并及时治疗。如在使用性激素药物止血或调整周期中，有任何不适，需及时联系医生。

7. 知识拓展

阴道流血是女性最常见的症状之一，大部分女性阴道流血来源于子宫，为了与国际接轨，我国在2014年制定了AUB的诊断与治疗指南。AUB是一种总的术语，指与正常月经的周期频率、规律性、经期长度、经期出血量中的任何1项不符、源自子宫腔的异常出血。AUB术语范围见表7-1-1。

表7-1-1 异常子宫出血（AUB）术语范围

月经临床评价指标	术语	范围
周期频率	月经频发	< 21d
	月经稀发	> 35d
周期规律性（近1年）	规律月经	< 7d
	不规律月经	≥ 7d
	闭经	≥ 6个月无月经
经期长度	经期延长	> 7d
	经期过短	< 3d
经期出血量	月经过多	> 80ml
	月经过少	< 5ml

AUB病因分为两大类9个类型，按英语首字母缩写为"PALM-COEIN"，"PALM"存在结构性改变，可采用影像学技术和/或病理学方法明确诊断，而"COEIN"无子宫结构性改变。"PALM-COEIN"具体指：子宫内膜息肉（polyp）所致AUB（AUB-P）、子宫腺肌病（adenomyosis）所致AUB（AUB-A）、子宫平滑肌瘤（leiomyoma）所致AUB（AUB-L）、子宫内膜恶变和不典型增生所致AUB（AUB-M）；全身凝血相关疾病（coagulopathy）所致（AUB-C）、排卵障碍（ovulatory dysfunction）相关的AUB（AUB-O）、子宫内膜局部异常（endometrial）所致的AUB（AUB-E）、医源性（iatrogenic）AUB（AUB-I）及未分类（not yet classified）的AUB（AUB-N）。导致AUB的原因，可以是单一因素，也可以多种因素并存。

无排卵性AUB常见于青春期、绝经过渡期，生育期妇女因应激、肥胖或多囊卵巢综合征等因素影响，也可发生无排卵。该病例为生育期女性，体重指数为26.75kg/m²，属于超重范畴，与不排卵关联性大。各种原因引起的无排卵均可导致子宫内膜受单一雌激素作用而无孕酮对抗，从而引起雌激素突破性出血。

（陈芳雪 王 静）

思考题

1. 无排卵性异常子宫出血的治疗原则是什么？
2. 怎样对阴道流血进行全科鉴别诊断？

案例 ❷

阴道分泌物异常伴外阴瘙痒1周余

患者，女，33岁，单独前来就诊。

患者口述：一周以来，下身很痒，白带增多，黄绿色的，像泡沫一样，有臭味。

全科医生需要考虑的问题：

1. 如何构建全科医学整体性临床思维？
2. 是不是妊娠相关疾病？
3. 最可能的诊断是什么？需要完善哪些辅助检查？
4. 诊断是什么？依据是什么？
5. 治疗方案。
6. 该病例给我们的启示。
7. 知识拓展。

1. 如何构建全科医学整体性临床思维？

（1）诊断思路：外阴瘙痒是女性的常见症状之一，可由各种不同病变引起。引起外阴瘙痒的原因很多，有生殖道局部原因，妊娠相关疾病如妊娠期肝内胆汁淤积症，全身性原因等。临床上，因外阴瘙痒来就诊的女性患者，常见于外阴及阴道炎症性疾病（外阴阴道假丝酵母菌病、滴虫阴道炎、细菌性阴道病、萎缩性阴道炎）、外阴色素减退性疾病、阴虱、妊娠期肝内胆汁淤积症、药物过敏、不良卫生习惯、全身性疾病（糖尿病、黄疸、维生素缺乏、白血病）及性传播疾病等。现从全科医学视角出发，采用约翰·莫塔的临床安全策略———临床5问对该患者进行分析（图7-2-1）。

（2）鉴别思维：全科医生接诊"外阴瘙痒"为主诉的病例时，首先，要鉴别外阴瘙痒是属于局部病因所致，还是全身性疾病引起。局部病因所致的女性外阴瘙痒患者，可以根据阴道分泌物特点和相关的辅助检查，对外阴炎症性疾病等进行鉴别诊断（见图7-2-2）。

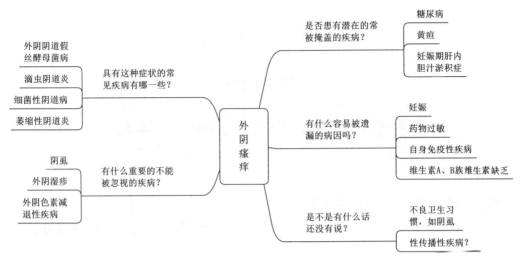

图7-2-1 外阴瘙痒临床5问导图

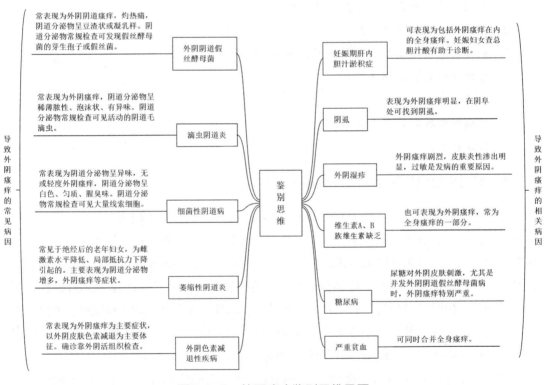

图7-2-2 外阴瘙痒鉴别思维导图

2. 是不是与妊娠相关的疾病?

（1）病史：患者女性，33岁，孕1产1，因"阴道分泌物异常伴外阴瘙痒1周余"就诊。平时月经规则，末次月经12天前，已干净一周。近一周出现阴道分泌物增多伴外阴瘙痒，阴道分泌物呈黄绿色，无腹痛，无发热等不适。宫内节育器避孕，无糖尿病史，无其他重大脏器疾病史，无药物过敏史，无传染病、家族性遗传病史。

（2）查体：

1）一般体格检查：生命体征平稳，眼睑无苍白充血，余体格检查无异常。

2）妇科检查：外阴见抓痕，阴道分泌物明显增多，黄绿色，稀薄脓性，可见泡沫，有腐臭味。阴道黏膜充血，有散在出血斑点。子宫颈亦有出血点，呈"草莓样"改变。子宫前位，正常大小，质地中等，活动度良好，无压痛，未扪及包块。双侧附件区未扪及包块，无压痛。

（3）初步可以排除妊娠相关疾病，如妊娠期肝内胆汁淤积症等。

3．最可能的诊断是什么？需要完善哪些辅助检查？

全科医学强调以人为中心，要将全人照顾的核心理念贯彻于疾病的诊疗和健康服务的整个过程。不仅局限于器质性疾病的诊断和治疗，还要关注患者心理，了解患者对疾病的看法、担忧和期望。患者阴道分泌物异常伴外阴瘙痒一周，其余无殊。该患者外阴瘙痒的原因是什么？如何祛除病因，解除瘙痒不适等症状？在温馨的全科诊室，全科医生采用以患者为中心的问诊（RICE）方法，与患者进行深入访谈。

R（reason）——**患者就诊的原因**

全科医生：您好，请坐，我是徐医生，看您坐立不安的样子，有什么问题吗？（自我介绍和同理心，让患者感觉到来自医生的情感上支持）

患者：医生，我最近下身白带特别多，阴道口处挺痒的，有时还有点热辣辣的疼。

全科医生：多长时间了？和性生活有关系吗？（鉴别是外阴阴道炎症性疾病还是全身性疾病）

患者：一个星期了。同房后下面会有刺痛的感觉。最近都不敢同房了，怕加重。

全科医生：您描述一下白带好吗？比如颜色、气味怎样。（了解阴道分泌物特征，以鉴别各类阴道炎症）

患者：黄绿色的，像流脓水一样，有时候上厕所擦一下看到白带像泡沫一样。每天换内裤都很臭。

全科医生：下面痛不痛？大小便时有没有不舒服？（与细菌性阴道病鉴别）

患者：都没有。

全科医生：您最近在生活上，比如心情、睡眠、饮食、性生活和平时不一样吗？体重有没有变化？（与糖尿病、贫血等鉴别）

患者：因为白带的问题，心情不太好，胃口、睡眠还可以，体重变化不大，就是和老公同房有阴影。

全科医生：白带增多后去医院检查过？

患者：没有。

I（idea）——**患者对自己健康问题的看法**

全科医生：您认为是什么原因导致的呢？（了解患者对自身问题的理解）

患者：单位的公用厕所是坐便器，大家共用，会不会与这个有关系？

全科医生：有可能的，有些疾病往往与间接接触有关。比如共用公共场所的坐便器、公共浴池的毛巾等。（肯定患者的想法）

C（concern）——患者的担心

患者：怎么得的，是性病吗？医生，是不是我老公传染给我的？

全科医生：您有担忧？您怕他传染给您的?您丈夫有没有不适？（了解患者到底担心什么呢？）

患者：是啊，他是做生意的，常常和朋友在外面浴室里洗脚洗澡的，我想那种地方可能不太干净。之前有几次同房后，他下身也有点痒。

E（expectation）——患者的期望

全科医生：从您的描述来看，您应该得了阴道炎，具体是哪一种阴道炎还需要等化验结果。

患者：医生，您能否解释一下我的阴道炎是如何得的吗？

全科医生：阴道炎是比较常见的一种疾病，不一定由不洁性交引起的，可因其他途径的污染而得病，就像您刚才讲的坐便器共用，也是传播途径之一。让您老公也来检查一下，有利于治疗。平时要注意卫生习惯，保持外阴清洁，勤换内裤，少去公共浴池泡澡。（医生给予心理支持，适时健康教育）

患者：好的，谢谢医生！

（1）最可能的诊断：滴虫阴道炎。

（2）需要完善哪些辅助检查？

实验室检查：阴道分泌物常规检查，注意查找滴虫、假丝酵母菌的芽生孢子、假菌丝、线索细胞等。临床上常用阴道分泌物湿片法，如滴虫阴道炎患者阴道分泌物可在显微镜下见到呈波状运动的滴虫及增多的白细胞被推移，敏感性为60%～70%。若多次湿片法未能发现滴虫时，可送培养，准确性达98%左右。注意事项：取阴道分泌物前24～48小时避免性交、阴道灌洗或局部用药等，取分泌物时阴道窥器不涂润滑剂，分泌物取出后应及时送检并注意保暖，否则滴虫活动力减弱，造成辨认困难。

检查结果如下：

白带常规检查提示白带呈黄绿色，稀薄脓性，有臭味，有气泡，pH为5.2，清洁度Ⅲ度。阴道分泌物湿片法，在显微镜下见到呈波状运动的滴虫及明显增多的白细胞被推移。

4. 诊断是什么？诊断依据是什么？

（1）诊断：滴虫性阴道炎（trichomonas vaginitis，TV）。

（2）诊断依据：

1）病史：患者为生育期女性，自觉白带增多伴外阴瘙痒一周余。其丈夫曾告知过患者白带有臭味，同房后也有瘙痒等不适。平时月经规则，末次月经12天前，无重大脏器疾病史，无药物过敏史。

2）体格检查：外阴可见抓痕，阴道分泌物明显增多，黄绿色，稀薄脓性，可见泡沫，有腐臭，可见"草莓样"宫颈。

3）实验室检查：阴道分泌物湿片法镜下可见滴虫。

5．治疗方案

根据患者实验室检查提示结果，患者阴道分泌物中找到滴虫，结合症状、体征，可确诊为滴虫阴道炎。治疗方案如下：

（1）药物治疗：甲硝唑2g，单次口服；或替硝唑2g，单次口服。替代方案为甲硝唑400mg，每天2次，连服7天。

（2）性伴侣的治疗：性伴侣应同时进行治疗，并告知患者治愈前应避免无保护性交。

（3）治疗失败的处理：若患者初次治疗失败且排除再次感染，可增加甲硝唑剂量及疗程。可重复应用甲硝唑400mg，每天2次，连服7天。若再次治疗失败，给予甲硝唑或替硝唑2g，每天1次，连服5天，可同时进行耐药性监测。

（4）随访管理：由于滴虫阴道炎患者再感染率很高，可考虑请患者治疗后3个月重新进行筛查。

（5）生育指导：因滴虫阴道炎可导致胎膜早破，早产及低出生体重儿等不良妊娠结局，建议患者治愈后再考虑妊娠。

6．该病例给我们的启示

阴道分泌物异常的发生与女性年龄、职业、收入、个人生活方式、行为以及健康观的树立正确与否有关，因此，全科医生要加强对女性妇科保健知识的宣传教育，提升广大妇女对常见外阴阴道炎症疾病的认识。利用各种形式，如到基层单位讲座及通过电视、广播、报纸等，宣传妇幼保健知识，提高妇女自我保护能力，做好预防措施。全科医生还要叮嘱患者要保持良好健康的生活和卫生习惯，注意对自己的外阴进行清洁，经常更换内衣裤。如有异常感觉出现，及时到医院进行诊治，查明导致异常的原因，不要盲目使用药物，解释病情，必要时积极进行心理疏导，帮助患者建立正确的人生态度，避免心身疾病的发生。对于严重、复发性外阴阴道炎，妊娠合并阴道炎，可能发生胎膜早破、早产及低出生体重儿情况的，全科医生应及时予以转诊。

7．知识拓展

外阴瘙痒、阴道分泌物增多是最常见的外阴阴道炎的临床表现，育龄期妇女常见的外阴阴道炎包括滴虫阴道炎、细菌性阴道病和外阴阴道假丝酵母菌病。这三种疾病的病原体、好发因素、传播途径均有所不同，阴道分泌物的性状以及是否瘙痒、瘙痒的特征也是不同的，可通过病史询问得出初步诊断。

滴虫阴道炎的病原体为阴道毛滴虫，以性接触为最主要传播方式，也可经公共浴池、浴盆、浴巾、游泳池、坐便器、衣物等间接传播。滴虫感染的性伴侣为其主要的高危因素。临床特点为阴道分泌物增多、稀薄、脓性、泡沫状，伴轻度瘙痒，可靠的诊断方法为阴道分泌物湿片法，显微镜下见到活动的阴道毛滴虫。治疗采用口服抗滴虫药物，强调性伴侣同时治疗，常用药物为甲硝唑及替硝唑。

细菌性阴道病是阴道内乳杆菌缺乏、加德纳菌及厌氧菌等增加所导致的内源性混合感染疾病，反复阴道冲洗、频繁性交、多个性伴侣为其发病高危因素，临床特点为阴道分泌物增多，呈白色、匀质、稀薄，伴有鱼腥臭味，无或轻度瘙痒，阴道检查无炎症改变。临床诊断标准为阴道分泌物特性、高倍显微镜下线索细胞阳性、pH>4.5及胺臭味试验阳性4项中符合3项。主要采用针对厌氧菌的治疗，常见药物包括甲硝唑、替硝唑、克林霉素等。

外阴阴道假丝酵母菌病主要致病菌为白假丝酵母菌，属于机会致病菌，主要为内源性感染。妊娠、应用广谱抗生素、糖尿病、大量应用免疫抑制剂、长期口服避孕药为其高危因素，临床特点为外阴重度瘙痒、伴烧灼感，部分患者合并菌群异常。阴道分泌物检查发现假丝酵母菌的芽生孢子或假菌丝可确诊，分为单纯性和复杂性两大类。治疗选择局部或全身抗假丝酵母菌药物治疗，根据疾病分类决定疗程长短。

除外阴阴道炎外，子宫颈炎、盆腔炎也可表现为阴道分泌物增多，阴道分泌物刺激外阴可引起外阴瘙痒等不适。一些外阴皮肤病、外阴寄生虫病也可表现为外阴瘙痒。因此，在查体时，即使考虑为外阴阴道炎的患者，也建议做全面细致的妇科检查。

常见外阴阴道炎的鉴别诊断，见表7-2-1。

表7-2-1　常见外阴阴道炎的鉴别诊断

鉴别诊断	滴虫阴道炎	细菌性阴道病	外阴阴道假丝酵母菌病
症状	分泌物增多，轻度瘙痒	分泌物增多，无或轻度瘙痒	重度瘙痒，烧灼感
分泌物特点	稀薄，脓性，泡沫状	白色，匀质，腥臭味	白色，凝乳状或豆渣样
阴道黏膜	散在出血点	无异常	水肿，红斑
阴道 pH	＞4.5	＞4.5	＜4.5
胺试验	可为阳性	阳性	阴性
显微镜检查	阴道毛滴虫，多量白细胞	线索细胞，极少白细胞	芽生孢子及假丝菌，少量白细胞

常见外阴阴道炎的治疗和随访管理，见表7-2-2。

表7-2-2　常见外阴阴道炎的治疗和随访管理

治疗与管理	滴虫阴道炎	细菌性阴道病	外阴阴道假丝酵母菌病
药物	硝基咪唑类	硝基咪唑类	抗真菌类
性伴侣	需治疗	不需治疗	需治疗
随访	需要	需要	需要

（徐向荣　王　静）

思考题

如何鉴别滴虫阴道炎、细菌性阴道病、外阴阴道假丝酵母菌病？

案例 ❸

自觉下腹肿块1周

患者，女，28岁，银行职员，单独前来就诊。

患者口述：平躺时，小肚子部位摸到肿块1周，半年来月经量较前增多。

全科医生需要考虑的问题：

1. 如何构建全科医学整体性临床思维？
2. 是不是与妊娠相关的疾病？
3. 初步诊断是什么？需要完善哪些辅助检查？
4. 诊断是什么？依据是什么？
5. 治疗方案。
6. 该病例给我们的启示。
7. 知识拓展。

1. 如何构建全科医学整体性临床思维？

（1）诊断思路：下腹肿块是女性患者就医时的常见主诉。肿块可能是患者本人或家属无意发现，或因其他症状（如下腹痛、阴道流血等）就诊时，做妇科检查或影像学检查时发现。现从全科医学视角出发，采用约翰·莫塔的临床安全策略——临床5问对该患者进行分析（图7-3-1）。

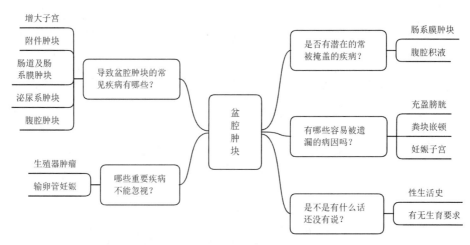

图7-3-1 下腹肿块临床5问导图

（2）鉴别思维：生殖系统是女性盆腔肿块的主要来源。全科医生在接诊女性患者时，首先要考虑子宫增大来源的肿块，如妊娠子宫、子宫肌瘤、子宫腺肌病、子宫内膜癌等，同时，也要考虑附件来源的肿块，如卵巢子宫内膜异位囊肿、输卵管妊娠、卵巢瘤样病变、卵巢肿瘤和附件炎性包块等。在鉴别诊断中，需要考虑非生殖系统来源的肿块，如泌尿系统的充盈膀胱、消化系统来源的肠系膜囊肿和粪块等（图7-3-2）。

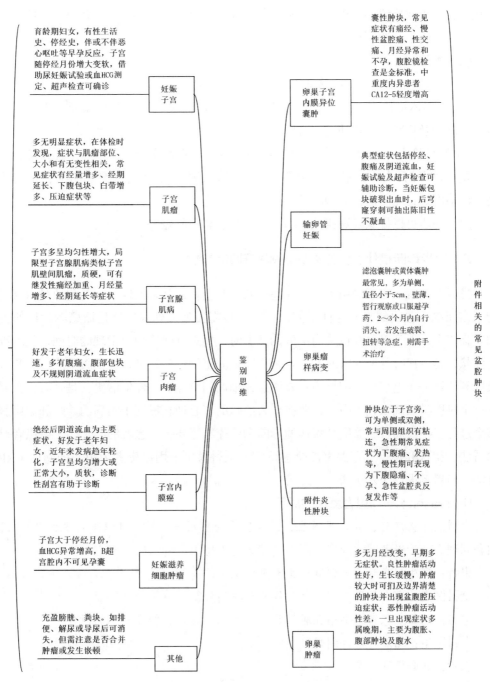

图7-3-2 下腹肿块鉴别思维导图

2．是不是与妊娠相关的疾病？

（1）病史：患者女，28岁，拟下月举行婚礼，孕0产0，因"自觉下腹肿块1周"就诊。平时月经规则，经量偏多，末次月经15天前。1周前，平躺时扪及下腹部肿块，无腹痛、发热等不适，有头晕，偶有尿频，无便秘，无大便性状改变，体重无明显变化。患者5年前发现子宫肌瘤，呈逐渐增大趋势，1年前超声提示肌瘤直径5cm，后未复查。无重大脏器疾病史，无放射线接触史，无不良药物和激素类保健品服用史，无传染病、家族性遗传病史，否认吸烟、饮酒嗜好。

（2）查体：

1）一般体格检查：生命体征平稳，轻度贫血貌。

2）腹部体格检查：腹软，耻骨联合上方可及包块上缘，质地偏硬、边界清、活动可，无压痛及反跳痛，移动性浊音阴性。

3）妇科检查：外阴已婚未产式，阴道通畅，子宫颈光滑，无举痛、摇摆痛；子宫前位，增大如孕3月大小，形态不规则，表面高低不平，子宫前壁突起明显，子宫质地偏硬，活动度好，无压痛；双侧附件区未及包块，无压痛。

（3）初步可以排除妊娠相关疾病，如早孕、异位妊娠等。

3．初步诊断是什么？需要完善哪些辅助检查？

患者既往有子宫肌瘤病史，一周前扪及盆腔包块，其余无殊。盆腔包块是否就是增大的子宫肌瘤？包块的来源与性质如何？下一步需要怎么处理？这是该患者就诊的主要目的。临床上，遇到以盆腔包块为主诉的患者时，要重点问诊肿块发现的时间、位置以及伴随症状，是否伴有月经性状改变，是否有阴道分泌物增多，是否有下腹坠胀，腰酸背痛以及尿频便秘等压迫症状。妇科患者要注意详细询问月经史、性生活史，是否有生育要求。

全科医学强调以人为中心，要将全人照顾的核心理念贯彻于疾病的诊疗和健康服务的整个过程。不仅局限于器质性疾病的诊断和治疗，还要关注患者的心理，了解患者对疾病的看法、担忧和期望。在温馨的全科诊室，全科医生采用以患者为中心的问诊（RICE）方法，与患者进行深入访谈。

R（reason）——**患者就诊的原因**

全科医生：*您好，我是李医生，请坐！看您愁眉苦脸的，可以跟我说说吗？*（自我介绍和同理心，让患者感觉到来自医生的情感上支持）

患者：*医生，我最近摸到肚子里有个肿块。*

全科医生：*哪个位置？您什么时候开始摸到的？*

患者：*这里*（患者用手指在耻骨联合上方），*1周前，躺在床上的时候。*

全科医生：*站着时摸得到吗？*

患者：*也会摸到一点。*

全科医生：*近期有其他的不舒服吗？比如腹痛、腹胀、恶心？*

患者：好像没有。

全科医生：有经常想要小便，或者小便时会刺痛吗？（了解是否存在肿块压迫症状）

患者：小便比以前频繁，不太憋得住，没有感觉痛。

全科医生：平时月经规则吗？最后一次月经什么时候来的？（与妊娠子宫鉴别）

患者：月经规则的，30天来一次，每次8~10天干净，最后一次月经15天前来的。

全科医生：和以前相比，您的月经天数和量有变化吗？（了解月经性状变化）

患者：以前月经4~5天就干净了，半年前开始多起来，月经的第3~4天量最多，每天用7~8片卫生巾，晚上要用2片夜用的，要一个星期才能干净。

全科医生：来月经时痛吗？卫生巾上有没有血块？

患者：不痛。血块有，不是特别多。

全科医生：有没有觉得头晕乏力、腰酸背痛？（了解伴随的症状）

患者：经常会头晕，没力气，腰酸背痛，特别是月经来的时候，可能是来月经的缘故。

全科医生：大便有没有发现带血丝、形状变细之类的情况？（与肠道肿块鉴别）

患者：和原来差不多，没有发现您说的情况。

I（idea）——患者对自己健康问题的看法

全科医生：您5年前体检时发现有子宫肌瘤，最近一次的体检报告带来了吗？

患者：没有带。我记得第一次B超显示肌瘤直径2cm，后来每年体检都会稍稍大一点，去年体检大概直径5cm。

全科医生：发现子宫肌瘤后，您去医院看过吗？最近复查过子宫B超吗？

患者：去年体检完去医院看过，医生说暂时不用处理。所以我大概有一年多没有检查了。

全科医生：您认为摸到的肿块是怎么回事？（了解患者对自身问题的想法）

患者：我估计肌瘤长大了。

全科医生：有可能的。不过需要复查B超才能确定。

C（concern）——患者的担心？

患者：医生，我跟我男朋友在一起半年了，没避孕也没有怀孕。下个月就要举行婚礼了，我蛮担心的。

全科医师：您担心什么？是怕肌瘤会导致不孕还是怕肌瘤对怀孕有影响吗？（了解患者到底担心什么呢？）

患者：我担心怀不上孕，又怕怀上了之后因为肌瘤会保不住宝宝。

全科医生：您先别急，我先给您安排相关检查，等检查结果出来后再制订下一步治疗方案。

患者：需要手术吗？会不会是恶性的？最近一周因为担心肿块，睡眠不太好。

全科医生：别担心，目前来说，肌瘤的恶变概率很低。

E（expectation）——患者的期望

患者：医生，那给我开检查单吧，我想尽快把病治好，早点怀上宝宝。

全科医生：好的，您要保持愉快的心情，有利于健康。（医生及时的鼓励）

患者：医生，我平时需要注意哪方面？

全科医生：目前您月经持续时间有点长，量有点多，又有乏力症状，可能有贫血，建议您多食富含铁的食物，如瘦肉、猪肝等。如果检查确诊是贫血，我还会给您开一些补铁的药，先纠正贫血。

患者：好。

全科医生：恭喜您即将成为新娘！（对患者送上祝福，有利于建立良好的医患关系）

患者：谢谢医生！

（1）初步诊断：子宫肌瘤和贫血。

（2）需要完善哪些检查？

1）实验室检查：血常规、肿瘤标志物、鳞状细胞癌抗原（SCC）、生殖激素、血β-HCG、凝血功能等，辅助诊断是否存在贫血及盆腔肿块的病因。

2）细胞病理学检查：子宫颈TCT检查，排除宫颈病变引起的盆腔包块。

3）影像学检查：妇科超声检查，是常用的辅助检查手段，能区分子宫肌瘤与其他盆腔包块。MRI可以准确判断肌瘤大小、数目和位置。

4）其他检查：主要用于鉴别诊断。如诊断性刮宫，有助于与子宫内膜癌等的鉴别。

检查结果：

1）实验室检查：血常规示WBC 6.5×10^9/L，Hb 91g/L，PLT 260×10^9/L。尿HCG阴性，凝血功能、生殖激素、肿瘤标志物和SCC未见明显异常。

2）细胞病理学检查：子宫颈TCT检查提示未见上皮内病变或恶性病变（NILM）。

3）影像学检查：B超检查提示子宫前位，大小126mm×92mm×79mm，肌层回声欠均匀，子宫前壁近宫底处探及一大小为82mm×76mm×57mm的低回声结节，内部回声不均，部分凸向宫腔，包膜完整，边界清晰，子宫内膜回声均匀。彩色多普勒显示：低回声结节周边见环状血流信号，其内部可见丰富的网状血流信号；双附件区未见明显异常回声；考虑：子宫肌瘤。

4. 诊断是什么？依据是什么？

（1）诊断：1）子宫肌瘤（uterine myoma）。

2）贫血（anemia）。

（2）诊断依据：

1）病史：患者女，28岁，生育期女性，平时月经规则，末次月经15天前，月经量增多半年，自觉盆下腹肿块1周，伴有尿频尿急、腰酸背痛等压迫症状。既往有子宫肌瘤病史，定期复查逐渐增大，近一年未复查。

2）体格检查：妇科检查子宫前壁及肿块，子宫增大如孕3月，表面高低不平；一般体格检查见贫血貌。

3）辅助检查：血常规提示Hb91g/L；TCT提示NILM；超声提示子宫前壁近宫底处探

及一大小为82mm×76mm×57mm的低回声结节，考虑子宫肌瘤。

5．治疗方案

该患者为生育期女性，有生育要求，目前瘤体较大，且经量增多，有尿频尿急等压迫症状及贫血症状。故全科医生接诊此类患者后，应予以改善贫血、减少经量等治疗，并建议手术。

（1）改善贫血的治疗：多食富含铁的食物，如瘦肉、动物内脏等；口服铁剂纠正贫血，每天口服多糖铁复合胶囊150～300mg。

（2）减少月经量及减轻压迫症状：

1）减少月经量的治疗：对于仅有月经量增多这一唯一症状的患者，氨甲环酸和左炔诺孕酮宫内节育器）为有效的治疗方案。需要注意的是，氨甲环酸存在引起血栓的风险，且不能与口服避孕药合用。左炔诺孕酮宫内节育器能有效降低月经出血量，并提供避孕，但是，对于黏膜下肌瘤的患者宫内节育器的脱落率较高。此外，雄激素可对抗雌激素，使子宫内膜萎缩，作用于子宫平滑肌增强收缩，从而减少出血，每月总量不超过300mg。该患者瘤体较大，且合并其他症状，不适合使用左炔诺孕酮宫内节育器来减少经量。

2）减轻压迫症状的治疗：在单纯出现压迫症状或同时由于肌瘤过大导致的月经量增多的女性中，治疗的最主要目的是使子宫肌瘤体积的减少。

①促性腺激素释放激素类似物（GnRH-a）：采用大剂量连续给药或长期非脉冲式给药，可产生抑制FSH和LH分泌效应，降低患者体内的雌二醇水平，达到缓解症状和使肌瘤萎缩的目的，但停药后又逐渐增大到原来大小，且可产生围绝经期综合征。长期使用需与类固醇激素合用以减轻更年期症状及骨质疏松。目前，主要是短期使用（2～6个月），用于缩小肌瘤利于妊娠，术前缩小肌瘤、降低手术难度，控制症状、有利于纠正贫血，以及围绝经期妇女提早绝经、避免手术。此种治疗方法适合该病例，用于术前缩小肌瘤，纠正贫血。

②调节孕酮药物：米非司酮用于子宫肌瘤的治疗剂量为12.5～25mg/d，用于术前辅助用药或提前过渡到绝经，但因有拮抗糖皮质激素的副作用，不宜长期使用，可作为替代疗法使用。

（3）手术：该患者年轻，有生育要求，子宫增大相当于妊娠3个月大小，且肌瘤凸向宫腔，出现月经量增多继发贫血症状，存在手术指征，可药物治疗2～6个月改善贫血、减小肌瘤，转诊上级医院妇科手术治疗。手术方式包括肌瘤切除术和子宫全切术，手术途径可采用开腹、经阴道、宫腔镜或腹腔镜辅助下手术。

子宫肌瘤患者出现以下情况者，需考虑进行手术治疗：

1）子宫肌瘤合并月经过多或异常出血甚至导致贫血。

2）子宫肌瘤压迫泌尿系统、消化系统、神经系统等出现相关症状，经药物治疗无效。

3）子宫肌瘤合并不孕。

4）子宫肌瘤患者准备妊娠时若肌瘤直径≥4cm建议剔除。

5）绝经后未行激素补充治疗但肌瘤仍生长。

（4）其他治疗：

1）子宫动脉栓塞术：通过阻断子宫动脉及其分支，减少肌瘤血供，从而延缓肌瘤的生长，缓解症状，但其可能引起卵巢功能减退并增加潜在的妊娠并发症的风险，一般不建议用于有生育要求的患者。

2）磁共振引导聚焦超声手术：采用超声热消融治疗子宫肌瘤，适用于无生育要求者。

6. 该病例给我们的启示?

子宫肌瘤多无明显症状，仅在体检时偶然发现，症状与肌瘤部位、大小和有无变性相关，而与肌瘤数目关系不大。常见症状有：月经量增多及经期延长，下腹部肿块，白带增多，下腹坠胀，腰酸背痛，尿频、尿急、便秘等压迫症状。该患者四年前体检发现子宫肌瘤，当时无症状，定期复查肌瘤逐渐增大，半年前出现月经量增多症状未予以重视。因而全科医生在对此类患者处理时，需嘱咐患者必须定期复查，一旦出现肌瘤迅速增大或并发症状，需要及时就诊，对症处理。即使没有身体不适，也需要定期体检。

对于无症状的肌瘤患者一般不需治疗，可定期随访。若出现相应症状，应进行对症处理。若症状严重，出现并发症或急症，如严重贫血、合并坏死感染、浆膜下肌瘤蒂扭转、尿路梗阻、不孕或流产等，应进行转诊。若不能排除恶性，应及时转诊至上级医疗机构进一步进行诊治。若出现手术指征时，也应及时转诊进行手术治疗。

目前认为，子宫肌瘤的发生可能与雌、孕激素相关。因此，全科医师在对妇女做健康教育时，应建议女性在生活中保持心情舒畅，切忌大怒大悲、多思多虑，从而引起内分泌水平紊乱。注意饮食卫生，不要随意额外摄取雌激素，尤其是在绝经后更需注意，以免子宫肌瘤增大。定期妇科体检，关注自身身体健康。

7. 知识拓展

（1）子宫肌瘤的分类：子宫肌瘤是女性生殖器最常见的良性肿瘤，由平滑肌及结缔组织组成。常见于30～50岁妇女，20岁以下少见。子宫肌瘤的确切病因尚未明了，因肌瘤好发于生育期，青春期少见，绝经后萎缩或消退，提示其发生可能与女性激素相关。由于子宫肌瘤多无或很少有症状，临床报道发病率远低于肌瘤真实发病率。

子宫肌瘤传统的分类，按照其生长部位，分为宫体肌瘤及宫颈肌瘤，宫体肌瘤约占总数的90%，宫颈肌瘤约占10%。按肌瘤与子宫肌壁的关系，分为3类：肌壁间肌瘤、浆膜下肌瘤及黏膜下肌瘤。《子宫肌瘤的诊治中国专家共识》采用国际妇产科联盟（FIGO）的子宫肌瘤分型法（9型分类法）：

0型：完全位于宫腔内的黏膜下肌瘤。

1型：肌瘤大部分位于宫腔内，肌瘤位于肌壁间的部分≤50%。

2型：肌壁间突向黏膜下的肌瘤，肌瘤位于肌壁间的部分＞50%。

3型：肌瘤完全位于肌壁间，但其位置紧贴黏膜。

4型：肌瘤完全位于肌壁间，既不靠近突向浆膜层又不突向黏膜层。

5型：肌瘤突向浆膜，但位于肌壁间部分≥50%。

6型：肌瘤突向浆膜，但位于肌壁间部分<50%。

7型：有蒂的浆膜下肌瘤。

8型：其他类型（特殊部位如宫颈、阔韧带肌瘤）。

不同分类决定了不同的治疗方式和手术方式。

（2）妇科检查：国外一般称为盆腔检查（pelvic examination），是女性生殖器疾病诊断的重要手段，包括对外阴、阴道、子宫颈、子宫体及双侧附件检查。其检查方法与步骤详见图7-3-3。

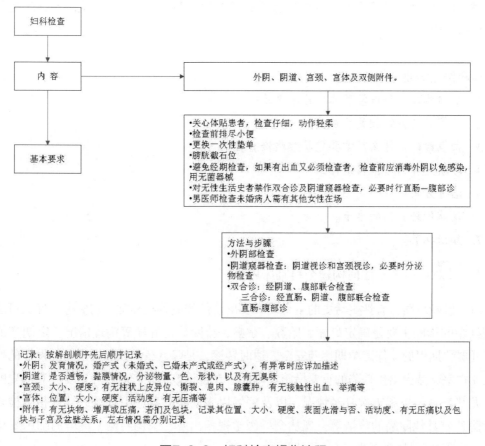

图7-3-3 妇科检查操作流程

（阮恒超 李 娜）

思考题

什么情况下全科医生需要考虑对子宫肌瘤患者转诊进行手术？

案例 ❹

停经2月余，要求建围产期保健卡

患者，女，34岁，单独前来就诊。

孕妇口述：停经2个多月，感觉小肚子经常隐隐作痛，自测早孕试纸阳性，想提前建围产期保健卡。

全科医生需要考虑的问题：

1. 如何构建全科医学整体性临床思维？
2. 是不是与妊娠相关的疾病？
3. 初步诊断是什么？需要完善哪些检查？
4. 诊断是什么？依据是什么？
5. 治疗方案。
6. 该病例给我们的启示。
7. 知识拓展。

1．针对该患者，如何构建全科临床思维？

（1）诊断思路：有性生活史的生育期妇女出现停经或月经异常，均应考虑妊娠可能。早期妊娠的诊断主要是确定妊娠、胎数、孕龄，排除异位妊娠等病理情况。定期产前检查，开展孕期保健，保障孕期用药安全，适时转诊，是降低孕产妇和围产儿并发症的发生率及死亡率、减少出生缺陷的重要措施。因此，在接诊该类患者时，一定要注意病史的询问，尤其是月经史和末次月经情况，以及停经以来的系列反应，有无进行过相关检查，有无隐私或其他隐瞒的病情等。现从全科医学视角出发，采用约翰·莫塔的临床安全策略——临床5问对该患者进行分析（图7-4-1）。

（2）鉴别思维：临床上，因"停经"前来就诊的生育期女性，常见于妊娠相关疾病（如早孕、先兆流产和异位妊娠等），也常见于月经不调，亦可见于妊娠滋养细胞肿瘤和继发性闭经。全科医生接诊这类患者时，首先要确定是否妊娠，然后根据患者症状和相关检查做出诊断与鉴别诊断，见图7-4-2。

2．是不是与妊娠相关的疾病？

（1）病史：患者女性，24岁，孕0产0，因"停经2个多月，要求建围产期保健卡"就

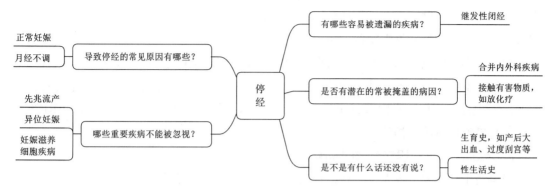

图7-4-1　停经临床5问导图

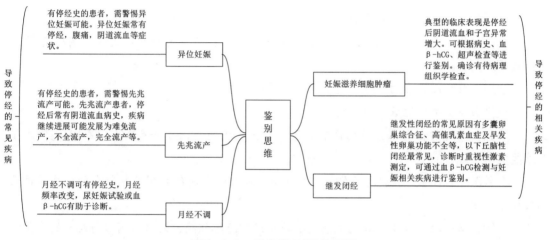

图7-4-2　停经鉴别思维导图

诊。平时月经规律，末次月经62天前，停经以来偶有恶心呕吐及腹痛史，无阴道流血史，自测早孕试纸阳性，无重大脏器疾病史，无放射线接触史，无不良药物服用史，无传染病、家族性遗传病史。

（2）查体：

1）一般体格检查：生命体征平稳。

2）乳房检查：双侧乳房对称，乳头凸，乳晕着色深，无溢乳，未扪及肿块。

3）妇科检查：外阴已婚未产式，阴道通畅，子宫颈光滑，无举痛、摇摆痛，子宫前位，增大如孕2月大小，子宫质地中等，活动度好，双侧附件区未及包块，无压痛。

（3）初步可以排除其他妊娠相关疾病，如流产、异位妊娠等。

3．初步诊断是什么？需要完善哪些辅助检查？

临床上，碰到有性生活史的生育期妇女，出现停经或月经不调，均需首先考虑妊娠的可能，因此，全科医生在问诊过程中，要重点问诊患者月经史和末次月经情况，停经以来的伴随症状，如是否有恶心呕吐等不适、是否出现阴道不规则流血与下腹痛、是否有就诊史，平时身体是否健康，有无不适合继续妊娠的内外科疾病史，同时，应该关心患者的心理状态，是否存在早期妊娠阶段的焦虑等情绪。

全科医学强调以人为中心，要将全人照顾的核心理念贯彻于疾病的诊疗和健康服务的整个过程。不仅局限于器质性疾病的诊断和治疗，还要关注患者的心理，了解患者对疾病的看法、担忧和期望。在温馨的全科诊室，全科医生采用以患者为中心的问诊（RICE）方法，与患者进行深入访谈。

R（reason）——**患者就诊的原因**

全科医生：您好，我是应医师，请坐！请问您有什么问题吗？（自我介绍）

孕妇：医生，我2个多月没来月经了，自己测了下早孕试纸，显示怀孕了。

全科医生：您的末次月经是几月几日？（推算孕周和预产期）

全科医生：8月9日（62天前）。

全科医生：您平时月经规律吗？月经多久来一次？有没有经常推迟或提前？（推算孕周和预产期）

孕妇：月经比较准的，一个月来一次，前后相差1~2天吧。

全科医生：去其他医院检查吗？

孕妇：20天前在我家旁边的医院验了血，医生还叫我做了一个B超（拿出B超单出示给医生）。

全科医生：B超提示宫内早孕，未及胚芽，和您的当时的孕周是相符的。您是第几次怀孕？

孕妇：第一次。医生，我总是感觉小肚子经常隐隐作痛，好像来例假前几天的感觉。

全科医生：怀孕后子宫会慢慢在增大，有些人会有这种感觉。有见红吗？（与流产做鉴别）

孕妇：没有。

全科医生：近段时间，睡眠怎么样？大小便正常吗？

孕妇：感觉总是睡不醒。近几天总想小便，次数比原来多。医生，最近胃口不太好，有时闻到油腻的味道很想呕吐，但又吐不出来。

全科医生：不要担心，这是正常的早孕反应。

I（idea）——**患者对自己健康问题的看法**

全科医生：感觉您的怀孕状态不错，目前没有什么问题。

孕妇：是呀，我只是有一点点早孕反应，不太严重。

C（concern）——**患者的担心**

孕妇：医生，我还是挺害怕的。

全科医生：您在担心什么？（了解患者到底担心什么呢？）

孕妇：我担心会流产。我有个小姐妹怀孕3个月B超做出来没有胎心了。

全科医生：导致流产的原因很多。目前您没有高危因素，所以流产的可能性不是很大，不必太紧张。（及时给予解释和安慰）

E（expectation）——患者的期望

孕妇：医生，我第一次怀孕，不太清楚检查的流程，所以我想早点建国产期保健卡。

全科医生：完全可以，今天我先给您做一些常规的检查。接下来您会定期来做产前检查，如果发现问题我们会及时处理。

孕妇：医生，我现在需要注意什么？

全科医生：早孕期不要有性生活，不能干重体力活，心理压力也不能太大，要补充含叶酸的复合维生素，如果有腹痛，阴道流血等症状要及时就诊。希望您整个孕期都顺利，生一个健康的宝宝！（对患者送上祝福，有利于建立良好的医患关系）

孕妇：医生，我都听您的，谢谢您！

（1）初步诊断：早期妊娠。

（2）需要完善哪些辅助检查？

1）实验室检查：包括血清β-hCG水平及孕酮的检查。

2）影像学检查：超声检查，了解胚胎在子宫内的情况。

检查结果：

1）实验室检查：血清β-hCG＞10 000IU/L，孕酮（P）87.24nmol/L。

2）影像学检查：B超提示：子宫前位，增大如孕2+月，宫腔内可见5.8cm×6.0cm×2.3cm的孕囊回声，囊内可见胚芽，长1.9cm，可见心搏。诊断为宫内孕，单活胎。

4．诊断是什么？依据是什么？

（1）诊断：早期妊娠（first trimester）。

（2）诊断依据：

1）病史：患者为生育期女性，备孕中。目前停经62天，有恶心呕吐等早孕反应。

2）体格检查：子宫增大如孕2月大小，与停经月份相符。

3）辅助检查：血清β-hCG＞10 000IU/L，孕酮（P）87.24nmol/L；B超提示：子宫腔内可见5.8cm×6.0cm×2.3cm的孕囊回声，囊内可见胚芽，长1.9cm，可见心搏。诊断为宫内孕，单活胎。

5．处理方案？

患者确诊为早期妊娠，下一步的处理为建立国产期保健卡，进行第一次产前检查，开展健康宣教，评估孕期高危妊娠因素。具体如下：

（1）建立国产期保健手册，开展相关检查：

1）根据末次月经和平时月经情况，确定孕周，推算预产期（expected date of confinement，EDC），末次月经月份减3或加9，日数加7。

2）根据病史、体格检查和实验室检查结果评估孕期高危因素。

3）体格检查：包括测量血压、体质量，计算BMI；乳房检查；常规妇科检查（孕前3个月未做者）；（该孕妇已行体格检查）。

4）实验室检查：

①必查项目：血尿常规，血型（ABO和RH），肝功能，肾功能，空腹血糖，HBsAg，梅毒螺旋体，HIV筛查（如孕前6个月已查上述项目，可以不重复检查）。

②备查项目：丙型肝炎病毒（HCV）筛查，心电图检查，超声检查：在早孕期行超声检查，确定宫内妊娠和孕周，胎儿是否存活，胎儿数目或双胎绒毛膜性质及子宫附件情况。（以上内容该孕妇已查）。在妊娠11～13^{+6}周超声检查测量胎儿颈后透明层厚度（NT），并核定孕周（嘱咐该孕妇预约）。

③以下内容该孕妇无须检查，但有特殊情况者，需行对应的检查：抗D滴度检查（Rh阴性者）；75g葡萄糖耐量试验OGTT；地中海贫血筛查（针对广东、广西、海南、湖南、湖北、四川、重庆等高发地区）；甲状腺功能检测；血清铁蛋白（血红蛋白＜105g/L者）；结核菌素（PPD）试验（高危孕妇）；宫颈细胞学检查（孕前12个月未检查者）；宫颈分泌物检测淋球菌和沙眼衣原体（高危孕妇或有症状者）；细菌性阴道病（BV）的检测（有早产史者）；胎儿染色体非整倍体异常的早孕期母体血清学筛查［妊娠相关血浆蛋白A（PAPP-A）和游离β-hCG，妊娠10～13周］，该检查注意事项：需空腹，且行超声检查确定孕周，并在抽血当天确定孕妇体质量，高危者，可考虑绒毛活检或联合中孕期血清学筛查结果再决定羊膜腔穿刺检查；绒毛活检（妊娠10～12周，主要针对高危孕妇）。

5）嘱咐孕妇在对应时间完成上述检查后，及时将检查结果反馈给医生，下一次产前检查时间为孕14～19^{+6}周，如在此过程中有腹痛、阴道流血等不适，请及时就诊。

（2）开展健康教育：该孕妇为首次产前检查，其健康教育的内容如下：

1）流产的认识和预防，消除患者对流产的恐惧心理。同时，做好预防流产的自我保健，出现先兆流产症状应立即就医。

2）营养和生活方式的指导：注意个人卫生，早孕3个月内限制性生活，禁止下腹用力的动作及剧烈运动，尽量避免长途旅行，不从事重体力活。

3）继续补充叶酸0.4～0.8mg/d至孕3个月，有条件者可继续服用含叶酸的复合维生素。

4）避免接触有毒有害物质（如放射线、高温、铅、汞、苯、砷、农药等），避免密切接触宠物。

5）慎用药物，避免使用可能影响胎儿正常发育的药物，确实需要使用药物的，请在医师指导下进行。

6）一定情况下，孕期可接种破伤风或流感疫苗。

7）孕妇需改变不良的生活习惯（如吸烟、酗酒、吸毒等）及生活方式，避免高强度工作、高噪音环境和家庭暴力。

8）夫妻之间要互相关心，互相体谅，互相尊重。保持心理健康，解除精神压力，预防孕期及产后心理问题的发生。

6. 该病例给我们的启示

早期妊娠的孕妇通常会对是否能正常妊娠有所担忧，害怕胚胎停止发育，害怕出现流产，所以会经常出现在门诊，或提前要求建卡，或要求反复检查，对于这类的孕妇，全科医生要做好健康宣教及安抚工作，消除孕妇的焦虑紧张情绪。全科医生在给孕妇第一次建围产期保健卡时，需要了解孕妇的基本情况，及时判断是否是高危妊娠及是否存在转诊情况。需了解孕妇本次妊娠是否为自然妊娠，有无不良孕产史及生殖道手术史，既往有无胎儿的畸形或幼儿智力低下，孕前准备情况如何，本人及配偶是否有家族史和遗传病史，有无妊娠合并症，如慢性高血压、心脏病、糖尿病等，如有合并上述疾病，及时请相关学科会诊，排除继续妊娠的禁忌，如有不宜继续妊娠者应告知并及时终止妊娠，高危妊娠继续妊娠者，需评估是否转诊。

孕期保健的主要特点是，要求医院在特定时间内，提供有证可循的产前检查项目。孕妇产前检查的时间安排要根据产前检查的目的来决定。对于全科医生而言，孕期保健服务的主要工作是，为在早中孕期协助孕妇获得良好的产前检查，及时评估孕期高危因素，尽早检测不正常或危险的妊娠疾病，及时指导高危孕妇转诊，并对有关孕期的营养和各阶段常见的健康问题进行指导和处理。

7. 知识拓展

早期妊娠也称为早孕，是胚胎形成、胎儿器官分化的重要时期，因此早期妊娠的诊断主要是确定妊娠、胎数、孕龄，排除异位妊娠等病理情况。早期妊娠主要的症状为停经和早孕反应。血、尿人绒毛膜促性腺激素（β-hCG）水平升高是确定妊娠的主要指标，超声检查是确定宫内妊娠的金标准。

产前检查（antenatal care）与孕期保健包括对孕妇进行规范的产前检查、健康教育与指导、胎儿健康的监护与评估、孕期营养及体重管理和用药指导等，是降低孕产妇和围产儿并发症的发生率及死亡率、减少出生缺陷的重要措施。推荐的产前检查孕周分别是：妊娠6~13^{+6}周、14~19^{+6}周、20~24^{+6}周、25~28周、29~32周、33~36周和37~41周，产前检查的内容包括详细询问病史、全面体格检查、产科检查及必要的辅助检查。

围产期（perinatal period）指产前、产时和产后的一段时期。围产期的定义有4种：围产期 I：从妊娠达到及超过28周至产后1周；围产期 II：从妊娠达到及超过20周至产后4周；围产期 III：从妊娠达到及超过28周至产后4周；围产期 IV：从胚胎形成到产后1周。国内采用围产期 I。

（应　雪　阮恒超）

思考题

如何对首次产前检查的孕妇开展健康教育？

案例 ❺

月经紊乱1年，潮热出汗3个月

患者，女，50岁，单独前来就诊。

患者口述：既往月经规律，最近1年，月经周期开始变得没有规律，15天～4个月不等，近3个月常常潮热出汗，心烦，睡眠较差。

全科医生需要考虑的问题

1. 如何构建全科医学整体性临床思维？
2. 问诊的要点是什么？如何查体？
3. 初步诊断是什么？需要完善哪些辅助检查？
4. 诊断是什么？依据是什么？
5. 治疗方案。
6. 该病例给我们的启示。
7. 知识拓展。

1. 如何构建全科医学整体性临床思维？

（1）诊断思路：围绝经期是女性正常的生理变化，其本质是卵巢功能衰竭。伴随卵巢功能进一步的衰退，女性会出现多种绝经相关症状、组织萎缩退化和代谢功能紊乱，导致一系列身心健康问题。女性将经历月经改变直至绝经，并伴随多种绝经相关症状，如血管舒缩功能障碍，精神神经症状，骨关节症状等。因此，全科医生在接诊这类患者的时候，全面的临床诊疗思维尤为重要。现从全科医学视角出发，采用临床5问对该患者进行分析（图7-5-1）。

（2）鉴别思维：绝经综合征根据病史及临床表现不难诊断，但由于其临床症状的非特异性和不典型性，临床上还是应该与相关疾病相鉴别。绝经综合征往往有月经紊乱、血管舒缩、自主神经失调等症状，因此除了与常见的引起阴道流血的器质性疾病相鉴别外，还应排除相关内外科疾病，如甲状腺功能亢进、原发性高血压等。也要与部分精神疾病，如抑郁症和心脏神经症等相鉴别（见图7-5-2）。

2. 问诊要点是什么？如何查体？

（1）病史：患者女，50岁，已婚，孕1产1，因"月经紊乱1年，潮热盗汗3个月"就

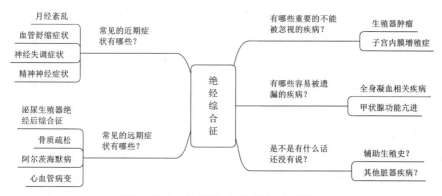

图7-5-1 绝经综合征临床5问导图

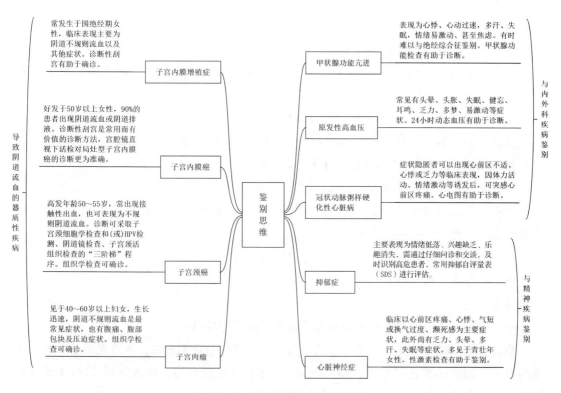

图7-5-2 绝经综合征鉴别思维

诊。平时月经规则，近1年来出现月经紊乱，周期15天～4个月不等，且持续时间延长，从7天延迟至10天净。末次月经1个多月前，近3个月出现潮热、盗汗等不适，伴乏力心慌，脾气暴躁，无腹痛等不适。患者无盆腔手术史，无重大脏器疾病史，无放射线接触史，无不良药物和激素类保健品服用史，无传染病、家族性遗传病史。

（2）问诊要点：碰到以"月经紊乱伴潮热"等主诉的妇女就诊时，需详细询问病史，明确患者主要症状出现的时间及变化情况（本案例主要为月经不规则1年及潮热3个月）、主要的伴随症状及变化（失眠，盗汗，心慌，脾气变坏，尿路感染，关节疼痛等）、有意义的阴性症状（如心悸是否存在其他心功能的障碍的表现，是否有相关高危因素，关节疼痛有没有其他的伴随症状，以前有无相关的内外科疾病史，体重及大小便变化等），以及诊治经过、病情的改善等情况。

全科医学强调以人为中心，要将全人照顾的核心理念贯彻于疾病的诊疗和健康服务的整个过程。不仅局限于器质性疾病的诊断和治疗，还要关注患者的心理，了解患者对疾病的看法、担忧和期望。在温馨的全科诊室，全科医生采用以患者为中心的问诊（RICE）方法，与患者进行深入访谈。

0701 绝经综合征
（视频）

R（reason）——患者就诊的原因

全科医生：您好，我是兰医生，请坐！看您满头大汗的，刚赶路过来吗？（自我介绍、观察细微，让患者感觉到医生的亲切感，更愿意诉说病情）

患者：不是，医生，我现在稍微动一下，一急就容易发热和出汗，月经这1年也比较乱。

全科医生：出汗有多长时间了？一般在什么时候发热出汗？

患者：大概有3个月了，没啥规律，平时稍微微动一下就出汗，晚上睡觉前比较明显，经常会感到一阵阵发热出汗。

全科医生：每次发热一般持续多长时间？

患者：时间不一定的，有时几分钟，有时1个多小时。您看我，现在就觉得很热，我今天穿的衣服也不多呀！（患者用手在头部扇风状）

全科医生：您的月经现在是否还规律？（了解月经性状的变化）

患者：原来月经很准的，一般28~30天来一次。这1年来月经特别没有规律，有时10多天就来了，有时3~4个月才来一次。

全科医生：月经量和每次月经持续时间有变化吗？

患者：原来月经一般5~7天就干净了，现在每次都拖得很长，大概要10天干净，量比原来稍微少点。

全科医生：除了月经紊乱和潮热外，还有其他不舒服吗？

患者：家人说我脾气变差了，老是因为一点小事就和他们吵架，体力也比原来差，总觉得很累，爬爬楼就觉得心慌，偶尔脚痛，吃了钙片也没有用。这些问题最近1年左右才出现的，上个月好像更厉害一些了。（了解近期症状）

全科医生：发生这些问题后，您看过医生吗？

患者：我去看了中医，最近一个月断断续续在吃中药调理，但是感觉症状改善不太明显。

I（idea）-患者对自己健康问题的看法

全科医生：您认为是什么原因导致您月经改变和这一系列的不适呢？（了解患者对自身问题的理解）

患者：医生，我这个年龄，应该是更年期了吧，是不是要绝经了？

全科医生：您月经不规律已经有1年，根据您的年龄和伴随的症状，和更年期表现相似，不过还需要一些化验来明确。

C（concern）–**患者的担心**

患者：医生，我才50岁就更年期了，是不是很快就进入老年状态了？

全科医生：您有担心？（了解患者到底担心什么呢？）

患者：是的，好可怕。

全科医生：别担心，就算是更年期到了，我们也可以用激素替代治疗，让您留住青春的尾巴，等下我们详细检查一下。

E（expectation）–**患者的期望**

患者：医生，我不想这么快绝经，我能不能用激素治疗？效果好不好？激素吃多了会不会患脑卒中呀？

全科医生：一般在激素替代的黄金时间（窗口期）规范的补充激素更有利于减少相关的心脑血管意外，所以不用担心。我先安排您做相关的检查，先明确诊断，再考虑下一步的激素替代治疗方案，可以吗？

患者：好的，谢谢医生！

（3）查体：包括一般体格检查及妇科检查，必要时可增加乳腺检查。

1）一般体格检查：生命体征平稳，血压正常，甲状腺未及肿大，全身检查未见明显异常。

2）妇科检查：阴毛较稀疏，阴道壁薄，皱襞减少，无明显充血及破溃出血，子宫颈光滑，略萎缩，子宫前位，正常大小，质地中等，活动度好，无压痛，未及包块，双侧附件区未及包块，无压痛。

3）乳腺检查：双侧乳腺对称，乳腺皮肤无破溃、皮疹及橘皮样改变，乳头凸，无溢液，双侧乳腺未扪及肿块。

3．初步诊断是什么？需要完善哪些辅助检查？

（1）初步诊断：绝经综合征。

（2）需要完善哪些辅助检查？

1）实验室检查：性激素检查（雌二醇、孕酮、卵泡刺激素、黄体生成素、催乳素），甲状腺功能，抗米勒管激素，血常规、血凝、血黏度，空腹血糖、空腹胰岛素、血脂、肝肾功能、心肌酶谱，肿瘤标志物，尿妊娠试验（或者血β–HCG）等，辅助诊断明确月经紊乱和相关症状的病因，排除激素补充治疗的禁忌。

2）细胞病理学检查：子宫颈TCT及HPV病毒检查，排除宫颈病变。

3）影像学检查：妇科超声、乳房超声或钼靶、心电图、骨密度测定等，辅助诊断生殖系统变化和有无合并其他器质性病变。

4）精神心理评价：评估患者的心理状况和治疗需求，辅助诊断排除精神神经相关症状（必要时）。

检查结果如下：

1）实验室检查：血常规、血凝、血黏度，血脂、肝肾功能、甲状腺功能、空腹血糖、空腹胰岛素、心肌酶谱均未见明显异常，尿妊娠试验阴性。激素测定：雌二醇（E_2）<18pmol/L，孕酮（P）1.93nmol/L，卵泡刺激素（FSH）48IU/L，黄体生成素（LH）36IU/L，抗米勒管激素（AMH）0.03ng/ml，催乳素PRL（PRL）12.68nmol/L。

2）细胞病理学检查：子宫颈TCT提示未见上皮内病变或恶性病变（NILM），HPV阴性。

3）影像学检查：妇科B超提示子宫略萎缩，内膜厚0.2cm，双侧卵巢体积缩小，偏实。乳腺B超提示：双侧乳腺轻度增生。骨密度测定提示骨量轻度丢失，骨质疏松。心电图未见明显异常。

4．诊断是什么？依据是什么？

（1）诊断：绝经综合征（menopausal syndrome）。

（2）诊断依据：

1）病史：50岁女性，月经紊乱1年，潮热，易出汗3个月。平时有失眠、头痛、脾气变坏等精神神经症状，以及关节疼痛，尿路感染等症状。

2）体格检查：血压正常，甲状腺未及肿大。妇科检查：阴毛较稀疏，子宫略萎缩。

3）辅助检查：尿妊娠试验阴性；激素测定：E_2<18pmol/L，FSH 48IU/L，LH 36IU/L，AMH 0.03ng/ml；TCT提示NILM，HPV阴性；B超提示子宫略萎缩，双侧卵巢体积缩小，偏实；骨密度测定提示骨量轻度丢失，骨质疏松。

5．治疗方案

患者目前诊断考虑绝经综合征，结合患者症状与诉求，建议患者尽快接受激素替代治疗（hormone replacement therapy，HRT）。同时建立患者健康档案，按时随访。

（1）激素替代治疗适应证

1）改善绝经相关症状：月经紊乱、潮热、多汗、睡眠障碍、疲倦、情绪障碍（如易激动、烦躁、焦虑、紧张、低落）等。

2）生殖泌尿道萎缩相关问题：阴道干涩、外阴阴道疼痛、瘙痒、性交痛、反复发作的萎缩性阴道炎、反复下尿路感染、夜尿、尿频、尿急等。

3）低骨量及骨质疏松症：有骨质疏松症的危险因素及绝经后骨质疏松症。对于60岁以下和绝经10年以内的女性，HRT可作为预防骨质疏松性骨折的一线选择。

（2）如果使用激素替代治疗，需要排除那些禁忌？

1）已知或可疑妊娠。

2）原因不明的阴道流血。

3）已知或可疑患有乳腺癌。

4）已知或可疑患有性激素依赖性恶性肿瘤。

5）最近6个月内患有活动性静脉或动脉血栓栓塞性疾病。

6）严重肝肾功能不全。

7）血卟啉症、耳硬化症。

8）现患脑膜瘤（禁用孕激素）。

（3）激素替代治疗慎用情况有哪些？

1）子宫肌瘤。

2）子宫内膜异位症。

3）子宫内膜增生症。

4）血栓形成倾向。

5）胆囊疾病。

6）系统性红斑狼疮。

7）乳腺良性疾病及乳腺癌家族史。

8）癫痫、偏头痛、哮喘。

（4）转诊指征：全科医生需要注意的是，当绝经综合征患者合并其他较严重内外科疾病，如冠心病、糖尿病、精神病（抑郁、焦虑、躁狂等）、血栓性静脉炎、腔隙性脑梗塞、妇科恶性肿瘤等，应转诊至相应科室或医院就诊，排除激素运用的相关禁忌。

（5）复诊和随访管理原则：

HRT患者的随访管理：使用HRT患者需严密随访，在使用HRT后的1、3、6、12个月分别随诊。随访和复诊的主要目的是了解治疗效果，解释可能发生的乳房胀痛或非预期出血等不良反应，关注MHT的获益和风险，个体化调整方案，鼓励适宜对象坚持MHT治疗。在初始HRT后的1、3个月两次随诊时，主要观察HRT的疗效，用药后出现的不良反应，并根据患者具体情况调整用药及剂量。HRT相关副反应主要出现在开始HRT的3个月内。HRT启用6个月时，可根据患者具体状态决定是否来医院随诊，如无不适主诉，依从性好可坚持HRT，不必随访。如症状缓解后对坚持HRT有疑虑，或有不适症状可以来院随访，随诊内容同第1、3月，同时充分沟通，鼓励患者坚持HRT。在用药1年后，建议每年至少随诊1次，需进行启动HRT治疗前的所有检查，根据所有检查结果，重新评估该患者HRT的禁忌证和慎用情况，酌情调整用药，确定次年的HRT用药方案，鼓励患者长期坚持HRT，HRT的使用期无特殊限定，可根据个体情况和本人意愿调整HRT方案或改变治疗策略，年龄大的女性应更谨慎地评估HRT风险并关注不良事件。只要获益大于风险，鼓励坚持规范用药，定期随访，获得长远生命获益（图7-5-3）。

6. 该病例给我们的启示

应对围绝经期女性开展全面的围绝经期健康教育。人类的衰老是必然的趋势，女性卵巢功能的衰竭也是不可避免的，围绝经期女性出现相关症状的根本原因在于雌激素的不足或者缺乏，规范化的激素替代治疗能缓解因雌激素缺乏引起的相关问题。随着年龄的增长，任何人都无可避免地走向衰老，所以，雌激素不可能解决所有问题，对于一个年龄逐渐增长的女性来说，健康指导十分重要。

（1）行为干预：宣传倡导健康的生活方式，适当进行体育锻炼，参加社区公益活动，

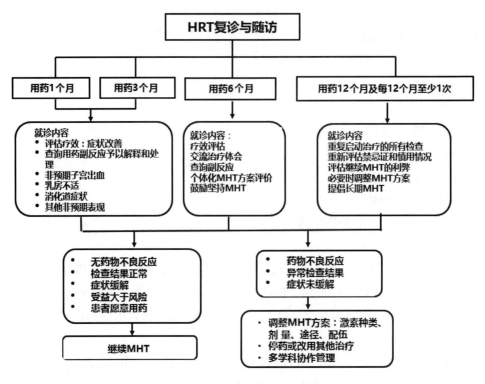

图7-5-3　HRT复诊和随访流程

健康饮食，少饮酒，不抽烟，应注意适当补充钙剂，增加日晒时间。合理膳食，低脂饮食，同时，注意外阴保持清洁，减少泌尿及生殖系统的感染机会，帮助围绝经期妇女形成良好的生活习惯。

（2）心理支持：多向患者讲解围绝经期知识，使患者明白围绝经期为正常的生理过程。对于存在抑郁、焦躁等精神状况的女性予以心理干预及引导，鼓励和支持患者用积极的心态来面对工作和生活，适当缓解所处的压力。指导患者建立良好的人际关系，寻求更多的支持、理解和关心。帮助患者找到缓解压力的适当方式，坦然面对围绝经期，健康快乐地渡过这一时期。

（3）社区干预：以社区为单位，开展社区健康行为宣教和健康行为干预。设立专门的咨询部门，对围绝经期妇女进行心理、行为和健康咨询，定期做常规体检，发放相关的宣传资料。组织妇女之间的联谊、经验交流，开展专题讲座、放映相关健康教育宣传片等，提升女性对围绝经期的正确认识，学会自我保健及监测。

7．知识拓展

围绝经期，俗称更年期，是指40岁以上的女性10个月内≥2次邻近月经周期与原有周期比较时间相差7天以上，即为绝经过渡期的开始，也就是围绝经期的起点。在绝经前后，由于女性激素水平和卵巢功能的降低，容易出现一些与绝经相关的内分泌和生物学紊乱，从而导致与生理和心理相关的一些临床症候群，称为绝经综合征，临床上主要表现为月经紊乱、血管舒缩功能不稳定、自主神经功能失调以及精神症状，远期可表现为泌尿生殖功能异常、骨质疏松及心血管系统疾病等。

我国约有70%的中老年女性患者会出现不同程度的围绝经期症状，甚至带来身心疾患，给患者带来了沉重的精神压力和生活负担。规范的激素替代治疗除了能显著缓解绝经后雌激素缺乏导致的血管舒缩症状外，可以使女性规律月经来潮，还是预防骨质疏松性骨折的一级预防措施，同时也可以减少心脑血管疾病的发病风险，还能降低阿尔茨海默病和痴呆的相关风险，对维持女性体态等也有益。规范的HRT并不导致女性体重增加，也不增加恶性肿瘤相关风险，但是普通大众对激素替代治疗的接受程度还不是很高，全科医师在对女性进行健康科普时，应该进一步加强围绝经期相关知识和激素替代治疗的宣讲。

全科医师面对该年龄段女性时，需做出是否进入围绝经期的正确判断，同时对围绝经期女性开展全面的健康指导，从生物-心理-社会医学模式对围绝经期综合征患者进行干预，改善患者生活质量，需要严格掌握HRT适应证、禁忌证，对慎用情况应充分评估，对在围绝经期和绝经早期这个"治疗窗口期"的适宜人群进行HRT的宣传和指导，并建议患者前往妇科内分泌门诊或者更年期门诊就诊，规范合理的使用HRT，并进行严密的随访管理，使患者获益最大，而相关风险降至最低。

（兰义兵　阮恒超）

思考题

1. 激素替代治疗的适应证有哪些？
2. 激素替代治疗复诊和定期随访的意义何在？

案例 ❻

意外怀孕拟行人工流产，咨询避孕措施

患者，30岁，工人，2-0-1-2，单独前来就诊。

患者口述：意外怀孕，需要做人工流产，咨询流产后的避孕措施。

1. 如何构建全科医学整体性临床思维？
2. 问诊要点是什么？如何查体？
3. 该患者最安全的避孕措施有哪些？需要完善哪些辅助检查？
4. 各种常见避孕措施的适应证、禁忌证、放置/使用时机以及副反应有哪些？
5. 什么是紧急避孕？其他的避孕措施还有哪些？
6. 该案例给我们的启示。
7. 知识拓展。

1. 如何构建全科医学整体性临床思维？

（1）避孕思路：避孕是女性生殖健康的重要内容之一，是指应用科学手段，使妇女暂时不受孕。避孕措施的选择涉及妇女的生育年龄、生育状况、生育意愿、生活方式、经济条件、生殖健康状况、是否合并有内外科疾病等多重因素的影响。因此，全科医生在接诊避孕咨询患者的时候，要详细了解患者需求，根据就诊患者的特点为其推荐合适的避孕措施。现从全科医学视角出发，采用约翰·莫塔的临床安全策略——临床5问对该患者进行分析（图7-6-1）。

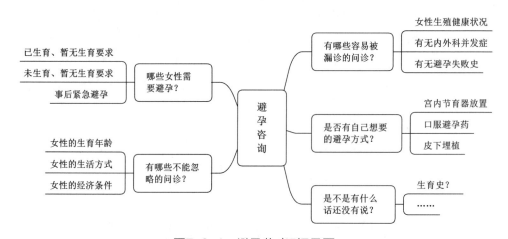

图7-6-1 避孕临床5问导图

（2）避孕需求：每一种避孕措施都有其相应的有效性、安全性、可获得性、可接受性等特点，不同人有不同的避孕需求，如有的人选择易于使用的，而有的人更注重避孕效果，有的人处在哺乳期，需要选择不影响乳汁分泌的避孕措施，有的人则事后紧急避孕。因此，全科医生需要结合不同避孕措施的特点为患者提供必要的知情选择服务，以便患者能更好地做出自己的选择（图7-6-2）。

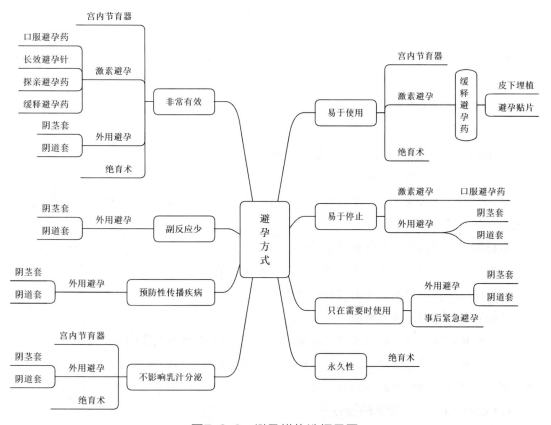

图7-6-2　避孕措施选择导图

2. 问诊的要点是什么？如何查体？

（1）病史：患者女，30岁，已婚，2-0-1-2，因"意外怀孕拟行人工流产，咨询避孕措施"就诊。平时月经规律，目前确定妊娠7周，无手术禁忌证，已预约3天后行人工流产术。患者平时男用安全套避孕。无重大脏器疾病史，无放射线接触史，无不良药物服用史，无手术史，无传染病、家族性遗传病史。

（2）问诊要点：针对避孕咨询的患者，首先需问诊患者的年龄、生育情况以及未来的避孕需求，如是否已经生育，分娩方式如何，未来是否有进一步的生育计划等，再结合患者的具体情况推荐几种适合患者使用的避孕方法，并就这些避孕方法的避孕效果以及可能出现的副反应与患者进行充分的沟通。最后让患者选择一种其偏向于使用的避孕方法。全科医学强调以人为中心，要将全人照顾的核心理念贯彻于疾病的诊疗和健康服务的整个过程。了解患者对疾病的看法、担忧和期望。在温馨的全科诊室，全科医生采用以患者为中心的问诊（RICE）方法，与患者进行深入访谈。

R（reason）——**患者就诊的原因**？

全科医生：您好！我是杜医生，请坐！您看上去有点不开心，我可以帮助您吗？（自我介绍和同理心，让患者感觉到来自医生情感上的支持）

孕妇：医生，我怀孕了，需要做人工流产手术，手术预约在3天后。

全科医生：孩子不要啦？

孕妇：我已经有一个儿子，一个女儿，两个孩子都挺健康，都是平产的。这次是意外怀孕。

全科医生：您丈夫知道您要做人工流产吗？

孕妇：他知道的。

I（idea）——**患者对自己健康问题的想法**？

全科医生：平时您采取哪种避孕措施呢？

孕妇：一般使用安全套，有时候会忘记用。感觉每次忘记使用就容易怀孕，这是我第二次意外怀孕了。

全科医生：事后采取补救措施了吗？

孕妇：没有。所以我这次想来咨询一下关于避孕的问题。

全科医生：您之前生孩子的过程顺利吗？

孕妇：自己生的，较顺利的。

全科医生：您了解过其他的避孕方法吗？（了解患者对自身健康问题的理解）

孕妇：之前在网上查过，应该还有放环、吃避孕药之类的。但是没有详细地去了解，也没有专门就这方面的问题咨询过医生。

C（concern）——**患者的担心**？

全科医生：目前常用的避孕方法有安全套、放环或者口服避孕药等。您想选择哪一种？

孕妇：医生，我想吃避孕药，但担心有副作用？避孕药安全吗？

全科医生：您有这方面的担忧？（了解患者到底担心什么？）

孕妇：是的，我有个小姐妹吃了避孕药后经常会有恶心的感觉。

全科医生：有一部分人会出现恶心、呕吐之类的副作用，一般坚持服药一段时间后就会好的。也有些人可能会出现不规则的阴道流血等情况，但总体来说还是蛮安全的。

孕妇：那吃药的避孕效果怎么样啊？那万一哪天忘记吃了会怎么样？

全科医生：如果能够正确服用，发生意外怀孕的概率是小于百分之一的。发现漏服，需要及时补服。没有及时补服，会影响避孕效果，导致意外怀孕。

孕妇：医生，放环效果怎么样呢？

全科医生：放环避孕成功率一般在90%以上，效果不错的。不同的环避孕效果也会有些不一样，有些环的避孕成功率会更高一些。

孕妇：放环有什么副作用吗？

全科医生：有时会出现盆腔炎、环脱落和子宫穿孔之类的风险，但发生概率很低。多种避孕方法中，中国妇女选择放环的比例最高。

E（expectation）——**患者的期望？**

孕妇：我还是放环吧。我可以在做人流的时候同时把环放进去吗？

全科医生：放环和口服避孕药都有适应证和禁忌证。人流后马上放环一般是可以的，具体需要手术医生评估后决定。您在人流手术之前再向手术医生说明一下放环的愿望，手术医生会根据您的情况确定是否放环。祝您手术顺利！（向患者通俗解释人流术后放环的可行性和安全性）

孕妇：好的，谢谢医生！

（3）查体：包括一般体格检查及妇科检查。

1）一般体格检查：生命体征平稳，全身检查未见明显异常。

2）妇科检查：外阴已婚已产式，阴道通畅，子宫颈光滑，子宫前位，增大如孕50天大小，质地中等，活动度好，无压痛，未及包块，双侧附件区未及包块，无压痛。

3. 该患者最安全的避孕措施（contraceptive measure）有哪些？需要完善哪些辅助检查？

（1）最安全避孕措施的选择：患者目前早期妊娠状态，3天后已预约人工流产术，需要在术后立刻采取避孕措施。可以选择的、最安全的避孕措施有宫内节育器、激素避孕（如复方口服避孕药和皮下埋植剂等）、外用避孕（如阴茎套）等。根据患者意愿，可考虑患者在实施人工流产术的同时放置宫内节育器一枚。

（2）需要完善哪些辅助检查？ 患者行辅助检查的目的主要是为了排除手术禁忌。

1）实验室检查：血常规，血凝、肝炎系列、梅毒、HIV、β-hCG、白带常规检查等，以排除手术禁忌证。

2）影像学检查：妇科超声、心电图检查，了解宫腔形态是否正常，是否存在手术禁忌证。

检查结果如下：

1）实验室检查：血常规、血凝未见异常，肝炎系列、梅毒、HIV等均为阴性，β-hCG为80 324IU/L、白带常规检查清洁度Ⅱ度，余无殊。

2）影像学检查：妇科B超提示子宫增大，如孕40$^+$天大，双侧卵巢回声无殊。心电图为窦性心律、正常心电图。

根据病史和实验室检查结果，患者无人工流产术+宫内节育器放置术禁忌证，可行手术。

4. 常见且安全有效的避孕措施的适应证、禁忌证、放置时机以及副反应有哪些？

（1）宫内节育器放置术的适应证、禁忌证、放置时机以及副反应有哪些？

1）适应证：凡育龄妇女无禁忌证、要求放置者。

2）禁忌证：①妊娠或妊娠可疑；②生殖器官急性炎症；③人工流产出血多，怀疑有妊娠组织物残留或感染可能，中期妊娠引产、分娩或剖宫产胎盘娩出后，子宫收缩不良有出血或潜在感染可能；④生殖器官肿瘤；⑤生殖器官畸形，如中隔子宫、双子宫等；⑥宫颈内口过松、重度陈旧性宫颈裂伤或子宫脱垂；⑦严重的全身性疾病；⑧宫腔<5.5cm或>9cm（除外足月分娩后，大月份引产后或放置含铜无支架宫内节育器）；⑨近3个月内有月经失调、阴道不规则流血；⑩有铜过敏史者，不能放置含铜宫内节育器。

3）放置时机：①月经干净3～7天无性生活；②人工流产后立即放置；③产后42天恶露已净，会阴伤口愈合，子宫恢复正常；④剖宫产半年后放置；⑤左炔诺孕酮宫内节育器在月经第3天放置；⑥自然流产于转经后放置，药物流产2次正常月经后放置；⑦哺乳期放置，应先排除早孕；⑧性生活后5天内放置含铜宫内节育器为紧急避孕方法之一。

4）放置宫内节育器后常见的副反应，包括但不限于：①下腹胀痛；②阴道少量点滴流血；③经期延长或经量增多；④月经间隔期间出血；⑤经期腹部绞痛或疼痛等。

以上副反应一般不需特殊处理，大部分可逐渐恢复。

（2）激素避孕之复方口服避孕药的适应证和禁忌证、使用时机以及副反应有哪些？

1）多数妇女能够安全的使用复方口服避孕药，如有下列情况则不宜使用：①严重心血管疾病、血栓性疾病不宜应用，如高血压、冠心病、静脉栓塞等；②急、慢性肝炎或肾炎；③恶性肿瘤、癌前病变；④内分泌疾病，如糖尿病、甲状腺功能亢进症；⑤哺乳期不宜使用复方口服避孕药；⑥年龄>35岁的吸烟妇女服用避孕药，增加心血管疾病发病率，不宜长期服用；⑦精神病患者；⑧有严重偏头痛，反复发作者。

2）复方口服避孕药的使用时机：①从正常月经周期的第5天开始服用。如果肯定没有怀孕，可以从月经周期的任何一天开始服用，如在月经来潮第5天后开始服药，服药最初7天内最好加用其他避孕措施；②产后，如果母乳喂养可以从产后6个月开始服用；③产后，如果不是母乳喂养可以从产后3周开始服用；④人工流产或者自然流产后可以立即开始，在流产后的7天内开始服用，无须额外保护；⑤如果从皮埋转换过来，最好立即开始服用；⑥如果从避孕针转换过来，应该在进行重复注射时开始服用；⑦如果从宫内节育器转换过来，月经来潮的第1～5天内开始服药，并在下一次月经周期取出宫内节育器。

3）服用复方口服避孕药常见副反应有：①类早孕反应；②不规则阴道流血；③月经量减少或停经；④体重及皮肤变化；⑤头痛、复视、乳房胀痛等。

（3）激素避孕之皮下埋植剂的适应证和禁忌证、使用时机以及副反应有哪些？

1）适应证和禁忌证：绝大多数妇女可以安全的使用。但有下述情况的，一般不能使用：①母乳喂养未满6周；②不能排除怀孕可能；③较为严重的其他健康问题，包括有肺部或腿部深部静脉血栓但浅表静脉血栓（包括静脉曲张）可以使用皮下埋植，曾患乳腺癌，不明原因的阴道流血，严重的肝脏疾病或黄疸（皮肤或眼睛发黄），正在服用抗结核病、抗真菌感染及抗癫痫发作的药物。

2）皮下埋植的时机：①如果肯定未怀孕，可以从月经周期的任何一天开始。若在最近7天之内有经血，则无须使用其他的避孕措施；若7天之前有经血或者已经闭经（没有月经周期），应在植入的7天内使用安全套避孕或避免性生活。②产后，若完全母乳喂养，可以从产后6周开始；若部分母乳喂养，最好在产后6周开始，等待时间越长，会增加怀孕风险。③产后，若不是母乳喂养，产后就可以开始。在产后的4周内，无须要额外保护。④人工流产或者自然流产后，就可以开始。在流产后的7天内，无须额外保护。⑤如果从口服避孕药转换过来，最好立即开始使用。⑥如果从避孕针转换过来，应该在进行重复注射的时候开始使用。⑦如果从宫内节育器转换过来，且经血开始是在7天之前，现在就可以开始使用。但要等待下一次月经时才可取出宫内节育器。

3）皮下埋植剂可能的副反应：①不规则流血或点滴出血；②月经量减少或停经；③头痛、头晕、乳房胀痛、情绪变化等；④痤疮或皮疹、食欲变化、体重增加等。

5．什么是紧急避孕？其他的避孕措施还有哪些？

（1）无保护性生活后或避孕失败后几小时或几天内，妇女为防止非意愿性妊娠的发生而采用的补救避孕法，称为紧急避孕。

（2）常用的紧急避孕方法有：

1）紧急避孕药：①雌孕激素复方制剂，包括含炔雌醇及左炔诺孕酮（如复方左炔诺孕酮片等），无保护性行为后72小时内开始服用；②单孕激素制剂，包括含左炔诺孕酮，无保护性行为后72小时内开始服用；③抗孕激素制剂，如米非司酮片，无保护性行为后72小时内服用。

2）宫内节育器：带铜宫内节育器可用于紧急避孕，特别适合希望长期避孕，而且符合放置节育器者及对激素应用有禁忌证者。在无保护性行为后120小时内放入。

（3）紧急避孕药的副反应：常见的副反应有恶心和呕吐、月经延迟或提前、不规则阴道流血等，其他还有诸如腹痛、乳房触痛、头痛、眩晕和疲乏等不适。紧急避孕药物的副反应通常是轻微和一过性的，一般无须特殊处理。

（4）其他避孕措施介绍

1）阴茎套：也称避孕套，为男性避孕工具。作为屏障阻止精子进入阴道而达到避孕目的。一般为筒状优质薄型乳胶制品，顶端呈小囊状，排精时精液储留在囊内，容量为1.8ml。使用前应先行吹气检查有无漏孔，同时排去小囊内空气，射精后在阴茎尚未软缩时，捏住套口和阴茎一起取出。每次性生活时均应全程使用，避孕率达93%～95%。阴茎套有防止性传播疾病的作用，受到全球重视。

2）阴道套：又称女用避孕套，既能避孕，又能防止性传播疾病。

3）外用杀精剂：是性生活前置入女性阴道，具有灭活精子作用的一类化学避孕制剂。正确使用外用杀精剂有效率可达95%，但如果使用失误，失败率高达20%以上。

4）阴道隔膜和子宫帽：阴道隔膜和子宫帽因为不受月经周期的干扰，副作用小且可立即消除，受到许多女性青睐。一个子宫帽或隔膜可以反复使用两年，因此成本相对较低。这种避孕方法完全在女性的控制下，可与安全期避孕或阴茎套等措施结合使用。

5）安全期避孕：又称自然避孕法。所谓"安全期"，就是指避开排卵期这一容易受孕的"危险时期"。常用计算方法有日程法，基础体温测量法和子宫颈黏液观察法。全科医生在推荐该方法之前应该认识到，成功使用自然避孕法需要双方接受性行为的限制，男女关系建立在平等和相互尊重的基础上。同时也必须认识到，使用自然避孕法，其避孕的失败率可以高达20%。

6）绝育术：包括输卵管结扎术和输精管结扎术。具体选用何种方法需要夫妻双方充分协商后决定。

6．该案例给我们的启示

随着我国"二孩"政策的全面开放，育龄女性的生育需求发生了较大变化，女性的生殖健康关系到个人幸福、家庭和谐和社会稳定。为提升育龄妇女生殖健康水平，降低育龄女性意外妊娠人工流产率和重复流产率，全科医生除了做好健康宣教外，还应根据育龄妇女的自身健康情况与需求结合各种避孕方法的优缺点，为育龄女性提供咨询服务，帮助其选择最佳的避孕方法，促进落实避孕措施，保护育龄女性的生殖健康。

7．知识拓展

避孕（contraception）是计划生育的重要组成部分，主要通过控制生殖过程中3个关键环节来达到避孕目的：①抑制精子与卵子产生；②阻止精子卵子结合；③使子宫环境不利于精子获能、生存，或不适宜受精卵着床和发育。理想的避孕方法应符合安全、有效、简便、实用、经济的原则，对性生活及性生理无不良影响，为男女双方均能接受并乐意持久使用。一般可以根据生育年龄的不同时期结合育龄妇女的自身特点来选择避孕节育方法。

（1）新婚期

1）原则：新婚夫妇年轻，尚未生育，应选择使用方便、不影响生育的避孕方法。

2）选用方法：复方短效口服避孕药使用方便，避孕效果好，不影响性生活，列为首选。阴茎套也是较理想的避孕方法，性生活适应后可选用阴茎套。还可选用外用避孕栓、薄膜等。由于尚未生育，一般不选用宫内节育器。不适宜用安全期、体外排精及长效避孕药。

（2）哺乳期

1）原则：不影响乳汁质量及婴儿健康。

2）选用方法：阴茎套是哺乳期选用的最佳避孕方法。也可选用单孕激素制剂长效避孕针或皮下埋植剂，使用方便，不影响乳汁质量。哺乳期放置宫内节育器，操作要轻柔，防止子宫损伤。由于哺乳期阴道较干燥，不适用避孕药膜。哺乳期不宜使用雌孕激素复方避孕药或避孕针以及安全期避孕。

（3）生育后期

1）原则：选择长效、安全、可靠的避孕方法，减少非意愿妊娠进行手术带来的痛苦。

2）选用方法：各种避孕方法（宫内节育器、皮下埋植剂、复方口服避孕药、避孕针、阴茎套等）均适用，根据个人身体状况进行选择。对某种避孕方法有禁忌证者，则不宜使用此种方法。

（4）绝经过渡期

1）原则：此期仍有排卵可能，应坚持避孕，选择以外用避孕药为主的避孕方法。

2）选用方法：可采用阴茎套。原来使用宫内节育器无不良反应可继续使用，至绝经后半年取出。绝经过渡期阴道分泌物较少，不宜选择避孕药膜避孕，可选用避孕栓、凝胶剂。不宜选用复方避孕药及安全期避孕。

（杜永江　王　静）

1. 放置宫内节育器后常见的副反应有哪些？

2. 哪些情况下不宜使用复方口服避孕药？

3. 试述男用安全套的使用注意事项？

07章课件

07章自测题

第八章

常见儿童健康问题的诊疗思维与沟通技巧

❶ 掌握全科常见儿童健康问题的识别和处理，培养科学的全科诊疗思维。

❷ 熟悉儿童健康问题如轮状病毒性肠炎、肠套叠、手足口病、川崎病、营养性佝偻病、脐炎等的临床表现、转诊指征、治疗方案。

❸ 了解儿科常见健康问题的知识拓展和免疫异常儿童疫苗接种的常见问题咨询。

案例 ❶

腹泻、呕吐伴发热2天，精神差半天

患儿，男，1岁，腹泻、呕吐伴发热2天，精神萎靡半天，由妈妈抱来就诊。

患儿母亲口述：孩子从前天开始拉肚子，水样便，共10多次，伴有发热、呕吐，今天上午明显，精神萎靡。

全科医生需要考虑的问题：

1. 如何构建全科医学整体性临床思维？

2. 如何问诊和查体？

3. 初步诊断是什么？需要完善哪些辅助检查？

4. 诊断和诊断依据？

5. 治疗方案和患儿管理。

6. 该案例给我们的启示。

7. 知识拓展。

1. 如何构建全科医学整体性临床思维？

（1）诊断思路：腹泻病因分感染性和非感染性两大类，感染性病因包括轮状病毒、诺如病毒、产毒性大肠杆菌、沙门氏菌等病原感染；非感染性有喂养不当、食物过敏、气候因素等。病因不同，病情轻重、临床表现和处理原则不同。腹泻严重者可引起水电解质紊乱、惊厥、休克等并发症甚至死亡，因此，全科医生在接诊患儿时，全面的临床诊疗思维尤为重要。现采用约翰·莫塔的临床安全策略——临床5问对患儿的病情进行分析（图8-1-1）。

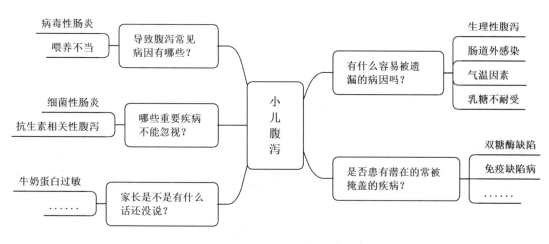

图8-1-1　小儿腹泻临床5问导图

（2）鉴别思维：腹泻是一种儿童常见病，全科医生接诊腹泻患儿时，首先需考虑常见病因导致的腹泻，如轮状病毒肠炎、细菌性肠炎等，可以根据粪便性状、发病季节、发病年龄及流行情况等初步估计并鉴别病因。急性水样便往往提示病毒或产肠毒素性细菌感染（约占70%），黏液、脓血便多提示侵袭性细菌感染（约占30%），必要时行大便细菌培养、病毒或寄生虫检测。除以上原因外，还需考虑牛奶蛋白过敏、喂养不当、乳糖不耐受、肠道外感染等因素。下面对小儿腹泻的常见疾病及相关病因进行鉴别（图8-1-2）。

2. 如何问诊和查体？

（1）问诊：需要询问大便性状、次数、每次大便量、尿量，有无伴随精神差、发热、咳嗽、呕吐、纳差、哭闹不安、抽搐、发绀等表现，注意询问有无诱发因素，如不洁饮食、受凉、暴饮暴食等。

全科医生：你好，请坐。我是邹医生，有什么需要帮助吗？（开放式提问）

患儿家长：医生，孩子拉肚子。

全科医生：别着急，先把情况说一说。孩子拉肚子是什么时候开始的？（了解主要症

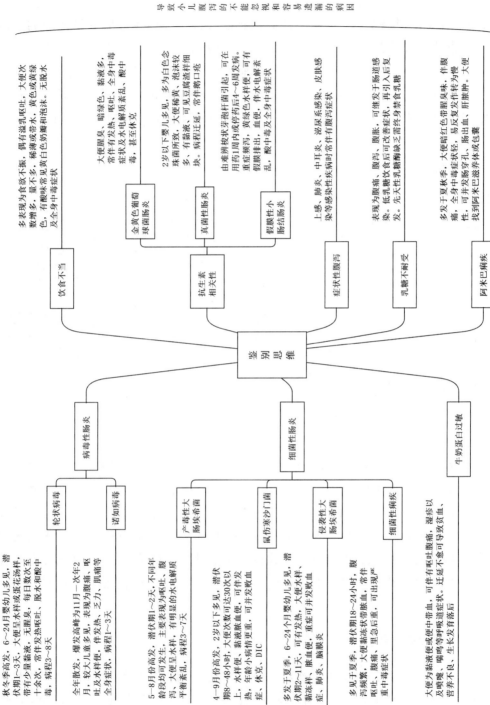

图8-1-2 小儿腹泻鉴别思维导图

状发生的时间、频率、程度等）

患儿家长：前天开始，拉了2天了。

全科医生：大便性状是怎样的？1天拉几次？

患儿家长：大便黄色，和水一样，前天5~6次，昨天上午到今天10多次了。

全科医生：大便带有血丝吗？有没有像黏液、鼻涕样或者脓一样大便？（鉴别于细菌性肠炎）

患儿家长：就是像蛋花汤一样，没有脓，1次有点血丝。

全科医生：有没有发热、呕吐、哭闹不安？（了解有无伴随症状）

患儿家长：有点发热，38℃左右，一吃就吐，昨天吐了5~6次，晚上有点闹。

全科医生：小便量多不多？哭的时候有眼泪吗？（了解脱水程度）

患儿家长：比平时少点。

全科医生：除了这些，孩子还有什么不舒服的？比如抽搐、咳嗽。（了解患儿是否有肠道外疾病）

患儿家长：精神不好，吃得少，没有抽搐和咳嗽。

全科医生：孩子有没有湿疹？母乳喂养还是人工喂养？（鉴别过敏性肠炎）

患儿家长：孩子出生后的前6个月是母乳喂养，6个月后添加牛奶和辅食，没有湿疹。

全科医生：您认为孩子腹泻是什么原因引起的？（了解家属对患儿自身问题的理解）

患儿家长：孩子现在还在吃母乳的，昨天我有点拉肚子，是不是我吃坏东西的原因？前天我还带他还去了一趟超市，超市空调有点冷，不知道是不是受凉引起？

全科医生：您考虑得对，饮食和天气变化都可能引起拉肚子。孩子辅食添加怎么样？（肯定患儿母亲的想法，并了解有无其他可能的原因）

患儿家长：孩子以牛奶、面条、稀饭为主，另外每天添加蔬菜、水果、肉、蛋。

全科医生：前两天有没有带孩子去医院就诊？（了解患儿的就诊过程）

患儿家长：昨天我抱孩子去一个小诊所开了药，吃了两次，但没有效果。

全科医生：有化验大便吗，医生开的是哪种药知道吗？

患儿家长：小诊所没法化验，我记得有两种药，一种是"益生菌"，另一种是"蒙脱石散"。

全科医生：今天再次就诊，是因为孩子"拉肚子"更严重了吗？（了解疾病的进展）

患儿家长：是的，大便就像水一样，止不住，孩子今天完全没精神了。从昨天到今天什么都没吃，一吃就吐，体重也轻了，怎么办呢？什么时候才能好呀？

全科医生：病情好转会有个过程，近几天建议进食粥、腹泻奶粉，甜的和油腻的尽量不吃，可以喝"口服补液盐"补充水分，注意尿量、精神状态。接下来我们先做一些化验，看看是什么原因，再对症下药。（耐心解释处理意见及注意事项）

患儿家长：好的，谢谢医生！

（2）查体：需注意患儿精神反应、面色、前囟、皮肤弹性、口唇黏膜、心率、血压、毛细血管充盈时间等。

手消毒后，将患儿置于检查床上，边问诊、边检查。查体：心率110次/min，呼吸40次/min，体温38℃，血压90/60mmHg；精神软，面色红润，营养状况良好，口唇稍干燥，前囟无凹陷，皮肤弹性可，毛细血管充盈时间3秒；心律齐，未闻及杂音，双肺呼吸音清，未闻及啰音，腹软，肝肋下1cm，脾肋下未及，四肢温。

3. 初步诊断是什么？需要完善哪些辅助检查？

（1）初步诊断：腹泻病，轻度脱水。

（2）需要完善哪些辅助检查？

可进一步完善检查，如血气、电解质、血液生化检查明确是否有电解质紊乱、酸中毒、肝肾功能损害，评估病情轻重；检查血常规、CRP、大便常规、大便轮状病毒检测、大便培养以明确可能的病原；患儿有哭闹，便中带血，需进行B超检查排除肠套叠。

患儿化验结果提示，血气电解质：PH 7.387，K^+4.8mmol/L，Na^+136mmol/L，Cl^-106mmol/L，HCO_3^-19.2mmol/L，ABE–4.5mmol/L；血常规：白细胞计数7.49×10^9/L，中性粒细胞百分比34.7%，血红蛋白127g/L，血小板计数386×10^9/L，C反应蛋白<1mg/L；大便常规：阴性；大便轮状病毒检测：阳性。以上结果提示：血气、电解质、血常规、CRP、大便常规均正常，大便轮状病毒阳性，故诊断轮状病毒肠炎。

4. 诊断和诊断依据？

（1）诊断：

1）轮状病毒肠炎（rotavirus enteritis）。

2）轻度脱水（mild dehydration）。

（2）诊断依据：患儿1岁，黄色稀水样便2天，伴发热、呕吐、尿少、精神差。起病前有外出公共场合及母亲有不洁饮食史。查体：心率110次/min，呼吸40次/min，体温38℃，血压90/60mmHg；精神稍差，口唇稍干燥，前囟无凹陷，皮肤弹性可，哭时有泪。所以小儿腹泻病诊断明确，并根据前囟、眼窝凹陷与否，皮肤弹性、循环情况和尿量等临床表现综合分析判断为轻度脱水（表8-1-1）。

小儿腹泻病的病因有细菌、病毒感染，食物因素等，此患儿有发热，首先考虑感染性腹泻，需进一步行相关病原学检查。

表8-1-1 脱水的症状和体征

	轻度	中度	重度
失水量	30～50ml/kg	50～100ml/kg	100～120ml/kg
失水量占体重比	<5%	5%～10%	>10%
神志精神	精神稍差	萎靡、烦躁	萎靡、淡漠、昏睡、昏迷
皮肤弹性	正常	轻度降低	降低
黏膜	湿润	干燥	非常干燥

	轻度	中度	重度
前囟、眼窝	正常	轻度凹陷	凹陷
眼泪	有泪	泪少	无泪
尿量	稍少	明显减少	极少或无
末梢循环	正常	四肢稍凉	四肢厥冷、出现花纹
脉搏	可触及	减弱	明显减弱
血压	正常	直立性低血压	低血压
呼吸	正常	深，也可快	深和快

5. 治疗方案和患儿管理

（1）治疗方案

1）纠正脱水：该患儿为轻度脱水，一般口服补液即可纠正脱水，选择口服补液盐（ORS），用量（ml）=体重（kg）×（50～75）ml/kg，4小时内服完。同时，密切观察患儿大便情况，决定继续补充量，一般每次大便后给10ml/kg。详细指导母亲给患儿服用ORS液：临用时将口服补液盐Ⅲ1包（5.125g）溶于250ml温开水中，分次服用，未用完的ORS液应贮藏于冰箱，24小时后弃用。如出现以下情况，可选用静脉补液：①持续、频繁、大量腹泻；②ORS液口服用量不足；③频繁、严重呕吐，口服补液困难。静脉补液的液体种类首选3:2:1液，50ml/kg静脉滴注，先补2/3量，4小时后重新评估患儿的脱水状况，然后选择适当的补液方案。

2）喂养：母乳喂养患儿继续母乳喂养，继续食用已经习惯的日常食物，如粥、面条、烂饭、蛋、鱼末、肉末、新鲜果汁。鼓励患儿进食，如进食量少，可增加喂养餐次。避免给患儿喂食含粗纤维的蔬菜和水果以及高糖食物。病毒性肠炎常有继发性双糖酶（主要是乳糖酶）缺乏，对疑似病例可暂时改为无乳糖配方奶，时间1～2周，腹泻好转后转为原有喂养方式。

3）补锌治疗：急性腹泻病患儿能进食后即予以补锌治疗，每天补充含元素锌20mg，共10～14天。

4）其他治疗方法：有助于改善腹泻病情、缩短病程。包括：

①肠黏膜保护剂：如蒙脱石散。

②微生态疗法：给予益生菌如双歧杆菌、乳酸杆菌等。

③补充维生素A。

④患儿明确为轮状病毒肠炎，常规不使用抗菌药物。

5）转诊指征：

①治疗24小时未好转，仍有腹泻剧烈，不能正常饮食，或频繁呕吐的患儿。

②持续高热不退。

③有肠道外表现，如抽搐、肝肾功能损害等。

④重度脱水，如精神萎靡、易激惹、淡漠嗜睡、四肢厥冷、无尿、休克等。

（2）患儿管理

1）提倡母奶喂养。

2）注意饮食卫生、环境卫生，养成良好的卫生习惯。

3）注意乳品的保存和奶具、食具、便器、玩具等的定期消毒。

4）气候变化时，要避免孩子过热或受凉，居室要通风。

5）积极防治营养不良。

6）轮状病毒肠炎的传染性强，需做好消毒隔离工作，防止交叉感染。

7）接种轮状病毒疫苗可有效预防感染。

6. 该案例给我们的启示

腹泻病是一组以大便次数增多和大便性状改变为特点的儿科常见病，诊断并不困难。全科医生作为首诊医生，接诊婴幼儿腹泻时首先要学会正确判断病情，评估有无脱水和电解质紊乱；其次要注意病因的鉴别，除了想到常见原因，如轮状病毒肠炎、细菌性肠炎、饮食不当等，也要考虑到过敏性因素以及一些容易被遗漏或掩盖的疾病，这时运用临床5问思维法可以事半功倍。

全科医生看的不只是疾病，而是患病的人，对儿童来说涉及整个家庭。通过问诊，不但要了解有关疾病发生、发展，患儿就诊的原因，也要了解家属的担心、忧虑和对就诊的期望。医生在问诊的过程中要耐心解释病情，消除患儿及家属不必要的担心，进行健康教育，引导患儿及家属对疾病的正确认识，从而优化医患配合，达到更好的医疗效果。

7. 知识拓展

补液治疗是小儿腹泻病的治疗关键，需根据脱水的种类、程度及有无电解质紊乱、酸碱失衡进行补液（图8-1-3），同时给予黏膜保护剂、微生态疗法、饮食调整等辅助治疗，缺锌者加强补锌。还需强调的是，需合理使用抗菌药物，急性水样便多为病毒性或非侵袭性细菌所致，一般不用抗生素；而黏液、脓血便患儿多为侵袭性细菌感染，需根据病原选用敏感抗生素。另外，对慢性腹泻病患者还须评估消化吸收功能、营养状况、生长发育等指标，以调整治疗措施。

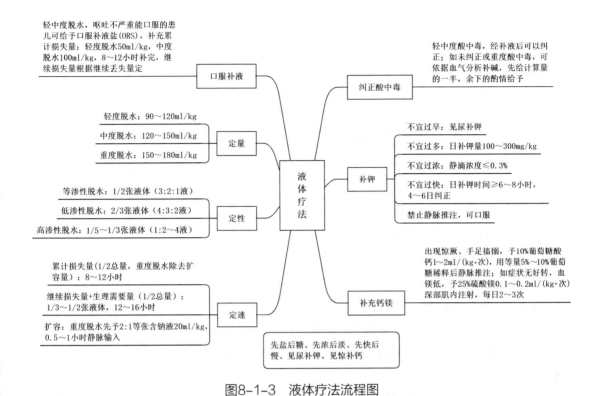

图8-1-3 液体疗法流程图

（邹丽霞 卢美萍）

思考题

1. 如何判断脱水的程度？
2. 何时需要对腹泻的患儿进行转诊？

案例 ❷

间断呕吐4天，加重半天

患儿，男，11个月，间断呕吐4天，加重半天，下午2点由母亲抱来就诊。

整理患儿发病过程和就医情况如下：

第1天：患儿受凉后出现低热伴呕吐，来医院就诊，考虑胃肠功能紊乱，予以益生菌口服。

第2天：患儿仍有呕吐，较前有所好转，出现解黄色稀水样便5次，再次来医院就诊，考虑轮状病毒肠炎，加用蒙脱石散口服止泻。

第3天：患儿清晨呕吐1次后，未再呕吐，仍解黄色稀水样便4次，家属未就医，在家服药观察。

第4天：患儿再次出现频繁呕吐，未再解大便，上午来医院就诊，仍然考虑轮状病毒肠炎，加服ORS处理。回家后，患儿哭吵剧烈，来到我的诊室就诊。

全科医生需要考虑的问题：

1. 如何构建全科医学整体性临床思维？

2. 如何问诊和查体？

3. 初步诊断是什么？需要完善哪些辅助检查？

4. 诊断和诊断依据是什么？

5. 治疗方案和患儿管理。

6. 该案例给我们的启示。

7. 知识拓展。

1．如何构建全科医学整体性临床思维？

（1）诊断思路：呕吐是人体一种十分常见的反射和防御性动作，因食管、胃或肠道呈逆蠕动状，并伴有腹肌强力痉挛性收缩，迫使食管或胃内容物喷涌出来的一种现象。呕吐可以帮助人体排出毒素、异物等，对人体起一定的保护作用。小儿呕吐病因众多，除了消化功能紊乱、消化道感染、消化道梗阻、消化道畸形等消化系统疾病外，还包括非消化系统病因，如颅内感染、呼吸系统感染、泌尿系统感染、中毒、药物、代谢障碍等。不同年龄的儿童由于解剖及生理不同，呕吐的原因也不尽相同，所有年龄的儿童都有可能因为消化道感染、消化道梗阻等原因导致呕吐。大年龄儿童呕吐需要考虑心理因素，新生儿及婴幼儿需要警惕过敏及消化道畸形可能。另外，第四脑室下的呕吐中心及更高级的中枢受全身炎症反应或代谢障碍产生的毒素刺激，或颅内压升高，均可引起呕吐。现采用约翰·莫塔的临床安全策略—临床5问对患儿的病情进行分析（图8-2-1）。

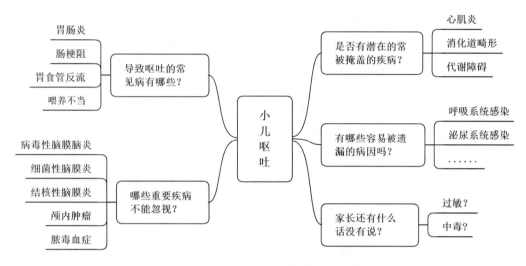

图8-2-1 小儿呕吐临床5问导图

（2）鉴别思维：小儿呕吐在临床上极为常见，可以是生理性表现，也可以由功能性障碍或器质性病变引起，后者一般由消化系统疾病或非消化系统病因造成。全科医生接诊呕吐患儿时，首先需要考虑患儿的年龄，其次考虑呕吐的特点，注意呕吐物的性质和伴随症状。本案例中，患儿开始表现为低热、呕吐、解黄色水样便，结合患儿年龄，考虑轮状病毒肠炎，但随着病程的进展，呕吐好转后再次出现加重，疾病转归与初步诊断不符。此时，全科医生一定要对相关疾病进行鉴别，及时修正诊断（图8-2-2）。

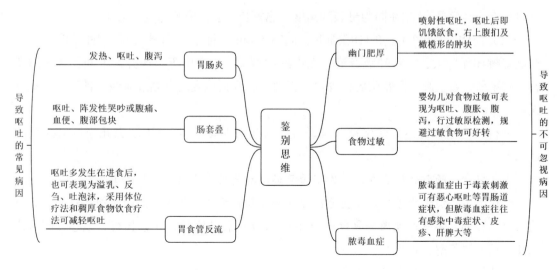

图8-2-2 小儿呕吐鉴别思维导图

2．如何问诊和查体？

（1）问诊：仔细询问呕吐的方式、呕吐物的性状、与进食的关系，精神状态、食欲、大小便及呕吐时的伴随症状，也要注意在病程中，呕吐特点有无变化。

全科医生：您好！我是潘医生，宝宝有什么问题需要我帮助吗？（开放式提问）

患儿母亲：潘医生，宝宝呕吐4天了，今天开始哭闹得厉害。

全科医生：不要着急，能将宝宝生病过程详细地告诉我吗？（宽慰患儿家属，让她回忆宝宝患病的经过）

患儿母亲：宝宝呕吐前一天晚上可能受凉，有点低烧。第一天来医院看，医生说胃肠功能紊乱，给我开了益生菌。吐的第2天开始拉肚子，大便像蛋花汤一样，一天大概拉个4~5次，我又抱着他来医院，医生说是轮状病毒肠炎，又给我开了止泻药。吃了医生开的药开始有好转，但不知道怎么回事，今天又开始呕吐，比之前还严重，还哭闹的厉害。

全科医生：宝宝大便的情况怎么样，有变化吗？（了解伴随症状）

患儿母亲：今天没有拉肚子，就是呕吐厉害。

全科医生：宝宝呕吐是呈喷射状的吗？宝宝呕吐物是什么？（了解呕吐的特点，呕吐物的性质）

患儿母亲：不是喷射状的，就是平常的呕吐。之前吐的都是吃下去的东西，刚刚来医院的时候吐的是黄水。

全科医生：刚才您说，宝宝哭闹厉害，与平时有什么不同吗？（了解呕吐伴随的症状）

患儿母亲：大概半小时就要哭闹一次，哭得脸都发青了，还出冷汗。今天上午抱去给原来的医生看，他说轮状病毒肠炎就是这样的，说这个病要好几天才会好。我和医生说，宝宝今天又哭又闹的，会不会肚子痛？医生在宝宝肚子上按了两下，说没问题的，小孩子哭是因为腹泻引起肠子蠕动加快，肚子不舒服导致的，还说我大惊小怪。

全科医生：我也是两个孩子的母亲，非常理解您的心情。我先给宝宝检查一下，看一下到底有什么问题。（站在同为母亲的角度安慰家长，会让家长感觉暖心）

（2）查体：T 37.6℃，P 118次/min，R 28次/min。神清，精神萎靡。咽部稍充血，双侧扁桃体无肿大，双肺呼吸音清，无干湿性啰音，心音中等，律齐，未闻及明显的杂音。腹平软，右上腹可扪及腊肠样肿块，光滑，肛肠指检发现有黏液血便。神经系统检查无殊。

全科医生：目前怀疑宝宝得了肠套叠，您了解肠套叠吗？（了解患儿家属对疾病的认知）

患儿母亲：肠套叠？不清楚，听字面意思是不是肠子套起来了？严重吗？

全科医生：您说的对，肠套叠是指部分肠管及其肠系膜套入邻近的肠腔导致的。肠套叠比较危险的，不及时处理会导致肠子坏死。（认同患儿家长，让家长有成就感，同时让患儿家长大概了解肠套叠）

患儿母亲：那怎么办啊？

全科医生：不要太担心，及时处理预后还是良好的。我马上把宝宝转诊到上级医院外科进一步处理。我会和上级医生取得联系，关注宝宝的病情，你有什么需要也可以和我联系。（宽慰家属，让家属了解疾病的预后，并表示会继续提供帮助）

患儿母亲：好的，潘医生，太谢谢您啦。

3．初步诊断是什么？需要完善哪些辅助检查？

（1）初步诊断：肠套叠？

（2）需要做腹部B超检查确诊。B超结果显示：右上腹发现"同心圆"样改变。

4．诊断和诊断依据是什么？

（1）最后诊断：肠套叠（intussusception）。

（2）诊断依据：有急性腹泻病史，出现呕吐好转后再次出现呕吐加剧，有阵发性哭吵，查体发现腹部有腊肠样肿块，肛门指检发现有黏液血便。B超显示右上腹有"同心圆"样改变。

5．治疗方案和患儿管理

（1）治疗方案：立即转上级医院处理。

上级医院外科医生反馈：入院后立即行空气灌肠，从肛门注入气体，在X线透视下见到杯口状阴影，采用脉冲加压的方式使肠腔的气压缓慢升高，患儿的肠套叠复位。

（2）患儿管理：嘱患儿家长回家后添加辅食应遵循由少到多、由稀到稠、由单一到复杂等循序渐进的原则，避免添加过硬、过冷的辅食。要求患儿进餐后避免做剧烈运动，避免再次出现消化道或上呼吸道感染，避免不洁饮食，这些因素均会导致肠蠕动功能紊乱，易引起肠套叠再发。

患儿1周后随访饮食均正常，无呕吐、阵发性哭闹等，大便正常。

6．该案例给我们的启示

急性肠套叠本质上是一种肠梗阻，由部分肠管及其肠系膜套入邻近肠腔导致，是婴幼儿常见的急腹症。小儿病情变化通常比较快，同一病程中，同为呕吐的症状可能因为病情进展而由不同的病因造成，需要医生仔细问诊和密切关注病情变化，及时处理，才不会延误病情。本案例中，患儿起病初，出现轮状病毒肠炎的典型症状：低热、呕吐和蛋花汤样便，诊断和治疗得当。但是随着疾病进展，患儿出现呕吐加重，有阵发性哭吵，出现了新问题，首诊医生没有跳出固有的诊断思维，没有考虑出现新的病症-肠套叠。

（1）轮状病毒肠炎与肠套叠关系密切：轮状病毒肠炎的患儿可有末端回肠集合淋巴结增生，局部肠壁增厚，甚至凸入肠腔，构成套叠的起点，加之肠道受病毒感染后肠蠕动增强，而导致肠套叠。所以轮状病毒肠炎的患儿，如果呕吐或哭吵症状无好转或恶化时，一定要考虑有肠套叠的可能。原因如下：

1）一般情况下，轮状病毒肠炎经过治疗，呕吐多在1~2天内会停止，如果有长时间呕吐不能缓解或缓解后再次加重，需要考虑肠套叠。

2）轮状病毒肠炎患儿由于肠蠕动亢进、腹胀等原因，也常出现哭吵（腹痛引起），但一般不剧烈，也无突发骤止的特点。因此，若患儿哭吵突然加重，呈阵发性，同时伴有面色苍白、出汗、四肢乱动、表情异常痛苦时，应考虑肠套叠可能。

（2）早期识别肠套叠：肠套叠如果延误诊断与治疗，会导致肠坏死或穿孔等严重的后果，所以一定要早期识别。

1）轮状病毒肠炎患儿，特别是年龄较小的儿童，频繁呕吐持续或呕吐好转后再次加重，或出现阵发性哭吵等，要想到肠套叠的可能性。

2）身体检查时不要草率，否则可能会导致误诊漏诊。由于婴幼儿哭闹，腹部查体不清楚的时候，不要忘记做直肠检查。

3）患儿父母就诊时的叙述，往往包含了诊疗的关键线索，即便父母在请求医生帮助的时候显得焦急，医生也应该体谅患儿父母的难处，认真对待他们的求助，倾听他们的诉求，从而早期识别病症，避免延误病情。

7. 知识拓展

肠套叠是婴幼儿急腹症之一，是一种绞窄性肠梗阻，特别多见于2岁以下的婴幼儿。由于急性肠套叠起病急，进展快，又常伴有上呼吸道感染或腹泻，易被误诊以致肠坏死，引发全身炎症反应综合征而危及生命。典型的肠套叠症状具有：

（1）阵发性哭吵（腹痛）：表现为突然出现的阵发性有规律的哭吵，可伴有屈膝缩腹、面色苍白、异常痛苦表情等，中间可有短时间的暂时安静，如此反复发作。

（2）呕吐：多在腹痛发作后出现，初为乳块或食物残渣，后可含胆汁，晚期可吐粪便样液体。

（3）血便：为重要症状。出现症状的最初几小时大便可正常，以后大便少或无便。约85%的病例在发病后6~12小时排出果酱样大便，或肛门指诊时发现血便。

（4）腹部包块：为重要体征。在右上腹季肋下可触及轻微触痛的套叠肿块，呈腊肠样，光滑不太软，稍可移动。因多种原因往往不容易摸到明显包块，腹胀时或哭闹不安时拒按，也不容易扪及包块。

（5）全身情况：早期一般情况较好，随着病程延长，可出现嗜睡、精神萎靡、高热、严重脱水、休克等表现。

肠套叠治疗可分为手术治疗和非手术治疗。仅有少数患儿需进行传统开放性手术治疗，采用开放性的手术治疗存有多方面的不利因素，如并发症的发生率较高，且发生种类较多，手术创伤性较大等，所以医生在临床治疗中应对患儿相应的手术指征进行灵活掌握，手术治疗的指征有：肠套叠超过48~72小时，或虽时间不长但病情严重已有肠坏死或穿孔者，以及小肠型肠套叠。非手术治疗为目前首选的方法，适应证为：肠套叠在48小时内，全身情况良好，腹部不胀，无明显脱水及电解质紊乱。目前，非手术治疗的方法有：

①X线透视之下空气灌肠复位术；②B超监视下生理盐水灌肠复位术；③X线透视之下钡剂灌肠复位术。

（潘珊珊 王 静）

思考题

1. 肠套叠的临床表现有哪些？
2. 轮状病毒肠炎在何种情况下要考虑并发肠套叠？

案例 ❸

发热、咽痛伴疱疹3天，易惊半天

患儿，女，3岁，由母亲陪同走进诊室。

家长口述：发热、咽痛2天，手上有小水疱。

1天后复诊主诉：发热、咽痛、手脚有水疱3天，抖动半天。

全科医生需要考虑的问题：

1. 如何构建全科医学整体性临床思维？

2. 如何问诊和查体？

3. 初步诊断是什么？需要完善哪些辅助检查？

4. 诊断和诊断依据是什么？

5. 治疗方案和患儿管理。

6. 该案例给我们的启示。

7. 知识拓展。

1．如何构建全科医学整体性临床思维？

具体见本书本章案例4。

2．如何问诊和查体？

（1）问诊：了解患者以及其家长的感觉、想法、担忧和期望。仔细询问疾病接触史、皮疹特点、伴随症状等，特别要注意精神状态，有无头痛、呕吐、肢体抖动、面色苍白、大汗淋漓等情况。

全科医生：您好，我是卢医生，孩子哪里不舒服？（开放性提问）

患儿母亲：医生，早上幼儿园老师检查说手上有小水疱，怀疑"手足口病"。

全科医生：有发热吗？

患儿母亲：有，2天前开始发热，最高39.2℃。有点鼻塞、流鼻涕，偶尔咳嗽几声。饭也吃不下。

全科医生：小朋友，手上的疱疹不疼？痒不痒？（试着与患儿拉近距离）

患儿：不痛，也不痒。

全科医生：还有别的不舒服吗？（可以拿出玩具吸引注意力）

患儿：喉咙疼，吃东西时痛。

全科医生：有头痛、呕吐、手脚抖动或者无力吗？（注意鉴别可能出现的并发症，如累及神经系统）

患儿母亲：都没有。

全科医生：精神、胃口怎么样？大小便呢？（评估患儿起病来一般情况）

患儿母亲：发热时精神不太好，胃口比平时差，大小便和以前一样的。

全科医生：用过什么药吗？

患儿母亲：喂了点感冒药和退热药。平时体质不好，经常感冒发热，这次也没太当回事。

全科医生：初步考虑"手足口病"。

患儿母亲：幼儿园里好多小朋友生病。自从上了幼儿园，老是"感冒"。医生，"百度"上说手足口病会致死，以后还会有后遗症，我很担心。

全科医生：大多数手足口病预后良好，病程1~2周康复，但也有少数重症病例。（安抚家属情绪的同时，也要提醒家属可能会出现的严重后果）

患儿母亲：医生，孩子现在吃不下东西，我们想挂点盐水，是不是好得更快？我和她爸爸平时工作忙，白天没时间照顾她，只能放幼儿园。

全科医生：手足口病是传染病，需要隔离至皮疹完全消退，避免交叉感染，所以暂时不能去幼儿园。目前病情属于轻症普通病例，建议先吃药。手足口病病情变化比较快，需要父母陪护，密切观察。如果出现高热不退、精神差、呕吐、抽筋、出冷汗等症状，说明病情加重了，一定要及时来复诊。（容易病情变化的疾病需进行嘱托）

患儿母亲：好的，谢谢医生。

（2）查体：T 38.3℃，手足见散在红色斑丘疹和疱疹，口腔内可见散发性小疱疹，位于咽后壁、上腭、两侧颊黏膜，部分破溃后浅溃疡，余无特殊。

3．初步诊断是什么？需要完善哪些辅助检查？

（1）初步诊断：手足口病（轻症）？

（2）需要完善哪些检查？

查血常规，有条件的医院可检测EV71、CoxA16感染的血清近期抗体IgM来明确诊断；若急性期与恢复期血清中和抗体IgG有4倍或4倍以上升高，可明确诊断。

该患儿的血常规结果：白细胞计数7.2×10^9/L，中性粒细胞百分比46%，淋巴细胞增高50%，CRP3.6mg/L。

4．诊断和诊断依据是什么？

（1）诊断：手足口病（hand foot and mouth disease）（轻症）。

（2）诊断依据：

1）患儿，女，3岁，幼托儿童，有"手足口病"患儿密切接触史。

2）发热2天，伴咽痛，但目前暂无精神萎靡、易惊、呕吐等重症表现。

3）查体：手、足、口腔可见典型疱疹。

4）血常规结果：血常规白细胞计数正常，分类以淋巴细胞增高为主，中性粒细胞较低，超敏C反应蛋白一般正常。

5．治疗方案和患儿管理

（1）普通病例治疗

1）加强隔离、避免交叉感染，适当休息，清淡饮食，做好口腔和皮肤护理。

2）发热、腹泻等给予相应对症处理。

3）无特效抗病毒药，可选用利巴韦林。

（2）患儿管理

1）告知家长该病一般预后良好，消除其过分的紧张情绪，患儿需补充足够的水分和热量，并保证充足休息，可给予退热等对症治疗。

2）告知家长，患儿在皮疹水疱干涸前（自起病起至少2周）不应上学或参加聚会活动，以避免传播疾病。

3）少数患儿会发展为重症病例，预后不良，遗留神经系统等后遗症，需密切观察病情变化，及时复诊。

6．该案例给我们的启示

（1）手足口病是由多种肠道病毒引起的传染病，婴幼儿发病为主，以EV71、CoxA16感染最常见，大多数患儿症状轻微，以发热和手、足、口腔等部位的斑丘疹或疱疹为主要特征。手、足、口病损在同一患儿不一定全部出现，皮疹具有"不痛、不痒、不结痂、不结疤"的四不特征，疱疹周围可有炎性红晕，疱内液体较少，通常在1周内消退。少数患儿可出现中枢神经系统、呼吸系统受累，引起无菌性脑膜炎、脑干脑炎、急性弛缓性麻痹、神经源性肺水肿等，病情进展快、凶险。重症病例多为EV71感染，主要死于脑干脑炎和心肺衰竭，而肺水肿/肺出血是导致心肺衰竭的主要原因。

（2）目前，对于手足口病尚缺乏明确有效的抗病毒治疗药物。早期识别重症病例，及时对症治疗以及高级生命支持是降低病死率的主要手段。重症病例的治疗原则，一要严密监测生命体征和血氧饱和度，二要早期强化三大治疗措施（早期降颅内压、早期气管插管和机械通气、早期抗休克），三要灵活掌握三项基本药物（合理应用丙种球蛋白、适时应用血管活性药物、酌情使用糖皮质激素），四要注重对症支持治疗（镇静、止惊、纠正内环境失衡）。

7．知识拓展

（1）手足口病如何预防？

本病至今尚无特异性预防方法。自2008年5月2日起，手足口病纳入丙类传染病管理。

做好疫情报告，加强监测、提高监测敏感性是控制本病流行的关键。托幼单位应做好晨间检查，及时发现患儿，采集标本，明确病原学诊断，并做好患者粪便及其用具的消毒处理，预防疾病的蔓延扩散。流行期间，家长应尽量少让孩子到拥挤的公共场所，减少感染的机会。医院应加强预防，设立专门诊室，严防交叉感染。此外，控制手足口病暴发流行和降低病死率最有效的措施是研制有效的EV71疫苗。

（2）哪些危险因素提示重症病例，需要转诊？

手足口病分为5期：手足口出疹期、神经系统受累期、心肺功能衰竭前期、心肺功能衰竭期、恢复期。重症病例有可能出现无菌性脑膜炎、脑干脑炎、急性迟缓性瘫痪、神经源性肺水肿等并发症，需要及时转上级医院治疗。但如已发生呼吸循环衰竭，应当就地抢救，并请上级医院专家会诊指导治疗。提示重症病例的危险因素如下：

1）基本危险因素：4岁以下、发热3天以上、热峰>39℃、精神差、呕吐、易惊、肢体无力、外周血白细胞增多、高血糖（>8.3mmol/L）。

2）与神经系统受累有关的危险因素：头痛、呕吐、嗜睡、烦躁不安、惊厥、肢体肌力减弱、肌阵挛，肌阵挛是脑干脑炎最常见的早期症状。

3）与心肺衰竭前期有关的危险因素：面色苍白、口唇发绀、皮肤大理石样花纹、四肢端凉、末梢毛细血管充盈时间延长、血压升高、心率增快、气促、呼吸节律异常、口吐血性泡沫痰、肺部湿啰音。

4）与心肺衰竭的不良预后有关因素：昏迷、初始收缩压低、持续性低血压、PaO_2：FiO_2比值低、肌钙蛋白I升高、脑脊液白细胞数高。

（3）手足口病需要与水痘、疱疹性咽峡炎、疱疹性口炎、口蹄疫相鉴别。

（卢美萍）

思考题

重症手足口病患儿的治疗原则是什么？

案例 ❹

发热5天，皮疹2天

患儿，男，4岁，发热5天，上午10点由母亲抱来就诊。

整理患儿发病过程和就医情况如下：

第1天：患儿突然出现高热，体温最高39.9℃。血常规提示：白细胞计数15×10⁹/L，中性粒细胞百分比76%，血红蛋白134g/L，血小板计数412×10⁹/L，CRP 39mg/L，血沉30mm/h。考虑细菌感染，给予静脉输注头孢类抗生素治疗，另口服布洛芬混悬液退热。

第2天：患儿仍有高热，右侧颈部发现有肿块，考虑淋巴结炎，继续静脉输注抗生素。

第3天：患儿口服布洛芬混悬液退热，效果欠佳，仍高热，继续输抗生素。输液结束后，全身出现猩红热样皮疹，考虑药物过敏，加用抗过敏药物。

第4天：患儿高热无好转，颈部肿块无缩小，复验血常规提示：白细胞18×10⁹/L，中性粒细胞百分比77.7%，血红蛋白112g/L，血小板计数450×10⁹/L，CRP50mg/L；血沉40mm/h。换用抗生素静脉输入，并继续服用抗过敏药物。

第5天：患儿体温和皮疹仍然不退，进食时口腔疼痛。来到我的诊室就诊。

全科医生需要考虑的问题：

1. 如何构建全科医学整体性临床思维？
2. 是不是急危重症疾病？依据是什么？
3. 最可能的诊断是什么？依据是什么？
4. 治疗方案和患儿管理。
5. 病例总结。
6. 知识拓展。

1．如何构建全科医学整体性临床思维？

（1）诊断思路：发热是指病理性体温升高，是发热激活物作用于产致热原细胞，使其产生和释放的内生致热原作用于下丘脑体温调节中枢，在中枢发热介质的介导下使体温调定点上移而引起的，是疾病进展过程中的重要临床表现。皮疹是指不同于正常皮肤的皮肤病变，病原体直接在皮肤中增殖或侵入皮肤血管内皮细胞、细菌毒素、自身免疫现象、变态反应等都会引起皮疹。

发热伴皮疹的原因很多，常见发热伴皮疹的疾病可分为5大类。第一类是病毒和细菌感染性疾病，是儿科最常见的，其中急性出疹性传染病占比最多，如风疹、麻疹、幼儿急疹、手足口病、传染性单核细胞增多症、水痘、猩红热等；其次，一些非传染病病原体感染也可导致发热伴皮疹，如肺炎支原体、金黄色葡萄球菌等。第二类是免疫性疾病，常见的儿科免疫性疾病有风湿热、川崎病、幼年特发性关节炎等都会有发热伴皮疹。第三类是变态反应性疾病，如药物性皮炎、急性荨麻疹、重型多形红斑。第四类是恶性肿瘤，如恶性淋巴瘤、朗格汉斯细胞组织细胞增生症，发病率较低，但预后差。第五类是某些特殊性皮肤病，如剥脱性皮炎，儿科较少见。有发热伴皮疹表现的感染性疾病中，有些疾病属于急危重症，比如脓毒症、流行性脑脊髓膜炎等，这些要引起警惕。

发热伴皮疹是很多疾病的共同表现，发热的病因十分复杂多样，不同疾病的皮疹又有相似性和多形性，要正确诊断此类疾病，需要全科医生构建整体性的临床诊疗思维。现采用约翰·莫塔的临床安全策略——临床5问对患儿的病情进行分析（图8-4-1）。

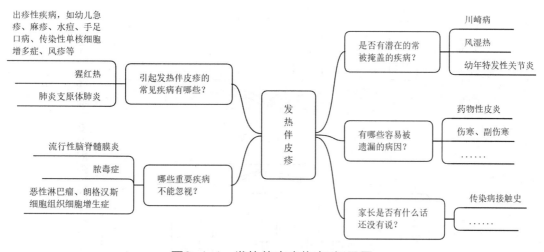

图8-4-1　发热伴皮疹临床5问导图

（2）鉴别思维：发热伴皮疹是儿科中常见的临床表现，全科医生作为居民健康的"守门人"，往往是此类患儿的第一接诊人。对小儿发热伴皮疹，全科医生要有清晰的鉴别思维。对于小儿持续高热不退，精神反应差的患儿，有进展为急危重症的风险或者已经确认为急危重症的，需要及时转诊上级医院。在排除急危重症的高风险和急危重症的前提下，要积极寻找病因，找到导致发热伴皮疹最可能的疾病。

该患儿发热第5天来就诊时，诉说进食时口腔疼痛，要注意是否存在口腔黏膜病变、牙齿病变、咽喉部病变导致的疼痛，如口腔溃疡、牙龈炎、疱疹性咽峡炎、疱疹性口腔炎、手足口病等。下面将小儿发热伴皮疹分为常见疾病和不可忽略的疾病进行鉴别（图8-4-2）。

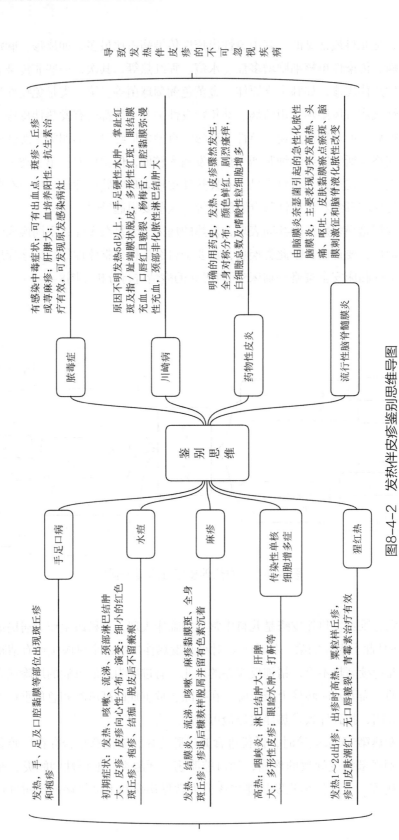

图8-4-2 发热伴皮疹鉴别思维导图

2．是不是急危重症疾病？依据是什么？

（1）病史：该患儿以发热5天为主诉，高热为主，服用退热药效果不大。病程第2天出现颈部淋巴结肿大，静脉输注抗生素4天，病情没有得到控制，使用抗生素过程中出现皮疹，更改抗生素及加用抗过敏药物后，皮疹未消退。第5天进食时，诉说口腔疼痛。

（2）初步观察：患儿由母亲抱入诊室，头一直搭在母亲肩上，精神萎靡。

（3）根据病史及初步观察，考虑有转为急危重症的风险。

（4）依据：高热5天，精神萎靡，输注抗生素似乎无效，服用退热药效果欠佳。

3．最可能的诊断是什么？依据是什么？

什么疾病导致患儿高热持续不退？血常规显示是细菌性感染，已经合理使用抗生素，为什么感染没有被控制的迹象？考虑药物过敏导致的皮疹，在更换抗生素及加用抗过敏药物后，皮疹为何没有消退？这些问题迫使我们思考：除了细菌感染导致的发热外，还有别的病因吗？皮疹真的是过敏引起的吗？为了找到答案，从全科医学视角出发，结合以患儿为中心的问诊，全面、深度、多角度地了解疾病的发生、发展和结局。

全科医生：您好！我是潘医生，请坐，宝宝怎么啦？（开放式提问）

患儿母亲：潘医生，宝宝发热第5天了，挂了4天盐水，一点好转的迹象都没有，身体还出了好多红疹子。（患儿母亲非常焦虑）

全科医生：不要着急，宝宝发热比较常见，我会尽力帮助您的。您先告诉我宝宝发热前有没有受凉？发热时最高温度是多少？有没有吃过退热药？（宽慰患儿母亲，让她觉得医生会尽力帮助她，同时了解发热的诱因、程度及服药情况）

患儿母亲：宝宝是突然发热的，没有受凉。体温最高有39.9℃，医生让我们超过39℃时给他吃退热药。吃完退热药后会降到38℃，但一直在38～39.9℃之间徘徊。因为吃退热药要隔4小时，所以我就用温水擦浴给他降温。

全科医生：你的退热处理非常正确。除了发热，宝宝有没有咳嗽、拉肚子？（肯定母亲的做法，有利于建立良好的医患关系。鉴别小儿呼吸道、消化道等常见部位的感染性疾病）

患儿母亲：没有。

全科医生：跟别的发热小朋友，特别是发热并且长疹子的小朋友接触过吗？（了解有无常见传染病的接触史）

患儿母亲：也没有。潘医生，我们宝宝发热时间有点久了，我有些担心。

全科医生：我们先了解宝宝具体的生病原因，再进行针对性治疗，相信宝宝会好起来的，宝宝这次发热与以往发热有什么不同吗？（宽慰患儿母亲，给她以信心，同时了解家长对自身问题的看法，并继续了解伴随症状）

患儿母亲：潘医生，宝宝这次发热有点奇怪，眼睛烧得红红的，嘴唇烧得又干又红，吃东西甚至喝水都说舌头痛。李医生说是跟高热有关系。

全科医生：好的，我了解了。那我先给宝宝检查一下，看看到底是什么问题。

查体：T 38.6℃，P 115次/min，R 28次/min。神清，精神萎靡，躯干和大腿内侧可见猩红色样皮疹，部分融合成片状，右侧颈部可及肿大淋巴结，3cm×4cm大小，局部无红肿，双眼结膜充血，巩膜无黄染，咽及口腔黏膜弥漫性充血，双侧扁桃体I度肿大，唇红且皲裂，杨梅舌，双肺呼吸音粗，无干湿性啰音，心音中等，律齐，未闻及明显的杂音。腹平软，全腹无明显压痛，肝脾肋下未及，四肢关节无压痛、畸形，手足无疱疹，指趾末端发红、硬肿，末端无脱皮，神经系统检查无殊。

全科医生：目前怀疑宝宝得了川崎病，您了解川崎病吗？（了解家长对疾病的认知）

患儿母亲：川崎病？还是第一次听说，医生，严重吗？

全科医生：川崎病是一种病因未明的非特异性免疫性的全身血管炎病变，可能会引起心脏冠状动脉扩张，可以表现为发热、颈淋巴结肿大、皮疹、手足硬肿、球结膜充血、口唇干红皲裂、杨梅舌等，你之前说的眼睛红、嘴唇干红、舌头痛都是这个病的表现。（让患儿母亲大概了解了川崎病）

患儿母亲：会影响心脏啊，那不是很严重？（患儿母亲再次焦虑）

全科医生：不要太担心，大部分的川崎病患儿经过积极治疗，预后良好。我把宝宝转诊到上级医院心血管内科进一步诊治。我会和上级医生取得联系，关注宝宝的病情，你有什么需要也可以和我联系。（宽慰患儿母亲，让家长了解疾病的预后，并表示会继续提供帮助）

患儿母亲：好的，潘医生，太谢谢您了。

（1）最可能的诊断：川崎病？

（2）诊断依据：发热5天，躯干和大腿内侧可见猩红色样皮疹、颈部淋巴结肿大、球结膜充血、口腔黏膜充血、唇红且皲裂、杨梅舌、指（趾）末端发红硬肿。实验室检查提示白细胞、中性粒细胞比例增高、CRP增高、血小板增高，血沉加快；抗生素治疗无效。

转诊至上级医院心血管内科，反馈如下：患儿发热第5天入院，第6天给予静脉输注丙种球蛋白，口服阿司匹林，体温开始下降。第9天出现川崎病典型的体征：指趾端甲床及皮肤移行处膜状脱皮，确诊为川崎病（kawasaki disease，KD），又称皮肤黏膜淋巴结综合征（MCLS）。住院7天出院。

4. 治疗方案和患儿管理

川崎病患儿急性期需要在心血管内科住院治疗。由于血小板会逐渐增高，有血栓形成可能，需要阿司匹林连续服用12周。考虑到长期服用阿司匹林的医嘱遵从性不高，出院后需要全科医生继续随访，采用专科-全科-家庭干预模式来管理川崎病患儿。

患儿出院后一周，患儿母亲抱着患儿进入诊室，看上去忧心忡忡。询问后得知：母亲忧虑阿司匹林的副作用。因家中老母长期口服阿司匹林做脑部手术引起大出血死亡（说起此事几度落泪），患儿母亲担心宝宝也会大出血死亡，想给患儿停服阿司匹林。此时，全科医生只做一位认真的倾听者，了解患儿母亲的想法、担心。在她流泪时，适时递上纸巾，并给予安慰。待她情绪恢复后，耐心地向她解释，宝宝口服的阿司匹林剂量是在安全范围内的，只要严密观察副反应，定期评估，平时尽量避免外伤，是不会有危险的。听完解释，患儿母亲放下疑惑，表示会遵从医嘱按时服药。

5．病例总结

发热伴皮疹是儿科中常见的就诊原因，有近100多种疾病发热伴有皮疹，如急性出疹性传染病、结缔组织病、血液病、变态反应性疾病。发热伴皮疹在非感染性疾病中以川崎病较为常见。全科医生接诊发热伴皮疹的患儿时，在排除急危重症疾病的情况下，从常见病、多发病出发，留意一些不可忽视的疾病，合理运用时间工具，努力寻找最可能的疾病。做到在临床工作中仔细观察皮疹的形态、分布、与发热的关系以及伴随症状等，结合病史、查体和实验室检查综合分析，鉴别临床相似的疾病，得出正确的诊断。本案例给我们以下几点启示：

（1）发热伴淋巴结肿大，血常规提示细菌性感染的，应用抗生素后效果欠佳的，要考虑到川崎病的可能。

（2）小儿发热性疾病，如果是用药后出现皮疹，不能简单地归结为药物过敏，也要警惕川崎病。

（3）眼结膜充血、口唇干红、口腔黏膜充血、杨梅舌等川崎病面容跟急性热病容有些相似，在询问病史及查体时注意甄别。

川崎病患儿急性期需要在心血管内科住院治疗。由于血小板会逐渐增高，有血栓形成可能，所以出院后仍需要口服阿司匹林并随访，导致患儿及家属的心理负担重，院外康复治疗依从性差，影响疗效。全科医生可以提供出院后追踪延伸的医疗服务，给予延续性的医疗干预，采用专科-全科-家庭干预模式来管理川崎病患儿，根据患儿治疗的不同阶段制订随访计划，给予医学检查、药物、日常保健、心理等方面的指导，同时与心内科医生保持联系。儿科学与成人医学的不同点在于需要家长的参与，所以全科医生不仅需要关注患儿本身疾病，也需要关注患儿及家属在精神心理层面以及家属认知上的内在诉求，使其更好的实施居家病情管理与照护，体现全科医学以"人"为中心和以家庭为单位的全科医疗服务。

6．知识拓展

川崎病主要发生于5岁以下儿童，是一种急性中小动脉血管炎综合征，其病因及发病机制尚不清楚，病变主要累及冠状动脉，严重者可导致冠状动脉瘤、缺血性心肌病、心肌梗死等，已成为儿童获得性心脏病的重要原因之一。2017年，美国心脏协会发布的《川崎病的诊断、治疗及远期管理——美国心脏协会对医疗专业人员的科学声明》中提出：发热5天以上和≥4项主要临床特征确诊川崎病，同时指出对于＞4项主要临床特征，尤其是出现手足潮红硬肿时，热程4天也可以诊断。主要临床特征包括：①双眼球结膜充血（无渗出物）；②口唇及口腔所见口唇绛红、皲裂、杨梅舌、口腔黏膜弥漫性充血；③皮肤改变，如多形性红斑、皮疹；④肢体改变，如（急性期）手掌、足底及指/趾端潮红、硬肿，（恢复期）指/趾端甲床及皮肤移行处膜状脱皮；⑤非化脓性颈部淋巴结肿大，常为单侧，直径大于1.5cm[10]。

（潘珊珊　王　静）

思考题

1. 川崎病的临床表现有哪些？
2. 川崎病急性期的最佳治疗方案是什么？

案例 ❺

容易哭吵2月余

患儿，男，12个月，由母亲抱来就诊。

家长口述：2个多月来易哭吵。

全科医生需要考虑的问题：

1. 如何构建全科医学整体性临床思维？

2. 如何问诊和查体？

3. 初步诊断是什么？需要完善哪些辅助检查？

4. 诊断和诊断依据是什么？

5. 治疗方案和患儿管理。

6. 该案例给我们的启示。

7. 知识拓展。

1．如何构建全科医学整体性临床思维？

（1）诊断思路：婴幼儿啼哭是婴儿表达要求或痛苦的一种方式，具有语言信号的作用。引起啼哭的原因很多，可能是生理方面的原因，也可能与疾病相关。生理性啼哭包括饥渴、排便、鼻塞不适、生活规律紊乱、出牙等；病理性因素包括感染、腹痛、佝偻病等。通过观察哭声、伴随症状、一般情况以及小儿对安抚等措施的反应，有助于判断啼哭原因。全科医生在接诊时，全面的临床诊疗思维尤为重要。下面采用约翰·莫塔的诊断策略——临床5问对该患者进行分析（图8-5-1）。

（2）鉴别思维：临床上，因"婴幼儿啼哭"就诊，需要区分生理性啼哭、病理性啼哭，同时需要及时排查有无疝气嵌顿等急症和肠套叠、肠梗阻、阑尾炎等急腹症（图8-5-2）。

2．如何问诊和查体？

（1）问诊：全面了解患儿啼哭的表现形式、伴随症状、一般情况以及小儿对安抚等措施的反应，寻找和判断啼哭的病因。

全科医生：您好，宝宝哪里不舒服？（开放式提问）

患儿家长：医生，宝宝晚上老是哭吵，近2个多月了。

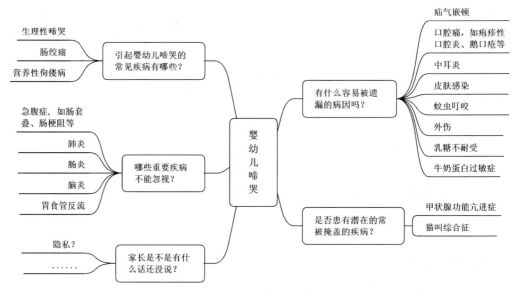

图8-5-1 婴幼儿啼哭临床5问导图

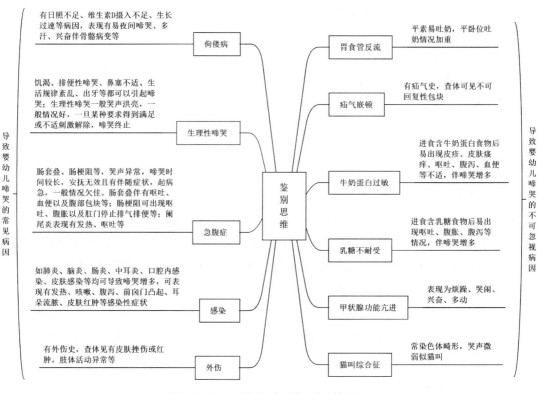

图8-5-2 婴幼儿啼哭鉴别思维导图

全科医生：还有其他发现吗？（追问伴随症状）

患儿家长：小孩后脑勺的头发一圈都没了，晚上出汗很多。

全科医生：宝宝哭声音响不响？最近精神状态、吃奶、大小便有没有受到影响？（注

意哭吵的形式和宝宝的一般情况，鉴别哭吵原因，除外腹痛引起）

患儿家长：哭起来声音挺响的，白天精神状态、吃奶、大小便也没有异常。

全科医生：宝宝近期有出牙吗？有无发热、呕吐、腹泻、皮疹等不舒服？（鉴别哭吵原因，除外感染所致）

患儿家长：没有这些情况。

全科医生：宝宝几个月出牙的？（初步考虑佝偻病可能，注意其他症状评估，有无乳牙萌出延迟）

患儿家长：现在1周岁了才出第一颗牙。

全科医生：您孕期补充维生素及钙剂吗？（查找佝偻病病因，孕期钙/维生素D摄入情况）

患儿家长：怀孕期间，在医生建议下，我吃过2个月时间，后来感觉太麻烦就不吃了。

全科医生：能说一下宝宝出生时的情况吗？（查找佝偻病病因，评估有无先天钙/维生素D储备不足）

患儿家长：足月生的，出生过程也很顺利。

全科医生：宝宝喂母乳还是喂奶粉？几个月时添加辅食？喂了哪些辅食？（查找佝偻病病因，有无喂养因素导致的钙/维生素D摄入不足）

患儿家长：宝宝10个月前是吃母乳的，6个月左右开始添加辅食，10个月停母乳后基本以粥、面为主，每天喂奶粉200～400ml。

全科医生：平时有吃维生素D、钙剂吗？（了解钙、维生素D摄入情况，鉴别药物影响导致的佝偻病）

患儿家长：断断续续补充过3盒维生素D；未补充过钙剂。

全科医生：宝宝每天在室外玩多久？（查找佝偻病病因，有无缺少日照）

患儿家长：不多，白天基本待在家里；每天平均外出半小时左右。

全科医生：家里人身体都好吗？有兄弟姐妹吗？身体如何？（查找佝偻病病因，有无家族遗传性因素）

患儿家长：宝宝有个哥哥，家里人身体都挺好的。

（2）查体：手消毒后，将患儿置于检查床上，取合适的环境温度以及光线开始进行查体。反应可，哭声响，皮肤巩膜无黄染；前囟平软，1.5cm×1.0cm；枕秃可见；乳牙2颗（下中切牙）；肋骨外翻；坐、立位未见异常姿态，腕、踝部未见明显骨骺膨大；呼吸平稳，两肺呼吸音清，未及干湿性啰音；心音中，律齐，未及杂音；腹腹稍膨隆，不胀，肝肋下1cm，质软，脾肋下未及；神经系统查体未见阳性病理性体征；四肢末梢暖，全身未见皮疹。

3．初步诊断是什么？需要完善哪些辅助检查？

（1）初步诊断：营养性佝偻病？

（2）需要完善哪些辅助检查？

1）血生化：主要为血清25-（OH）D_3进行性降低。

①营养性佝偻病初期：血钙、磷正常或稍低，碱性磷酸酶（ALP）正常或稍高，血25-（OH）D_3水平降低。

②激期：血钙正常或降低，血磷明显降低，ALP明显升高，血25-（OH）D_3、1,25-（OH）$_2D_3$水平显著降低。

③恢复期：血钙、磷、ALP、25-（OH）D_3、1,25-（OH）$_2D_3$水平逐渐恢复正常。

临床常用血清ALP水平作为营养性佝偻病诊断和筛查指标。但某些疾病、药物、生长过快以及婴幼儿时期一过性高磷血症均可导致ALP升高，因此不能单凭血清总ALP升高就诊断营养性佝偻病。

2）骨骼X线：早期为维生素D的亚临床缺乏，可有血清25-（OH）D_3降低，但无症状或体征，骨X线片正常。当有骨骼改变时，可显示骨骼X线异常。

①营养性佝偻病初期：X线正常或钙化线稍有模糊。

②激期：常规钙化带消失，干骺端呈毛刷样、杯口状改变，骨骺软骨盘增宽，骨质稀疏，骨皮质变薄，可有骨干弯曲畸形或青枝骨折。

③恢复期：治疗2～3周后出现不规则钙化线，骨骺软骨盘逐渐恢复正常。

④后遗症期：骨骺干骺端病变消失，残留不同程度的骨骼畸形。

该患儿辅助检查结果：血清25-（OH）$D_3$22.8nmol/L，血钙1.95mmol/L，ALP 645IU/L，提示25-（OH）D_3、血钙减低，ALP增高。长骨X线提示钙化线模糊不清，骨质稍稀疏。

4．诊断和诊断依据？

（1）诊断：营养性佝偻病（nutritional rickets）。

（2）诊断依据：

1）病史：患儿12个月，主诉"容易哭吵2月余"，伴有发现枕秃、多汗。

2）查体：前囟平，1.5cm×1.0cm，枕秃，乳牙2颗（下中切牙），肋骨外翻，坐、立位未见异常姿态，腕、踝部未见明显骨骺膨大。

3）孕期母亲维生素D摄入不充分，患儿每天日照缺乏，母乳喂养为主，未充分添加维生素D以及钙制剂口服。

4）辅助检查结果：血清25-（OH）$D_3$22.8nmol/L，血钙1.95mmol/L，ALP 645IU/L，提示25-（OH）D_3、血钙减低，ALP增高。长骨X线提示钙化线模糊不清，骨质稍稀疏。

5．治疗方案和患儿管理

（1）治疗方案：

1）适当日照，维生素D每日口服，同时补钙（提倡儿童天然食物补钙，乳品是最好钙源）。建立患者健康档案，按时随访。

2）平均每日保证户外活动时间1～2小时，主动接受阳光照射，这是防治佝偻病的简便有效措施。

3）根据医嘱服用维生素D剂量，定期复查。为预防佝偻病，无论何种喂养方式的婴儿，均需补充维生素D 400IU/d，12月龄以上儿童至少需要维生素D 600IU/d。

4）强调同时补钙治疗：补钙方式可从膳食摄取或额外口服补充钙剂。自然界含钙食物丰富，提倡儿童天然食物补钙，乳品是最好钙源，钙元素推荐量为500mg/d。建议调整膳食结构，增加奶制品摄入量，目前12月龄建议每日奶粉摄入量500ml/d以上。

（2）患儿管理：

1）对患儿母亲进行关于"营养性佝偻病"的知识宣教，告知治疗的重要性和有效性；不积极治疗有可能导致疾病加重，甚至遗留不同程度的骨骼畸形。

2）转诊指征：①患儿经过正规补充维生素D以及钙剂治疗，病情无改善，甚至仍有加重者；②患儿佝偻病病情重，存在严重骨骼畸形，或伴有营养不良、神经运动发育迟缓等；③患儿相关检查提示合并有肝肾功能异常者。

6．该案例给我们的启示

啼哭的原因有很多，有饥渴性、排便性、鼻塞不适、生活规律紊乱、出牙等生理性啼哭，以及感染、腹痛、佝偻病等病理性啼哭。了解啼哭的形式、伴随症状、一般情况以及小儿对安抚等措施的反应，有助于判断啼哭的原因。通过问诊，结合患儿夜间啼哭、多汗同时有肋骨外翻、乳牙萌出延迟，初步考虑佝偻病可能。然后，进行佝偻病病因问诊，常见病因有：维生素D摄入不足及缺少日照、钙入量不足、先天性维生素D储备不足及生长过速、胃肠道或肝肾疾病、药物影响等。医生对"啼哭"主诉运用临床5问思维法，可以在问诊中突出重点问题，同时避免遗漏一些隐蔽的容易被掩盖的疾病，并且关心患儿及家长的心理。营养性佝偻病的诊断基于病史、体格检查和生化检测而得出，通过X线片确诊。因此，除详细询问病史，还需进行全面体格检查以及必要的实验室检查，才能做出正确的诊断。

7．知识拓展

营养性佝偻病在全科诊所的诊疗要点：

（1）营养性佝偻病：由于儿童维生素D缺乏和/或钙摄入量过低导致生长板软骨细胞分化异常、生长板和类骨质矿化障碍的一种疾病。该定义在维生素D缺乏作为病因的基础上，强调了钙摄入量过低也是佝偻病的重要原因，突出了长骨生长板的组织学改变，且把矿化障碍分为生长板矿化和类骨质矿化两个层面。佝偻病的常见病因有：维生素D摄入不足及缺少日照、钙入量不足、先天性维生素D储备不足及生长过速、胃肠道或肝肾疾病、药物影响等。

（2）营养性佝偻病诊断：基于病史、体格检查和生化检测而得出，通过X线片确诊。该病实验室检查特征为25（OH）D_3、血清磷、血清钙和尿钙下降；血清PTH、碱性磷酸酶（ALP）和尿磷升高。不同时期X线表现不同。

（3）营养性佝偻病治疗：活动期推荐维生素D 2 000IU/d（50ug）为最小治疗剂量，

疗程至少3个月。治疗3个月后，评估治疗反应，以决定是否需要进一步治疗。推荐每日口服疗法为首选治疗方法。维生素D疗程至少12周或更长，任何一种疗法之后都需要持续补充维生素D。强调同时补钙，补钙方式可从膳食摄取或额外口服补充钙剂。钙元素推荐量为500mg/d。为预防佝偻病，无论何种喂养方式的婴儿均需补充维生素D 400IU/d；12月龄以上儿童至少需要维生素D 600IU/d（表8-5-1）。

表8-5-1　营养性佝偻病维生素D治疗剂量

年龄 / 月	每日剂量（持续 90d）/IU	单次剂量 /IU	每日维持剂量 /IU
＜ 3	2 000	不采用	400
3 ~ 12	2 000	50 000	400
12 ~ 144	3 000 ~ 6 000	150 000	600
＞ 144	6 000	300 000	600

（滕丽萍　卢美萍）

思考题

1. 分析"婴幼儿啼哭"的病因有哪些？各自有什么临床特征（至少写出5个）。
2. 简述营养性佝偻病的定义及治疗？

案例 ❻
脐部红肿伴脓性分泌物2天

患儿，男，15天，由母亲抱来就诊。

家长口诉：脐部红肿2天，有脓水。

全科医生需要考虑的问题：

1. 针对该患儿，您如何问诊和查体？
2. 诊断是什么？诊断依据？
3. 需要完善哪些检查？
4. 鉴别诊断。
5. 治疗方案。
6. 启示。

1. 针对该患儿，您如何问诊和查体？

（1）问诊时需注意询问患儿的食欲、反应，有无伴随症状如发热或体温不升、呕吐、腹胀、腹泻、脐部有无漏液等情况。

全科医生：您好，宝宝有什么问题吗？（开放式提问）

患儿母亲：医生，宝宝肚脐眼不好，有一点脓样的东西，臭臭的。

全科医生：什么时候发现的？（起病时间）

患儿母亲：昨天就发现了。

全科医生：平时您是如何护理宝宝的肚脐的？（了解家长的认知及护理能力）

患儿母亲：我不敢动它。出院时医生说过要保持干燥，每天要消毒。医生，我的宝宝病情严重吗？

全科医生：您先别着急，我还需要了解一些情况。脐部有没有像大小便一样的东西流出来？（鉴别脐尿管漏等）

患儿母亲：好像没有。

全科医生：宝宝吃母乳还是奶粉？胃口怎么样？（食欲）

患儿母亲：吃母乳，胃口好的，2~3小时吃一次。

全科医生：这两天宝宝与之前有什么变化？比如吐奶、拉肚子、哭闹等？（伴随症状）

患儿母亲：没有。

全科医生：我现在给宝宝检查下，再告诉您该怎么护理。

（2）查体时需要注意什么？如何查体？

查体时需注意患儿面色、精神反应、前囟、心率、四肢末梢温度及脐部情况等。

手消毒后，将患儿置于检查床上，可以边问诊边检查。反应好，哭声响，皮肤巩膜无黄染，前囟平无紧张，心率140次/min，律齐，未闻及杂音，双肺呼吸音清，未闻及啰音，腹软不胀，肝肋下1cm，脾肋下未及，四肢末梢温。解开包被暴露脐部，发现患儿脐轮红肿、脐凹、湿润，见少量脓性分泌物，有臭味。

2．诊断是什么？诊断依据？

初步诊断：新生儿脐炎（neonatal omphalitis）。

诊断依据：新生儿，脐轮红肿，脐凹、湿润，见少量脓性分泌物，有臭味。

3．需要完善哪些辅助检查？

血常规、CRP，必要时可行脐凹渗液涂片镜检或细菌培养。脐炎无合并症者血常规、CRP正常。脐凹渗液涂片或细菌培养可阳性，金黄色葡萄球菌是常见病原菌。

4．鉴别诊断

（1）脐茸：小儿脐部的卵黄管残余组织增生物，表现为脐带脱落后创面上出现的樱红色、表面光滑湿润的息肉样增生物，可有少量"脓水样"分泌物，但细菌涂片阴性。

（2）脐尿管漏：脐尿管未闭导致脐部漏尿，增加腹压时明显。可疑者由脐孔插入细导管即有液体流出，检测液体尿素氮和肌酐含量可判断是否为尿液。膀胱内注入亚甲蓝观察漏出液是否蓝染，瘘孔内注入造影剂、排泄性膀胱尿道造影或膀胱造影可助诊。

5．治疗方案

（1）轻症者，脐轮与脐周皮肤轻度红肿，或伴有少量脓性分泌物。局部可用3%过氧化氢液或聚维酮碘消毒，每日2～3次，保持局部干燥即可。

（2）重症者，以脐凹为中心弥漫性红肿，可及浸润块或触之有波动感，局部发烫伴触痛，稍加挤压可有脓液流出，有臭味，可向周围皮肤或组织扩散，引起蜂窝织炎、腹膜炎、脓毒症等。建议根据脐分泌物涂片或细菌培养结果选用抗生素静脉给药，或直接转上级医院治疗，若有脓肿形成，应及时切开引流。

（3）慢性脐炎常形成肉芽肿，顽固肉芽组织增生可10%硝酸银烧灼或用消毒剪剪除。

（4）健康指导：指导家长正确的脐部护理手法，保持局部清洁干燥。如果出现脐部红肿或有渗血、渗液情况立即就诊。

（5）转诊指征：对于出现脐部蜂窝织炎，或疑似腹膜炎、脓毒症的患儿，或考虑脐茸、脐尿管瘘、脐肠瘘等疾病当地无法处理时，及时转上级医院。

6．启示

脐带是胎儿与母亲相互"沟通"的要道。出生后脐带被结扎，脐带残端是一个开放的伤口，如处理不当，病菌就会趁机而入，引起感染。开放式问诊让医生了解患儿脐部感染的原因及家长对脐部护理的认识和处理能力。需教会家长正确进行脐部护理。当出现脓毒症等合并症时，需及时转诊。

（徐益萍　卢美萍）

脐炎与脐茸如何鉴别？

附

免疫异常儿童疫苗接种的常见问题

1．疫苗的分类

（1）减毒活疫苗：突出优势是病原体在宿主复制产生一个抗原刺激，抗原数量、性质和位置均与天然感染相似，所以，免疫原性很强，但同时也存在潜在危险性：①在免疫力差的部分个体可引发感染；②突变可能恢复毒力。

（2）灭活疫苗：免疫原性变弱，往往须加强免疫，但其安全性好。

（3）第一类疫苗：指政府免费向公民提供，公民应当依照政府的规定受种的疫苗。

（4）第二类疫苗：除计划免疫使用的第一类疫苗以外，一些由公民自费并且自愿接种的其他疫苗，亦称"计划免疫外疫苗"。因可以预防一些计划外特定感染性疾病，故推荐儿童接种第二类疫苗。

2．我国现有疫苗分类（表8-7-1）

表8-7-1　我国现有疫苗分类

疫苗分类	
减毒活疫苗	灭活疫苗
第一类 疫苗　　卡介苗 口服脊髓灰质炎疫苗 麻风腮疫苗 甲肝减毒活疫苗 乙脑减毒活疫苗	乙肝疫苗 百白破疫苗 流行性脑脊髓膜炎疫苗 甲肝灭活疫苗 乙脑灭活疫苗
第二类 疫苗　　水痘疫苗 轮状病毒疫苗	灭活脊髓灰质炎疫苗 7 价肺炎球菌结合疫苗 23 价肺炎球菌多糖疫苗 B 型流感嗜血杆菌疫苗 流感疫苗

3．我国现行的儿童疫苗接种程序是根据卫生部于2007年颁布的《扩大国家免疫规划实施方案》制订，见表8-7-2。第二类疫苗接种推荐参考表8-7-3。

表8-7-2　儿童第一类疫苗接种程序

免疫年龄	疫苗种类
出生	乙肝疫苗（第1剂）、卡介苗
1月龄	乙肝疫苗（第2剂）
2月龄	脊髓灰质炎疫苗（第1剂）
3月龄	脊髓灰质炎疫苗（第2剂） 百白破联合疫苗（第1剂）
4月龄	脊髓灰质炎疫苗（第3剂） 百白破联合疫苗（第2剂）
5月龄	百白破联合疫苗（第3剂）
6月龄	乙肝疫苗（第3剂） A群流行性脑脊髓膜炎（流脑）疫苗（第1剂）
8月龄	麻–风疫苗（麻疹疫苗）（第1剂） 乙脑减毒活疫苗（第1剂）或乙脑灭活疫苗（第1、2剂，间隔7~10天）
9月龄	A群流脑疫苗（第2剂）
1岁半	甲肝减毒活疫苗（第1剂）或甲肝灭活疫苗（第1剂）
1岁半~2岁	百白破联合疫苗（第4剂） 麻–风–腮疫苗或麻–腮疫苗（麻疹疫苗）（第2剂）
2岁	乙脑减毒活疫苗（第2剂）或乙脑灭活疫苗（第3剂）
2岁~2岁半	甲肝灭活疫苗（第2剂）
3岁	流脑A+C群疫苗（第1剂）
4岁	脊髓灰质炎疫苗（第4剂）
6岁	乙脑灭活疫苗（第4剂） 流脑A+C群疫苗（第2剂） 百白破疫苗

表8-7-3　儿童第二类疫苗接种（推荐）

疫苗种类	接种对象与接种剂次	预防疾病种类
7价肺炎球菌结合疫苗	3月龄~2岁儿童，3、4、5月龄进行基础免疫接种，12~15月龄加强1次	7种血清型肺炎球菌引起的感染
23价肺炎球菌多糖疫苗	2岁以上儿童，常规接种1次	23种血清型肺炎球菌引起的感染
流感病毒疫苗	6~35月龄儿童，接种2剂，间隔4周，推荐接种时间为每年9~11月份	流行性感冒
B型流感嗜血杆菌疫苗	2~6月龄儿童接种3剂，7~12月龄儿童接种2剂，1~5岁儿童接种1剂	B型流感嗜血杆菌感染

疫苗种类	接种对象与接种剂次	预防疾病种类
口服轮状病毒疫苗	2月龄~2岁儿童，每年口服1次	预防婴幼儿A群轮状病毒引起的腹泻
水痘减毒活疫苗	1岁以上儿童，1~12岁儿童接种1剂，13岁及以上人群接种2剂	水痘-带状疱疹病毒感染
灭活脊灰疫苗	2月龄以上儿童，2、3、4、18月龄进行4针基础免疫，4岁加强1次	小儿麻痹症
吸附无细胞百白破、灭活脊髓灰质炎和B型流感嗜血杆菌五联疫苗	2月龄以上儿童，2、3、4或3、4、5月龄分别进行3针基础免疫，18月龄加强1次	白喉、破伤风、百日咳、脊髓灰质炎和B型流感嗜血杆菌感染

4．接种疫苗的注意事项以及不良反应的处理

（1）严格按照疫苗接种程序的规定，掌握预防接种的剂量、次数、间隔时间和不同疫苗的联合免疫方案。

（2）正确掌握禁忌证：一般禁忌证包括急性传染病潜伏期、前驱期、发病期及恢复期，发热或患严重的慢性疾病如心脏病、肝脏病、肾脏病、活动性肺结核、化脓性皮肤病、免疫缺陷病或过敏性体质（如反复发作支气管哮喘、荨麻疹、血小板减少性紫癜等），有癫痫或惊厥史等。特殊禁忌证指适用于某种疫苗使用的禁忌证，更应严格掌握。

（3）疫苗接种的不良反应及其处理：

1）局部反应：接种疫苗24小时左右，局部出现红、肿、热、痛等现象。红肿直径在2.5cm以下者为弱反应，2.6~5.0cm为中等反应，5.0cm以上者属于强反应，有时可引起局部淋巴结肿痛。

2）全身反应：主要表现为发热，接种疫苗后8~24小时出现体温升高，37.1~37.5℃为弱反应，37.6~38.5℃为中等反应，38.5℃以上为强反应。中等度以上的反应是极少的。

3）一般局部接种反应，无须做特殊处理。全身反应严重者，可以退热等对症治疗。

5．免疫异常儿童的疫苗接种

（1）早产儿的疫苗接种：早产儿疫苗接种不良反应是很少见的。除乙肝疫苗外，大多数早产儿应与足月儿采取相同的疫苗接种程序和剂量，无须按纠正月龄推迟接种。

乙肝疫苗接种的原则：如果早产儿生命体征不稳定，应首先处理相关疾病；如果早产儿出生体重<2 000g时，待体重达到2 000g后接种第1针乙肝疫苗；如果母亲乙肝表面抗原阳性，其早产儿出生后无论身体状况如何，12小时内须肌内注射乙肝免疫球蛋白，并在生命体征稳定的情况下，无须考虑体重，尽快接种第1针乙肝疫苗。

某些情况下，如极端早产儿（<22周）、极低出生体重儿（<1 500g）、宫内发育不

良、疾病状态下早产儿或者出生后发育水平未达生长追赶预期等，可能存在免疫功能缺陷或低下，接种减毒活疫苗出现不良反应的概率比正常儿童高，故选用灭活疫苗更为安全。另外，疫苗接种可能触发早产儿呼吸和心血管问题的可能性时，必须加强临床观察，并且提供心肺功能实时监护。研究表明，早产儿接种无细胞百日咳疫苗、轮状病毒疫苗后，保护性抗体水平略低于正常儿童。

（2）原发性免疫缺陷病（primary immune-deficiency disease，PID）的疫苗接种：PID是由于免疫系统遗传缺陷（基因突变）或先天发育不全造成免疫功能障碍所致的一组疾病，包括联合免疫缺陷病、联合免疫缺陷病伴其他综合征表现、以抗体缺陷为主、免疫失调性疾病、吞噬细胞数目或功能缺陷、固有免疫缺陷、自身炎症性疾病、补体缺陷及PID的拟表型9大类。PID患儿不推荐接种活疫苗，接种灭活疫苗基本是安全的，但是保护效果可能欠佳；对于正规接受静脉注射用丙种球蛋白（IVIG）替代治疗的体液免疫缺陷PID患儿，一般不再需要接种疫苗，但卡介苗除外；细胞免疫和吞噬细胞功能缺陷患儿不建议接种细菌活疫苗（如卡介苗）；严重的细胞免疫和体液免疫缺陷患儿接种病毒活疫苗（如口服脊髓灰质炎疫苗、麻-风-腮疫苗和水痘疫苗）风险大，因为活疫苗可能成为传染源；PID患儿免疫接种前建议咨询临床免疫学专家，以便根据PID分类标准明确诊断后再做接种决定。

（3）人免疫缺陷病毒（human immunodeficiency virus，HIV）感染患儿的疫苗接种：HIV病毒主要侵犯CD4[+]T淋巴细胞，引起细胞免疫缺陷，因此不建议接种活疫苗。接种的一般原则是，灭活疫苗可按时接种，减毒活疫苗需视免疫细胞活性状态而慎重决定；症状性HIV感染患儿不建议接种卡介苗、口服脊髓灰质炎疫苗、麻疹疫苗、轮状病毒疫苗等减毒活疫苗，无症状性HIV感染患儿则可以接种上述减毒活疫苗；HIV感染患儿可以用灭活脊髓灰质炎疫苗替代口服脊髓灰质炎疫苗，或五联疫苗替代多疫苗接种。HIV感染患儿推荐使用特有的接种程序（表8-7-4）。

表8-7-4　HIV感染患儿疫苗接种程序

接种时间	接种疫苗
出生时	乙肝
1月龄	乙肝
2~3月龄	百白破/流感嗜血杆菌/灭活脊髓灰质炎+肺炎链球菌+乙肝（+轮状病毒）
3~5月龄	百白破/流感嗜血杆菌/灭活脊髓灰质炎+脑膜炎球菌（+乙肝+轮状病毒）
4~7月龄	百白破/流感嗜血杆菌/灭活脊髓灰质炎+脑膜炎球菌+乙肝（+轮状病毒）
每年秋天（6月龄后）	流感，1个月后加强接种
12月龄	乙肝（+甲肝）
13月龄	流感嗜血杆菌/脑膜炎球菌+肺炎链球菌+麻-风-腮
15月龄	水痘
18月龄	水痘（+甲肝）

接种时间	接种疫苗
3 岁 4 个月	百白破 / 灭活脊髓灰质炎 + 麻 – 风 – 腮
12 ~ 18 岁	百白破 + 脑膜炎球菌

6.使用糖皮质激素患儿的疫苗接种 下列情况不属于减毒活疫苗接种禁忌：①短期内使用（<14天）；②小到中剂量激素使用（泼尼松<20mg/d）；③维持生理量的替代治疗；④皮肤、眼部、吸入、或关节腔/囊或肌腱注射途径使用激素。

下列情况属于减毒活疫苗接种禁忌：①连续使用≥14天，剂量≥2mg/kg或者≥20mg泼尼松或相当于泼尼松剂量的患儿；②对于大剂量全身性应用激素治疗14天以上的人群，停用激素后至少推迟1个月（最好3个月）以上才能接种减毒活疫苗。

7.使用静脉注射用丙种球蛋白（IVIG）患儿的疫苗接种 血制品（包括全血、单产红细胞、血浆等）和其他含抗体的血制品（如IVIG）能抑制麻疹和风疹疫苗的免疫应答≥3个月，对腮腺炎和水痘疫苗的免疫应答是否抑制作用尚不清楚。IVIG使用后麻疹、水痘疫苗接种推迟时间建议见表8-7-5。

表8-7-5 丙种球蛋白（IVIG）使用后麻疹、水痘疫苗接种推迟时间建议

IVIG 使用情况	使用剂量 / （mg · kg^{-1}）	间隔时间 / 月
免疫缺陷替代治疗	300 ~ 400	8
免疫性血小板减少性紫癜（ITP）治疗	400	8
ITP 治疗	1 000	10
接触水痘后预防	400	8
川崎病	2 000	11

8.过敏性体质患儿的疫苗接种 疫苗是一种复杂的生物制剂，由疫苗抗原、残留动物蛋白、防腐剂、稳定剂和其他疫苗成分构成。疫苗接种后，人体对上述各种成分均可能发生过敏反应，但极少发生严重过敏反应。最常见的疫苗变应原是鸡蛋白，主要存在于流感疫苗和黄热病疫苗中，故建议在接种前，询问受种者平时能否接受鸡蛋或含鸡蛋成分的食物，有无过敏性休克史，如有疑似鸡蛋白过敏，不推荐接种流感疫苗和黄热病疫苗。有研究表明，接种三价流感疫苗对有严重的鸡蛋过敏患儿是安全的。即使有严重的鸡蛋过敏，仍可正常接种含麻疹和腮腺炎病毒的疫苗，而无须皮试。在接种前，还需询问受种儿童有无过敏性鼻炎、过敏性结膜炎、特异性皮炎、过敏性哮喘等过敏性疾病史，建议应在上述疾病非发作、非严重状态下接种疫苗。

9.新生儿黄疸的疫苗接种 黄疸是新生儿期最常见的临床问题。生理性黄疸多在出生后第2~3天出现，第4~6天达高峰，足月儿在生后2周消退，早产儿在3~4周消退。病

理性黄疸具有以下特点：①黄疸出现过早，常在24小时内出现；②黄疸程度过重，血清总胆红素足月儿＞220.5μmol/L，早产儿＞256.5μmol/L；③黄疸进展过快，血清总胆红素每日上升＞85.5μmol/L，或血清直接胆红素＞34μmol/L；④黄疸持续过久，足月儿＞2周，早产儿＞4周；⑤黄疸退而复现，或再度进行性加重。

黄疸患儿疫苗接种的一般原则：①生理性黄疸及一般情况良好的母乳性黄疸可以按计划接种疫苗；②存在溶血、感染、肝功能异常、肝胆发育异常等病理性黄疸因素时，暂停接种乙肝疫苗和卡介苗。

10．先天性心脏病患儿的疫苗接种一般原则　先天性心脏病患儿若在心功能正常以及无合并缺氧、感染等情况下接种疫苗是安全的，其不良反应率较少。

（吴建强　卢美萍）

思考题

疫苗接种的不良反应有哪些？

08章 课件

08章 自测题

1. 《中国泌尿外科疾病诊断治疗指南》编写委员会. 中国泌尿外科疾病诊断治疗指南. 北京：人民卫生出版社，2014.

2. 曾学军，沙悦，黄晓明. 内科临床思维基本功释例. 北京：中国协和医科大学出版社，2016.

3. 丁辉. 产后抑郁障碍防治指南的专家共识（基于产科和社区医生）. 中国妇产科临床杂志，2014，15（6）：1–31.

4. 格兰特·博戈里，费安娜·朱迪，里昂·皮特曼. 全科医学之心理健康. 杨辉，主译. 北京：北京大学医学出版社，2014.

5. 国家卫生健康委办公厅，国家中医药局办公室. 流行性感冒诊疗方案（2019年版）. 国卫办医函〔2019〕819号. http://www.nhc.gov.cn/yzygj/s7653p/201911/a577415af4e5449cb30ecc6511e369c7.shtml.

6. 郝伟，陆林. 精神病学. 8版. 北京：人民卫生出版社，2018.

7. 亨德森，蒂尔尼，斯美塔那. 全科医生鉴别诊断：基于循证医学方法的鉴别诊断. 2版. 刘尚勤，胡家美，陈中山，主译. 北京：人民军医出版社，2014.

8. 凯万·怀利. 性健康. 钟影，主译. 北京：科学技术文献出版社，2019.

9. 马辛，赵旭东. 医学心理学. 3版. 北京：人民卫生出版社，2015.

10. 台湾家庭医学医学会. 家庭医师临床手册. 4版. 台北：台北图书出版社，2016.

11. 王静，任菁菁. 全科医学导入式诊疗思维. 北京：人民卫生出版社，2018.

12. 王卫平，孙锟，常立文. 儿科学. 9版. 北京：人民卫生出版社，2018.

13. 吴尚纯. "健康中国2030"—计划生育服务提供者的责任和使命. 中国计划生育学杂志. 2017，1（25）：4.

14. 心血管系统疾病基层诊疗指南编写专家组. 胸痛基层诊疗指南（实践版·2019）. 中华全科医师杂志.

15. 阎雪，韩笑，张会丰. 2016版"营养性佝偻病防治全球共识"解读. 中华儿科杂志，2016（12）：891–895.

16. 约翰·莫塔. 全科医学. 5版. 张泽灵，刘先霞，主译. 北京：科学技术文献出版社，2019.

17. 中国疾病预防控制中心性病控制中心，中华医学会皮肤性病学分会性病学组，中国医师协会皮肤科医师分会性病亚专业委员会. 梅毒、淋病、生殖器疱疹、生殖道沙眼衣原体感染诊疗指南. 中华皮肤科杂志，2014.5.47（5）368.

18. 中国睡眠研究会. 中国失眠症诊断和治疗指南. 中华医学杂志，2017，97（24）：1844-1856.

19. 中华心血管病杂志编辑委员会，中国生物医学工程学会心律分会，中国老年学和老年医学学会心血管病专业委员会，等. 晕厥诊断与治疗中国专家共识（2018）. 中华心血管病杂志，2019，47（2）：96-107.

20. 中华医学会 中华医学会杂志社 中华医学会全科医学分会，等. 血脂异常基层诊疗指南（实践版·2019）. 中华全科医师杂志，2019，18（5）：417-421.

21. 中华医学会，中华医学会杂志社，中华医学会全科医学分会，等. 肺结核基层诊疗指南（2018年）. 中华全科医师杂志，2019，18（8）：709-717.

22. 中华医学会，中华医学会杂志社，中华医学会全科医学分会，等. 高血压基层诊疗指南（实践版·2019）；中华全科医师杂志，2019，18（8）：723-731.

23. 中华医学会妇产科分会妇科内分泌学组. 排卵障碍性异常子宫出血诊治指南. 中华妇产科学杂志. 2018，53（12）：801-807.

24. 中华医学会妇产科分会绝经学组. 围绝经期异常子宫出血诊断和治疗专家共识. 中华妇产科学杂志，2018，53（6）：396-401.

25. 中华医学会妇产科学分会产科学组. 孕前和孕期保健指南（2018）. 中华妇产科杂志，2018，53（1）：7-13.

26. 中华医学会感染病学分会，中华医学会肝病学分会. 慢性乙型肝炎防治指南（2019年版）. 中华临床感染病杂志，2019，12（6）：401-428.

27. 中华医学会感染病学分会，中华医学会热带病与寄生虫学分会，中华中医药学会急诊分会. 中国登革热临床诊断和治疗指南. 传染病信息，2018，31（05）：385-392.

28. 中华医学会感染病学分会艾滋病丙型肝炎学组，中国疾病预防控制中心. 中国艾滋病诊疗指南（2018）. 中华内科杂志，2018，57（12）：867-884.

29. 中华医学会神经病学分会，中华医学会神经病学分会神经肌肉病学组，中华医学会神经病学分会肌电图与临床神经电生理学组. 中国特发性面神经麻痹诊治指南. 中华神经科杂志，2016，49（2）：84-86.

30. 中华医学会糖尿病学分会，国家基层糖尿病防治管理办公室. 国家基层糖尿病防治管理手册（2019）. 中华内科杂志，2019，58（10）：713-735.

31. 中华医学会消化病学分会胃肠动力学组，功能性胃肠病协作组. 中国慢性便秘专家共识意见（2019，广州）. 中华消化杂志，2019，39（9）：577-598.

32. 中华医学会心血管病学分会心血管急重症学组，中华心血管病杂志编辑委员会. 心原性休克诊断和治疗中国专家共识（2018）. 中华心血管病杂志，2019，47（4）：265-277.

33. 邹强. 免疫异常儿童疫苗接种（上海）专家共识. 临床儿科杂志，2014，（12）：

1181–1190.

34. BEREK JS. Berek & Novak's Gynecology. 15th ed. Philadelphia: Lippincott Williams & Wilkins, 2011.

35. FRANÇOIS M, COLIN B, ALBERICO LC, et al.2019 ESC/EAS Guidelines for the management of dyslipidaemias：lipid modification to reduce cardiovascular risk: The Task Force for the management of dyslipidaemias of the European Society of Cardiology (ESC) and European Atherosclerosis Society (EAS), European Heart Journal，2020, 41(1):111–188.

36. HEADACHE CLASSIFICATION SUBCOMMITTEE OF THE INTERNATIONAL HEADACHE SOCIETY. The international classification of headache disorders: 2nd ed. Cephalalgia, 2004, 24 Suppl 1: 9–160.

37. MCLELLAN AJ, KALMAN JM. Approach to palpitations. Aust J Gen Pract, 2019, 48(4):204–209.

38. NAYAK S, EDWARDS DL, SALEH AA, et al.Systematic review and meta–analysis of the performance of c1inical risk assessment instruments for screening for osteoporosis or low bone density.Osteoporos Int, 2015, 26:1543–1554.

39. SHEN WK，SHELDON RS, BENDITT DG, et al. 2017 ACC/AHA/HRS guideline for the evaluation and management of patients with syncope: a report of the American College of Cardiology/American Heart Association Task Force on Clinical Practice Guidelines, and the Heart Rhythm Society. J Am Coll Cordial, 70(5):39–110.

40. SPITZER RL, WILLIAMS JB，KROENKE K, et al. With an educational grant from Pfzer Inc. Patient health questionnaire (PHQ) screeners. http://www.phqscreeners.com/overview. aspx?Screener=03_GAD–7. Accessed July 22, 2014.

参考文献

1. 王静，任菁菁. 全科医学导入式诊疗思维. 北京：人民卫生出版社，2018.

2. 王静，王敏. 全科医学RICE问诊病案研究——胃疼/焦虑. 中国全科医学，2018，21（5）：563-565.

3. 王静，卢佳敏，王敏. 全科医学RICE问诊病案研究——愤怒的患者. 中国全科医学，2018，21（8）：951-953.

4. 柴栖晨，王静. 全科医学临床诊疗思维研究——腹痛. 中国全科医学，2021，24（17）：2241-2244.（数字出版日期：2020-07-31）

5. 王静，王敏. 全科医学RICE问诊病案研究——身心症. 中国全科医学，2018，21（6）：729-732.

6. 黄素素，王静. 全科医学临床诊疗思维研究——口角歪斜. 中国全科医学，2021，24（5）：633-636.（数字出版日期：2020-07-10）

7. 周雅，王静. 全科医学临床诊疗思维研究——排尿困难. 中国全科医学，2021，24（11）：1436-1440.（数字出版日期：2020-07-10）

8. 王力，王静. 全科医学临床诊疗思维研究——意识不清. 中国全科医学，2020，23（32）：4146-4150.（数字出版日期：2020-07-10）

9. 吴秋萍，王静. 全科医学临床诊疗思维研究——白带异常. 中国全科医学，2021，24（17）：2236-2240.（数字出版日期：2020-07-24）

10. 潘珊珊，王静. 全科医学临床诊疗思维研究——小儿发热伴皮疹. 中国全科医学，2021，24（11）：1441-1444.（数字出版日期：2020-07-10）

勘误说明

前4次印刷时遗漏了参考文献，在此表示歉意！

附录
案例诊断列表

索引